実践 ヘルスプロモーション
PRECEDE-PROCEEDモデルによる企画と評価

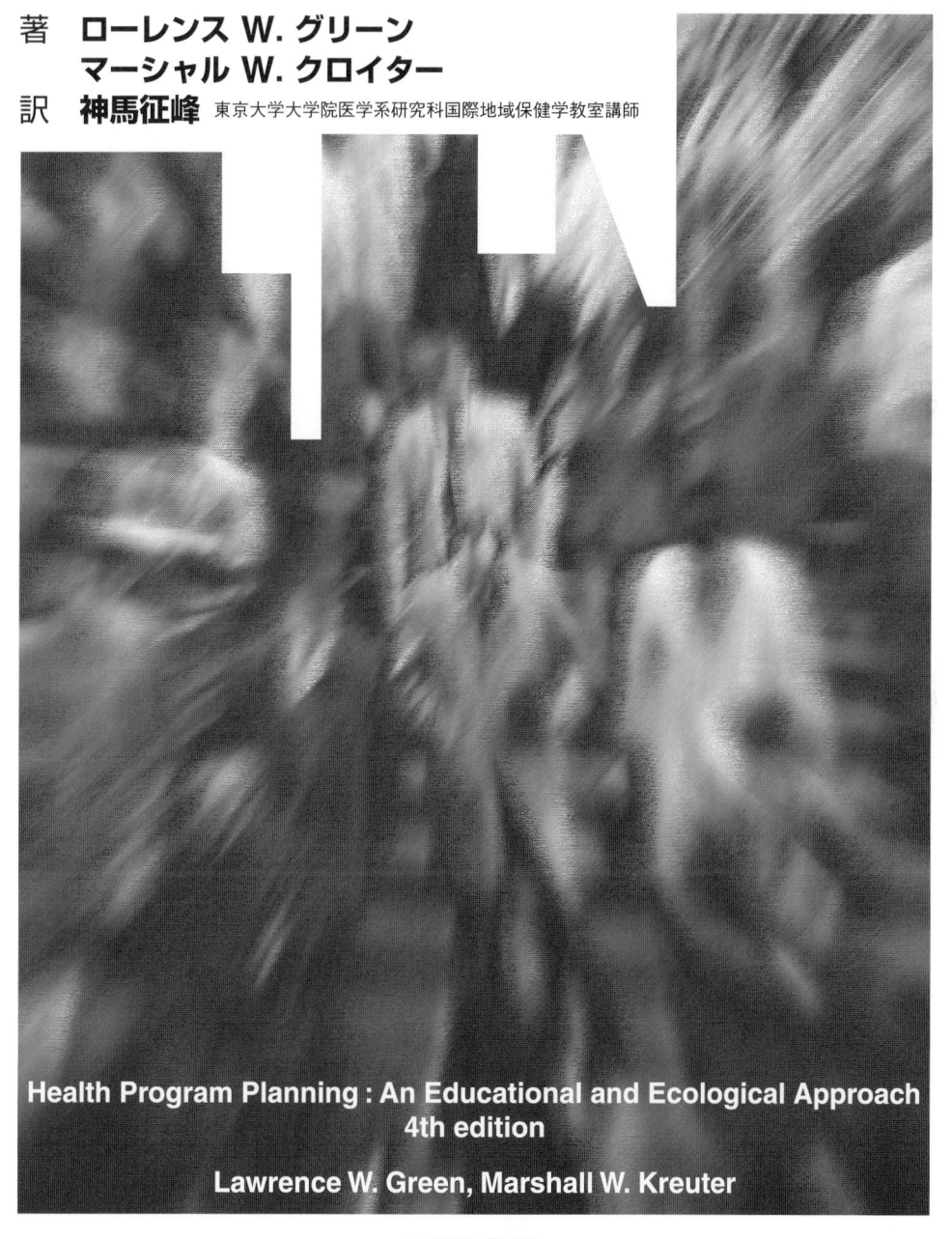

著 ローレンス W. グリーン
　　マーシャル W. クロイター

訳 **神馬征峰** 東京大学大学院医学系研究科国際地域保健学教室講師

Health Program Planning : An Educational and Ecological Approach
4th edition
Lawrence W. Green, Marshall W. Kreuter

医学書院

□著者

Lawrence W. Green
Visiting Professor
University of California at Berkeley, School of Public Health

Marshall W. Kreuter
Visiting Professor
Georgia State University Institute of Public Health

Authorized translation of the original English language edition
"Health Program Planning: An Educational and Ecological Approach 4th edition"
by Lawrence W. Green, Marshall W. Kreuter
Copyright © 2005, 1999, 1991 by McGraw-Hill, New York, NY, 10020
Japanese translation rights arranged with The McGraw-Hill Companies, Inc.
through Japan UNI Agency, Inc., Tokyo.

Printed and bound in Japan

実践 ヘルスプロモーション
PRECEDE-PROCEED モデルによる企画と評価

発　行	2005年11月1日　第1版第1刷ⓒ
	2013年3月1日　第1版第2刷
著　者	ローレンス W. グリーン，マーシャル W. クロイター
訳　者	神馬征峰（じんば まさみね）
発行者	株式会社　医学書院
	代表取締役　金原　優
	〒113-8719　東京都文京区本郷 1-28-23
	電話　03-3817-5600（社内案内）
	03-3817-5784（編集部）
	03-3817-5657（販売部）

印刷・製本　大日本法令印刷

本書の複製権・翻訳権・上映権・譲渡権・公衆送信権（送信可能化権を含む）は㈱医学書院が保有します．

ISBN978-4-260-00171-7

本書を無断で複製する行為（複写，スキャン，デジタルデータ化など）は，「私的使用のための複製」など著作権法上の限られた例外を除き禁じられています．大学，病院，診療所，企業などにおいて，業務上使用する目的（診療，研究活動を含む）で上記の行為を行うことは，その使用範囲が内部的であっても，私的使用には該当せず，違法です．また私的使用に該当する場合であっても，代行業者等の第三者に依頼して上記の行為を行うことは違法となります．

JCOPY　〈㈳出版者著作権管理機構　委託出版物〉
本書の無断複写は著作権法上での例外を除き禁じられています．複写される場合は，そのつど事前に，㈳出版者著作権管理機構（電話 03-3513-6969，FAX 03-3513-6979，info@jcopy.or.jp）の許諾を得てください．

訳者序文

　本書は Lawrence W. Green, Marshall W. Kreuter 著「Health Program Planning: An Educational and Ecological Approach, 4th Edition」(The McGraw-Hill Companies, Inc., 2005)の翻訳書である。原著は9章からなる。前半の1～5章は総論，残り6～9章は各論である。本書で訳したのは前半の1～5章である。

　「これは本当にヘルスプロモーションのテキストなのか？」これから本書を読む読者はそのようなイメージをもたれるかもしれない。それもそのはず，本文のなかにヘルスプロモーションという言葉が以前ほど頻繁に出てこないからである。今回翻訳した原著第4版のテキストでは，健康教育からヘルスプロモーションへの進展の歴史が，ばっさりと割愛されている。そればかりか，タイトルからも「ヘルスプロモーション」という言葉は，消えてしまっている。
　本書が健康教育のテキストを脱してヘルスプロモーションの標準的なテキストとなったのは1991年のこと。それから約15年，2度の改訂を経ている間に，ヘルスプロモーションは欧米ではあまりに当たり前の概念となってしまったのであろうか？　本書のなかでは，ヘルスプロモーションという言葉の多くが，保健プログラムにとって代わられている。Precede-Proceed モデルは，一般集団を対象とするすべての保健プログラムに適用されるべく，大きな成長をとげたのである。

　本書の特徴は原著者の序文に大いに語りつくされている。一言強調するとすれば，アセスメントをほぼ終えて，企画の中身を実践に移す際の工夫がすばらしい。これまでになく，詳細に記載されている。この「実践」という特徴に加えて，欧米と違って日本では，ヘルスプロモーションという言葉がまだ当たり前とはなりえていないことから，本書の邦文タイトルは「実践　ヘルスプロモーション」とした。

　次に翻訳にあたって気をつけたことを少し述べたい。第1は，出版のタイミングである。原著第2版が出版された後，日本語訳が出るまで，前回は7年もかかってしまった。前回の反省から，原著出版日より，1年遅れ程度のタイミングで翻訳を完成させることを目指した。

訳者序文

　第2は読みやすくすることである。原著第2版の日本語訳は，よく売れてはいるが，あまり読まれていない，との酷評を耳にした。その酷評を克服すべく，今回は，読みやすい訳を創りあげる努力をした。翻訳は創造的な仕事ではないと当初思っていた。しかし，英語という外国語を，日本という異文化の言語に翻す営みは，実は，きわめて創造的な活動である，ということを，何度も感じた。ただし，今回は単独訳としたので，一部，創造的誤訳があるかもしれない。気づかれた読者はぜひ指摘していただきたい。1つ楽だったのは，10年前はまだ一般的でなかった英語がカタカナとして日本語にとけ込んできたことである。例えば，前回，訳に苦心した「アセスメント」は，そのままカタカナで使うことにした。また「生態学」という言葉はどうしても食物連鎖や緑というイメージが先行しがちである。そこで，「エコロジー」というカタカナを多用した。最後に，「コミュニティ」は，コンテキストに応じて，「コミュニティ」，「地域」，「地域社会」などとした。他の例については訳者注として解説した。

　第3には，注に工夫をこらした。原著ではエンドノートとして章末にまとめられていた注を一部傍注とした。訳者注も傍注として加えた。注を工夫することによって，本書が保健医療の専門家や学生だけでなく，行政の担当者にも読まれることを期待した。できれば企画・評価に参加するであろう，一般住民にも読まれることを期待している。

　医学書院看護出版部の鈴木篤氏とはキャッチボールを楽しみながら，本書の完成に向けてがんばった。こちらからボールをなげると必ず難癖がつく。もっといいボールを放れと言ってくる。なにくそと思って，訳に磨きをかけてまた放る。半年あまり，ほぼ毎週，そのやりとりを繰り返しながら，本書は完成した。

　翻訳にあたっては，原著者のグリーン氏と何度か e-mail で意見交換し，原著の問題点を改善した。原著第4版はこれまで以上に，すばらしい出来映えである。しかし，まだ何か所か，改善の余地がある部分もある。今後改版されることによって，さらに磨きがかけられることであろう。

　東京大学大学院国際地域保健学教室の大学院生，佐瀬恵理子氏，野村由華氏，上谷美幸氏には，一部，注の下訳やその他の事務的な作業でお世話になった。岩永俊博，鳩野洋子，松野朝之氏には，今回単独訳とすることを了解していただいた。

　最後に本書の翻訳を，陰ながら支援して下さった医学書院看護出版部の鴻森和明氏に感謝したい。

2005年7月31日

東京大学大学院国際地域保健学教室　神馬征峰
（ラオス，ビエンチャン市 Café Croissant D'or にて）

序

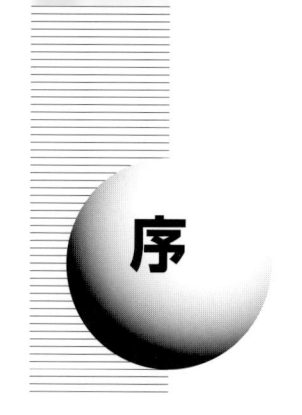

　Precede-Proceedモデルは，版を重ねるなか，さまざまな場面で活用され成長をとげてきた。企画者の置かれている状況も変化してきた。そして多くの批判を受けながら，モデルの長所と限界を学んできた。モデルに含まれる要因間の因果関係を調べる仕事やモデルの具体的な進め方を検討していく仕事。いずれも実に刺激的であり，十分にやりがいのある仕事であった。

　本書の改訂はこれで3回目である。それを可能にしてくれたのは以下の3点である。
①進歩と新しいアイデアに満ちた科学的文献
②大学教官，学生，研究者からの建設的なフィードバック
③現場でモデルを活用した実践家，マネジャー，企画者のレポート

　初版が出版されたのは1980年であった。そのときの売りはいくつかある。健康教育の費用便益分析を導くためのモデルを提供したこと[1]。新しい健康教育手法を示したこと。臨床や地域保健の現場でこのモデルを用い，無作為化比較試験(RCT)を試みたこと[2]，などである。このモデルはさまざまな研究成果や活動成果から得られた根拠に基づいている。保健サービス研究[3]，家族計画[4]，予防接種事業[5]，慢性疾患や保健行動変容プロセスをうまく説明するための理論[6]などである。初版では企画と評価のための論理的なモデルを示した。さまざまな活動領域において健康教育プログラムの進め方を示す方法の枠組みをも提示した。それをPRECEDE(教育・環境の診断と評価のための準備❶・強化・実現要因)と称した[7]。

　第2版は約10年後に出版された。この間，私たち2人はモデルをさまざまなところで活用した。国，州，国際機関などである。各所で保健政策立案，保健計画の企画，その実施と評価を行った。活動を進めるなか，PRECEDEはPROCEED(教育・環境開発における政策的・法規的・組織的要因)へとつながっていった。ヘルスプロモーションは，PROCEEDによって健康教育の狭い枠組みを超えるものとなった[8]。

　第3版ではエコロジカル・アプローチ❷を強化した。結果は社会環境面の内容に反映された。新興感染症，慢性疾患の進行に関わるライフスタイルや社会的条件などである[9]。

　私たちはいまや新たな世紀を迎え，第4版を出版することとなった。

訳者注

❶準備要因
　predisposing factorの訳。原著第2版では「前提要因」と訳していた。
　predisposeとは，make susceptible，つまりある状態になりやすくするとか，かかりやすくするという意味である。したがって，predisposing factorとは，「予めその要因があると，ある状態になりやすくする要因」ということになる。「行動に必要な素因」などの訳が適切かもしれないが，実際，「準備要因」と呼ばれることが多くなっているので，今回の訳では，「準備要因」を訳として採用することにした。

❷エコロジカル・アプローチ
ecological approach
　本書では「生態」や「生態学」という言葉をさけ，「エコロジー」または「エコロジカル」という訳語を用いた。

950 もの Precede-Proceed モデルの報告例がすでにある。モデルは健康教育やヘルスプロモーションの枠組みをすでに超えているといってもよい。公衆衛生，地域保健，さまざまな人口集団を対象とした保健計画の企画や活動評価にもこのモデルは適用されているからである。米国医学研究所(IOM)は，21世紀における公衆衛生の今後のあり方に関する2つの報告書を2002年と2003年に発行した。強調されたのは，公衆衛生の実践と教育におけるエコロジカル・アプローチと参加の推進である[10]。この2つは，実は Precede-Proceed モデルにおける「教育/エコロジカル・アプローチ」の礎でもある。

　健康教育・ヘルスプロモーションの企画と評価のためのこの2つの礎は成人式を迎えたと言ってもよい。そして教育/エコロジカル・アプローチの一手段として，Precede-Proceed モデルは，広範囲の公衆衛生活動や一般集団の保健計画❸にも十分に使えるようになった。本書はこのような現実認識から得られたインスピレーションを受けて書かれた。

　Precede-Proceed モデルの適用範囲を私たちは広げようとしている。だからといって，健康教育や限定されたヘルスプロモーション領域でこのモデルを活用しようという専門家にとって，それが無用であるということにはならない。今後の公衆衛生のための IOM 報告書の挑戦課題を受け，それに答えられるように Precede-Proceed モデルの適用範囲を広げようとしているのである。では，健康教育やヘルスプロモーションの専門家はどうすればよいのか？　何よりも，この分野でのリーダーシップを発揮したらよい。教育/エコロジカル・アプローチを用い，より広い領域における保健計画の企画と評価活動を担っていけばよい。それによって，両者はより大きな力を得ることになる。健康教育とヘルスプロモーションはより強化されることになるのである。これは決して的はずれなことではない。

　第4版の大きな特徴は Precede-Proceed モデル・ウェブサイト(http://www.lgreen.net)との連携である。本書の補助教材としてウェブサイトが十分その価値を発揮できるように配慮してある。まずは，テキストの章末の「注と文献(エンドノート)」に記載した引用文献の情報をすべてこのサイトに載せた。多くの文献の要約や本文がオンラインで読めるように，ハイパーリンクもつけた。これによって，テキストのページをめくって行ったり来たりする必要がなくなった。テキストとウェブサイトの引用文献を，より効率的に見比べることができるようになったのである。ウェブサイトとの連携によって，付加価値がついたと言ってもよい。いまや Medline や PubMed の要約，出版社の要約，目次，私たち自身が独自につけた要約やノート，時には論文，著書，レポート，分担執筆による章，あるいは草稿原稿の本文をオンラインで読めるようになっている。研究者やある特定のトピックについて詳しく学びたい読者にとって，大いに役に立つはずである。しかも，いちいちやっかいな

訳者注

❸一般集団の保健計画
population health planning
　population health は頻繁に出てくるキーワードの1つ。populationは多くの場合，「一般集団」と訳した。

URLアドレスをタイプしなくとも，クリックするだけで，探したい文献にたどりつける。

どの章からも読者はhttp://www.lgreen.netに行ける。そこから各章に行くこともできる。章末のエンドノートに書いているURLから直接たどりつくことも可能である。例えば9章❹。まずはホームページに入る。または以下のURL「http://www.lgreen.net/hpp/Endnotes/Endonotes.htm」をタイプする。それから9章に入る。一度やってみればすぐに慣れるはずである。

また教師用のCDもある。これにはウェブサイトで手に入る教材が入っている。テスト用紙やパワーポイントスライドなどである。

本書のもう1つの大きな追加点は，健康の決定要因としての環境要因と行動要因の他に，遺伝要因についての解説を付け足したことである。第3版までは，遺伝要因関連の介入には限界があった。倫理的な問題もあった。それがいまや人間ゲノムプロジェクトの看板の下，遺伝要因研究が大いに進歩した。少なくとも，概念的にでもこの進歩をモデルに組み込めるように準備しておいたほうがよい。さらに，疫学アセスメントや保健計画にも遺伝要因を取り込む方向性を示したほうがよいと思っている。

削除と追加

第4版ではPrecede-Proceedモデルの適用範囲が広がる。それに伴い，これまでの版に盛り込んだものを削らなくてはならなかった。第1に，古い文献を削除した。古典的価値のあるものは例外である。古い文献の多くは，1998年以降の新しいものと取り替えた。少なくとも1つは入れ替えるようにした。1998年というのは，第3版がちょうど印刷にまわっていた年である。

第2に，第3版の1章に含まれていた最初の約18ページを削除した。ヘルスプロモーションの基盤をなす健康教育，社会科学，行動科学を基にヘルスプロモーションの定義を示し，ヘルスプロモーションの哲学的な方向づけを記載した部分である。だからといって，ヘルスプロモーションにまつわる歴史や概念化を軽視しているわけではない。今ここで試みようとしているのは，削除部分の記述や歴史を踏み台として，より広範な領域で保健計画の企画や評価活動ができるように，新たな部分を付け加えようということである。

第3に，第4版では，第3版にあった3つの章を組み合わせて短縮化した。第3版の7章は評価単独の章であった。評価を後のほうにまわすのはよくないということは常に感じていた。評価の視点はもっと前に来るべきだからである。例えば，企画プロセスのなかでビジョンやゴールを最初に示すとき，あるいはニーズアセスメントのためのベースライン・データ収集時，評価の視点があるべきである。そのため今回は，評

訳者注
❹ 本書は原著第4版の総論にあたる1章から5章までのみを訳した。活動別の事例のある6〜9章は除外している

価のエッセンスを前半の章に組み込むような方法を選んだ。

　同様に，第3版の12章にあった最新技術の導入に関する内容もまた前半の章に組み込んだ。GoldとAtkinsonが12章を作ってくれたわけであるが，彼らのおかげで新版になっても，保健計画に関する最新技術はどこからでも入手できるようになっている。

　第3版の3章と4章は疫学に関する章である。3章は疫学アセスメント（初版時には疫学診断），4章は行動・環境アセスメント（行動診断）であった。しかしながら，4章の内容も方法も3章と同様，疫学的である。3章はコミュニティや一般集団における健康問題の広がりと分布を調べるための章である。4章はさまざまな行動・環境面での原因や決定要因の因果関係についての章である。このような健康問題の因果関係を知ろうとするのは，まさに疫学の使命である。結果として，3章と4章は1つの章にまとめることにした。まとめることによって，全体の流れがよくなり，文章も読みやすくなった。

　2章から5章の冒頭には企画の流れを示すアルゴリズムを示した。場合によっては企画の際，近道をとってもよいことを示すためである。ただし，途中から企画を始める際，計画立案者は，「健康問題がすでに選択されている」とか，「行動，環境要因や他の決定要因がすでに決まっている」といった，「途中から始めてよい」との前提条件を，自信をもってクリアしていなければならない。4章から先に関しては，状況に応じて企画の段階の番号を変えている。段階によって詳細を述べたり，実施段階を他の段階と組み合わせたりしているからである。

章末エンドノートの文献と解説

　第3版では，第2版に用いた文献と新たな追加文献を1か所にまとめたほうが読者にとって望ましいのではないかと考えた。その結果，エンドノートがかなり増えてしまった。古くともその価値を失わない貴重な研究成果と，常に新しい知見が生まれてくる，移り変わりの激しい文献の区別もつきにくくなってしまった[11]。

　そこで第4版では，エンドノートのなかに示した文献の多くを，第3版印刷中の1998年以降のものとした。第3版で引用した古い文献は極力割愛し，新しいものと取り換えた。テーマごとに，古い文献へのアクセスを確保しつつ，最新のレビューを引用する作業にはかなり苦労した。また読者が興味をもって，個々のテーマのなかのポイントをより具体的に掘り下げていけるように，現代に見合った事例を少なくとも1つ示すようにもした。これもまた骨の折れる仕事であった。第4版で削除した文献のいくつかはウェブサイトに移した。サイトに行けば見ることができる。古い文献を使う場合はエンドノートに解説を加えた。それぞれのトピックに関して重大な転機となった古典的価値のある文献である。特筆すべき重要な研究も必要に応じて残した。Precede-Proceedモ

デルそのものの試行，妥当性の確認，適応，記載，批判，適用などに関し，特記すべき内容のあるものも示した。PRECEDEに関連した文献に関しては文献欄とウェブサイトの参照欄にアステリスクのマークをつけておいた。

謝辞

　Precede-Proceedモデルの基盤は「参加型アプローチ」と「エコロジカル・アプローチ」である。最初からそうであったし，進歩をとげつつある現在も変わらない。当初から，私たちは恩師，同僚，学生のすぐれた仕事とインスピレーションに突き動かされて，この仕事に携わってきた。その多くの人たちへの謝辞はこれまでの版にすでに示した。

　これまでの3つの版のなかで謝辞をささげた人たちに加えて，以下の人たちへの感謝の意を表したい。そのすばらしい洞察力に，提言に，そして経験に基づくフィードバックに。

　Collins Airhihenbuwa, John Allegrante, Kay Bartholomew, Charles Basch, Allan Best, Jim Burdine, Bob Cadman, Margaret Cargo, Mike Chiasson, Donna Cross, Mark Daniel, Nicole Dedobbeleer, Willy de Haes, David DeJoy, Sherry Deren, Mark Dignan, Jacqueline Ellis, Jack Farquhar, Stephen Fawcett, Edwin Fisher, Vincent Francisco, C. James Frankish, Nick Freudenberg, Anne George, Gary Gilmore, Robert Goodman, Nell Gottlieb, Carol Herbert, Alico Horowitz, Laura Kann, Chris Lovato, Marjorie MacDonald, Karen Mann, Ken McLeroy, Shawna Mercer, Bobby Milstein, Gary Nelson, Elan Paluck, Guy Parcel, Rena Pasick, Louise Potvin, Lise Renauld, Lucie Richard, Lori Rolleri, Julie Shepard, Jean Shoveller, Bruce and Denise Simons-Morton, David Sleet, Joan Wharf Higgins, Abraham Wandersman, and Mark White.

　本書の第3版をテキストとして使ってくださり，時間をかけて建設的なフィードバックをくれた教授の方々にも感謝したい。Laura Linan（ノースカロライナ公衆衛生大学院），Andrea Gielen（ジョンズ・ホプキンス公衆衛生大学院），Rima Rudd（ハーバード公衆衛生大学院），Edith Parker（ミシガン公衆衛生大学院），Susan Butlar, Richard Crossby（エイモリー大学ローリンズ公衆衛生大学院），Donald Morisky（UCLA公衆衛生大学院），Matthew W. Kreuter（セントルイス公衆衛生大学院），Theresa Byrd（エル・パソ，テキサス大学），Les Chatelain, Richard Dwore（ユタ大学），Kathleen Young（ロング・ビーチ，カリフォルニア州立大学），C. James Frankish, Chris Lovato（ブリティシュ・コロンビア大学医学部）。

　慣例に従って，出版社は匿名の査読者に対して第3版の章ごとのアセスメントを依頼してくれた。マグローヒル社が依頼した査読者は以下のとおりである。Jill English（フラートン，カリフォルニア州立大学），Ches Jones（アーカンサス大学），Barbara L. Michiels Hernandez（ラマー大学）。

　同僚にも感謝を捧げる。Grant Baldwin, Eric Archuetaはこの第4版に付属の教師用CD-ROMの章ごとのテスト用質問を作成してくれた。

　エイモリー大学ローリンズ公衆衛生大学院のXanthia Berryはウェブサイ

トのアップデートの任を担ってくれた。マグローヒル社の Gary J. O'Brien と Jean Starr にも深く感謝したい。ふたりの優れた洞察力と経験そして熱意によって，この版も出版にまで漕ぎ着けた。

　辛抱強く私たちを支えてくれた妻，Judith M. Ottoson と Martha Katz にも心から感謝したい。ふたりとも本書の共著者にふさわしい貢献をしてくれた。

Lawrence W. Green
Marshall W. Kreuter

●注と文献(エンドノート)
1) このモデルの初めての出版[文献 615]。
2) 最初の無作為化比較試験モデル[文献 674, 675, 693, 968, 1155, 1156, 1157, 1158]。
3) PRECEDE の要素の元が含まれる保健サービス研究[文献 40, 614, 1414]。
4) PRECEDE の要素の元が含まれる家族計画プログラム[文献 612, 657, 664, 673]。
5) PRECEDE の要素の元が含まれる予防接種プログラム[文献 614, 1415]。
6) 慢性疾患の分析のために最初に理論的適用をした例[文献 617, 618]。
7) 本モデルの初版[文献 672]。
8) 環境変化のための政策的・法規的・組織的側面を追加した第 2 版[文献 667]。
　PRECEDE から PRECEDE-PROCEED に移行するにあたって影響を受けた出来事や経験の詳細についての文献。また環境要因を含めるようになった点と教育-行動要因を残すようにした点に関する議論についての文献は以下参照[文献 423, 623, 625, 628, 629, 635, 638, 666, 667, 668, 678, 687, 694, 695, 906, 909, 910]。
9) 第 3 版におけるエコロジーの強調[文献 670]。第 3 版で強調した新しい点についての背景となる業績やコメンタリーについては以下参照[文献 639, 641, 643, 644, 659, 662, 665, 669, 688, 689]。
10) 公衆衛生におけるエコロジーと参加型アプローチの必要性を強調した IOM のレポート[文献 819, 820]。
11) 前版の書評[文献 568]。

日本語版にむけて

　Precede-Proceed モデルを創造的かつ生産的に活用している日本人の専門家によって，本書が再び翻訳されることになったのは，実に喜ばしいことである．このモデルは多くの国々で適用されてきた．なかでも，日本では，プログラムの企画や評価にこのモデルがこれまでよく使われてきた．すばらしいことだと思う．

　これまでの版では，一部，科学的な根拠をうまく実践に適用できないというギャップがあった．その点，原著第2版の訳書しか手元にない日本人読者は苦労されてきたことと思う．第4版ではそのギャップを埋めるべく，いくつもの改善を行った．第1に，疫学アセスメントと行動・環境アセスメントを1つの章に納め，モデルの流れを単純化した．第2に，章ごとにフローチャートを示し，途中からでもモデルを使い始めることができるようにした．すでに他の段階のアセスメントが終わっており，モデルのいくつかの段階をスキップしたい読者のためである．第3に，5章において，ニーズアセスメントのデータと研究によって得られた科学的根拠をもとに，さまざまな活動領域や異質の対象集団に介入策を適用する際の，実践的な方法を詳しく述べた．第4に，独立した評価の章をなくした．そして評価の要素を，企画のもっと最初の段階から取り込むようにした．

　英語のホームページにアクセスできる読者は，ぜひ次のウェブサイトに行っていただきたい．本書に関連した最新の文献や追加資料が掲載されている．http://www.lgreen.net

　本書で紹介されるモデルを用いて保健プログラムの企画と評価を進めていく上で，日本人の友人が大きな成功を収められることを期待したい．翻訳者の神馬征峰氏は，さまざまな国でこのモデルを試してきた専門家である．神馬氏が本書を訳してくれたことに感謝したい．

Lawrence W. Green
Marshall W. Kreuter

CONTENTS

訳者序文 —————————————————————— 3
序 ——————————————————————————— 5
日本語版にむけて ————————————————— 11

1章 企画のフレームワーク　　1

1. キー・コンセプト ————————————————— 1
   1) 一般集団を対象とした保健プログラム………1
   2) エコロジカル・アプローチと教育アプローチ………2
   3) コンテキストと「ベスト・プラクティス」に適応する人たちへの敬意 ………7
2. Precede-Proceed モデル ————————————— 8
   1) Precede-Proceed アプローチの諸段階………8
   2) Precede-Proceed モデルはどのように機能するのか？………10
   ⑴第1段階：社会アセスメントと状況分析………11
   ⑵第2段階：疫学アセスメント………13
   ⑶第3段階：教育/エコロジカル・アセスメント………16
   ⑷第4〜6段階：介入調整，運営・政策アセスメント，実施………17
3. ホールマーク ————————————————— 19
   1) プログラムの規模に応じた柔軟性………20
   2) 根拠に基づいたプロセスと評価可能なフレームワーク………20
   3) 参加………21
   4) 根拠のあるベスト・プラクティスのプラットフォーム………24
4. 要約 ————————————————————— 25
5. 演習 ————————————————————— 26
   注と文献(エンドノート) —————————————— 27

2章 社会アセスメント　　30

1. 社会アセスメントと参加：その根拠 ———————— 31
   1) 社会と健康状態：相互の関係………33
   2) 究極的な価値ではなく手段としての健康………34
2. QOL：究極的な価値の1つの表現 ———————— 36
   1) 地域から QOL の主観的アセスメントを引き出すこと………37
   2) QOL の測定………37
   3) エコロジカル・アプローチ，環境アプローチとの関連性………38

4）データの限界………39
3. 参加の原理とプロセス ─── 40
　　　1）参加の形態………41
　　　2）優先度の設定と参加………42
　　　3）一般住民の認識と専門家のアセスメント：共通の土俵………43
4. 実行能力の形成と持続可能性：参加の事例 ─── 46
　　　1）アセスメントの初段階………46
　　　⑴2つの機能レベル………46
　　　⑵技術的支援………48
　　　⑶Precedeの初段階に共通な活動………48
　　　⑷公的機関レベルでの機能………49
　　　⑸実施と評価………50
　　　⑹実行能力の形成，セルフ・リライアンス，持続可能性………50
　　　⑺評価，デモンストレーション，波及効果………50
　　　2）参加とパートナーシップへの絶え間ないパースペクティブ………51
5. 社会アセスメントと状況分析の方法と戦略 ─── 53
　　　1）緊急性とアセッツのアセスメント：状況分析………54
　　　2）実行能力アセスメント：地域社会の力（コンピテンス）と準備状態
　　　　………56
　　　⑴地域保健へのソーシャル・キャピタルの効果………57
　　　3）アセッツ・マッピング………58
　　　4）地域社会アセスメントのための社会踏査法………59
　　　⑴州レベルでの応用………60
　　　⑵地域社会レベルでの応用………61
　　　5）その他のアセスメントの方法………63
　　　⑴ノミナル・グループ・プロセス………63
　　　⑵デルファイ法………64
　　　⑶フォーカス・グループ………64
　　　⑷街頭インタビュー………65
　　　⑸サーベイ………65
　　　⑹公開データの活用………66
6. 社会アセスメントと状況分析データを用いた企画プロセスのマッピング ─── 67
　　　1）社会アセスメントと状況分析：すでにそれが終わっている場合の対応
　　　　………69
　　　2）状況分析：近道を通って追跡し，明らかにわかっていることを飛び越えていくために………72
7. まとめ ─── 75
8. 演習 ─── 76
注と文献（エンドノート） ─── 77

3章 疫学アセスメントと行動・環境アセスメント　83

1. 疫学による一般集団への健康づくりアプローチ ─── 84
    1) 根拠はどこにあるのか？……84
    2) 章全体の構成……85
2. 途中から始めるために：実践家が抱えている現実 ─── 86
    1) なぜ企画者はモデル全体について知っておくべきなのか？　3つの理由……87
    2) 相補性のバランスを保つこと……89
    3) 参加型企画のための参加型研究……90
3. 記述疫学のキーとなる諸原則と用語 ─── 91
    1) 疫学の定義……92
    2) 問題は何か？……94
    3) 率……94
    4) 特殊調整率……96
    5) 罹患率と有病率……97
      (1)罹患率……97
      (2)有病率……97
      (3)慢性疾患の有病率：注意事項……98
    6) サーベイランス……99
    7) より理解を深めるための比較アプローチ……100
    8) 比較のためのデータ収集……102
4. 保健プログラムの優先事項と目的の設定 ─── 103
    1) 優先事項を選択する際に鍵となる質問……103
    2) 健康目的の明示……104
5. 病因論：健康問題を抱えている人たちはなぜその問題を抱えているのか？ ─── 107
    1) リスクファクター：企画との関連を見出すこと……109
    2) リスクファクター・サーベイランス……111
    3) 人口寄与リスク(population attributable risk；PAR)……113
    4) PARによる費用便益分析……114
    5) データ：サインに従うこと……115
    6) エコロジカルな相関関係……117
      (1)利点……118
      (2)問題点……118
    7) アパラチアの炭鉱労働者の例……119
    8) ポジティブ・ヘルスの保護要因……119

6．行動アセスメント ― 121
  1) 行動の3つのレベル………121
  2) 遺伝と行動の相互作用………123
  3) ステップ1：健康問題と関係があると思われる行動リスクのリストアップ………127
    (1)論文などの文献に目を配り続けること………127
    (2)システム思考………128
  4) 事例：ローズビル………130
  5) ステップ2：重要性に応じた行動のランク付け………130
  6) ローズビルの事例の続き………131
  7) ステップ3：変わりやすさに応じた行動のランク付け………132
  8) ステップ4：行動目的の選択………134
  9) ステップ5：行動目的の明示………135

7．環境アセスメント ― 136
  1) ステップ1：環境要因の特定………139
  2) ステップ2：重要性に応じた環境要因のランク付け………139
  3) ステップ3：変わりやすさに応じた環境要因………140
  4) ステップ4：環境目的の選択………142
  5) ステップ5：環境目的の明示………143

8．評価のまとめ ― 144
  1) 定義………145
  2) 対象項目………145
  3) 容認基準………145
  4) 責任ある実践家となるために………146
  5) 成果評価………147
  6) 影響評価………147
  7) プロセス評価………147

9．要約 ― 148
10．演習 ― 148
注と文献(エンドノート) ― 149

4章 教育/エコロジカル・アセスメント　151

1．行動と環境に影響を及ぼしている要因 ― 152
  1) 基礎理論………153
  2) モデルの利用………156

2．準備要因 ― 158
  1) 準備要因と実現要因のための実行能力の形成サイクル………159

2）自覚，知識，ヘルスリテラシー………160
　　　3）信念，価値観，態度………163
　　　　⑴信念………163
　　　　⑵恐怖感………165
　　　　⑶価値観………165
　　　　⑷態度………166
　　　4）自己効力感と社会認知理論………168
　　　5）行動意図………169
　　　6）無関心期から関心期，準備期へ………170
　　　7）現在もっているスキル………171
　3．実現要因 ——————————————————————— 171
　　　1）保健医療環境………172
　　　2）保健関連行動に影響力をもつさまざまな環境条件………173
　　　3）新しいスキル………175
　4．強化要因 ——————————————————————— 176
　5．行動変容，環境変化の決定要因の選択 ————————— 179
　　　1）ステップ1：各要因の特定と分類………179
　　　　⑴実践者タイプの方法………180
　　　　⑵研究者タイプの方法………181
　　　2）ステップ2：カテゴリー間での優先順位の決定………183
　　　3）ステップ3：カテゴリー内での優先順位の決定………186
　　　　⑴重要性………186
　　　　⑵変わりやすさ………187
　6．学習目的と資源獲得目的の記載 ———————————— 188
　7．要約 ————————————————————————— 190
　8．演習 ————————————————————————— 190
　注と文献（エンドノート） ——————————————— 191

5章 運営・政策アセスメントとプログラムの実施運営
形成的評価からプロセス評価へ　PRECEDE から PROCEED へ　　197

　1．用語の定義 ——————————————————————— 199
　　　⑴いくつかの原則………202
　2．プログラム要素のなかの優先項目の調整 ———————— 204
　　　1）調整1：介入のためのマッチング，マッピング，プーリング，パッチング（matching, mapping, pooling, patching）………205
　　　　⑴マッチングのエコロジカル・レベル………205
　　　　⑵因果関係理論，アクション理論，プログラム理論のマッピング………207

(3)既存の介入策のプーリングとパッチング………210
　2) 調整2：形成的評価と介入策を，包括的なプログラムのなかに組み込むこと………212
　　　(1)ベスト・プラクティス………215
　　　(2)ベスト・エクスペリエンス………215
　　　(3)ベスト・プロセス………218
　　　(4)イノベーションと評価………221
　　　(5)イノベーションとは何か………221
　　　(6)包括的なプログラムをつくりあげるためのプロセスの要約………223
　　　(7)ベスト・プラクティスに固執するのか，それとも対象集団や状況に合わせていくのか？………224
　3) 調整3：形成的評価からプロセス評価へ：実現可能性，受け入れ可能性，適合性のためのプログラム諸要素のプレテスト………225

3．運営アセスメントとプロセス評価 ―――― 227
　1) ステップ1：必要な資源のアセスメント………227
　　　(1)時間………227
　　　(2)人的資源………229
　　　(3)予算………230
　　　(4)詳細への注目………231
　2) ステップ2：利用可能な資源のアセスメント，増加，プロセス評価………233
　　　(1)人材………233
　　　(2)その他の予算上の制約………234
　3) ステップ3：プログラム実施に影響を及ぼす要因のアセスメント，修正，プロセス評価………236
　　　(1)スタッフのコミットメント，価値観，心構え………237
　　　(2)プログラムのゴール………238
　　　(3)変化の程度………238
　　　(4)手慣れた方法かどうか………239
　　　(5)複雑さ………239
　　　(6)スペース………239
　　　(7)地域社会の状況………239
　　　(8)質の保証，トレーニング，監督………240

4．政策アセスメントと実行責任 ―――― 240
　1) ステップ1：組織のミッション，政策，規制のアセスメント………241
　　　(1)情報提供を受けること………241
　　　(2)懸念事項………242
　　　(3)柔軟性………243
　2) ステップ2：政治力のアセスメント………243
　　　(1)分析レベル………243

⑵ゼロ・サム・ゲーム‥‥‥‥245
　　⑶システム論的なアプローチ‥‥‥‥245
　　⑷交換理論‥‥‥‥246
　　⑸力の均衡アプローチ‥‥‥‥246
　　⑹力の教育アプローチ‥‥‥‥247
　　⑺対抗的アプローチ‥‥‥‥247
　　⑻アドボカシーと有権者教育‥‥‥‥248
　　⑼エンパワメント教育とコミュニティ開発‥‥‥‥248
　　⑽参加型研究と地域社会の実行能力(コミュニティ・キャパシティ)アプローチ‥‥‥‥248
5．実施と評価 ──────────────────────── 249
6．プログラムのインプットとアウトプットを予測すること，計算すること ──────────────────────── 252
　1) プログラム実践の際に遭遇する現実‥‥‥‥252
　2) 人口学的指標‥‥‥‥254
　　⑴必要数(need)‥‥‥‥254
　　⑵対象範囲(reach)‥‥‥‥255
　　⑶カバー率(coverage)‥‥‥‥255
　　⑷影響(impact)‥‥‥‥255
　　⑸有効性(efficacy)‥‥‥‥255
　　⑹効果(effectiveness)‥‥‥‥256
　3) 経済指標の測定項目‥‥‥‥256
　　⑴プログラム・コスト(program cost)‥‥‥‥256
　　⑵効率(efficiency)‥‥‥‥257
　　⑶費用効果(cost-effectiveness)‥‥‥‥257
　　⑷便益(benefits)‥‥‥‥257
　　⑸費用便益(cost-benefit)‥‥‥‥258
　　⑹収入(income)‥‥‥‥259
　　⑺純益(net gain)‥‥‥‥259
7．まとめ ──────────────────────── 259
8．演習 ──────────────────────── 262
注と文献(エンドノート) ──────────────────────── 262

文献一覧 ──────────────────────── 267
索引 ──────────────────────── 358

1章 企画のフレームワーク

　人口の動向を真に決定する強い力は，私たちがほとんど知ることのない深い潮流のなかにある。世界の基礎をなす物理法則・生物的法則，深く過去に根ざしている人類の習慣とか信仰などのなかにである。

—ルネ・デュボス『健康という幻想』より

　私たちはゴールや原則に則って，計画に沿った行為をする。ゴールや原則を見失うと，プログラム実施の際に避けられたかもしれない問題を抱えてしまう。そうならないよう，1章では重要な3つの原則を示したい。本書全体を通して強調していることである。
①一般集団を対象とした保健プログラム
②エコロジカル・アプローチと教育アプローチ
③コンテキストの重視

　本章では，Precede-Proceed モデルを用いた保健プログラムの企画プロセスを一歩一歩順を追って紹介していく。同時に，モデルの特徴についても本書の後半でホールマークとして解説する。

1. キー・コンセプト

1）一般集団を対象とした保健プログラム

　プログラムにはいくつもの意味がある。まずはコンピュータの世界。プログラムは一連のコードからなり，それによってバラバラになっている情報をうまく解釈し整理できるようにガイドする。会議や演劇ではどうだろう。プログラムとは，一連の出来事や方向性を示すガイドである。今ここに出てきた「ガイド」「整理」「方向性」という概念は，いずれも重要である。それは，保健プログラムが次のように定義されることからも明らかである。すなわち，「保健プログラムとは，計画的かつ組織化された一連の活動であり，一定の時間をかけ，具体的なゴールと目的を達成するために実践されるものである」❶。この定義はきわめて簡潔で，コンパスのような働きをする。企画に要するエネルギーを，プログラムの1つの到達点である「健康の向上」に集中し続けられるようにして

著者注

❶プログラムとは？
第3版と第4版の違い

　第4版においてプログラムとは，健康や社会が意図したとおりに変わっていくために必要な要素のすべてを包括した概念である。第3版までは，コミュニティ，学校，職場，医療機関プログラムのなかに含まれるヘルスプロモーションの部分のみをプログラムとしてとりあげていた。第3版の第1章で述べた健康教育からヘルスプロモーションに至る歴史的経緯に関する議論は，この第4版からは除外した。第3版の原稿が出版社にまわっていた頃，この歴史的経緯の記述の元となったレビュー論文はまだ印刷されていなかった［文献645］。

　20世紀から21世紀に向かう際に留意すべき10の教訓については［文献660］でより詳細に論じた。

　健康教育，ヘルスプロモーション，さらに増えつつある地域保健活動組織や公衆衛生行政領域におけるPrecede-Proceed モデルの発展の歴史とその適用事例に関しては8ページ著者注を参照。

くれるコンパスである。
　健康になりたいという思いを持ち続けるということは，ある種の旅に出るようなものである。いったん旅立つと，実際の旅行に出たときと同じように，やっかいな難題に何度も遭遇する。しかも何の前触れもなしに。本書に示していく原則や戦略は，プログラムに必要な道具を企画者に提供したいと思って用意した。第1にどんな難題が生じうるかを予測できるように。第2には，難題をうまく解決できるように，である。
　一般集団を対象とした保健プログラムが目指しているのは，人々の健康とQOLの向上である。一般集団とは誰か？　それは人々がどこに住み，どこで働き，どの学校に行き，どの保健医療機関にかかっているかによって決まってくる。このように特定される一般集団を対象とするのが，領域設定型アプローチ❶である。このアプローチをとるのは，手っ取り早く多くの人が集まる場所を選べるからではないⒷ。個人と一般集団を対象とするアプローチを対比させてみればその理由がわかる。「伝統的な『健康』のイメージを1枚の写真でわかりやすく見せてください」と言われたら，カメラマンはどうするか？　おそらくは，医師から治療を受けている患者のクローズアップ写真を撮ってみせるであろう。
　一般集団を対象とした健康のイメージは，そうはいかない。カメラマンはカメラのレンズを取り換え，後に下がり，より広角なショットで写真を撮らないといけない。緊急的な医療現場における，臨床的な医師対患者の1対1の場面とは違うのである。より広い視角をもてるようになると，物的，社会的環境と人との関わりにも目を向けられるようになってくる。ただし，ここで一般集団の健康に注意を向けるからといって，個人の医療の重要性を軽んじようというのではない。健康の向上のためには2つの見方が必要である。一般集団の健康と個別医療のプログラムは相補的である。いかなる保健制度においても，両者は必須の要素なのである。

2）エコロジカル・アプローチと教育アプローチ

　エコロジーとは生物と環境との関係についての学問として定義されることが多い。この簡潔な定義の鍵となるのは，「関係についての学問」という言い回しである。健康状態とQOLはさまざまな要因の影響を強く受ける。遺伝要因。私たちが個人や集団としてとる行為。広範囲にわたる社会・環境要因。これらは「健康の社会的決定要因」と呼ばれることが多い。その中身は多彩である。歴史，文化，職業の種類や分布，教育，居住状態，健康保険の有無や保険の額，安全な近隣環境などである[1)]。
　そこで企画の際，エコロジカル・アプローチを用いて一般集団の健康やQOLを本当に向上させるためには，ぜひとも覚えておかねばならないことがある。エコロジカル・システムが重要な役割を担っているということである。その**サブシステム**としての家族，組織，コミュニティ，

訳者注

❶領域設定型アプローチ
　settings approachの訳。ヘルスプロモーションのキーとなるアプローチとして知られている。これと対立するアプローチとしてはテーマ別（エイズ対策など）アプローチなどがある。

著者注

Ⓑエコロジーに配慮した一般集団やコミュニティにおける保健活動への領域設定型アプローチの意義
　最近の研究では，コミュニティの概念に含まれる17の要素のうち，場所（locus）がもっとも頻繁に引用されている［文献1020］。このことからも，領域設定型アプローチを強調することは理にかなっている。以下の2文献も参照［文献644, 685。特に685のpp.18〜20］。

文化，物理的環境もまた重要である[2]。例えば，医療システムと公衆衛生システム。いずれも健康に影響を及ぼす大きなシステムの下にあるサブシステムである。健康システムもまた，より大きなエコシステム❷の一部であり，健康に影響を及ぼす諸分野を含む。しかしその諸分野は，必ずしも地域や社会において健康を第一義的な活動対象としているわけではない。

健康にエコロジカルな視点を持ち込むことは格別新しいことではない[3]。1848年，現代病理学の父ルドルフ・ウイルヒョウは，貧困などの社会経済要因が病気，障害，早死に影響をもたらす鍵であることを示した。同時代の看護の母フローレンス・ナイチンゲールは，患者の病気と社会生活状態の関連パターンを示す地図を描きあげた。ナイチンゲールは19世紀後半になってからは，「看護師」の仕事を補う「保健師」による訪問看護を推進させた。このような初期の活動がなされていた当時から，公衆衛生やその関連領域において，エコロジカルな概念はすでに活動方法のなかに含まれていたのである[4]。これらの方法は19世紀に発展した生物学(特にダーウィンによる)からも影響を受けていた。とりわけ，「網の目のようにからみあった生(web of life)」，種の生存に果たす環境や適応の役割等の概念によってである。

1854年，ジョン・スノーはロンドンのブロード・ストリートにある給水ポンプのハンドルを撤去した。コレラに汚染された飲料水から住民を守るためである。典型的な疫学研究の先駆けである。しかも，コッホによってコレラ菌が同定される30年も前のことであった。下痢対策の効果的な介入方法を見出すために，スノーはコレラ死亡者の飲料水源のマッピングを行い，エコロジカルに下痢の問題点を分析したのである。

先進国において疫学は長らく，物理的，化学的，生物学的環境に関わる分野の学問として限定的にとらえられていた。それが1960年代になると，死亡，障害，QOL障害の主要な原因として，生活習慣病や外傷・事故が感染症に取って代わった。状況が変わったのである。まさにその頃のことである。ルネ・デュボスはいまや古典となった『健康という幻想：医学の生物学的変化』のなかで，こう述べている[5]。

「現代人は，過去の進化をつくりあげた自然力をほとんど完全に支配し，いまや自分の生物的・文化的運命までコントロールできると信じている。しかし，これは幻影かもしれない。他のあらゆる生物と同じように，現代人も無限な複雑性をもつエコロジカル・システムの一部であり，数えきれない組み合わせのもとに，すべての構成要素に結びついている。おまけに，すでに考えたとおり，人間の生命は，現在自然に作用している環境の力ばかりでなく，おそらくもっと強く，過去の影響を受けるのである」(『健康という幻想』：田多井吉之介訳：紀伊國屋書店，1964：p.199)

デュボスの指摘は，現代において複雑な健康問題と格闘している私た

訳者注

❷エコシステム
　人間をとりまく自然環境と社会環境との相互関係をなすシステム。

ちにとっても，真の響きをもっている。とはいうものの，エコロジカル・アプローチの評価は容易ではない。因果関係を明らかにするために必要な科学的アプローチをとりにくいからである。例えば，分析単位のランダムな抽出。実験で用いるような対照群の設定。人工的な操作。いずれも困難である。個々の要因を独立させ，線形的に要因間の因果関係を明らかにしていくのが，科学的問題解決法である。保健従事者はまずこの訓練を受けるが，いざ保健活動を実践しはじめるとどうなるか？ごく自然に，エコロジカルなものの見方が意識のなかに入ってきてしまう。カメラマンの広角ショットの例を思い出してほしい。健康状態を知るためには，きわめて複雑なエコロジカル・システムの影響を無視するわけにはいかない。この現実を無視することはできないのである。

地域保健や公衆衛生のテキストや国立科学アカデミーの報告書『誰が公衆の健康をまもるのか』においても，エコロジーを4つか5つの科学的基盤の1つとして位置づけている。驚くべきことではない。エコロジーの基盤がまずあって，その上に保健計画や保健情報分析のためのコミュニティ・アプローチや一般集団を対象としたアプローチが成り立つものだからである[6]。

私たちの身のまわりのエコロジカル・システム。常に変化しているシステムではあるが，通常それを感知することはできない。保健計画のなかにエコロジカル・システムを取り込むためには，まずそれを「見る」ことから始めなくてはならない。表1-1は，エコロジカル・システムのなかのほんのわずかな変化が引き金となり，いかに小さな変化が健康やQOLに影響を及ぼすかを具体的に示したものである。

表1-1　エコロジカル・サブシステムがいかに健康状態に影響を及ぼすか

エコロジカルな変化・社会変化	以下のことが起こる公算が高くなる	結果として起こりうること	結果として見られること	役に立つこと
高い生活費	両親が共働きである。長時間勤務，またはいくつかの仕事を抱えている	健康的な食事をつくるための時間の欠如，ファーストフードへの要望の増加	脂肪と炭水化物の消費の増加	過体重と肥満対策
都市のスプロール現象	職場や学校に徒歩で通う時間がない	自動車や公共交通機関の利用の増加	身体活動レベルの低下	心血管系疾患予防に必要な運動の不足やより高い率の肥満
歩道や2輪車道の導入	さまざまな運動ができるようになる	ウォーキング，ジョギング，自転車による運動の増加	身体活動レベルの上昇	心肺疾患予防に十分な運動，精神保健の向上，低い肥満率
高い失業率と貧困	保健サービスを使えない。栄養も不十分。住居も心もとない	予防サービスの欠如，低栄養	多くのリスクファクター	異常に高い慢性疾患率，暴力，精神疾患，貧しい学校の成績対策
公的なタバコ副流煙禁止通告	大気の質をまもるための法規制	タバコ煙への曝露の減少	喘息発作の減少	喘息をもつ子どもたちのQOLの向上

その定義からしても，エコロジカル・サブシステムは単独には作用しない。当然，**表1-1**もまた，エコロジカル・システムの全体像の一部を示したものにすぎない。残りの部分はより複雑である。エコロジカル・サブシステム同士がいかに相互に影響し合って健康に影響を及ぼすかに関係してくるからである。

ここで，エコロジカル・システムを「見る」試みの例をあげよう。男性の心疾患死亡率がきわめて高い地域において，一般集団対象の死亡率軽減戦略を開発したい。まず始めになすべきことは，対象地域において，死亡率に関連しそうなすべての要因と生活状態をリストアップすることである。次にリストの項目をすべて紙に書き，相互の関係を線で結ぶ。第1に個々の要因と高い死亡率との関係を，第2に個々の要因同士の関連を，指し示すためである。結果として，エコロジカル・マップ，「ウェブ」，「システム・モデル」が出来上がる❸。要因間のネットワークを視覚的に見ることがこうして可能になる。これは，対象となる一般集団が暮らし働いている地域で介入計画を立てる際に考慮すべき必要情報である。

今日，地域におけるヘルスプロモーションの成功例として知られている「ノースカレリア・プロジェクト」は，Pekka Puskaらがフィンランドで実施した活動である。すでに多くの文献も出版されている。プロジェクト・チームが明らかにしようとしたのは，心疾患の高い死亡率に関連する要因であった。とりわけ注目されたのは，社会，環境，エコロジカル要因である[7]。プロジェクト実施中，チームはさまざまな分野の中心リーダーと綿密なコミュニケーションをとった。フィンランド畜産会社，肉屋，パン屋のリーダー等である。顔と顔をつきあわせて何度も話し合いを繰り返しながらプロジェクトを進めた。その結果，大きな経済的打撃をもたらすこともなく，健康によい製品を生み出す方法を模索できるようになった。

図1-1はその成果として出来上がったプログラムのロジック・モデルである。モデルの一連のつながりを見てみよう。図の左側を見てほしい。まずなすべき活動は，企業，工場，議員，保健サービス関係者など，マクロなレベルで影響力をもつオピニオン・リーダーとの関係づくりである。同時に，彼らの意識を高める努力もする。どのオピニオン・リーダーも環境変化や人々の行動変容に対する影響力をもっている。関係づくりをうまく進めることによって，リーダーたちがプロジェクトを支援してくれるような環境をつくりあげていく。リーダーによる支援環境がいったんうまく整った後は，さまざまな心疾患リスクの軽減戦略を組み合わせて実施する。さらに活動を広げ，心疾患死亡を大きく減らせるようにしていくのである。

エコロジカル・アプローチの次に，教育アプローチについて見てみよう。教育アプローチは経験的かつ哲学的である。まず，経験的であると

著者注

❸**システム・モデル**

システムモデルについては［文献270, 515, 1123］を参照。

テキストに示したような複雑性は，部分的にではあるが，線形的に因果関係を示そうという「ロジック・モデル」に反映されている。ただしロジック・モデルには，エコロジカル・モデルやシステム・モデルによくみられるフィードバック・ループはあまり使われない［文献1372］。これらのモデルは，企画においては，いかに介入が結果に影響をもたらすかを期待する効果モデルとして別個の扱いを受けている。

ステージ・モデルは，いかに企画やプログラムが実践されるかを示すモデルである［文献44］。上のモデルとは別物ととらえたほうがよいかもしれない。ただしPrecede-Proceedモデルはステージ・モデルと上のモデルを組み合わせている。

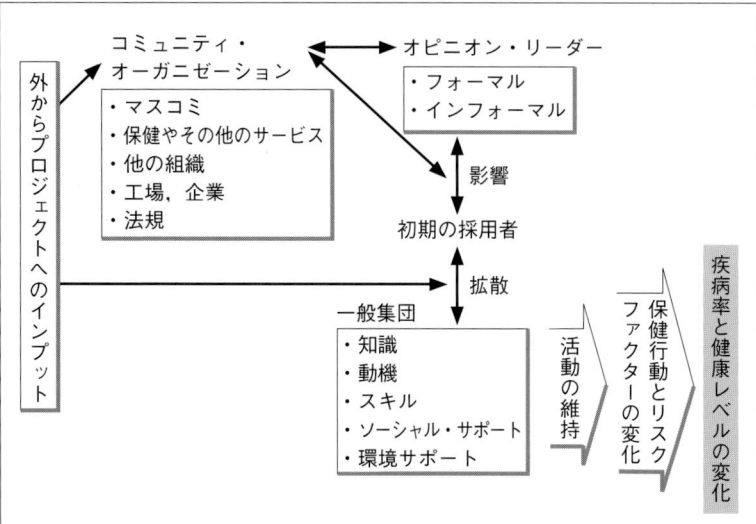

```
              ┌─────────────────┐        ┌──────────────┐
              │ コミュニティ・  │ ←────→ │オピニオン・リーダー│
              │ オーガニゼーション│        │・フォーマル    │
   外         │・マスコミ       │        │・インフォーマル │
   か         │・保健やその他のサービス│    └──────┬───────┘
   ら         │・他の組織       │               │影響
   プ         │・工場，企業     │               ↓
   ロ         │・法規           │          初期の採用者
   ジ         └─────────────────┘               │
   ェ                                           │拡散
   ク                                           ↓
   ト         ┌─────────────────┐
   へ ──────→ │ 一般集団        │     活動の  保健行動と  疾病
   の         │・知識           │     維持    リスク      率
   イ         │・動機           │             ファクター  と
   ン         │・スキル         │             の変化      健
   プ         │・ソーシャル・サポート│                    康
   ッ         │・環境サポート   │                         レ
   ト         └─────────────────┘                         ベ
                                                          ル
                                                          の
                                                          変
                                                          化
```

部分的にではあるが，以下の3つの関係を反映した図である．①コミュニティ・レベルにおける組織やセクター間の関係．②25年間にわたりこの事業によって行動面での影響を受けた人々の関係．③疾病率や健康レベルに影響を及ぼす変化を起こすのに必要な変数間の関係

出典：Puska P. & Uutela A. (2000). Community intervention in cardiovascular health promotion : North Karelia, 1972-1999. In : N Schneiderman, MA Speers, JM Silva, H Tomes, & JH Gentry (Eds.), *Integrating behavioral and social sciences with public health.* (pp.73-96). Baltimore : United Book Press, American Psychological Association.

図1-1 フィンランドのノースカレリア・プロジェクトにおけるエコロジカルな関係網を示した図

はどういうことか？　教育によって得られる意識，知識，スキルは人々のとる行為に影響を及ぼす．しかも地域のなかで，社会的，環境的な適応能力やシステムを形づくるような行為である．その際，多かれ少なかれ，経験がものをいう．

　哲学的であるという点はどうか？　保健従事者は健康向上プログラムをつくる際，インフォームド・コンセントの原則に基づいてそれをしなくてはならない．自らの決断により参加し，異質文化にも感性をもって接し，仕事をこなしていかなくてはならない．そんなとき，多かれ少なかれ，哲学が関係してくる．

　企画プロセスにおいて，教育アプローチを無視したらどうだろうか．それは，アイデア，バイアス，前提条件について，自由に意見が言えなくなるということでもある．プログラムが出来上がっても，強制的，社会操作的なものになってしまう危険がある．一方で，社会変革のためには政治的支援も必要である．教育は確かに個人への影響力を持っている．しかし政治的支援なしに，一般集団全体への影響力はもちにくいであろう．

　Nancy Millio はこの点に注目し，健康教育を捨て去ることはできないと指摘している．民主主義の原則に則った社会変革や行動変容のための

決定的なチャネルとして健康教育は不可欠だからである。一般集団を対象とした保健活動のゴール達成のためには政治的，組織的，経済的，法規的，その他の環境的介入が確かに必要である。同じように健康教育もまた必要なのである[8]。エコロジカルでもあり教育的でもあるアプローチをとる場合，企画者は健康に影響を及ぼすダイナミックな力の動きに敏感でなくてはならない。ステークホルダーとも，表裏のない本音の話し合いをするように心がけなくてはならない。

3）コンテキストと「ベスト・プラクティス」に適応する人たちへの敬意

　一般集団を対象とする保健プログラムはさまざまな場所で実施される。職場，医療施設，学校，地域などである。エコロジカル・アプローチにとって，このようなコンテキストはきわめて重要な意味合いをもっている。教育アプローチも同様である。場所ごとに個々の歴史があり，伝統の学びがある。そこで人々は責任を果たし，自分なりのやり方が強化される。企画者がどれだけ異質のコンテキストへ共感を示すかによって，プログラムの進み具合や効果も大いに異なってくる。

　一例を示そう。場所はカリフォルニア。ロング・ビーチのある地域で禁煙プログラムを企画することになった。さっそく米国CDCが発行した「包括的禁煙プログラムのためのベスト・プラクティス」に従い，使えそうな戦略をいくつか組み合わせようとした。いずれも，米国の諸州でタバコの販売と消費削減に成功した戦略である[9]。ところが，その地域の主な対象集団は，ベスト・プラクティス開発の対象となった諸州の対象集団とは異なる集団であった。第1世代，第2世代のベトナム人移住者だったのである。そこでは男性の56％が喫煙者であることもわかっていた。となれば，当然企画者は，ベスト・プラクティスを採用する際に，そのまま用いるのではなくベトナム語やベトナム文化の伝統や信念に含まれるニュアンスを考慮に入れるべきである。

　それには2つの利点がある。第1に，対象集団が介入を，自分たちのニーズにかなったものであると受け取ってくれる可能性が高まる。第2に，文化の違いに関心を抱くということは，その文化に敬意を抱くことの表れでもあるので，相互の信頼関係を深めるための，よいきっかけづくりになる[10]。企画の際，文化の違いに気を配ることには実用的な価値もある。第1に対象集団の文化に見合った介入計画やデザインをつくることができるという点において。第2には，対象集団の特有の文化から生まれてくる行動や環境にも，より影響を及ぼしやすくなるという点においてである。

　コンテキストに関連した要因のなかには，あいまいなものもある。例えば，多くの官僚組織。州保健局や保健省の組織はたいてい複数の部門に振り分けられている。必然的に，いくつかの部門は同時に全く同じ健康問題に関心をもつ。うまく調整できないと，なわばり争いや無為な競

争も起こる．しかも，ある部門の限られた予算が削られ，別の部門に使われたりしたらどうだろう．各部門のリーダーは「一緒にやっていこう」という気を失ってしまう．ほうっておけば，何の会話もないままに相互の不信感が高まる．以後の協力もほぼ不可能になる．そんな空気のただよう職場に，何も知らずに新人として雇われ，「いがみあっている 2 部門の橋渡しをしてくれ」と言われたら，どうであろうか．想像してみるとよい．コンテキストへの感性をもつことがいかに重要か，わかるであろう．

自分が置かれた場所はかけがえのないものであると理解すること，すなわち「かけがえのないものとなさしめている特徴」こそが，自分が置かれた場所で起こる出来事に強く影響を及ぼしているのであるという思いや態度をもつこと．それがコンテキストを大切にするということの意味である．

もちろん，逆のシナリオもありうる．うまく連絡をとり協力してきたという豊かな歴史をもっている部門もなかにはある．柔軟な予算付けや会計システムによって，資源や人材を共有したという経験もあるかもしれない．新人にとっても，そのようなコンテキストは貴重な遺産である．新人は，こつこつと築き上げられてきた協力関係をだいなしにしないよう，注意深く仕事に臨まなくてはならない．異質のコンテキストへの感性を最初からもっている人もいる．かたや，もっていない人もいる．もっていない場合，ないがままに，自然にまかせておいてはいけない．

Precede-Proceed モデルの第 1 段階❶では，「社会アセスメントと状況分析」を強調している．企画者は，社会アセスメントのなかに参加型アプローチを取り入れることによって，異質文化への共感を高めていくことができる．状況分析では，組織や地域の欠点だけでなく，長所やアセッツ（強み）❸をも調べる．それによっても，さまざまな特徴をもつコンテキストの感性が高められるであろう．

2. Precede-Proceed モデル

1）Precede-Proceed アプローチの諸段階

エコロジカル・アプローチと教育アプローチは，コンテキストと人の関わりを大切に扱う．それだけではない．ほかの特徴をも兼ね備えている．因果関係を，鎖をつなぐように一連のステップとしてつないでいくという特徴である．これはロジック・モデルあるいはシステム・モデルの特徴である．一般集団を対象とした保健プログラムがめざしていることは，まわりくどいものではない．あいまいでもない．因果関係の鎖をたどりながら，病気や外傷を予防し，健康状態と QOL を向上させていくということである．

著者注

❶Precede-Proceed モデルの歴史

このモデルは当初，費用便益分析手法を用いた評価のフレームワークとして開発された［文献 615］．基礎となったのは公衆衛生研究と実践［文献 1403］，医療［文献 40］，家族計画［文献 612］，保健行動に関する心理学的要因［文献 613］と社会要因［文献 613］，普及理論［文献 612, 616］，変化理論［文献 617］などである．

当時は，保健プログラムの効果を評価するために，費用効果分析や費用便益分析が求められていた時代でもあった．このモデルは系統的に臨床やフィールドで適用され，企画ツールとしての有用性と妥当性が確認されてきた．プログラムの企画と評価に多彩な分野の学問を盛り込んだ組織立ったフレームワークとしても認められてきた．社会学，行動科学，疫学，行政学などの分野である［文献 674, 1155, 1156, 1157, 1158］．PRECEDE の頭字語を紹介した初版は 1980 年に出版された［文献 672］．このモデルの詳細な発展過程に関しては第 2 版，第 3 版のなかでもふれている［文献 667, 669, 670］．PROCEED の解説については以下の文献を参照［文献 668］．

訳者注

❸アセッツ

assets の訳．長所，強みなど，個人や地域社会のすぐれた点のこと．これに対して needs は，個人や地域社会の短所や弱点に注目している．

Precede-Proceedモデルでは，以下の3つの予防段階を，単独にあるいは組み合わせて進めていく。第1次予防(衛生と健康の向上，環境改善によるヘルスプロテクション❹)。第2次予防(既知のリスクファクターの早期発見と早期治療)。第3次予防(合併症や再発を防ぐ治療)の3つである。いずれの段階でも，企画者は健康やQOLに影響を及ぼしうる膨大な数の要因や条件と出くわす。ほぼ必然的にそうなると言ってもよい。たいていその多くは，プログラムによって変えていくことができる。しかし，なかには変えにくいものもある。遺伝素因，高齢，住所など，いずれも健康にもQOLにも強い影響力をもつ要因である。政策，保健サービス，環境，行動を変えることはできても，同じやり方で，これらを変えることはできない。

ここでひとつ簡単なクイズを出してみたい。「膨大な数の要因や条件と出くわす」と聞いて頭に浮かぶのは次の5つのうちどれであろうか？

A　複雑そう

B　混乱する

C　ジャグリング❺しきれない

D　キレてしまいそう

E　全部!?

まずはAにあるように，複雑になるのはやむを得ないことである。エコロジカル・アプローチをとる以上，複雑性という代価は支払わなければならない。次に，「個々の要因がそれ以外のすべての要因に影響を及ぼす」，という考え方を論理的につきつめていくとどうなるか。たいていの保健従事者はDに○をつけるであろう。だからといってその現実から逃げる術はない。効果的な保健プログラムを丹念につくりあげることである。そのためにも，多くの要因をふるいにかけ，分類する作業がどうしても必要になってくる。混乱したりキレたりせずに，本書に示す正しいツールを使うとよい。前向きに取り組み，やりがいのある課題に挑戦できるようになるはずである。

本書には，企画者が簡単にしかも効果的に諸要因をふるいにかけ，分類できる方法を示してある。そこが，Precede-Proceedモデルの大きな特徴の1つである。ふるいが機能する仕組みを内蔵させることによって，ゴールと関係のない要因はふるいの穴から落とされていく。落ちずに残った要因は，以下の2つの働きをする。第1に健康とQOLに最大限の影響力をもつということ。第2にそれらは最も変えやすい要因でもあるということである。(このようにして要因を減らしていく手順は，Precede-Proceedモデルを効果的に使う上できわめて重要なプロセスである。2～4章に示す最初の3つの段階で，そのプロセスについて個々に記載する。)

このモデルのフレームワークは2つのコンポーネントから成り立っている。第1のコンポーネントは計画的アセスメントのための一連の段階

訳者注

❹ヘルスプロテクション

一般に「ヘルスプロテクション」とは，物的環境を対象とした概念である。健康や安全への脅威を，技術的にコントロールしようとするものである。

一方，「ヘルスプロモーション」はライフスタイルや行動要因，社会環境を対象とした概念であることが多い。しかしながら，この2つの用語は常に厳密に使い分けられているわけではない。

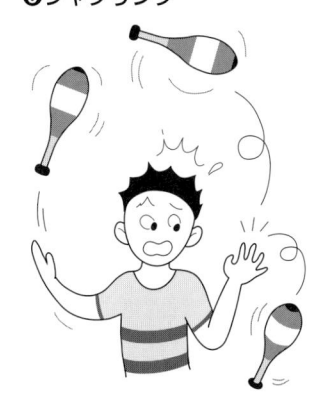

❺ジャグリング

著者注

ⓔ 診断かアセスメントか
いずれの用語を各段階で使うのか？

初版と第2版においてはPRECEDEの企画プロセスの各段階に「診断」という言葉を使った（例えば、「社会診断」、「疫学診断」など）。第3版では診断をアセスメントと言い換えた。読者のなかに診断という言葉はどうもなじまないという意見があり、それに応えるためである。

各段階に示したプロセスを適切に表現する言葉として「診断」は適切な表現である。しかしながら、それをいぶかる専門家がいるのも確かである。臨床活動をモデルとしているのではないかと言うのである。「診断」という言葉を使うと、すべてのアセスメントはまず問題点ありきとなってしまう、問題点探しになってしまう、と言う専門家もいる。

企画プロセスにはたとえ部分的であるにせよ、健康へのポジティブなアプローチやアセッツ（資産）に基づくコミュニティ・アセスメントが求められている。そのためにもニーズ、弱点、欠陥、問題点、障害だけでなく、あこがれやアセッツや強みにも注目すべきである。

第4版では、「診断」と「アセスメント」が同意語として使えるようにする。概して「診断」は問題点の焦点を定めることを意図しているときに用いる。「アセスメント」はアセッツに基づくアセスメントやアセッツと問題点を合わせて検討することを意図しているときに用いるものとする。

- - - - - - - - - - - - - - -

上記の解説はあるものの、「診断」と「アセスメント」の使い分けがうまくいっていない場合もあるため、この邦訳では極力、「アセスメント」を用いることにした。（訳者）

訳者注

❻ 形成的評価
formative evaluation の訳。教育分野で用いられている。プログラムなどが開発・実施されている段階で行なう評価。

である。アセスメントによって得られた情報は、その後、さまざまな決定のために使われる。何度もふるい分けと分類化の作業を行うこの一連の段階は、PRECEDE と呼ばれる。

PRECEDE とは、predisposing, reinforcing, and enabling constructs in educational/ecological diagnosisⓔ and evaluation（教育/エコロジカル・アセスメントと評価のための準備・強化・実現要因）の略である。

次のコンポーネントでは、第1段階のアセスメントをもとにつくりあげた多彩な活動を戦略的に実施していく。PROCEED と呼ばれている段階である。**PROCEED** とは、policy, regulatory, and organizational constructs in educational and environmental development（教育・環境開発における政策的、法規的、組織的要因）の略である。

評価の視点をもつことは、企画プロセスの質を確保し続けるために、いずれの段階においても不可欠である。PRECEDE においては、QOL に関する量的・質的情報が、評価に有効な情報となる。次いで、対象集団の健康状態を示す指標と関連のあるさまざまな情報が手に入る。社会、経済、文化、環境、行動の諸要因に関する情報である。PRECEDE に含まれる4つのすべての段階は**形成的評価**❻の段階と見てもよい。アセスメント・データをもとにプログラムの優先事項、ゴール、目的、対象を決定する段階である。これらは後の**総括的評価**❼のベースライン項目としても用いられる。

PROCEED の段階になると、プログラムのゴールや目的の達成状況、到達状況をモニターすることになる。その際、PRECEDE の段階で得られた情報は基準項目として使える。ベースライン・データとしても使える。目的や活動内容の順番を変えたり、資源の配置を変えるときにも、これらの情報は有用であるⒻ。

PRECEDE と PROCEEDⒼ は一体となって、企画-実施-評価という一連の段階を踏む。PRECEDE で確認された優先事項と量的に設定された目的は、PROCEED で実施される活動のゴールや対象を明らかにする。そのゴールと対象が、プログラム評価のための容認規準や成功尺度となっていくのである。

2）Precede-Proceed モデルはどのように機能するのか？

PRECEDE から PROCEED への道筋。それはあたかもミステリーの謎を解いていく道筋のようなものである。帰納的ロジックと演繹的ロジックを組み合わせ、最終的にどうしたいのかというビジョンをまず示す。それから後ろ向きに、ビジョンの達成に影響力を及ぼしうる要因を探していく。

探求の道筋には6つの基本的な段階がある（図1-2）。解説用につくったプログラムを見てみよう。最終到達点を明確にしたプログラムである。このなかで、最後の3つの評価段階はプログラム実施の後にくる段

2. Precede-Proceed モデル

訳者注
❼総括的評価

summative evaluation の訳。formative evaluation と同じく，教育分野で用いられている。プログラムが十分に開発・実施された後に行なう全体的な影響・成果の評価。

著者注
❻評価を企画の初期段階やプログラム実施段階に統合することについて

第3版までは，評価のために独立した1つの章を設けていた。本書では，評価の視点を最初からすべての章に組み込んだ。それによって企画者が，評価を企画プロセスの一部ととらえてくれることを期待したからである。評価は企画が終わって一段落した後でとは，とらえてほしくなかったからである。

第3版までは，9段階のモデルを示した。最後の3つは評価に関するものであった。形成的評価がいまでは Precede の段階に取り込まれている。プロセス評価，影響評価，成果評価は Proceed のプログラム実施段階に取り込まれている。

❻PRECEDE-PROCEED とするか？ Precede-Proceed とするか？

PRECEDE と PROCEED がそれ自体，コンテキストのなかで頭字語としての意味をもつ場合はすべて大文字を用いた。

しかし大文字ばかり使っていると，テキストのなかで目立ちすぎて目障りになる。そうならないように，他の名詞の前にきて形容詞の働きをするときは，最初の文字だけを大文字にして Precede-Proceed とした。"Precede-Proceed モデル" や "Precede の段階" という場合である。

図1-2 保健計画の企画と評価のための Precede-Proceed モデルの統括図

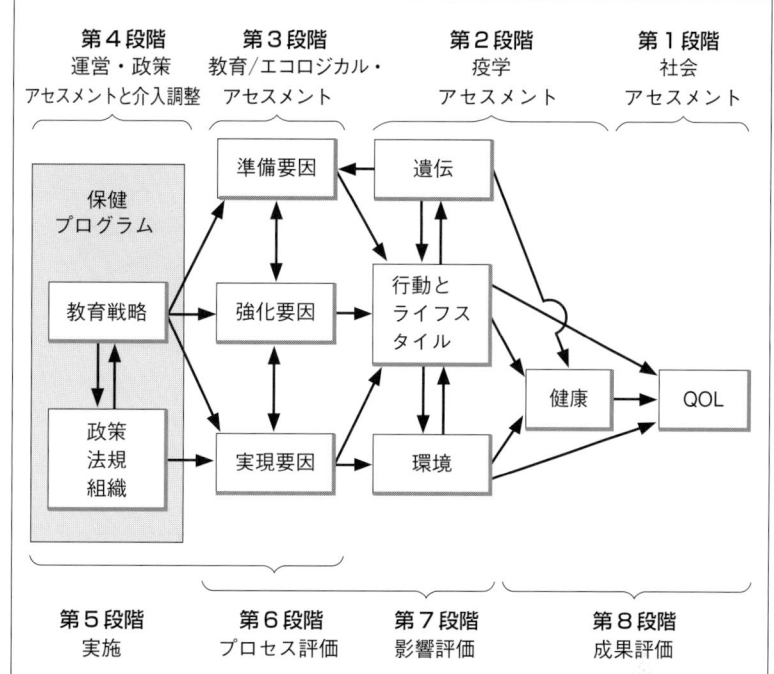

ここにはプログラム・インプットと健康の決定要因から始まり，結果に至るまでの因果関係を矢印線で示してある．最初の4つの段階は実施と評価に先立つ企画とプログラム開発の段階である．これは上の矢印とは逆に進む．システム理論や社会科学理論を用いたモデルではフィードバック・プロセスがよく強調される．しかし，この図にそのプロセスは含まれていない．

階であるかのように見える。しかし，実際はそうではない。私たちは，評価の段階をプログラムの実施，モニタリング，質向上のためのプロセスとしてとらえている。プログラムの実施にあたり，クオリティ・コントロールとは別の目的で評価の諸技術を学びたい読者は，評価と研究に関する別のテキストを参照するとよい。

以下，各段階を別々に分けてレビューしていく。個々の段階はエコロジカルな企画システムのパーツでもある。1つひとつのパーツは相互依存の関係にあるということを忘れないでほしい。

(1)第1段階：社会アセスメントと状況分析

社会アセスメントと状況分析は一組となって機能する。対象集団が関心を抱いている問題に，企画者も関わっていきたいというシグナルを送るプロセスである。対象集団のもつユニークな文化・社会状況を深く理解できるようになるためのプロセスでもある。対象集団(患者，学生，従業員，住民，消費者)によくある要望や彼らにとって関心のある問題を調べ上げることは，QOL指標を得るための出発点でもある。QOL指標を明らかにするための具体的な方法については2章に詳細に示してある。

```
                        第2段階              第1段階
                     疫学アセスメント      社会アセスメント

                    ┌─遺伝─┐
                    ↓      ↕
            →  ┌─行動─┐
            →          ↕         ┌─健康─┐ → ┌─QOL─┐
            →  ┌─環境─┘         └──────┘   └──────┘
```

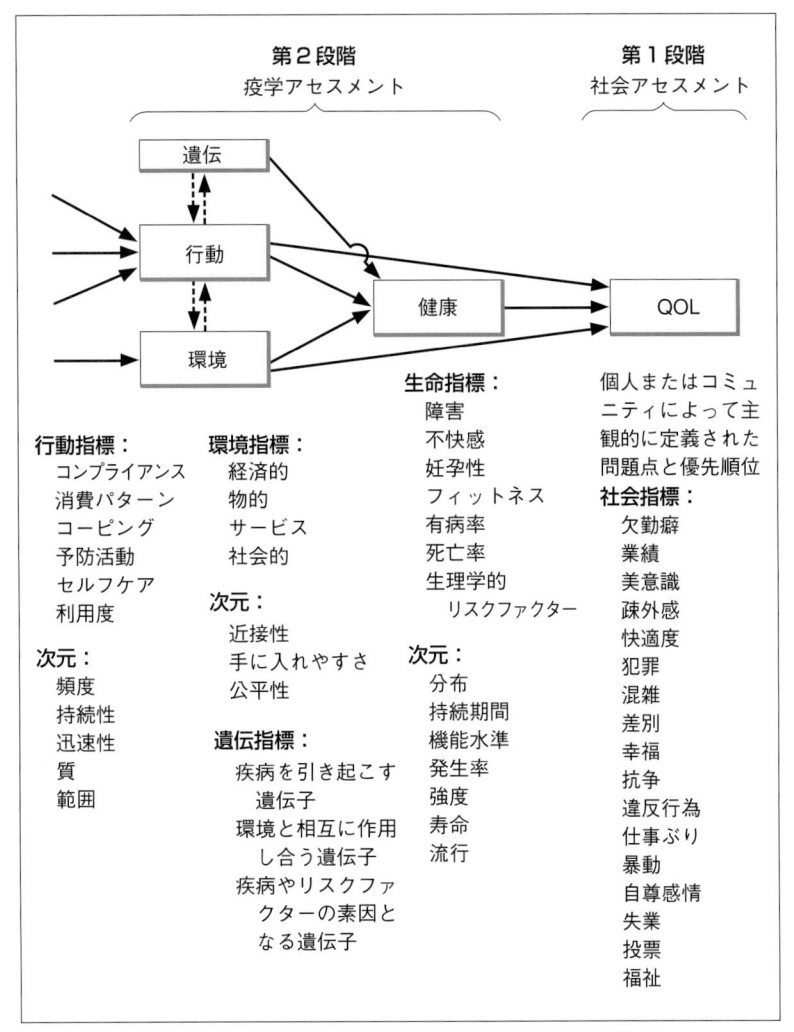

		生命指標：	個人またはコミュ
		障害	ニティによって主
		不快感	観的に定義された
		妊孕性	問題点と優先順位
行動指標：	環境指標：	フィットネス	
コンプライアンス	経済的	有病率	社会指標：
消費パターン	物的	死亡率	欠勤癖
コーピング	サービス	生理学的	業績
予防活動	社会的	リスクファクター	美意識
セルフケア			疎外感
利用度	次元：		快適度
	近接性		犯罪
次元：	手に入れやすさ	次元：	混雑
頻度	公平性	分布	差別
持続性		持続期間	幸福
迅速性	遺伝指標：	機能水準	抗争
質	疾病を引き起こす	発生率	違反行為
範囲	遺伝子	強度	仕事ぶり
	環境と相互に作用	寿命	暴動
	し合う遺伝子	流行	自尊感情
	疾病やリスクファ		失業
	クターの素因と		投票
	なる遺伝子		福祉

図 1-3　PRECEDE アセスメント過程における第 1, 2 段階で確定され，PROCEED の第 6〜8 段階でも評価の対象となる諸要因の相互関係，指標，次元をより詳細に示した図

　図 1-3 は，主観的に見出した問題点や優先事項を社会指標として示したものである。どのような方法をとるにせよ，対象となる住民が自分のニーズや要望事項を自ら調べていくように働きかけることは重要なことである。地域社会はさまざまな社会問題を経験している。経験にもよるが，住民は QOL のための実用的で正確なバロメーターを提供できる。重要な社会的・経済的決定要因を明らかにすることもできる。地域住民からの情報をもとに，対象集団を深く理解することによって，創造的な介入戦略が可能になってくるであろう。
　プログラムの成功は実施組織の長所と短所のバランスによって決まってくる。プログラムの活動内容と結果はステークホルダーがどの程度関わってくるかにも影響を受ける。これらの要因はばらつきが大きいだけに，状況分析によってどの程度そこに注意を払えばよいかという手がか

著者注

㊂疫学アセスメントと行動・環境アセスメントの統合

第3版の3章と4章を合わせて「疫学アセスメント」の1章としたことについて

第3版の頃までは Precede-Proceed モデルの第2段階は、一般集団の健康問題と社会問題との因果関係について調べる疫学アセスメントだけから成り立っていた。

第4版では疫学の部分と健康の決定要因の原因をさぐるアセスメントの部分を組み合わせることにした。本書の3章のなかには、かつて行動・環境アセスメントとして旧版の4章に置かれていた内容が含まれている。この点についてのより詳細な説明に関しては序を参照のこと。

りを得ることが重要である。

(2)第2段階：疫学アセスメント

第2段階でまずなすべきこと。それは、プログラムのための具体的な健康ゴールや問題を特定することである。第1段階のアセスメントから得られた社会ゴールや社会問題に寄与し、それと相互作用をもつようなゴールである。まずは、対象集団から入手可能なデータを手に入れる。次に、健康問題やニーズを、重要性と変わりやすさによってランク付けする。健康要因に関する生命指標、測定尺度、ランク付けする際の諸次元の例は図1-3に示した。限られた予算のなかで効果的な活動をするためには、どの健康課題を選択すべきか？　企画者はよく迷う。そんなとき、この分析から生み出される情報は、選択のための理論的根拠を示すであろう。

疫学アセスメントの第2の課題は、対象集団を調べて病因を特定することである。病因は、遺伝的要因、行動パターン、環境要因などからなる。図1-4にも示したこの3つの決定要因は、早死の原因ともなっている。病気一般、外傷、障害についても同様なことが言える㊂。

ここまできたら、一息入れよう。企画がどれだけ現実的であるか、チェックをする必要がある。経験の浅い企画者でも、第1段階と第2段階

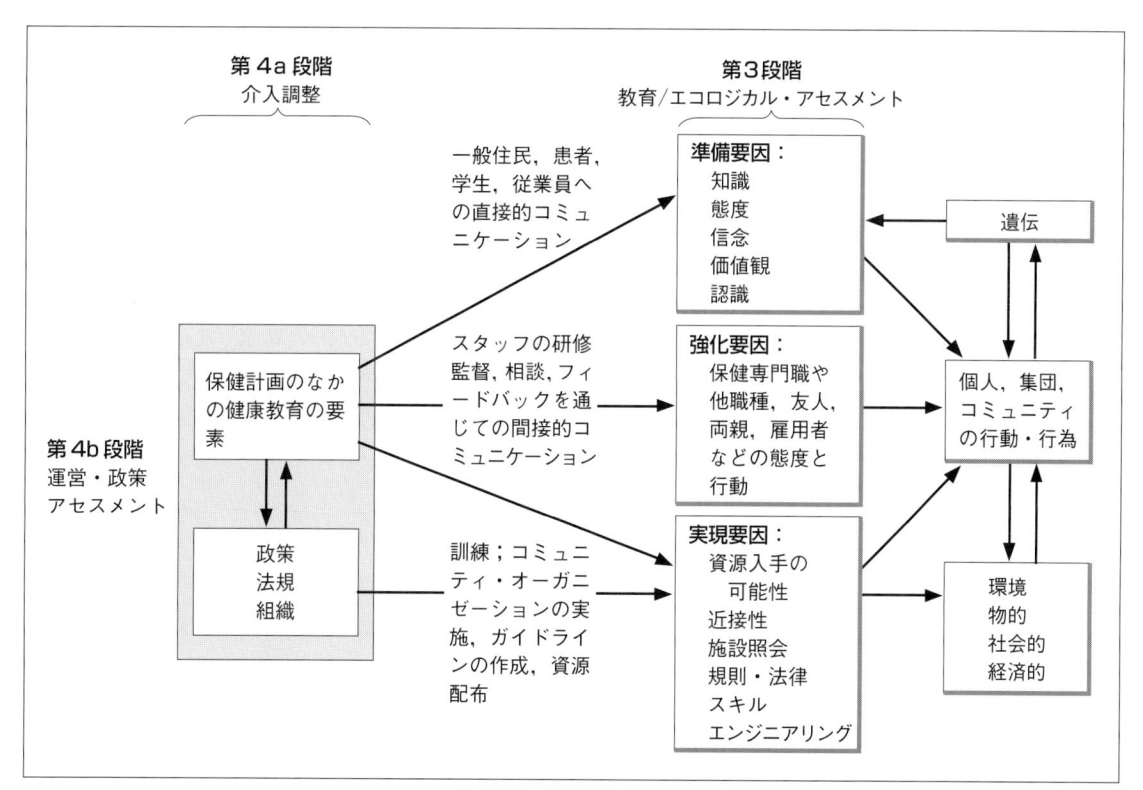

図1-4　PRECEDE の第3，4段階で、行動、環境の変化を左右したり支援する、準備要因、強化要因、実現要因に影響を及ぼすような戦略と資源を示した図

がすでに済んでいる状況に直面することがよくある。程度の差こそあれ，地方自治体や民間の保健機関は，長期保健計画を立てる際，第1段階や第2段階で得られるような情報を必要とする。そのため，健康問題やリスクファクター対策はもう決まっていることがある。糖尿病，外傷，運動不足，飲酒運転対策といった具合である。企画者はそれを前提にプログラムをつくることになる。

　Precede-Proceedモデルを使う場合，第1段階や第2段階を飛び越えて，第2段階や第3段階から始めたくなるのももっともなことである。しかしその前にちょっと立ち止まってほしい。最初の2段階では，そこで得られた情報に基づいて，要因間の因果関係を明らかにしなくてはならない。その際，どのような想定がなされたのか？　また，この2段階のプロセスに関わった人は誰なのか？　あるいは誰かに相談したのか？　しっかり確かめたほうがよい。

　立ち止まって確認作業に時間をかける理由は3つある。第1に，優先課題がどのような想定のもとに成立したのかを，よりよく理解できるようになる。第2に，ステークホルダーが誰なのかがだいたいわかる。ステークホルダーが，どれだけプログラムに関わっており，それが今も続いているのかということも。最後にこうして振り返ることによって，プログラムの成功を脅かしかねない第1，第2段階の欠落部分やほうっておかれた部分が明らかになることもある。

　乳がんと子宮頸部がんのリスクが高い地方自治体がある。あなたは保健課の若手職員の1人であると思ってほしい。保健課長が，広い対象地域でこの2つのがん検診プログラムを企画するようにと言ってきた。他のスタッフも，できる範囲で協力してくれるらしい。予算は1年分ある。1年後の進展状況に応じて，追加予算もありうるという。最初のアセスメントの結果，がん検診プログラムは自治体の保健データにしっかり基づいていることがわかった。検診対象の住民の意識も高い。一般住民の積極的な参加もある。ところが，開業医の参加がない。プログラムのこともほとんど知らないでいる。地元医師会からのインプットや支援なしに，がん予防プログラムを推し進めるのは問題である。逆に医師会からの支援があれば，さまざまなメリットが得られる。将来にわたってプログラムを続けるための予算を支援してもらえるかもしれないのである。

　第2段階の後半部分では健康の決定要因のアセスメントを行う。通常は，疫学の病因論的研究によって決定要因が明らかにされる。先に示した記述疫学が使える場合もある。エコロジーの諸原則を思い起こしながら決定要因についてさらに見ていこう。この段階で明らかにしたいのは，特定の健康問題と関連のある遺伝，行動，環境要因である。しかもそれらは，社会問題との関連もあり，最も注目に値するような要因でもある。直接，社会要因やQOL要因の改善をめざして，戦略的に介入し

てもよい。それが間接的に健康に影響を及ぼすこともある。**図1-2**や**図1-3**を見てほしい。健康を介さずに，ライフスタイル（行動）や環境とQOLを結ぶ矢印があるのがわかるはずだ。そこに注目した活動を実施してもよい。具体的な活動事例は第3章に示してある。どの段階でも，因果関係に注目し，重要性，存在率❽，変わりやすさに応じて優先度をつけるプロセスは重要である。企画の初期段階で優先度をつけられなかった場合は，後になってから因果関係を示す要因が山ほど増えてしまうことがある。要注意である。

遺伝要因については第4版で新たに多くの点を追加した。この分野の進歩は著しい。研究成果はまだ実際に使えるレベルにはない。しかし，いずれは十分使えるようになるであろう。病気，リスクファクター，生物条件に関連した遺伝素因を単離するための大きな一歩が，いま踏み出されている。遺伝要因は行動や環境と複雑に作用し合う。その関連様式は複雑である。関連なしにいずれかが単独で健康に影響を及ぼすことはむしろ希である。

フェニルケトン尿症（PKU），鎌形赤血球症，囊疱性線維症，ティサックス病などは，例外的な遺伝病である。遺伝-遺伝間，遺伝-環境間，遺伝-行動間の相互作用に関する科学的知識は，残念ながら，まだ応用できる段階にはない。しかしゲノムが解読された今，めざましい進歩が見られている。応用遺伝学の知識が蓄積されれば，きわめて近い将来，Precede-Proceed モデルの遺伝要因関連部分はいっそう明快になってくるであろう。

図1-2と**図1-3**を見てほしい。遺伝要因と行動要因，行動要因と環境要因の相互関係が縦向きの矢印として示されている。遺伝要因-環境要因間の相互作用は，ある環境に接した際の個人や集団の行動に依存することが多い。遺伝要因と環境要因の間に行動要因を配置したのはそのためである。

行動要因とは個人や集団の行動パターン（社会状況とかライフスタイルも含む）のことをいう。行動要因のおかげで，当面の健康問題や社会問題のリスクから身を守れることもある。それがリスクを増すこともある[11]。本人だけでなく，他者の行動や行為も行動要因に含まれる。例えば，保健従事者，両親，友人，同僚の行動がある。社会規範として，集合的に対象集団の健康状態に影響をもたらすかもしれない行動である。あるいは個別に，個人への社会的な力の行使として作用することもある。保健政策を支持することもあれば，反対のための社会運動（選挙キャンペーンなど）となることもある。

環境要因とは，個人の外にあり，外から行動，健康，QOLに影響力をもちうる決定要因である。多くの人々が同じ行動を結集してとり，それが一種の社会環境となってしまう場合，環境要因は行動要因とオーバーラップする。

訳者注

❽存在率

prevalence の訳。疾患の場合は有病率のほうがふさわしい。しかし，病名のつかない健康状態の場合，「存在率」という訳のほうがふさわしい。

このように，行動要因は社会的な力にもなりうるということを知っておくことは重要である。大きな集団のなかでは，個人を対象とした健康教育だけのプログラムには限界がある。その現実をよく把握できるようになるであろう。地域や州や国家レベルで一致して，PROCEEDの原則を組織的戦略として適用した場合もまた，強力な社会的な力が働くことがわかるはずである。

(3) 第3段階　教育/エコロジカル・アセスメント

保健行動や社会行動に関する研究はこれまでかなりなされてきた。環境と行動の関係についてのエコロジー研究も然りである。結果として，文字どおり何百という要因が保健行動や環境要因に影響を及ぼしうることがわかっている。遺伝，行動，環境間の相互作用についても同様である。

Precedeの段階において，保健行動と環境要因の原因となる要因は3つのグループに分けられる。教育/エコロジカル・アプローチとして使われる3つのグループ，準備要因，強化要因，実現要因である（図1-4）。

準備要因とは，個人あるいは集団の知識，態度，信念，価値観，認識などである。これらは，これから変わろうという人々の動機を高めたり低めたりする。図1-4は準備要因がいかに遺伝素因と作用し合うかを示している。

準備要因には幼児期の経験も含まれる。態度，価値観，認識を生まれて初めて獲得するきっかけとなりうる経験だからである。子どもの養育という活動は，長期的かつ包括的な保健プログラムの一部に組み込んでもよい。社会アセスメントを行う第1段階で，社会要因の1つのなかに含めれば役に立つこともある。「子どもの養育」という社会ゴールに向かった関連活動を計画することができるのである。長期的に見れば，子どもへの働きかけによって，健康もQOLも相補的に向上させることができるかもしれない。

強化要因とは，ある行動をとった後に，他者から受け取る報酬やフィードバックのことである。行動を持続するように励ましたり，阻んだりもできる要因である。強化行動はライフスタイル（長続きする行動パターン）をも生み出す。いったんライフスタイルが出来上がってくると，今度はそれが社会規範や政策提言，消費者運動や集団行動を介して，環境に影響を及ぼすこともある。

望ましい方向に環境や行動を変えていくためには，さまざまな技術や資源が必要である。逆にそのような変化を障害する要因もある。プラスに働くこともあれば，マイナスに働くこともあるというわけである。両者を合わせて**実現要因**という。多くの場合，実現要因は社会的な力や制度そのものである。例えば施設，個人がもっている資源や地域資源。これらは実現要因として十分のこともあれば，そうでないこともある。収

入や健康保険，法律や制度。これらもまたプラスとなることも，マイナスとなることもある。

　望ましい行動を起こすために必要なスキルもまた実現要因の1つである。例えば高血圧患者に，セルフケア・プログラムの一貫として血圧計を1つ提供したとする。血圧計を使って血圧値がわかっても，数字を理解するためのスキルや能力がなければ，効果はきわめて低い。実現要因とは，人々が変えたいと思っている行動や環境の変化を可能にする要因である，ととらえておくのがよい。

　まとめると，第3段階の主要課題は，さまざまな要因をふるいにかけ，分類し，準備要因，実現要因，強化要因を選び出すということである。これらはおそらく，第2段階でつくる行動目標と環境目標に直接影響を及ぼす。かつ望んでいる行動，環境面での変化を引き起こすための大きな力となる可能性もある。この作業がうまくいけば，何を介入の焦点として優先すべきかも自ずとわかってくる。焦点は1つの要因となるかもしれない。あるいはいくつかの要因の組み合わせとなってもよい。

(4) 第4〜6段階：介入調整，運営・政策アセスメント，実施

　最初の3段階で得られた情報で準備を整えた後は，PRECEDEの最終段階のアセスメントとPROCEEDの最初の段階を迎える。以下の問いにふさわしい段階にきたと言えよう。「PRECEDEのこれまでの段階では，何をどれだけ変えるべきかの検討を行ってきた。では，その実現のために必要な要素は，全体のプログラムのどの部分にあるのか？　さらに，どのような介入が必要なのか？」

　もう1つある。「このプログラムを実現させるための条件として，政策や組織に問題はないのか？　運営上の手腕や資源も十分にあるのか？」という問いである。

　第4段階の「介入マッチング，マッピング，パッチング」の手順については，5章の前半に示す。第5段階では担当組織がプログラムを実施できる態勢にあるのかどうかを調べる。資源，政策，実施能力，時間がアセスメントの項目である。これらをどのように調べるか？　その方法は5章の後半に示す。通常，どの組織も実施態勢は整っていないものである。健康の決定要因に影響力を及ぼす要因はきわめて広範囲に存在する。そこで，何らかの介入をしようと思っても，必要なものはそろっていないことが多い。しかし，市町村にある他の機関や州，国レベルの機関からの協力を得ることにより，いくつかの限界は突破できる。市町村レベルで組織連合や政治協調などを図ってもよい。

　第4，第5段階でわかってくる大事なことがある。企画プロセスに入る前になぜPrecede-Proceedモデルの全体像を予め知っておいたほうがよいのか，ということである。熟練した企画者は，企画の初期段階から第4，第5段階がどうなるかの見通しをつけようとする。最初の時点で，ありとあらゆる介入方法を検討し，そこに気分を害するような問題

をはらんでいないかにも気を配る。いわばプログラム・スポンサーの方針にかなった介入方法である。気分を害するようなこともないとわかれば，問われてくるのは以下の2点である。プログラムをやれるだけの力があるのか？　実施態勢は整っているのか？

　企画の初期段階でプログラムの規模を決める際に，この2点は重要なパラメーターとなる。しかし，自分の所属機関の方針や力や態勢だけが結果を左右する唯一のパラメーターというわけではない。第1段階の状況分析から得られた情報をうまく使えば，同じ地域にある別の機関から支援を得られる。地域の外部から資源を調達することもまた可能になるかもしれない。

　地域，職場，学校，医療現場など，ヘルスプロモーションの活動領域は多彩である。領域別のプログラムの立ち上げや企画時の配慮点については，6〜9章に示す（本邦訳では6章以降は省略）。

　5章では，いよいよPROCEEDの段階に乗り出すことになる。保健プログラムのマネジメントや評価の原則事項，方法を示す段階である。PRECEDE-PROCEEDの全フレームワークのなかで，行き来を繰り返し，プログラムが目的にかなっているか，状況変化に対応しているか，対象集団の見落としがないか，といったことも調整する。このモデルは，評価結果をいかに示すべきかという際のガイドラインとして使える。そのための例もある。そもそも，PRECEDEは評価モデルとして発展してきた。当時，企画者は自分が手がけたプログラムには費用便益効果があるということを示そうとしており，それを助けるためにこのモデルが開発された[12]。その後PROCEEDが追加され，本書に示すような包括的企画モデルのフレームワークとなったのである。

　第4版を通して，保健プログラムの企画というコンテキストのなかで強調したいことがある。評価はプログラムの要，ということである。評価は計画のすべての段階に関係してくる。企画の第1段階から，測定しうる目的設定まで，すべてである。例えば，2章の社会アセスメントと3章の疫学アセスメントの解説を見てほしい。そこにはプログラムの初期段階から最後までの企画プロセスを通して，定期的に目的に立ち返ることがいかに重要かを示してある。図1-5はPrecede-Proceedモデルの全プロセスのなかで，評価がいかに中心的な役割をもっているかを強調したものである。

　評価のためにまずなすべきことは何か？　それは，測定可能な目的を記載すること，さらにはその他の関連データや情報から，ベースライン指標を記載することである。第5段階ではPRECEDEの角を曲がってPROCEEDに移り，実施段階に入る。評価の主な課題は，モニターした指標から得た情報を用い，プログラムの調整を図り，ステークホルダーにプログラムの進展状況を伝えることである。

　新しい方法や戦略の効果を調べるためには，試行的なプログラムや研

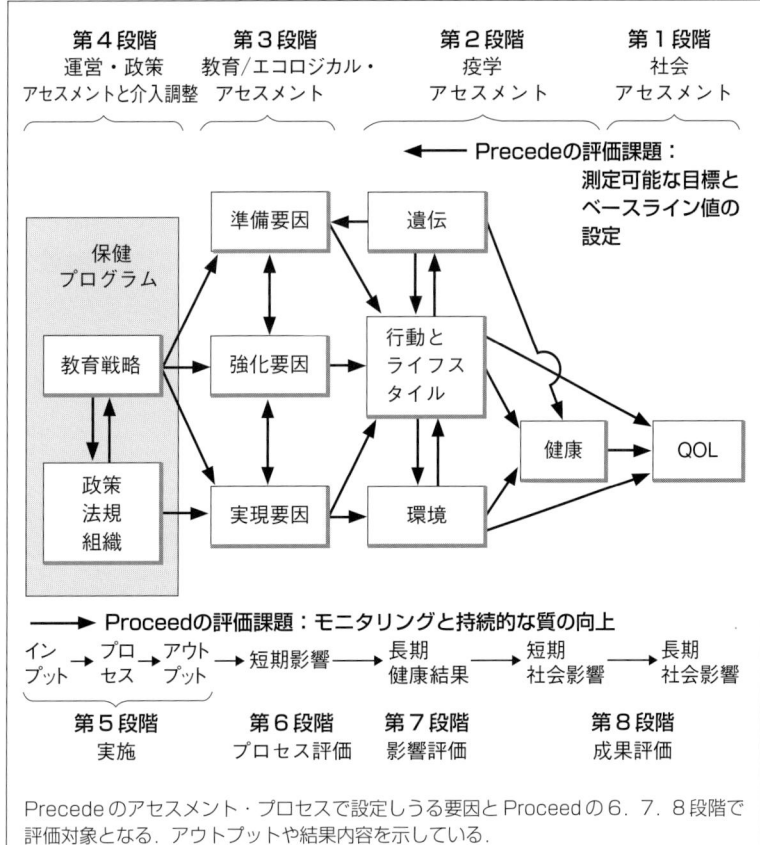

図1-5 Precede-Proceed モデルの評価課題に注目した図

Precedeのアセスメント・プロセスで設定しうる要因とProceedの6, 7, 8段階で評価対象となる, アウトプットや結果内容を示している.

著者注

❶理論か？ モデルか？ フレームワークか？

PRECEDE の初期・発展期には，PRECEDE はフレームワークと呼ばれていた。モデルとか理論とかいう言葉が乱用されていた時代である。それに対し1つの警告を発する意味合いもあった。

理論とは Kerlinger［文献 874：p.9］によれば「一連の相互に関係のあるコンストラクト（構成概念あるいは可変要因）であり，定義であり，命題である。それによって理論は，あるがままの現象を説明するために，諸変数間の関係を明らかにし，その現象に対する体系的な見方を提示する」。

PRECEDE の主要目的は，「あるがままの現象」を説明することではない。既存のさまざまな理論とコンストラクトとを組織立てて把握し，健康教育の企画と評価に必要な可変要因間の関連を，首尾一貫して総合的，体系的に見ていけるようにすることである。1970年代から80年代にかけて，このフレームワークは実践や研究に適用された。その妥当性も確かめられてきた。20年間の歴史のなかで，このフレームワークをモデルと称してよいだろうとの自信を私たちはもてるようになった。適用の仕方次第によっては，「理論モデル」あるいは少なくとも「因果関係モデル」と言ってもよいかもしれない［文献 1586］。

保健プログラムの企画・評価に関するモデル，理論，新理論に関する議論に関しては［文献 330, 630, 676, 864, 999, 1174］を参照。

究プロジェクトを実施しなくてはならない。それを担当する実践家や研究者は，Precede-Proceed モデルを包括的なフレームワークや論理的モデルとして活用できる。図1-5 の下のほうに示してあるのは，フレームワークのマーカーである。インプットから始まり，長期的な社会影響で終わるようになっているのがわかるであろう。

3. ホールマーク

30年間にわたり，Precede-Proceed モデル❶は保健計画づくりのガイド役を務めてきた。世界諸国の地域社会，学校，医療現場，職場において，数えきれぬくらいの健康問題と取り組んできた。フィールドでは，何度も厳密に評価を受けた。そうして，成功モデルとしての定評を得るようになった[13]。この豊富なフィールド経験は，モデルのフレームワークやプロセスを絶え間なく洗練し，改善してきた。長年にわたって豊富な経験を積むなかで，プログラムを成功へと導くモデルの特徴もはっきりしてきた。その共通点が，モデルのホールマークとして示す以下の4

点である。第1に，どの規模のプログラムにも適用できるというモデルの柔軟性。第2に，根拠に基づいたプロセスと評価可能なフレームワーク。第3に，参加の原則にコミットしていること。第4に，根拠に基づいた「ベスト・プラクティス」を，さまざまな人口集団や状況に応じてうまく適用するためのプロセスを提示していること，である。

1）プログラムの規模に応じた柔軟性

プログラムの企画規模はさまざまである。数か国にわたる大規模な保健プログラムもあれば，統括的な学校保健プログラムもある。ある特定集団に対する予防接種プログラムもあれば，小集団に対する患者教育プログラムもある。いずれにも Precede-Proceed モデルの原則とガイドラインを適用できる。

適用例は山ほど文書化されている。人口集団や活動領域は広範囲にわたる。疾病予防，ヘルスプロモーション，ある対象集団に対する疾病マネジメントにも使われている。あるいは，生涯教育やスタッフ研修など，直接健康の向上とは関係のない問題解決のための企画と評価にも適用されている。市町村の保健課等も保健プログラムの企画ガイドとして活用している。そこで開発されたプログラムが州保健局に採用され，国の機関のガイドラインにまでなった例もある[14]。国レベルでの母子保健プロジェクトの企画，レビュー，評価のためにも配布されている[15]。国内の保健政策，あるいは国際的な保健政策の分析ツールとしても使用されてきている[16]。

他にも例はある。外傷を防ぐための安全計画作成や全国傷害・事故予防管理委員会推薦の評価モデル[17]，米国胸部疾患学会による学会プログラム企画・評価指針[18]，米国がん学会と国立がん研究所による学校栄養・がん教育プログラム[19]，看護師[20]，薬剤師[21]，その他の保健関連領域，行動医学，公衆衛生専門家，一般住民ボランティア[22]のためのプログラム，さらには大規模な臨床医[23]向けカリキュラム開発，生涯教育，研究成果の伝達や解説のための組織的フレームワークとしても適用されてきた。

次からの各章では，モデルの応用例や妥当性に関して解説する。すでに 950 以上もの文献も出ている。文献については，以下のウェブサイトにいけば，詳しく知ることができる（http://www.lgreen.net）。実に多くの人口集団，健康問題，コンテキストのなかで，モデルがいかに使われてきたかもわかる。モデルのレビューもそこでなされている❹。

2）根拠に基づいたプロセスと評価可能なフレームワーク

PRECEDE-PROCEED のプロセスにおいて，企画者が最初になすべきことは何か？ それは，プログラムの実施によって最終的にどこに到達したいのか，到達点を1枚の絵で描けるようにクリア・カットにして

著者注

❹ **ウェブサイトの活用**

ここに示したエンドノートを最大限に活用するためには，ウェブサイト http://www.lgreen.net にも行ってほしい。

本書を読むだけでなく，このサイトに行けば，テキストやエンドノートや文献欄のページをあちこちめくって探さなくとも，リンクを介して文献にたどり着くことができる。多くの文献はさらにハイパーリンクされている。オンラインで，文献要約やフルテキストにたどり着くこともできる。また本書にないリンクもウェブサイトで見つけられる。

本に印刷しても，URL が頻繁に変わり，リンクできなくなることがよくある。また複雑な URL をいちいちタイプするのは大変な作業である。そのため，ウェブサイトのリンクのほうがより詳細になっている。

おくことである。そのための最初の問いかけはこうである。「この出発時点において，究極的な関心はどこにあるのか？ 本当にこうありたいと望んでいることは何なのか？」，さらに，「その究極的な関心のために私たちは何を成し遂げようとしているのか？」。プログラムのゴールは，まずはビジョンやミッションとして，明確に書き記されなくてはならない。次の作業は，ゴールを測定可能な目的に変換させていくことである。一定期間内に，期待される効果をどれだけ達成できるのかを量的に示すのである[24]。

　そのプロセスを簡単に示しておこう。ゴールやビジョンが定まった後，企画者は一連のアセスメントを行う。次いでそのなかからとりわけ重要な要因や条件を明らかにしていく。単独で効果を示す見込みのある要因や条件でもよい。組み合わせて初めて効果が出るような要因や条件でもよい。それらはやがて順位づけされる。層別化もされる。順位づけや層別化の判断指標となるのは，因果関係の重要度，人口集団における有病率，介入が有効であるという根拠，などである。重要な要因や条件が確定された後は，再度，量的に数えられる言葉を用いて，次の問いかけを行う。問いに対する答えをも手に入れるようにする。「どの活動を実施すれば，望んだ結果を最もうまく得ることができるであろうか？」。

　一般集団を対象とした保健活動は複雑である。エコロジカルな性質をもっていると言ってもよい。というのは，プログラムの企画当初から実施に至るまで，時の流れとともに状況がよく変わるからである。調整や修復が必要となる変化がいつでも起こりうると言ってもよい。企画プロセスが進んでくると，上に述べたように，測定可能な目的を設定するようになる。目的が設定された後，モデルは，評価メカニズムが組み込まれた一種の「学習システム」として機能しはじめる。この評価メカニズムの力は馬鹿にできない。そのようなメカニズムがないと，気づかぬままにやりすごされてしまうかもしれない出来事や変化を見落としてしまうものである。このモデルの評価メカニズムはそんな出来事を検知し，絶え間ないフィードバックの源泉となってくれる。Precede-Proceedモデルほどには厳密でない，評価メカニズムのあまい企画モデルを用いた場合どうなるか？ プログラムが実施され，後になって初めて，小さな出来事や変化が表面化することがよくある。そしてそれらが表面化した場合は，「予期できなかった出来事が起こってしまった」，などと言われたりするのである。

3）参加

　一般集団を対象とした保健プログラムというコンテキストにおける**ステークホルダー**とは誰なのか？ それは，プログラムそのものやプログラム関連事項において，既得権益を有する人や集団のことである。プログラムに参加した人やプログラムのサービスを受ける人はステークホル

ダーである。プログラムの企画や実施に参加した人，組織代表者もまたステークホルダーである。

　Precede-Proceed モデルを用いた企画プロセスにおいては，いずれのステークホルダーにとっても，参加は要である。保健プログラムをビジネスにたとえて言えば，前者のステークホルダーは顧客に相当する。後者のステークホルダーは顧客とじかに接する小売店や会社，生産者，サービス提供者の代表に相当する。

　ここでプログラムからの恩恵を受ける対象者のことを思い描いてほしい。一般集団を対象とした保健プログラムは，参加の要素を取り入れることによって，ある種の衣装替えをしようとしている。対象となる健康問題は広範囲にわたる。非伝染性の疾患，HIV/AIDS，外傷，バイオテロ，環境汚染，マラリアなどである。これらの健康問題とそれに関する前兆としての行動，環境要因は，特定の価値観にしばられている。さまざまなレベルで，文化的制限も受ける。遠くにある中央政府からの押しつけ的なプログラムなどもある。特にそれが多元的民主社会ともなると，政策影響を受ける人々の理解を得，参加を推進しない限り，まず介入戦略の効果をあげることは難しい[25]。

　性行動，肥満，ドメスティック・バイオレンスなどの多くの問題。これらは伝統的なサーベイランスや規制にはなじまない。憲法や公民権はたいていの個人の行動を保護している。米国においては銃の所持，同意した大人同士のセックス，健康によくない製品の宣伝からポルノ製品の生産まで，個人の自由として保護されている。また，オーストラリア，カナダ，米国政府は健康関連の事項に関しては，中央政府の権力を制限し，州や郡による管理を認めている[26]。

　一般集団を対象とした保健プログラムの中心基地として最適な場所はコミュニティである[27]。政府はヘルスプロモーションのための政策をつくり，リーダーシップを発揮できる。予算の配分やデータ収集もできる。その対極で，個人はある程度まで自分の健康の決定要因や行動をコントロールできる。またそうされるべきである。しかしながら，より複雑なライフスタイルに影響をもたらすためには，社会を変えるための優先策や戦略を決める必要がある。そのような決断は家庭や職場にできる限り近いところでなされるのがベストである。この原則に立つことによって，計画そのものが身近にかつ適切に感じられ，計画の影響を受ける人自らが積極的に企画段階から参加できるようにもなる。一方で，米国医学研究所(Institute of Medicine)の委員会は，『地域社会における健康改善』という報告書のなかで以下のように述べている。

　「地域社会を基盤とした健康改善アプローチには限界がある。確かに健康に影響を及ぼす要因は地域社会のなかにもある。しかし，それらは地域社会のなかでのみ発生するとは限らない。地域社会のなかでいくらがんばっても修正できないものもある。ほとんどの地域社会のなかに

は，地理的に移動してくる人々がいる。それもまた外部からの影響の1つである。どんな地域社会においても，現在の健康状況は，外部からの影響を受けている。その地域社会の外にある，別の多くの地域社会のなかで長年引き継がれてきた要因が組み合わせられ，さらに蓄積され，めぐりめぐって到達したのが現在の健康状況なのである」[28]。

参加は，プログラムの企画，実施，評価を担当するステークホルダーにとってもかけがいのない要因である。参加者自身がステークホルダーとなることもある。Precede-Proceed モデルが生まれ，実際に用いられるようになって30年，このモデルは多くの専門分野からのお墨付きをもらっている。疫学，健康教育とヘルスプロモーション，人類学，社会学，心理学，社会心理学，政治学，経済学，保健運営学，ヘルス・コミュニケーション，マネジメント・サイエンスである。

企画者が直面する課題は学際的である。1つの専門分野だけで単独にやっていけるものではない。哲学者は[29]，私たちが直感的に知っていると思っていることでも，上手に気づかせてくれるものである。こんなことを言ってくれている。「現実を知るための方法はさまざまである。その解釈もまた多様である」。

公衆衛生における参加型研究[30]によれば，疫学者，人類学者，健康教育の専門家，一般住民は，ある1つの問題をそれぞれ別のレンズで見ようとする。そしてそれぞれが，他の人たちが見逃すかもしれない現実のある一側面をうまく発見できる。多方面からのインプットを学際的に企画に活かしていくことに，企画者は関心をもたねばならない。Precede-Proceed アプローチの企画においては，効果的プログラムをぜひともつくりあげてほしい。そのためにも，さまざまな角度から見えてくる現実の姿をうまく組み合わせてほしいのである。実践家，疫学者，社会学者，行動科学者，経済学者，政治学者，さらに多くの専門家の力を借りる必要がある。

保健プログラムの企画だからといって，企画の担い手の居場所が保健機関だけである，ということはない。どこにもそのような境界はない。一般住民の健康に関連した出来事に他のセクターがからんでくるのはごく当たり前のことである。学校，企業，社会サービスセクター，福祉セクターなどである。こういう状況のなか，参加は以下のような条件が整ったときに，より効果的になる。①企画プロセスの初期段階において，②参加の重要性についての話題に時間がさかれ，③その話し合いが相互の尊敬と信頼にあふれた雰囲気のなかでなされるようなときである。

参加は哲学的な原則を超えたものである。ただ考えればそれでよい，というものではない。学習と行動における参加の価値については，数十年にわたる研究と経験の積み重ねがある。すでにわかっていることは，住民自らが企画デザインに加わることや，住民自らの目的や状況に適した変化をプログラムのなかに取り込むことが大事であるという点であ

る。それによって、住民はより積極的に変わろうとするし、変わった後もその状態を保持しようとするからである[31]。

4）根拠のあるベスト・プラクティスのプラットフォーム

保健分野において、「ベスト・プラクティス」という言葉は医学的介入に用いられることが多い。コントロールされた実験条件下で、すべての人に共通な効果を示すようなプラクティスである。

性別や年齢別に、若干の調整はしてもよい。しかし、ベスト・プラクティスという限り、文化、社会経済条件、長年にわたる社会的慣習、法、政策などとは一切関係なしに、意図した効果が得られなくてはならない。真のベスト・プラクティスを生み出すような実験研究においては、結果に影響を及ぼしうる交絡要因❾を十分にコントロールしなくてはならない。

公衆衛生においてもベスト・プラクティスはある。例として決して見落とすわけにいかないのは予防接種である。ワクチンがいかに開発されるかを見てみよう。最初にやることは実験室内での実験である。次が動物実験。条件をうまくコントロールすることがそこでは必須である。最後にくるのが人間を対象とした無作為化対照試験（RCT）。実験群と対照群の唯一の差は、実験群では実際のワクチンを、対照群はプラセボを投与される、ということである。ワクチンが病原菌の有害効果を実質的にほぼ防ぐことができ、副作用もほとんどない、あるいは全くない、という根拠が得られた後で、研究者は初めて宣言できる。「このワクチンは一般人口集団にとって安全であり効果も期待できる」ということを。ワクチンの例からもわかるように、科学的に厳格なプロセスを経て、多くの感染症、なかでも伝染病の予防や制圧が可能になってきたのである。

ところが皮肉なことに、伝染病の制圧によって、いわゆる疫学転換が起こった。主要死因、とりわけ早期死亡の原因が、感染症から慢性疾患や変性疾患に替わってきたのである。疫学方法の進展によって類似した転換もみられるようになってきた[32]。例えば、主要な健康問題の保有者は若年者から成人や老人へと移ってきた。罹病期間もかつては短期で急性だった。それが、慢性化し、病気は日常生活の一部のような状況になってきた[33]。本章のなかでエコロジカル・アプローチとして強調したように、この新しい健康課題のそもそもの原因は、人々が暮らし働いている社会的、経済的、文化的条件のなかにある。しかも、これらの条件は場所によって大きく異なる。そのため、ある地域で効果のあったプログラムが、同じように別の地域でも効果があるとは限らない[34]。端的に言えば、効果があり、一般化もできるような一般集団への保健プログラムの介入は幻想でしかないと言ってもよいくらいである。

一般集団を対象とした保健プログラムの企画において、私たちはベス

訳者注

❾**交絡要因**
　ある要因と疾病との関連が、「他の要因」によってゆがめられることがある。「他の要因」にあたるものを交絡要因という。

ト・プラクティスを以下のようにとらえたらよいのではないか？　すなわち，ベスト・プラクティスとは，注意深く検討され，かつ根拠に基づいた企画のプロセスである。そのプロセスをたどることによって企画者は，対象人口や地域のユニークな状況に見合った戦略や方法をうまくとることができるようになる。

　一般化や外部妥当性は確かに良質な科学を見分ける際の規準である。一般集団に対する保健プログラムに関しても，すぐれた実践（good practice）のために信頼できるガイドラインを，研究の成果としてつくりあげることは可能である。しかしそれ以上に重要なのは，一般化できるような企画のプロセスを見出すことである。決して一般化できる計画そのものをつくろうというのではない。研究成果を一般化することは可能である。ただしそれは以下のような内容の一般化である。地域を巻き込むことが重要であるということ。地域住民や一般集団のニーズや状況のアセスメントを行うこと。資源アセスメントを行うこと。プログラムを企画すること。ニーズ，資源，状況に見合った適切な介入をマッチさせること。Precede-Proceed モデルはそのようなプロセスのためのプラットフォームとしての役割を果たすことができる。

4．要約

　本章では保健プログラムの企画モデルの1つとして，Precede-Proceed モデルを紹介した。コミュニティアセスメントと実行能力の形成戦略のために，エコロジカル・アプローチと教育アプローチを組み合わせていく方法も紹介した。Precede-Proceed モデルがいかに企画プロセスのフレームワークとなって機能しているかについても説明した。

　実践家は根拠に基づいたベスト・プラクティスを，このモデルを適用するコンテキストや状況にあわせて，うまく使うことができる。一般集団が住む地域というコンテキストは，実験研究がなされるようなコンテキストとは異なる。いわゆるベスト・プラクティスが実際に開発され，その有効性を確立できた環境とは異なるのである。特に地域住民や一般集団を対象とした保健プログラムにおいては，いくつものエコロジカル・レベルを考慮しなくてはならない。健康の決定要因としての環境要因と行動要因の関係についても検討を要する。状況がエコロジカルであるがゆえに，いくつもの介入を組み合わせる必要もある。その1つひとつが別個に異なる根拠をもっているはずである。

　Precede-Proceed モデルの概説として最初の6段階を要約した。①社会アセスメントと状況分析，②疫学アセスメント，③第2段階で特定された最優先健康課題と決定要因のエコロジカル・アセスメントと教育アセスメント，④第3段階で特定された最優先の準備，実現，強化要因にむけた介入策の選択，⑤第4段階で特定された介入策の調整，配置，

維持に必要な資源と組織的対応のための運営・政策アセスメント，⑥プロセス評価とプログラムの実施。

プロセス評価は介入プログラムを開始するためにも，一般集団において介入の初期の効果を知るためにも必要である。評価は企画プロセスの外に別物としておくべきではない。むしろPrecede-Proceedモデル全行程における基本コンポーネントとして位置づけておくべきである。

最初の6段階において評価を統合的に見てみよう。まずは優先事項，決定要因，介入策の形成的評価をする。次に各段階における目的設定のためのベースライン尺度と量的目標値を定める。第4段階と第5段階でも評価の視点は重要である。それによって企画者は介入策がアセスメント結果とうまく適合し，優先事項に望ましい変化をもたらしうるか否かを検討できるようになる。第6～8段階は，プログラム実施中と実施後の評価の段階である。この間モニタリングし続けることによって，プログラムの持続的な質の向上が可能になる。プログラムのアウトプットとアウトカムの評価の基盤も得られる。

Precede-Proceedモデルは，過去30年にわたって適用され，フィードバックも受けてきた。その結晶としてのホールマークも本章で紹介した。注目すべき特徴は3つある。第1にさまざまなエコロジカル・レベル，活動領域，一般集団における，プログラムの規模に応じた柔軟性。第2に，企画プロセスにおけるステークホルダーの参加。第3に，根拠に基づいた実践と，根拠はうすいが採用する必要のある介入策の評価である。

5. 演習

1) 健康行動，生活条件，健康問題について，最近どのような傾向があると思うか？ まずは自分の住んでいる地域のなかにおける傾向について述べよ。次に，友人を見てどう思うか？ あなたのその観察結果を裏づける根拠は何かあるのか？ もしないのなら，なぜそのような傾向があると主観的に思ったのか？

2) ここ数年間続いている国内または国際的な健康キャンペーンや保健プログラムを少なくとも3つあげよ。時が変われば，一般住民が関心をもつ健康問題も変わってくる。この変化をどう説明したらよいのか？ あなたが今とりあげたプログラムの特徴はどのようなものか？ 時代が変わると，健康問題も変わってくるものである。その変化に応じて，異なった保健プログラム手法が要求されるのはなぜか？

3) QOLを向上させたいと思っている一般集団(学生，患者，労働者，住民)の人口統計学的特色(地理分布，人口規模，年齢，性別分布など)を示し，記述しなさい。選択した集団を対象として，本書の残りの章の章末に出てくる演習問題を続けなさい。次章からの演習内容も

今のうちに見ておきなさい。そして，あなたが選択した集団が，これからの章で始まるアセスメントや企画の段階にもうまく使えるかどうか検討しておきなさい。

●注と文献（エンドノート）
1) 健康の社会的決定要因［文献 112, 686, 948, 1057, 1059］。
2) エコシステムとそのサブシステム（家族，組織，コミュニティ，文化，物的環境など）の役割［文献 597, 820, 853, 878, 1097, 1328, 1355, 1379, 1514］。
3) 公衆衛生とその関連専門領域において，エコロジカル・アプローチは新しいものではないということについて［文献 4, 685, 688］。
4) 看護の歴史における健康の社会的決定要因について［文献 684, 685, 1403, 1412］。文献 684 は特に第 2 章。文献 685 に関しては特に pp.12-16。
5) 自然と環境に対する人間の力の限界について［文献 418 の pp.219-220，初版は 1958 年発刊］。
6) 公衆衛生の基礎としてのエコロジカル・アプローチ［文献 439, 687, 688, 820, 821］。
7) ノースカレリア研究の長期結果には，エコロジカルな効果と相互作用について示している［文献 1345, 1349, 1350, 1657］。
8) エコロジカル・アプローチと教育アプローチとを組み合わせることの必要性［文献 1126］。
9) 過去の研究と国全体にわたる経験に基づいた「ベスト・プラクティス」の事例について［文献 241］。
10) 異なる一般集団に適用したベスト・プラクティスの限界について［文献 649］。
11) 強弱さまざまな健康リスクにさらされている人たちについて，行動要因，環境要因，遺伝要因の 3 つを組み合わせたこと［文献 6, 112, 241, 499, 536, 819, 860, 898, 1084, 1275, 1401, 1538, 1610, 1740］。
12) 評価モデルとしての Precede モデルのオリジナルの形［文献 615］。
13) このモデルの妥当性を高め，特徴をうまく表現するための初期の適用事例［文献 224, 615, 657, 675, 692, 738, 968, 1153, 1155, 1156, 1157, 1391, 1456, 1697］。
    最近の適用事例に関しては，本書の各章を参照。モデルはさまざまな目的に用いられており，文献の数も 950 にものぼる。［ウェブサイト http://www.lgreen.net/bibliographies］を参照。
14) 地方自治体や州レベルでの保健機関によるモデルの適用例［文献 176, 452, 563, 747, 1201, 1205, 1602, 1603, 1642］。
    米国における国レベルでのモデルの適用は PRECEDE から PATCH へ，さらに APEX (PH) へ，そして最近になって MAPP へと移ってきた。MAPP は米国 CDC［ウェブサイト http://www.phppo.cdc.gov］の協力の下，全国郡市保健職員組合［ウェブサイト http://www.naccho.org/tools.cfm］によって開発され，試行されている。
15) 母子保健分野でのモデル適用［文献 691］。
    喘息教育に関する最初の Precede 研究［文献 615］は，Cohen, Harris, Green［文献 293］によっても再び試行された。その結果，最初の報告とほぼ同様に，緊急外来受診数は 1 から 7 倍の費用便益効果をもって減少した。
    母子保健分野において最近モデルが活用された研究やプロジェクトに関しては，慢性疾患に関する以下の文献に含まれている［文献 79, 80, 84, 81, 275, 411, 414, 412, 506］。産前ケア［文献 318, 408, 530, 1245, 1589, 1755, 1752, 1757］。外傷予防［文献 452, 464］。歯科保健［文献 533, 795］。母乳研究［文献 197, 1742］。小児の予防接種［文献 361, 534］。体育の改善［文献 1720］を含む学校保健や青年期の保健に関するこのモデルの適用例に関しては 7 章を参照（本邦訳では省略）。
    興味深いことに，Windsor らは公立の産前ケア・クリニックで女性を対象とした禁煙プログラムを実施し，成人と子供を対象に実施した初期の喘息教育介入結果と似たような，1 から 7 倍の費用便益効果を得た［文献 1755, 1757，ならびに，Windsor R, Woodby L, Miller T, et al. (2000). Effectiveness of AHCPR Clinical Practice Guideline and Patient Education Methods for Pregnant Smokers in Medicaid Maternity Care. American Journal of Obstetrics & Gynecology 182 (1 Pt 1): 68-75.］。
16) ヘルスプロモーションや疾病予防に関する国レベルでの政策開発とレビューのためのモデル適用［文献 344, 620, 623, 625, 631, 695, 908, 1109, 1639, 1640］。［文献 1640］に関しては特にセクション D。
17) 外傷予防とコントロールのためのモデル適用［文献 562, 564, 1196］。特に小児の外傷予

防とコントロールのためのモデル適用［文献96, 452, 473, 561, 563, 753, 799, 839］。レクリエーション中の外傷に関するモデル適用［文献212］。職場における外傷研究と介入［文献214, 359, 364, 365, 366, 367, 368, 369, 1366］。自動車事故予防に関しては［文献1514, 1524］。土着の青年自殺予防［文献287］。

18) 呼吸器疾患へのモデル適用：米国呼吸器学会のガイドとしてのPRECEDEについて［文献632］。慢性呼吸器疾患の予防とコントロールのためのモデル適用について［文献360, 415, 826, 1697］。

19) がん対策へのモデル適用：米国がん学会と国立がんセンターの栄養教育カリキュラム「Changing the Course」やより広い青年教育の企画・評価のためのモデル適用［文献305, 980］。より大がかりな青年教育のための米国がん学会計画［文献311］。

20) 看護分野でのモデル適用：看護教育と看護基準カリキュラム開発と，看護師・看護関連保健職のプライマリケア実践のための生涯教育・研修計画アセスメントへのモデル適用［文献105, 115, 217, 326, 369, 1021, 1024, 1041, 1124, 1164, 1491, 1504, 1519, 1534, 1732］。

21) 薬剤師や薬学的介入へのモデル適用［文献478, 479, 773, 1041, 1251, 1273, 1274, 1675, ならびに，Paluck EC, Haverkamp B, Frankish CJ, Fielding DW, Green LW. (2004). Pharmacist-client communication: An investigation into the relationship between client and expert ratings. Submitted.］。

22) 行動医学研修のためのモデル適用［文献34, 571, 967］。学校保健への適用［文献505, 771, 1017, 1519］。栄養士による適用［文献1089, 1090］。他の保健分野への適用［文献105, 587, 1041］。公衆衛生人材育成への適用［文献624, 1258, 1259, 1260, 1642］。ボランティアへの適用［文献7, 137, 380, 1698］。

23) 臨床医のふるまいに関する研究へのモデル適用［文献91, 197, 272, 314, 383, 408, 646, 762, 765, 766, 767, 768, 769, 770, 932, 940, 1037, 1038, 1141, 1680］。生涯医学教育，その普及や翻訳［文献130, 353, 992, 1035, 1036, 1038, 1697］。予防医療サービスのための臨床医への行動指針［文献85, 290, 307, 412, 632, 646, 653, 656, 713, 754, 969, 966, 977, 1026, 1029］。

24) 量的に示された保健目的：数字化された目的として最もよく知られており影響力もあるのは，国家の健康目的の優先項目を，ゴールやターゲットとして特定化しようという試みである。いくつかの国ですでに試みられている。米国，オーストラリア，英国について［文献1083, 1225, 623, ならびに，Nutbeam D & Wise M. (1996). Planning for Health for All: International experience in setting health goals and targets. Health Promotion International 11: pp.219-226.］。

米国の試み［文献1641, 1644, ならびに，U.S. Department of Health and Human Services (1981a). Promoting health, preventing disease: objectives for the nation. Washington, DC: U.S. Department of Health and Human Services, PHS.］は，もっともダイナミックである。持ちもよい。

「Healthy People」イニシアチブの一部として最初にゴール設定がなされたのは1979～1981年頃である。引き続き，第1回「ヘルスプロモーションと疾病予防に関する公衆衛生局長レポート」［文献1082, 1638］のなかでもより広いゴール設定がなされた。

Buchanan［文献191：pp.37-42］によれば，米国の目的設定のロジックはPrecede-Proceedモデル［文献623, 638, 695］の亜型として「そもそも形づくられた」。しかしながら，後半の章になると，Buchananはこのアプローチに強く反対し，代わりに参加型アプローチや価値観を基盤としたアプローチをとることを勧めている。ところがこれらのアプローチとPrecede-Proceedアプローチは拮抗するものではないということを言い忘れている［文献141：pp.133-138］。Precede-Proceedモデルは，次章でも強調するように，参加型アプローチで始まる。その原則はすべての段階を貫いている（10年ごとのHealthy Peopleのプロセスがそうであったのと同様である［文献1639］）。同時に客観的なゴールやターゲットも追求している。

米国のHealthy Peopleシリーズのゴール/ターゲット・アプローチに対してもう1つ批判がある。目的が多すぎるというのである。1980～1990年は226個であった。2000～2010年にはさらに数百個増えている。SultzとYoung［文献1581：p.55］は目的が増え続けていることに異議を唱えている。何しろ，Healthy People 2000のターゲットのうち85%は目的倒れに終わっているからである。

25) プログラムの企画プロセスやプログラムを文化背景の異なる地域になじませる際に，プログラムの最終受益者が参加することの重要性について［文献267, 283, 631, 689, 906, 1022, 1691, 1727, 1729］。Precede-Proceedモデルに参加の原理を適用した好事例［文献213, 234, 390, 506, 756, 798, 1370］。

26) 健康問題規制に関するフェデラリズム（連邦主義），国や地方の権利，地方自治体の権威［文献684：pp.589-593］。

注と文献(エンドノート)

27) コミュニティは保健プログラムの企画の中心地として最適な場である。だからといって，州や国からコミュニティへの支援や，組織，家族から個人への支援が不要ということではない[文献 164, 637, 687, 1299, 1396, 1427, 1447, 1733，ならびに，Halverson PK, Miller CA, Kaluzny AD, Fried BJ, Richards TB & Schenck SE. (1996). Performing public health functions: The perceived contributions of public health and other community organizations. Journal of Health and Human Services Administration 6, 288-303．ならびに，Mays GP, Miller CA, & Halverson PK. (2000). Local public health practice: Trends and models. Washington, DC：American Public Health Association.]。
28) コミュニティの限界[文献 817：pp.25-26]。
29) リアリティに関する知識と解釈の仕方[文献 817]。
30) 参加型研究[文献 153, 557, 591, 679, 680, 1086, 1134, 1139, 1232]。
31) 住民の学習とコミットメントに関する参加の原理[文献 139, 631, 1465, 1691]。
32) 疫学転換は途上国でも適用可能か？[文献 228, 715]。
33) 急性から慢性への疫学転換[文献 1490]。
34) 地域の現状のアセスメントと過去の研究に基づいた根拠の適用[文献 649]。

2章 社会アセスメント

私たちはあるがままの物の姿を見ているのではない。私たち自身のあるがままの状態で物を見ているのである。　　　　　　　　―アナイス・ニン

すべて科学というものは，日々考えていることを磨き上げただけのことである。　　　　　　　　　　　　　　　　　　―アルバート・アインシュタイン

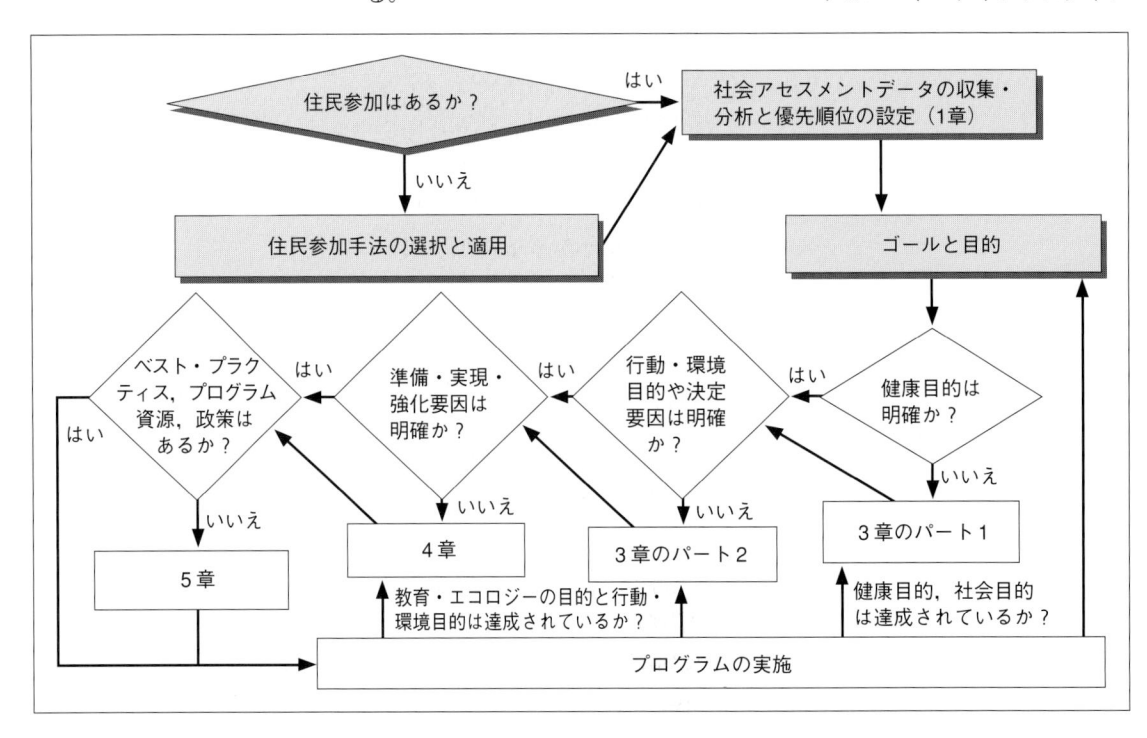

```
                    住民参加はあるか？ ──はい──→ 社会アセスメントデータの収集・
                         │                        分析と優先順位の設定（1章）
                       いいえ                              │
                         ↓                                 ↓
                 住民参加手法の選択と適用 ←────────── ゴールと目的
                         │                                 ↑
     ┌───────┬───────────┬─────────────┬─────────────┐
     ↓       ↓           ↓             ↓             │
 ベスト・プ  準備・実現・  行動・環境   健康目的は
 ラクティス，強化要因は  目的や決定   明確か？
 プログラム  明確か？    要因は明確
 資源，政策は            か？
 あるか？
  はい  いいえ  はい  いいえ  はい  いいえ  はい  いいえ
     ↓       ↓           ↓             ↓
    5章     4章        3章のパート2    3章のパート1
                  ↑                         ↑
        教育・エコロジーの目的と行動・    健康目的，社会目的
        環境目的は達成されているか？     は達成されているか？
                         │
                  プログラムの実施
```

　本章では社会アセスメントと参加型企画がなぜ重要なのか，その根拠と前提条件を示す。健康やQOLに影響力をもっている**社会関連指標**や**決定要因**と健康とは相補的な関係にある。そのことからも，「健康」は「究極の価値」というよりは，「1つの手段」として解釈したほうがよい。
　ここでは，社会アセスメントを実施するための確立された方法を紹介する。企画や研究のために参加を促す方法も紹介する。企画やアセッツのアセスメントの手助けになるはずである。
　最後に，これらを組み合わせて早い段階から「**状況分析**」を行う方法を

示す。企画を急ぐ必要がある場合，この状況分析の結果が使える。3章と4章（科学的根拠に基づいて，いかに企画プロセスを進めていくべきかを示してある段階）をとばしたい場合も，状況分析の結果を使える。状況分析は，次章以降で解説する段階で役立てられるし，プログラム実施の際に近道をたどりたいときにも用いることができる。

1. 社会アセスメントと参加：その根拠

　社会的要因が皆無の状態のなかから保健プログラムが作られることはない。保健プログラム実施のための政策的決断を要するコミュニティや組織において，保健プログラムはつくられる*。

　エコロジカルな視点をもって健康と社会の関係を見ると次のようになる。一般集団の健康状態や健康観に影響をもたらす要因は多彩であり，政策はその1つにすぎない。これらの要因はいかにしてつくられるかというと，人々が暮らしている地域や組織環境のなかで，人と環境の相互作用によって形づくられる。いったん形づくられた要因は，さらに修正されたり維持されたりする。

　教育的な視点からこの2つの関係を見ると以下のようになる。私たちは身の回りの社会環境から常に何かを学んでいる。学んだことは，個人として，あるいは集団として，自分に合ったものへと変えていくことができる。変えるために必要な知識やスキルを教育によって築き上げていくのである。この2つの視点こそが本書，すなわちPrecede-Proceedモデルの中心テーマである。

---

*　コミュニティの定義：ほとんどの場合，コミュニティという言葉は，地理的に広い場所に住んでいる人々の集団，あるいは地政学的に決められた人々の集団と定義される。近隣地域，町，都市，郡，県などである。ときおり州，地方，国を指すこともある。この定義は近年最もよく使われているものである［文献1020］。それによればlocus（場所）という単語がコミュニティのもつさまざまな次元のなかで最も頻繁に引用されていた。といっても4%かそれ以上の回答者によるものではあったが。

　後の章では，コミュニティの組織面に注目した定義を用いる。学校，職場，企業，教会，老人ホームなどである。いずれも，コミュニケーションや意思決定がなされる場所である。

　しかしながら，たいていどの辞書を見ても，コミュニティは，第2の定義として，「共通の関心をもっている人々の集団」とされている。この定義は，患者教育，セルフヘルプ・グループなど，かけ離れたところに住んでいる集団への保健プログラムに適用できる。かけ離れたところに住んでいる集団に関しては，電子掲示板と衛星テレビが新しい可能性を切り開いてくれている。そのような集団に共通する関心事をそこでとりあげ，保健計画のなかに一緒に参加してもらえるようになってきたのである。

　事例もある。電子会議が開催され，企業の最高経営責任者が，職場におけるヘルスプロモーション・プログラムの可能性について議論した。現在は，市町村レベルのコミュニティにおけるテロ対策の計画を立てるために，米国の保健従事者のコミュニティが類似の試みを行っている。（本章の注に関する，より詳細な情報に関しては［ウェブサイト http://www.lgreen.net］へ）

人と環境は相互に作用し合っている。人は態度や行動によって，社会環境や物的環境に影響を及ぼす。逆に環境や行動も，人に影響をもたらす。だからこそ，人々の参加は重要である。私たちが住む社会の状況やQOL向上のために何が重要なのかを知るため，ぜひとも参加は必要である。参加を得ることによって，比較的狭い健康観にとらわれることなく，何が重要なのかをよく知ることができるようになるからである。

地域のなかで生計を立てている人々は，自分たちの住む地域社会や地域組織の置かれている社会的コンテキストを，どのように理解しているのであろうか？　それを知ることは実用的でもあり，モラル上，避けられない義務でもある。

実用的であるという理由は次のとおりである。すなわち，健康問題の解決や健康の向上というゴール達成に必要な活動をするためには，地域内の多くの人々や機関が参加する必要がある。さらに健康問題のある地域社会のなかで暮らすことによって，住民は専門家がもち得ない知識や洞察力をももち得る。そればかりではない。いま目の前にある課題を一緒に見つめ，「課題解決のためには時間も努力も惜しむべきではない」という思い入れがなければ参加は難しい。

モラル上の義務であるというのは，以下の理由による。何よりも，インフォームド・コンセント❶や住民への敬意を払うという原則からいって，参加は必要である。住民には必要なことを伝えるべきである。たとえ，住民の見解がほめられるようなものでなかったとしても，それはそれとして認めなくてはならない。1章ではPrecede-Proceedモデルの1つのホールマークとして参加を位置づけた。参加を無視した活動は非民主的である。住民を見下してもいる。参加を軽視すれば，それだけで住民は自らの健康とQOLに関わっていこうという機会を失ってしまうに違いない。

この実用性とモラル上の義務に従って行う**社会アセスメント**は，企画の第一歩である。その重要性は第2段階以降も，繰り返して強調される。社会アセスメントの定義は以下のとおりである。「住民は公共福利として何を欲しているのか？　それを理解するために，広範囲にわたる住民参加を得ながら多方面から客観的・主観的情報を集めて行うアセスメントである」。この第1段階で集める情報の測定指標は一般集団と個人では異なる。一般集団には社会・経済指標を用いる。個人に関してはQOL指標を用いる。上記の定義に従い，健康に影響を及ぼすこれらの指標を明らかにしていく。

社会アセスメントの1つの目的は企画者の視野を広げることである。より健康になることによって達成しうる社会目標は何なのか？　人々はより健康になることによって，社会的にどのような利益を得ることを期待しているのか？　そこに目を向けさせるのである。健康以外にも重要なことはたくさんある。となると，どちらに資源を使うべきなのか，ど

訳者注

❶インフォームド・コンセント
　一般には，「説明と同意」などと訳されている。

ちらをより注目すべきなのか，といった競合も起こりかねない。その点，社会アセスメントは，幅広い視野をもつための役に立つ。

社会目標やQOL目標を達成するためには，健康と競合するような活動にも配慮しなくてはならない。健康と社会をうまく関係づけていく方法を追求し，健康の改善がいかに社会目標やQOL目標の達成に重要であるかを示すのである。そして健康と社会が，いかに補完的に作用するものかを指し示すのである。社会アセスメントの段階は，健康と社会の関係について理解を深め，かつ，状況分析を行うための段階である。そして，企画，実施，評価のために何が重要なのか？　どの資源が使えるのか？　これらの問いに対する答えを出していく。

1）社会と健康状態：相互の関係

Precede-Proceedモデルを図示すると，多くの場合，因果関係からなる線型モデルとなる。インプットは健康教育，政策，法規，組織などである。これらがある変化を引き起こし，最終的には，結果として健康やQOLの向上をもたらす。もちろん，この線型モデルにおける相互関係は必ずしも一方通行的なものではない。とりわけ，社会的QOLや個人のQOLと健康との関係は一方通行的ではない。図2-1は，個人レベルと地域レベルにおける健康問題とQOLとの関係を示したものである。右向きの矢印は健康問題がQOLに影響を及ぼしている様子を示している。同時に，左向きの矢印でQOLとそれに関連した社会要因は健康に影響を及ぼしている様子がわかるはずである。

健康状態に影響を及ぼすような生活条件は多彩である。現在，あるいは一生にわたって，人々はそのような生活条件のなかに身を置いている。積もりに積もった生活条件から，さまざまな影響を人々は受ける。健康の社会的な決定要因には，この蓄積された影響も含まれている。生活条件の多くは，個人の手の及ばないところにある。いわゆる保健分野の範囲外にあることも多い。だからといって，完全に保健セクターからかけ離れているわけでもない。保健専門職のなかには，保健医療の専門分野だけに凝り固まっているような人がいる。特に専門分野にしか関心をもっていない人にとって，健康の社会的決定要因やQOLと健康との

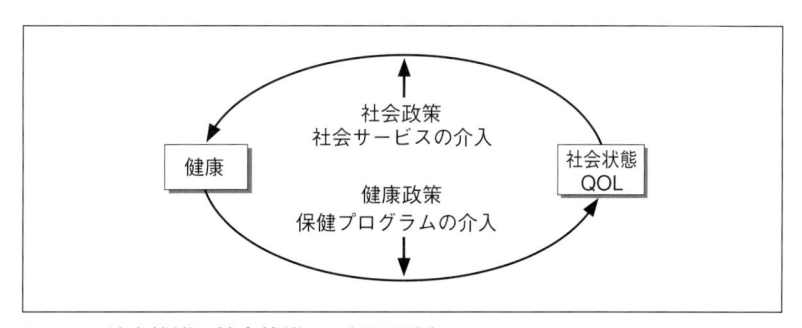

図2-1　健康状態と社会状態との相互関係

関係についてよく理解してもらうことは重要である[1]。

図 2-1 の上向きの矢印は，社会状態や QOL が健康問題に関係していることを示している。さらに，健康問題に対処しようとする力や意思にも関係していることを示している。保健専門職は他部門の専門家と協力しながら，効果的にこの相補関係を強化できる。ソーシャルワーカー，居住関係やレクリエーションの専門家，法律の専門家，社会政策・社会サービス・プログラム関係の専門家などとである。他部門からの協力が必要であるという現実は，地域社会にとって 1 つの刺激となってきた。それによって，セクター間や組織間での資源の共有など，地域社会内での連携強化が強調されてきた[2]。

地域保健分野では協調とか実行能力の形成という概念が重視されてきた。近年，保健関連の文献において，これらは**ソーシャル・キャピタル❷**と呼ばれるようになってきている。ソーシャル・キャピタルとは，別個のセクターや組織の信頼や協力関係のことである。競合させるのではなく，相補的に結びつけ，橋渡しをしていくことである[3]。

健康問題は，健康改善や維持のための健康政策や介入によって変化を受けやすい。図 2-1 の下向きの矢印は，そのような健康問題が社会状態や QOL に影響を及ぼすことを示している。社会アセスメントの段階では，下向きの矢印に示される健康状態から社会状態や QOL への流れを強調している。企画プロセスの後半の段階では，健康への社会的決定要因をより具体的に変えていくための組織的な方法や，政策や法規による方法を示す。それまでは図 2-1 に示したように，健康の改善が QOL を向上しうるということを認識しておくだけでもよい。それだけでも保健専門職の仕事はしやすくなる。健康関連の新しい技術や政策や法規が，健康だけでなく QOL の向上にも貢献する。このことを住民がよく理解していれば，それらを歓迎しサポートもしてくれるであろう[4]。

2) 究極的な価値ではなく手段としての健康

社会アセスメントは，企画と評価のフレームワークの 1 段階だけにとどまるものではない。社会アセスメントをするということは，ある種の思考様式をとるということでもある。次の問いかけで，このことははっきりする。「世の中には多くの価値あるものが存在する。そのなかで健康の重みは，どれだけのものなのか？」

健康は確かにすばらしい。それは，音楽，芸術，仕事，演劇と同じく，すばらしい。親であること，友人であること，食べることと同様に，すばらしい。人生には価値のあるものがたくさんある。あまりにもありすぎる。どれに自分の時間と関心とエネルギーを注いでよいのかわからないくらいである。日々の暮らしのなかで，「ある行動をとればより長生きできる」という理由から，その行動をとるような人はほとんどいない。健康的だと思いたくなる行動というのは❹，むしろ，それによ

訳者注

❷ソーシャル・キャピタル
　social capital。カタカナで用いられることが多い。「社会関係資本」という訳語もある。

著者注

❹健康は手段としての価値をもち，究極の価値をもつものではない
　健康の助けとなるアクションや政策やプログラムに対して，"healthy" という誤った形容詞は使わないようにした（例えば，"healthy behavior" とか "healthy public policy" といった具合に）。
　というのは healthy に修飾される単語は手段であって，目的ではないからである。しかも "healthy" になれるような生き物でもないのである。せいぜいできるのは，健康を促進させることである。
　それゆえ，"healthful" や "health promoting"，"health protecting"，"disease preventing" とは言ってもよいかもしれない。
　同様に，健康は QOL という目的のために手段としての価値をもっているのである。

って気分がよくなるとか，調子がよくなるとか，見栄えがよくなるとかいうことによって説明できる場合が多い。文化によっては，健康行動は宗教や霊的な信条と結びついていることもある。

　一般的に言って，健康が大切にされるのは，健康が他の目的を果たすのに役立つからである。1986年のヘルスプロモーションに関するオタワ憲章のなかではこう述べられている。「健康は日々の暮らしのための一資源である。生きる目的そのものではない」[5]。Lastの疫学辞典によれば，「健康とは，ポジティブな概念である。身体的な能力と同じくらい，社会的人的資源として強調されるべきものである」[6]。社会学者のParsonsは，健康を「社会的に価値ある役割を果たすための能力」と定義している[7]。

　このように健康を機能面からとらえた3つの見方は，健康を他の目的の手段とみなしている。また健康の定義を「社会や環境の状況に対する個人の適応能力」ともとらえている。これはまさに教育的かつエコロジカルな視点に他ならない。「個人的にも，組織的にも，環境に影響を及ぼすような」(個人の適応能力)という一節を付け足せば，いっそうエコロジカルと言ってよい。

　「健康は手段としての価値がある」ということをよくわきまえている企画者は，一般集団レベルにおいても個人レベルにおいても，この考え方を実際に活用している。企画者は，健康を活動対象としない組織からの協力を求めることがある。そのようなときは，まずその組織にとって優先価値の高いものは何かを見きわめる。次いで健康を戦略的に高めていくことが，その価値をどれだけ高めるかを示す。例えば，保健プログラムがどれだけ企業のミッションにかなったものであるかを明確に示す。そうすれば，企業の意思決定者が従業員や従業員の住む地域の健康改善対策を支援する可能性はより高くなってくる。ある保健プログラムが従業員のパフォーマンス，欠勤，過剰医療費請求などの改善によい効果をもたらすというのであれば，そのプログラムは喜んで受け入れられるであろう[8]。同様に，ある学校保健プログラムが教育の果たす役割を強化するという根拠があるときは，学校の職員もそれを積極的に支援してくれるものである。

　保健専門職は一般集団に対するアプローチをとることが多い。しかし，近年，「個人のニーズにあわせたコミュニケーション」ができるようなコンピュータ技術が開発されてきた。その技術を用いることによって，「健康に究極の価値を置くのか，手段としての価値を置くのか」，というものの見方を，集団のなかの個人に対するアプローチにも適用できるようになってきた[9]。

　個人の保健ニーズにあわせたコミュニケーションのため，まずは個人の特徴をコンピュータにインプットする。次いで，その人に見合った具体的なメッセージをつくりだす。基礎情報のなかには個人の価値観や趣

味などを含めることもある[10]。例えば，450人の従業員がいる大きな職場で，ヘルスプロモーション・プログラムを実施しようとしている場面を想定してほしい。ヘルスプロモーション活動のなかに，個人のニーズにあわせたコミュニケーション・メッセージを組み込み，全従業員の運動レベルを上げるのである。従業員に簡単なアンケート用紙が配られる。コミュニケーション・メッセージは，問いに対する答えを参考にしてつくられる。

　従業員の1人，32歳の女性Ellie Watsonさんはクラシック音楽が大好きである。ガーデニングにも夢中になっている。コミュニケーションの内容に応じて，450人全員に何百というメッセージが用意されるが，Watsonさんは彼女の趣味に合ったメッセージを受け取る。「運動しながらクラシック音楽を聞いたら」，「ガーデニングで体を動かせばそれだけ運動したということにもなりますよ」というメッセージである。科学的根拠に基づいて励ますのではない。例えば，「長い間運動することによって心血管系疾患リスクが減るから運動は大事ですよ」，という誰にでもあてはまるメッセージを使うのではない。上のような個別化されたメッセージを使うのである。それによって，Watsonさんが価値を置いている音楽やガーデニングが，運動を続けるためにうまく活用される。手段としての健康の価値は，こうして計画にうまく結びつけられていくのである。

2．QOL：究極的な価値の1つの表現

　究極的な価値とか最終的な価値というものは，多くの場合，健康以外のものである。私たちは，健康になりたい，創造的になりたい，生産的でありたいと思って努力する。生活条件を安心に，そして楽しいものにしようともする。そんなとき，私たちは，自らの価値観と連動させながら，ある種のQOLを向上させようとしているのである。健康はQOLの1つではあるが，たいていはQOLそのものではない。QOLは他の目的ももっている。健康はその個々の目的達成のための手段なのである。私たちは健康でありたいと思う。より効果的な活動ができるようになるため，魅力的になるため，生産的になるため，もっといい親になるため，恋人になるために。また，より長く生きるため，活発になるため，1人で何でもできるようになるため，快適になるため，そして尊敬に値する命を送るためにも健康でありたいと思う。

　QOLはある程度までは測定可能である。しかし他の概念と違って，QOLをうまく定義することはきわめて難しい。本書ではQOLを「個人や集団において，人々のニーズが満たされる感覚，そして幸せや達成感を得る機会を否定されることがない感覚」と定義する❺。

著者注

❺究極の価値への文化的配慮

　アメリカ合衆国憲法には「生命，自由，幸福の追求」の保証をするという文面がある。ここに示した幸福とか，達成感などは個人の事情に合わせた概念である。哲学的英知の語るところによれば，このとらえどころのない状態を追求する人々や自由を求める人に対し，私たちは何らかの手助けをすることはできる。

　しかし，私たちがその人たちに成り代わって，何かを達成してあげる，ということはできない。もっと言えば，幸福や達成感はそのときそのときの状態にすぎない。永遠に持続する特質ではない。状態であるからには，変化しうる。だからこそ，前向きに進むためのゴールともなりうるのである。

　「生命，自由，幸福の追求」の代わりに，カナダでは，「平和，調和，よき政府」と言っている。このことは，究極の価値に対する文化の違いを反映している。隣り合っている国であっても，QOLや理想的な社会状態をこんなにも別の形で表現しているのである。米国とカナダの政治問題に関する政治家の見解の違いは，タバコやその他の公衆衛生政策においてもみることができる［文献294, 295, 1578］。

1) 地域からQOLの主観的アセスメントを引き出すこと

　保健プログラムの企画の手始めとして，地域住民の主観的QOLの中身に関する情報を引き出すためのアセスメントをすることは有用である。サーベイ，構造化されたインタビュー，フォーカス・グループはQOLの中身を知るためによく用いられる。さらに参加型研究手法によって主観的QOLを調べると，地域住民の目から見たQOLの現状がよくわかる[11]。現場に住む住民こそが，何が問題であるかを分かち合えるのである。また暮らしのなかで健康がどれだけの位置を占めているのかを示すこともできる。

　ヘルスプロモーションは住民がQOLを向上させることができるように，健康的な環境条件をつくりだそうとする。しかも，そのような環境条件の影響を受ける人々自らが，その作業に加わるのである。健康の改善は確かに有病率や死亡率を軽減させるという点において価値がある。しかし，それ以上に大事なのは，より健康になることによってQOLも向上するということである。

　ここでKaiser家族財団の活動を見てみよう。同財団はミシシッピー州でヘルスプロモーション活動の財政支援をする前に，同州の担当者と州の社会踏査を行った（詳細は本章の後のほうで解説）。現地コミュニティで構造的インタビューを行った結果，地域住民の主な関心事は住居の質の向上と経済発展であることがわかった。この2点は，部分的にではあるが，学校の質の向上とも関係があった。やがて，この結果は，健康問題を分析した際に中心課題となり，州政府の住居および経済発展部門と現地の教育委員会との共同企画へと発展していった[12]。

2) QOLの測定

　QOLの測定のために，さまざまな質問紙法や調査方法がとられてきた。分野も多岐にわたる。ある健康問題対策の成果[13]，疼痛マネジメント[14]，機能的な障害と理学療法の成果[15]，余暇活動[16]，精神衛生[17]，失業率，過密住居や大気の質などの環境問題の影響などである。

　QOLスケールのいくつかは個人のアセスメント用にデザインされている。というのは，QOLは個人のユニークな価値観や経験によってのみ決定されるという前提があるからである。Ferrans and Powers QOL Indexはその1つであり，4つのQOL領域を測定する。健康と機能的領域，心理学とスピリチュアルな領域，社会・経済的領域，家族の領域の4つである◉。

　Wareは，SF-36に関し，20年間にわたる妥当性研究を行い，その結果を報告している。SF-36は患者の身体的，精神的なウェルビーイングと機能能力のアセスメントのために幅広く用いられている方法である◉。医療・看護ケアにおいては，地域の社会指標やQOL測定に該当する項目は，生物医学的な測定項目とは異なる。健康のアウトカムがど

著者注

◉Ferrans and Powers QOL Index
　68項目からなる。健康の「満足度」と「重要度」を測定する。心理学的要因，スピリチュアルな要因，家族生活要因も含まれており，異文化の状況においても効果的に適用されている［文献485］。

◉保健医療サービスの現場で最も幅広く使われている尺度の妥当性
　SF-36は世界45か国の異文化の状況で，妥当性と適用性のテストがなされている［文献1700］。

> **ボックス 2-1　健康と直接関連のある QOL 測定に用いられる質問 (Healthy Days Measures)**
>
> 1）ふだんの自分の健康についてどう思いますか？
>   (a) きわめてよい　(b) とてもよい　(c) まあまあである　(d) よくない
> 2）病気や外傷などの，身体面での健康についてお伺いします。過去 30 日間のうち，身体的に健康でなかった日は何日間ありましたか？
> 3）ストレス，うつ状態，感情面での問題など，精神面での健康についてお伺いします。過去 30 日間のうち，精神的に健康でなかった日は何日間ありましたか？
> 4）過去 30 日間のうち，身体的あるいは精神的に健康でなかったために，仕事，レクリエーション，セルフケアなど，いつもの活動ができなかった日は何日間ありましたか？

うなったかという項目である。日常的な活動がどれだけできるか？　薬の副作用への抵抗性はどの程度か？　エネルギーレベルはどの程度か？　さらに，医療条件に関連してはいるが，医療に特化しないウェルビーイングの指標などである[18]。

行動リスクファクター・サーベイランスシステム (BRFSS) には信頼性と妥当性の確保された質問モジュールが含まれている。健康と直接関連のある QOL (HRQOL) である。**ボックス 2-1** に示した「Healthy Days Measures（日々の健康測定）」にある 4 つの質問に自記式で答えることによって，HRQOL の推定を行う。この測定項目は 1993 年以来，BRFSS の中核をなしている。2000 年には，米国健康・栄養調査 (NHANES) の調査項目にもつけ加えられた。

3）エコロジカル・アプローチ，環境アプローチとの関連性

エコロジカル・アプローチは，健康と QOL との関連を探っていく際にも有用で，その関連に影響を及ぼす可能性をもっている。例えば，保健行政担当官は，健康と QOL との関連に注目することがどれだけ重要かを必ずしもわかっていない。そこがわかっていないと，健康以外の活動を含む社会的なプログラムに，行政からの組織的な支援をしようとしない。というのは，限られた保健予算が健康以外の活動に使われると思い込んでしまうからである。「それをやりだしたら底なし沼にはまってしまう」，というわけである。

エコロジカルにかつ教育学的にアプローチするとどうなるか？　企画者は，プログラム実施機関の所長やすべてのステークホルダーの理解が得られるように教育的配慮をもって説得に努める。社会的，行動的な健康の決定要因を含んだ健康問題はますます複雑化している。その解決のためには，他のセクターの協力がどうしても必要である，ということを訴えるのである。

> **ボックス 2-2　健康と直接関係のある QOL**
>
> 　行動リスクファクター・サーベイランス・システム(BRFSS)には「健康と直接関係のある QOL(HRQOL)」の指標を得るための妥当性かつ信頼性のある質問項目を含んでいる。HRQOL は，ボックス 2-1 に示した「Healthy Days Measures」にある 4 つの問いに対する自記式回答から推定される。この尺度は 1993 年以来なされている BRFSS の中核をなしている。また，2000 年には，全国保健栄養調査(NHANES)にも導入された。
>
> 　HRQOL データは多くの州で集められている。人口が多い場所だけでデータを集めている州もある。HRQOL は，18 歳以上の成人の健康問題と QOL との折り合いをつけていくための具体的な手段として役に立つ。健康でなかった日とは，過去 30 日の期間中，身体的にあるいは精神的に調子がよくなかった日数の推定値である。ボックス 2-1 の質問 2)と 3)に答えることによって，その値を知ることができる。身体的に調子がよくなかった日が 3 日，精神的によくなかった日が 2 日であるとすると，合計 5 日間，その人は健康でなかった，ということになる。HRQOL の全国データの分析結果から，以下のようなことがわかっている。
> - 米国人の言うところによれば，1 か月に 5 日間，身体的あるいは精神的に健康でない日がある。
> - 1 か月に 19 日間は「健康でエネルギーに満ちている」と，米国人は感じている。
> - ほぼ 1/3 の米国人は，毎月何らかの精神的な問題や感情にさわる問題を抱えている。米国人の 9% は 1 か月に 14 日以上も精神的な問題を抱えている。
> - 米国で精神的に最もまいっているのは 18〜24 歳の若年成人である。
> - 年長の米国成人が，身体的な健康問題や活動制限に最も困っている。
> - 米国のすべての民族のなかで，健康でない日数が最も多いのは，アメリカ先住民やアラスカの先住民である。
> - 所得や教育が最低レベルの米国成人は，より所得が多く教育レベルも高い成人よりも，健康でない日数をより多く抱えていると報告している。

　地域社会も保健以外のセクターも，幅広い社会目標の達成にまず第 1 に関心を払っている。保健セクターがそれを無視したら，どうなるであろうか？　地域社会が力を込めて活動しようという主流の動きからかけ離れてしまうであろう。そうなれば地域社会からの資源は得られない。保健プログラムを細々と進めるだけである。そうならないためには，地域社会の関心をもっとひきつけなければならない。保健セクター以外の組織との信頼と協力を得るようにしなくてはならない。今日のような社会連絡網が密な時代，それなしには，成功の機会を逃す可能性が高まるだけである。

4) データの限界

　QOL の測定結果を一般化しようとする試みがある。しかし，「そのような試みは，一般集団内の個人の微妙な感性の差を必然的に打ち消して

しまう試みではないか」，といぶかる人たちがいる。「ある人が『気分がよい』とか『満足である』と言っている感覚を，全く価値観も優先事項も異なる別人に押しつけるのは不適切である」と言う人たちもいる。これらの主張は確かに当っている。QOLに関する個々のデータを集めて平均を出し，それを報告するというのは，人々の暮らしにとって最も大切なものから魂を奪う行為のようにすら思える。それを防ぐためには，地域社会に内在する多様性に敬意を払う必要がある。そして社会アセスメントを実施することによって，地域社会の価値観や関心について，より深く理解できるようにしなくてはならない。

個人レベルでは，その人の関心事項と主観的QOLを測定する方法がある。集団や地域社会レベルになると，さまざまな情報源がある。意見交換をして，全員に共通する関心内容と，個人や集団によって異なる多様な関心内容をうまく反映させながら，優先事項をうまく決めていく方法もある。本章の最後のほうにいくつかの方法を示す。なかには量的なデータが入手できるものもある。社会アセスメントでは以下の2つの作業をすることになる。

- 地域社会や組織レベルで共有されている社会条件や社会認識を特定し，解釈すること。
- これらの社会条件や社会認識と，多様な価値観やニーズを包み込む必要のある保健プログラム戦略とをうまく関連づけること。

3．参加の原理とプロセス

社会アセスメントは，疫学アセスメントの前にくる。疫学アセスメントでは住民のニーズに関する「客観的」指標を手に入れる。一方，主観的指標がより重要である社会アセスメントにおいては，参加の原則を活用する。住民が積極的にプログラムに参加し，住民自身がそこから利益を得られるようにするのである。参加の原則は，各種の応用社会科学の分野で，数十年にわたりその重要性が繰り返されてきた。多様な分野における地域活動経験によっても確かめられてきた。

私たち自身の体験のなかで参加の原則を適用した分野は，文献に示されているものだけでも相当数ある。公衆衛生（特に健康教育），保健医療サービス，家族計画，農業などの領域である[19]。この種の文献は地域社会や農村の経済開発，世界各国における参加型研究のなかに最もよく見ることができる。なぜなら，技術的支援内容や研究機関と支援による改善を期待している地域とのギャップは，貧しい農村，都市内部，途上国などにおいて特に大きいからである[20]。もう1つ別のタイプの文献として，意識化（concientación）による住民参加に関心を寄せているものがある[E]。これは1960年代から70年代初期にかけてラテンアメリカで起こった動きである。

著者注
E 意識化とは
　このコンテキストにおいて，意識化（concientación）とは，以下のプロセスに対する意識を高揚させることである。すなわち，財力の乏しい者が政治的現実と自ら置かれている貧しい状況の根本的原因について目覚め，その原因と取り組むために力を合わせてアクションをとるプロセスである［文献1505］。

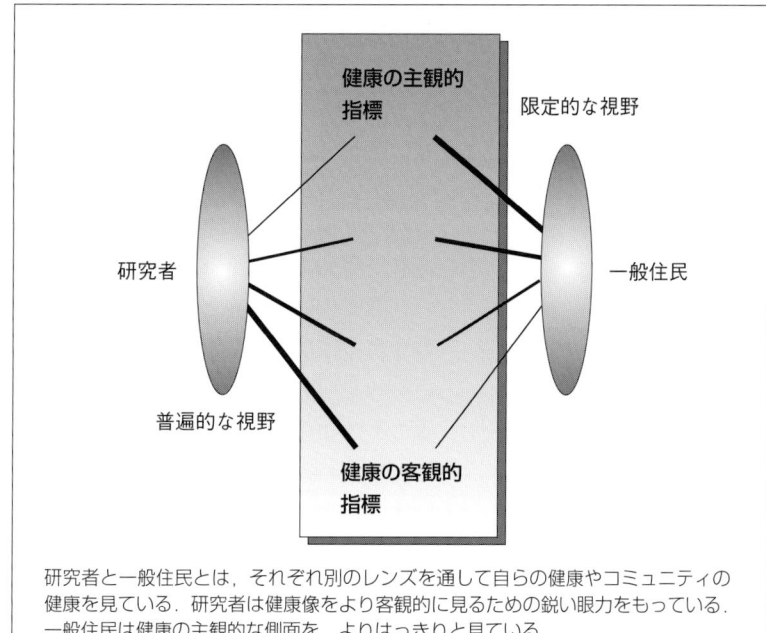

3. 参加の原理とプロセス

研究者と一般住民とは，それぞれ別のレンズを通して自らの健康やコミュニティの健康を見ている．研究者は健康像をより客観的に見るための鋭い眼力をもっている．一般住民は健康の主観的な側面を，よりはっきりと見ている．

図 2-2 研究者と住民では「健康」のとらえ方が違うという前提の下に参加の重要性を説いた図

図 2-2 は研究者と住民とでは，「健康」のとらえ方が違う，という前提の下に参加の重要性を説いた図である[21]。研究者は健康の客観的指標を得ようとして狭く焦点を絞りがちである。一方，住民はより広い健康観をもち，主観的な指標をより大事にする。それは暮らしのなかから出てきた見方でもある。健康の生物学的，社会的，感情的，形而上的側面や，スピリチュアルな側面を厳密に見ているわけではない。

この2つの見方を対比させてみよう。研究者による見方は確かにより「客観的」である。しかし，だからといって，それが「現実」に見合った見方であるとは限らない。主観的指標は無意味であり，捨てさるべき，とすべきでもない。客観的データにおいては，測定者の個人的な「バイアス」がより少ない。何を聞き，何を見るべきか，という点において研究者なりの眼識は現実を反映してもいる。しかし，一定の限界内においてより正確であるというにすぎない。保健専門職は地域住民の身近なところで働くことによって，客観性を重視した1つの世界観と，地域住民の世界観との橋渡しをする手助けをしていくことが可能である。

1) 参加の形態

Freire❸ は地域を変えるための参加の形態を対極的に，2つの理論的アプローチによって比べてみた。第1の形態は「文化的侵入」であり，第2の形態は「文化的統合」である。文化的侵入において侵入者たちは，自らの価値観とイデオロギーに基づいて，自らの活動内容をすべて決定す

訳者注
❸Freire
パウロ・フレイレ：ブラジル出身の教育思想家，実践家。フレイレの哲学の基本原理は，より豊かな存在になるという人間の使命の追求にあるという。つまり，あるときに，あるところにいる現在の自分以上の存在にならなければならない，という人間の使命の追求である。

41

る。自らの世界こそが活動の出発点である。そして侵入すべき世界へと入っていく。文化的統合において，活動の担い手は「別の世界」からやってくる。侵入することはない。しかも，何かを教えたり伝えたりするためにくるのではない。新世界にやってきて，そこに住む人々と一緒にその世界について何かを学ぼうとするのである[22]。

　Freireによれば「侵入された」人々は，社会レベルがいかなるものであれ，与えられたモデルや新しい方法をさらに拡大させようとはしない。内面化はほとんどない。成長もない。モデルを自分たちの社会構造のなかに採用したり，適応したり，組み込んだりすることもほとんどない。一方，文化統合的アプローチにおいては，優先事項が押しつけられることはない。リーダーと地域社会の住民は協力し合い，行動のための優先事項の選定やガイドラインの開発を行うのである。

　さらにFreireによれば，リーダーや外部の人間と地域住民との間で見解の相違は避けられない。ただし，文化的統合の精神が優位を占めていると，その差は解消しうる。「文化的統合は，2つの見解の相違を否定するものではない。そもそも違いがあるということが，統合概念の基本となっているのだ。文化的統合が否定するのは他者による侵入である。互いに与え合う援助については肯定している」[23]。

　共同企画や参加型研究が，同じ地域の複数機関の保健専門職の間や，大学や政府の研究者と現場の専門家との間でなされる場合，文化の違いはそれほど大きなものではない。しかしながら，文化の違いを決して無視したり，軽視したり，見くびったりすべきではない[24]。

2) 優先度の設定と参加

　保健プログラムの資源には限界がある。「少なすぎる資源でプログラムをやりすぎないこと」という縛りのなかでは弱気にもなってしまう。それを防ぐためにも，優先度設定が重要である。住民参加と優先プログラム項目の設定は両者が互いの機能を強化し合うためにも必要である。この2つの活動があるということが，Precede-Proceedモデルの最初に社会アセスメントを位置づけた理由でもある。

　次章を見ればわかるように，死亡率や有病率に関する疫学データを注意深く分析することは重要である。国，region，province，州，地域社会レベルで健康を向上させるための資源分配をする際に，特に重要である。しかしながら，政策決定の際の優先度は，必ずしも疫学的統計データのみによって決められるものではない。経験上からも疫学データがすべてということはない。とりわけ，問題の規模が大きく広がっているような場合など，疫学データには限界がある。

　また，人材面での負担や経済的コストが決定的に重要というわけでもない。住民参加を抜きにして，客観的な疫学的保健データのみに基づいて優先度を決定したらどうなるであろうか？　疫学データで示された基

準では優先度が「低かった」ために，一般住民が主観的に優先したことを無視してしまった，となるとどうであろう。「住民の声を無視してしまってよかったのか」という思いが，亡霊のように頭から離れない状況がいつまでも続くかもしれない。例えば，2001年に米国で話題になった炭疽菌によるテロがある。被害者がわずかしかいないとか，炭疽菌に曝露された人の数が少ないということで，この問題を無視してしまっていたなら，愚か者のそしりを受けたであろう。比べてみるとよい。同じ年，はるかに多くの人が心臓病，がん，糖尿病，自動車事故，その他の原因で亡くなっている。しかし多くの人々の関心の中心は，たとえ短い期間であったにせよ，炭疽菌によるテロにあった。

地域住民は「なぜAやCをしているのか？」とはあまり聞かない。むしろ，「なぜPをしないのか？」と聞いてくる(図2-3)。だからといって住民の誤った理解にへつらって，科学的根拠や専門家の判断など捨ててしまえ，と言いたいわけではない。住民投票によって政治的決断をしていこうと言っているわけでもない。両者の共通理解の下に，真摯に一緒になってこういうことは決めていこうと言っているのである**ⓟ**。

3) 一般住民の認識と専門家のアセスメント：共通の土俵

図2-3に示した3つの認識は，企画に影響を及ぼしうるキーファクターである。なかでも，3つの認識の共通土俵(図のなかの領域A)を見出すことは重要である。3つの認識とは，①一般住民の主観的ニーズ，②科学的データに基づいた，保健専門職による「本当のニーズ」，③政策決定者の資源，実現可能性，政策に関する認識である。3つの認識が重なった部分(Aで示した領域)で，実際の活動が最も起こりやすい。A

著者注

ⓟ注意点

飲料水や食品の安全を取り扱うヘルスプロテクションの分野で，このような共通理解を強く求める思いは強くなる。予防接種などの保健サービスにおいても同様である。過激な発言をする小集団が誤解して，科学的根拠を踏みにじるような行為に出てしまったら，それによってすべての人々が多大なリスクを背負うことになってしまうからである。

しかし，だからといって，参加型アプローチはヘルスプロモーションにはよくても，ヘルスプロテクションや保健サービスにふさわしくない，と言っているわけではない。実際，連邦政府も2つの大がかりな参加型研究を推進しているが，それをやっているのは国立環境保健科学機関である[文献1232, 1498]。[ウェブサイト http://www.niehs.nih.gov/translat/cbpr/proj2001.htm]。

またインディアン保健サービス・保健資源サービス管理局は地域志向型プライマリ・ケア(COPC)に参加型手法を適用してきた[文献1226, 1743]。[ウェブサイト http://apha.confex.com/apha/130am/techprogram/paper_49078.htm]。

COPCの歴史についてのレビュー。近年は，処方的な段階別COPCモデルは投げ捨てて，より流動的かつダイナミックに，地域住民を巻き込み，社会政治的目的を追求していこうという動きがある[文献180]。

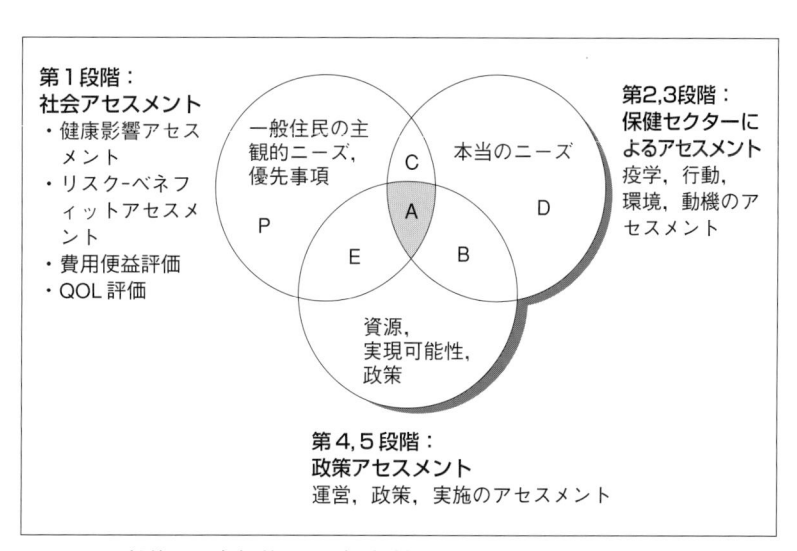

図2-3 一般住民の主観的ニーズ，保健セクターによるニーズ測定，資源やニーズにあわせた活動の実現可能性に関する政策決定者の認識．この3者間の共通の土俵を見出すための図

領域には住民の思いと科学的データが1つになって収束している。資源をつぎこんだステークホルダーと政策決定者もそれに賛同しているからである。社会アセスメントとその後にくる段階の課題は，図2-4に示すように，この3つの認識が重なるA領域を増やすようにしていくことである。

　一般住民は科学的データを，たいてい部分的にだけ「本当のニーズ」として認識する（図2-3の領域C）。にもかかわらず，素人のめがねで見て重要と判断された活動が実際にプログラムとして動き出すことがある。専門家の目から見て重要でなくとも（領域E），政策決定者（選挙で選ばれた政治家や，任命された公務員）がそれをよしとすれば，活動は可能となりうるのである。逆に専門家と政策決定者との間だけで合意が得られても活動が開始されないことがある。専門的には重要であっても，住民の理解を得られないということが，阻害要因となりうるからである（領域B）。有権者でもある一般住民によって優先度が高いと判断された活動は，政治家にも影響を及ぼす。専門家，政策決定者，住民がともに関心を抱いている課題対策に対しては必要な資源を引き出し，組織的，政治的，法的に必要な活動をすることができる（領域A）。だからこそ，健康教育やマスコミを介したアドボカシーによって，有権者の意識を高めていくことがきわめて重要なのである。たとえそれが，有権者1人ひとりの保健行動とは関係のない，政治家による政策や法規制関係の活動であったとしてもである[25]。

　図2-4にはいくつかの矢印がある。これは保健プログラムの企画や開発における個々の戦略の方向性を示したものである。いずれも，3つの領域（①一般住民の主観的ニーズと優先項目，②本当のニーズ，③資源，実現可能性，政策）の重なり部分が増すようにするための戦略であ

3つの見方を調整し，アクション領域の拡大を図るために，以下の活動を行う．一般住民への健康教育．参加型研究と企画．マスコミ・アドボカシー．保健サービス研究．資源のためのコミュニティ・モビライゼーションなど．

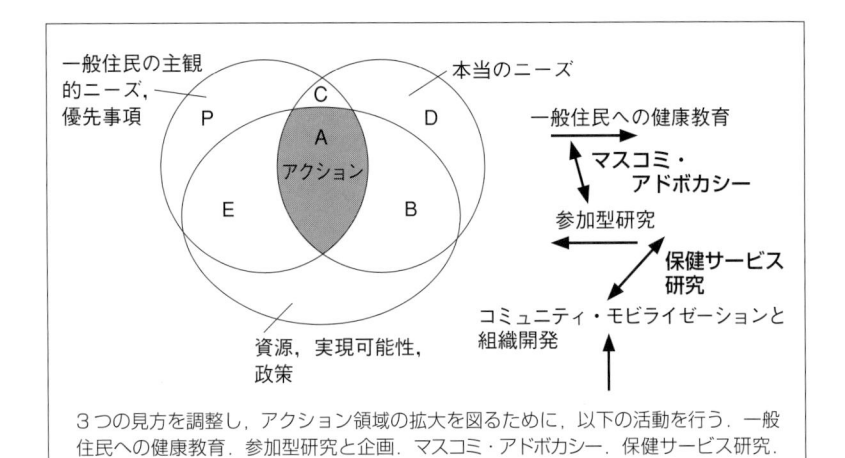

図2-4　3つの見方を調整し，アクション領域の拡大を図る試み

3. 参加の原理とプロセス

る。第1は一般住民への健康教育。これによって，専門家が「本当のニーズ」と言う事柄に対し，住民はより強い感心を抱けるようになる（領域D）。第2はマスコミへのアドボカシー❹。これは，より政治的意図を内包する健康教育である。対象は一般住民と政策決定者であり，アドボカシーを実行する人には何らかの利害関係者である場合が多い。一般住民と政策決定者の関心をひき，領域Bの大きさをより拡大させようとする活動である（領域A）。第3は参加型研究。これによって，地域の一般的な関心事や具体的な課題について，専門家と一般住民が，対話をより深められるようになる。領域Dと領域Pの重なりの部分を増し，領域Cと領域Aの部分を拡大するための戦略である。最後にくるのが多彩なコミュニティ・オーガニゼーション戦略，資源の動員，予算申請，組織開発，保健サービス研究のための戦略的企画作成などである。これらは，一番下にある政策と資源の領域を上にもちあげる作用をする。それによって，共通土俵の大きさが増し，活動を可能にしていくのである。

　国や州レベルでの保健プログラムの企画は，地域社会レベルでの企画より広がりが大きい。そのため，量的な疫学情報を情報源とする傾向が強い[26]。地域社会レベルであれほど重要だった参加の原則は，「中央レベルではあまり意味がない」とか，「たいして重要でない」と考える人もいる。しかし，それは間違いである。あるレベルで設定された政策や優先事項が，別のレベルで実施されなければならないとしたらどうであろう。企画者はありとあらゆる努力をはらって，この別のレベルにおいて，積極的な参加，インプット，支持を得るように呼びかけなくてはならない。縦のレベルでの協働関係づくり，横のレベル間での関係づくりをうまくやらないと，この別のレベルにおける必要な支持や協力は，いやいやながらになってしまうであろう。あからさまな反発がないにしてもである。

　たとえ中央政府等の最高次のレベルにおいてであっても，参加の原則を見過ごすのは愚かなことである。重大な見落としになるといってもよい。なぜ愚かか？　参加に必要なのはたいていの場合，ちょっとしたお礼や敬意の気持ちだからである。対話にある程度の時間をかけ，最終的に信頼感を得るだけのことである。なぜ重大な見落としになるのか？　参加の無視は予定されているプログラムにとってある種の脅威ともなりうるからである。住民の意見を聞こうとしない，あるいは見解の相違を正そうとしない，といった行為が続くとどうなるか？　結局は相互不信を招き，協力関係に傷がついてしまう。このような不信感こそが，国と州レベル，州と地方レベルでの諸機関の間によく見られる緊張感の原因となっている[27]。中央レベルにおける参加の軽視は民主主義の弱体化にもつながってくる。Rose は公開討論で以下のように述べている。

「……健康に関して公的な情報が増え，議論が活発になるのはよいことである。それによって1人ひとりの住民がより健康的な選択ができるよ

訳者注

❹**アドボカシー**
　「声を大きくして訴える」という意味。さまざまな日本語訳がある。「権利擁護」，「政策提言」など。文脈によって訳語が変わることもあるので，本書ではカタカナを用いている。

うになる。そればかりか、政治における議題のなかで健康の占める位置がより高められることにもなる。やがては以下のことが、健康教育における最も重要な達成内容となるかもしれない。すなわち、民主主義においては、保健政策の決定に関する最終的な責任は、中央にいる政治家ではなく、一般住民がとるべきであるということである」[28]。

4. 実行能力の形成と持続可能性：参加の事例

　これまでの参加に関する議論において、さまざまな概念を強調してきた。文化的統合、協力、企画の際の民主的プロセスの推進、などである。もう1つ重要な議論がある。参加と持続可能性に関する議論である。専門家の権力や中央の資源を地方の団体や組織に委譲するためだけではない。外部からの予算が途切れた後もなお活動を続けられるような実行能力をつけるという実践的ゴールに到達するためにも、この議論は大事である。

　図2-5は保健プログラム企画の理想像を特徴的に描き出したものである。企画者が参加型計画によって成し遂げようとしていることを、この図は視覚的に描き出そうとしている。最初の段階は、縦に2つの大きな活動カテゴリーに分類されている。地域社会レベルでの機能と公的機関レベルでの機能である。地域社会レベルでの機能は、対象集団が生活を営み働いている地域社会にもっとも近いレベルでなされる。工場、デパート、オフィスビル、工場内のプラント、教室、学校、近隣地区、市町村、郡などである。公的機関のレベルは、地域、州、国レベルでなされる。政府の政策や公認の委託業務を、組織が関わって実施するレベルである。たいていの場合、組織とは、公的な保健機関や部局である。ただし時には、財団、民間の保健機関、ボランタリーな保健機関の本部ということもある。

　理想的には、地域社会や小さな集団レベルから出てきたニーズや関心が引き金となって、全体の活動が起こってくるのが好ましい。しかし実際は、**図2-5**のステップ4からトップダウン的に始まることが多い。たいていの場合、中央政府や組織の中央事務所に資源が集中しているからである。

1) アセスメントの初段階
(1) 2つの機能レベル
　図2-5の地域社会レベルでの機能に注目してほしい。各ステージの一番左には3つのステップ(ステップ1，8，9)がある。これは、地域の人々、あるいは主観的ニーズに最も近いところにいる人々によって、理想的に開始され、実施され、コントロールされるステップである。
　地域社会レベルでのこれらの機能は公的機関レベルでの機能と横並び

4. 実行能力の形成と持続可能性：参加の事例

```
参加型計画：一般住民と公的保健機関の連携

      地域社会レベルの機能                                          公的保健機関

┌─────────────────┐  ┌─────────────────┐  ┌─────────────────┐  ┌─────────────────┐
│ キーファクター：気づきと│  │ 関連情報へのアクセス │  │ 一般住民と専門家の協力│  │ キーファクター：信頼関│
│ 信頼            │  │                 │  │                 │  │ 係の構築         │
│ ステップ1：住民による │→ │ ステップ2：主観的ニー│→ │ ステップ3：優先事項の │→ │ ステップ4：公的支援  │
│ 運動の開始       │  │ ズと本当のニーズをマッ│  │ 決定（双方からのイン │  │                 │
│                 │  │ チさせる         │  │ プットと対話による） │  │                 │
│                 │  │                 │  │ 信頼感の育成      │  │                 │
└─────────────────┘  └─────────────────┘  └─────────────────┘  └─────────────────┘
                                                                           ↓
┌─────────────────┐  ┌─────────────────┐  ┌─────────────────┐  ┌─────────────────┐
│ コミュニティによる評価│  │ 評価のための機関的支援│  │ すでに使われたことのあ│  │ コミュニティ・キャン │
│ 情報の活用       │  │                 │  │ る方法の利用（質の保証）│  │ ペーン，パートナーの │
│ ステップ8：変化しつつ │← │ ステップ7：進展状況を│← │ ステップ6：戦略づくり │← │ 活性化           │
│ あるニーズや状況への適│  │ モニターするためのメカ│  │                 │  │ ステップ5：プログラム│
│ 応              │  │ ニズムの確立      │  │                 │  │ の実施           │
└─────────────────┘  └─────────────────┘  └─────────────────┘  └─────────────────┘
        ↓
┌─────────────────┐  ┌─────────────────┐  ┌─────────────────┐  ┌─────────────────┐
│ 参加型企画の持続性確保│  │ 技術的支援の提供   │  │ 現実的かつ意味のある成│  │ 結果の配布        │
│ ステップ9：適応による │  │ ステップ10：コミュニ │  │ 果の確立         │  │ ステップ12：結果配布 │
│ セルフ・リライアンスや│→ │ ティの率先による新しい│→ │ ステップ11：活動内容と│→ │ による他のセクターから│
│ エンパワメントの確保 │  │ 資源の開発        │  │ 意味のある成果の関係づ│  │ の支援           │
│                 │  │                 │  │ け              │  │                 │
└─────────────────┘  └─────────────────┘  └─────────────────┘  └─────────────────┘

活動はまず地域社会レベルから始まっている．次いで公的機関や中央機関からの支援を得ている．その後，分野間協調を行い，
地域社会における継続的なキャパシティ・ビルディングを行う（第7—10ステップ）．最終的には，より高いセルフ・リライア
ンスのレベルに到達することになる．
```

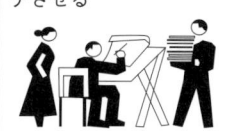

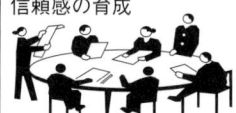

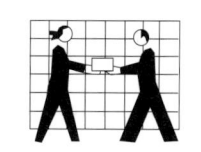

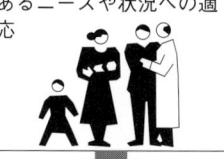

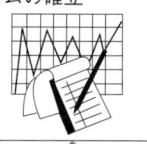

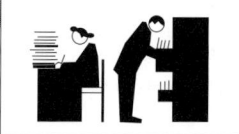

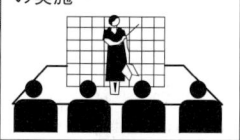

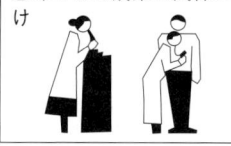

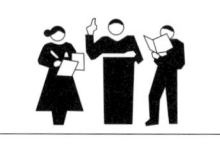

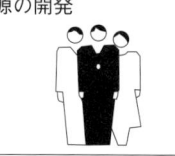

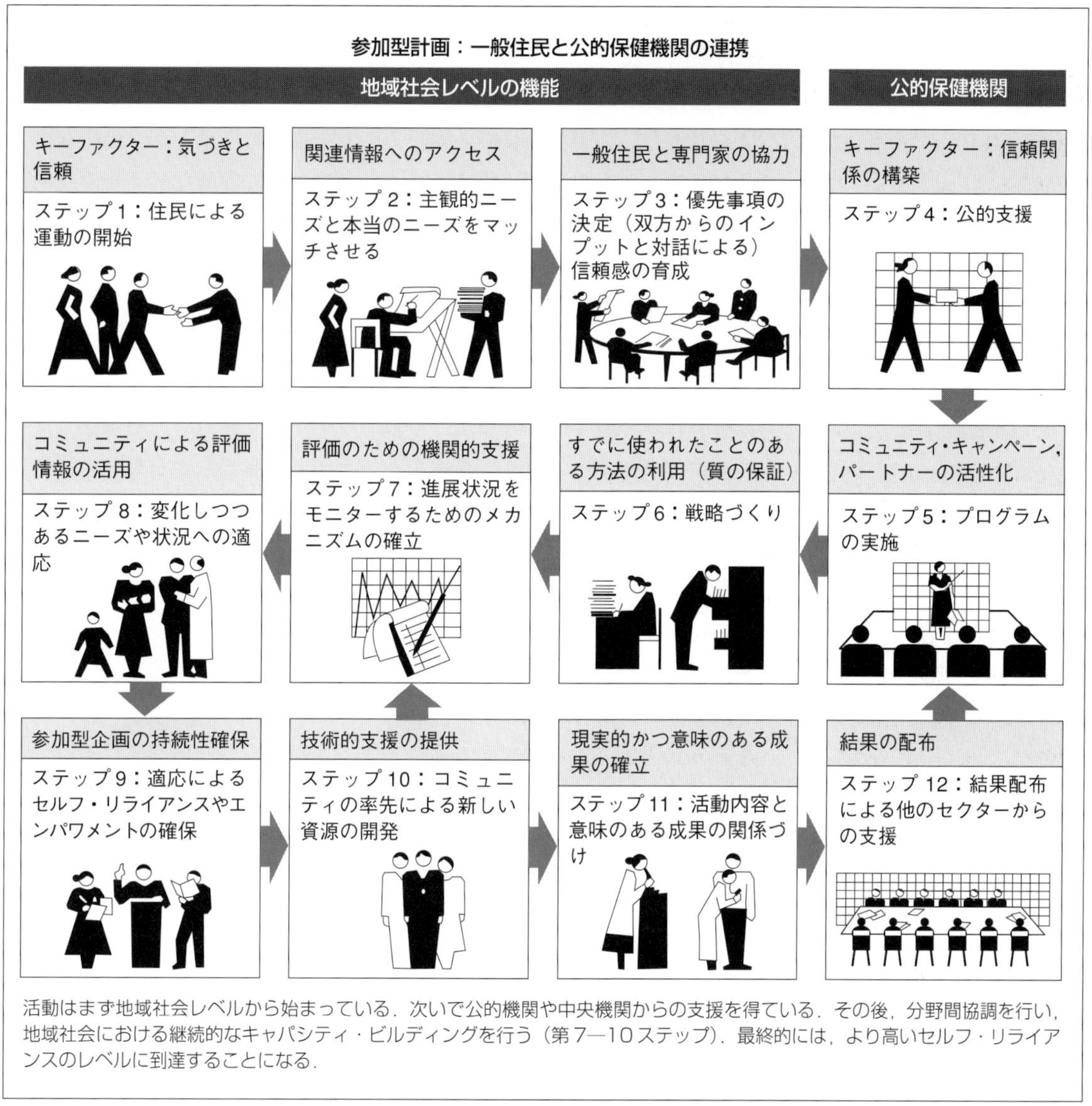

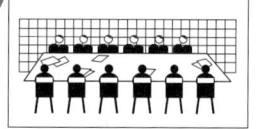

図2-5 社会アセスメントや保健計画の企画プロセスの理想的な発展段階

に描かれている．縦の垂直構造としては描かれていない．官僚機構や運営の際に特徴的に見られる階級制度的上下関係の感覚が生じるのを避けるためである．地域社会と公的機関の関係は官僚的関係とすべきではない．そのレベルがどのようなものであれ，トップダウン的に命令し，ボトムアップ的に報告するといった関係は好ましくない．そのようであろうとすべきでもない．

保健プログラムの企画において，プログラムのイニシアチブは，できるだけ地域社会レベルでとられるのが理想的である．管理も然りである．一方，公的機関や州議会などは，現場のさまざまなニーズや優先事項の共通点を追求すべきである．広範囲にわたる政策的支援，規制支援や，組織的，財政的，技術的支援による利益が得られるようにするため

(2)技術的支援

地域社会からのイニシアチブ，自治，参加，エンパワメントについては，多くの議論がなされている。そこで主張されているように，社会アセスメントや企画を系統的に実施するプロセスに必要なスキルや技術的知識は，地域社会のなかに現存している。確かに，地域社会を基盤とした効果的な保健プログラムを企画したり実施したりするために必要なスキルや資源（利用されてない場合がよくあるが）の多くは，地域社会のなかにある[29]。しかしながら，地域社会間に企画や実施のための実行能力やスキルの格差があるのもまた確かである。その程度がかなり大きい場合もある[30]。地域社会のなかに本来あるスキルや資源は，それをよく探し，励ますことによって，発掘することができる。しかしながら，スキルも資源も宝のもちぐされになってしまう可能性はあるため，そうならないよう，両者をうまく使えるように，一緒に努力していくことが重要である。企画者が住民参加を育成しようとする場合，重要なのは以下の3点である。

- 地域住民自身の自覚，関心，積極性を高めることによって地域社会の基礎力を高めること。
- 率先してイニシアチブをとろうとする人たちへの技術的支援を行い，地域社会の実現能力を高めること。
- 他の組織が地域に対し有形無形の支援をしてくれるような連携づくりや，プログラムの進展や達成度を知るために必要なデータの系統的な提供によって，地域社会を強化すること。

これらの項目は，図2-5の3列に示した3つのレベルのなかに，だいたいこの順番に従って示してある。言い換えれば，地域社会活動は徐々にこの順番に従って発展していく。まずは活動の基礎力をつくり，次いで活動に移るための実現能力をつけ，最後にその活動を強化するのである。

(3)Precedeの諸段階に共通な活動

図2-5のなかで，地域社会レベルでの機能は12のステップとして描かれている。12のステップに共通な3つの必須要素は，多少の違いはあるものの，PRECEDEの最初の3段階に相当する。社会アセスメント，疫学アセスメント（健康，行動，環境アセスメントを含む），教育/エコロジカル・アセスメント（本章と次の2つの章でふれる）である。3つの必須要素を以下に示す。

1）地域社会にあるニーズ，願望，資源，アセッツについての自己学習（技術的支援はあってもなくてもよい）（図2-5の第1列）。
2）ニーズを引き起こしていると推定される原因や望ましいゴールの決定要因の文書化（図2-5の第2列）。
3）重要と思われるか否か，変化は可能と推測できるか否か，ゴールや

目的を量的に数字で表現できるか否か，どのような戦略を用いるのか？　これらを基準に多くの問題点，ニーズ，ゴールのリストから優先事項を決定すること(図2-5の第3列)。

疫学アセスメントや教育/エコロジカル・アセスメントのなかでこの3つの作業をするためには，より高度なスキルが必要である。社会アセスメント以降の段階になると，専門職のスタッフは健康の決定要因や原因に関して，よりいっそう，学術的文献レビューをしなくてはならない。社会アセスメントやQOLの測定においては価値観とか地域社会の人々のものの見方が重要であった。しかし，それ以降の段階では，むしろ科学的事実のなかに，求めている回答を見出すことができるようになる。

社会アセスメントの段階で，この3つのステップに地域社会をうまく巻き込んでいけなかったとしたらどうであろう？　その場合は，保健プログラムの長期にわたる受容，効果，実現性という点において，やがて大きなつけを払わされることになるであろう。

図2-5のステップ3は，専門家と参加した一般住民との協働レベルについて多くを語っている。Haweによれば，企画者は変化のために2つの道をたどることができる[31]。1つは地域社会や消費者のニーズに基づいて提案された変化を追求する道である。もう1つは，自分の属する組織やマネジャーのニーズに従う道である。

Haweは，この違いに注目しつつ1つの警告をしている。後者の道をたどる場合は地域社会からの承認を求めるように，というものである。企画者が意図する計画を支持してもらうためである。とはいうものの，保健プログラムの企画に携わる場合は，地域住民の支持を勝ち取りたいという政治的誘惑にかられてしまわないように気をつけるべきである。「コンセンサス構築と優先度設定のプロセスにおいて，企画者は，地域社会の声を理想化しすぎる危険に陥りやすい。それによって，これまでの慎重な歩みを，無に帰してしまうリスクを抱えることもある」[32]。

地域社会の問題点や傾向に関する実際のデータを手にしたあとで，専門家は，住民の主観的ニーズと直面するであろう。地域社会の問題点だけではなく，長所も認めたいという自然な願いがあることもわかるであろう。たいてい主観的ニーズというのは，有病率や死亡率の原因リストのなかでは低く見積もられがちである。住民と専門家との見解の違いをうまく調和させるということが，保健プログラム企画における教育アプローチの中心課題である。

(4)公的機関レベルでの機能

ステップ4では，公的保健機関が地域から受け取った計画や案件を基に，1つの戦略的計画をつくりあげる。資源配分のためである。中央に集められた資源には，資金，物的支援，必要に応じた権限の委譲，技術的支援がある。

ステップ5では，中央機関が地域社会や地区を支援する際に，うまく資源の分配を調整する必要があることを示している。地域社会や地区からのニーズに応じて，バランスよく資源配分するためである。州・国の諸組織は，目的の異なる活動を同じ地域社会で同時期に実施しようとすることがある。同じ地域社会で同時にいくつもの活動が始まると，貧窮した地域社会に住む人々の時間，貴重な能力，エネルギーを競って奪い合うような事態をまねく場合もある。中央レベルでの分野間・組織間の調整により，混乱した，時には過剰でさえある地域社会への発信を減らすことが重要である。

(5)実施と評価

ステップ6～8では，中央組織に代わって地域社会が実施，評価機能をもつ必要があることを示している。そのためには，情報と技術的支援の2つこそが必要な支援である。初期の企画プロセスにおいてもそれは同様であった。ここまでくると，社会アセスメントの領域を超えてしまっている。しかし，この段階までくると，健康のためのコミュニティ・オーガニゼーションとコミュニティ開発の全プロセスを，1枚の絵としてとらえることができるようになるであろう。

(6)実行能力の形成，セルフ・リライアンス，持続可能性

ステップ7～9は，地域社会が自らの進展状況を自ら管理・評価していく上で，徐々により大きな責任を担っていく段階である。ステップ10にくるまでに，実行能力のある地域社会**G**は自己資源を発掘し開発するようになる。プログラムの維持[33]や，優先リストにあるほかの問題解決の方向にさらに前進するために**H**必要な資源である。そこまで成長すると地域社会は，中央機関にさらなる支援を求めるようなことはしない（ステップ10）。その地域社会はエンパワーされたのである[34]。しかも「集団有効性(collective efficacy)」によってそれを勝ち得たのである[35]。そして，中央機関に頼るのではなく，むしろステップ7に戻り，図2-5に示すようなセルフ・リライアンス**⑤**を獲得し，持続可能なサイクルのなかで活動を続けるのである。

(7)評価，デモンストレーション，波及効果

中央機関からの公的な見解として，中央機関が地域のプロジェクトを支援する際の決め手となる要因は何であろうか？ 支援によって地域の問題が解決する，ということだけではない。地域社会による典型的な問題解決プロセスをモデルとして示すこともまた，支援する理由の1つである。多くの助成金支援団体は，助成金によって実施されたプロジェクトが成功し，その事例が他の地域社会やグループを刺激すること，その事例が他のモデルとなることを望んでいる。その可能性を最大限に高めるためには，プロジェクトの影響，成果評価（ステップ11）が重要な優先課題となる。

評価結果は，他の地域への励みとなる。そればかりか，中央機関にと

著者注

G 実行能力のある地域社会 (competent community)

「実行能力のある地域社会」という用語は Iscoe[文献824]と Cottrell[文献316]によって概念化された。保健領域における適用が増えるにつれ，「コミュニティ・キャパシティ」という用語に取って代わられるようになってきている[文献265, 327, 847, 1380, 1533]。

さらに近年になって，「ソーシャル・キャピタル」や「コミュニティ・キャピタル」という用語も使われている[文献912]。

コミュニティ・キャパシティに関するさまざまな用語や概念に対する解説については[文献1319]参照。

H キャパシティ・ビルディング（実行能力の形成）

キャパシティ・ビルディングの概念とは，あるプログラムから得られた教訓を他の問題解決に活かすことができるようになることである。「予算を受けて実施したプログラムが組織制度化されること」というのが，かつてはプログラムの成功尺度としても，人気を博した定義であった。この新しい定義は，Senge[文献1488]がいうところの「学び続ける組織(learning organization)」の概念とも一致している。

健康分野におけるコミュニティの実行能力の形成に関する最近の歴史と概念の進歩に関する包括的なレビューとして[文献1220]を参照。

そのためのトレーニングと研究のために果たす公衆衛生大学院の役割に関しては[文献362]を参照。

訳者注

⑤ セルフ・リライアンス

self reliance。そのまま訳せば「自己信頼」。自己が主導権を握るということが重要。資源を外から持ち込んでもよい。

一方，Self sufficient は，あえて訳せば「自活」。すべての資源を自分でまかなうというニュアンスが強い。

4. 実行能力の形成と持続可能性：参加の事例

っても有益である。他の中央機関との調整（ステップ12）にも役立つし，他の地域社会への技術的支援をいかに改善できるかという情報を文書として手に入れることもできるようになるからである。

このようなデモンストレーション，評価，経験をまとめた報告書は，学術的研究による「ベスト・プラクティス」の波及効果を高めるためのよい追加資料となる。学術的な研究には自ずと限界がある。「ベスト・プラクティス」を生み出すために実験的にコントロールされた研究がなされた状況は，実践家たちのいる生の状況とは相容れないものがある。そのことを地域社会の現場で働いている実践家はよく知っている[36]。

2）参加とパートナーシップへの絶え間ないパースペクティブ

すぐれた政策や計画をつくりたいからといって，完全な住民参加を期待すべきではない。目標とすべきでもない。バーナード・ショーは次のように述べている。

「市民の誰も彼もが支配者になることはできない。子どもたち1人ひとり誰もが同時に機関士や海賊の首領になれないのと同じことだ。もし疑うのなら，すなわち，もしあなたが，『なぜ人は自分で勝手に法律をつくるべきではないのか』と尋ねたいというのなら，私はこう答えるであろう。『なぜ私は，私のためだけに劇を書くべきではないのか？』と。実際，人にはそれができないのだ。すぐれた戯曲を書くのは，すぐれた法律をつくるよりはるかにやさしい。ところが，法律がそうでなければならないように，日々の消耗に耐えうるほどに十分にすぐれた戯曲をかける人は，この世に100人といないのである」[37]。

完全な住民参加は無理である。しかしながらニーズアセスメントにおいては，代表者選定プロセスを介した幅広い市民参加が求められている。企画に「熟練」しておらず，「法案づくり」にたけていなくとも，企画の際に，きわめて価値のある情報や資源をもたらしてくれる人たちが市民のなかにいるからである。

保健専門職や企画者は，患者や住民と一緒に協力し責任を分かち合っているということに，大いに誇りを持ってよい。しかしながら同時に，専門性を発揮し，科学的なデータやスキルを住民と分かち合うこともまた見失ってはいけない。1983年のWHO専門委員会報告書内容は，新世紀になったいまもなお，的を射た指摘である。

「保健専門職は，地域社会に自分たちの提唱する保健技術を受け入れるように強要してはならない。かといって，技術的問題に対する自分たちの見解を放棄してしまう状況にまで，自分自身を追い込むべきでもない。専門家と住民の2者間にある共通の土俵こそが，変化を導くための実りある対話の基盤である。ただしそこで保健専門職は，ひとつ心に留めておかなくてはならないことがある。社会的，文化的要因や信念は必ずしも開発の障害にはならないということである。実際，そういう要因

や思念こそが，開発の出発点となったりもするのである」[38]。

　保健専門職は，地域住民との対話を続けている間，自分たちの責任を放棄しないよう気をつけるべきである。地域住民に対して支配的になることを避けるのはよい。提案の押しつけというFreireの「文化的侵入」の罠に陥らないためである。しかし，それを恐れてばかりいては，地域住民への建設的な支援ができなくなってしまう。そうならないよう，企画者は次の2点に気をつけるとよい。第1に，あなたと地域住民，他の機関や他のセクターにいる協力者は，みなパートナーであるという事実を心に留めておくこと。そうすれば，大きな仕事をなすために，個々がもつ技術的，文化的経験と能力を活用することができる。

　第2に自分のなすこと，自分が誰の代表であるかということを，パートナーに理解してもらうようあらゆる努力をすること。自分がどの機関や集団の代表であり，ミッションや議題が何であるかがわかれば，住民はもっと喜んで協力してくれるものである。住民はまた，あなたに何ができるのか，そして何ができないのかを理解する必要がある。自分が提供できる技術的能力と，所属している組織や雇用者から制限されている活動を，住民に理解してもらうのである。

　当初，これらのことはあまり関係がないと思われたかもしれない。しかし，こうして十分理解してもらえるようになれば，すべてのパートナーが個々の限界や役割をはっきりわきまえ，より現実的な期待感を抱けるようになる。

ボックス 2-3　職場における保健プログラムへの地域住民の参加

　ミネソタ大学の専門家チームがPrecede-Proceedモデルを用いて，木材店における木材粉塵への曝露削減対策を実施した。企画運営委員会をつくり，小売りの木材店のオーナー，行政担当者，大学からのインストラクター，保健と安全面での専門家，商工会議所の代表がこれに参加した。

　研究の限界として指摘されたのは，従業員がフォーカス・グループに参加しただけで，それ以外の企画活動に参加できなかったことであった[39]。研究結果によれば，木材粉塵曝露に対する従業員の認識が有意に高まり，改善が必要であると思う人も増加した。さらに実際の行動変容も可能となり木材粉塵のコントロールも進んだ。しかしながら木材粉塵の濃度の減少は10.4%に留まり，統計学的有意差を示すほどではなかった。その原因として2点指摘された。1つは測定方法の問題である。もう1つは木材粉塵のコントロールに必要な経費であった。機械の値が高く，雇用者がそれを導入しようとしなかったのである[40]。

　もし従業員がプログラムにもっと深く関わっていたならば，雇用者も従業員もより積極的になり，目に見える変化が得られたのではなかったか？　雇用者のお金に関連した悩みにもっと注目していたならば，木材粉塵をコントロールするための機械を購入するために，雇用者ももっと熱心になってくれたのではなかったか？

パートナーシップとは，役割と貢献を相互に補い合うことである。1人ひとりのパートナーが他からの貢献をさらに高める。そのパートナーシップによって，自分自身の能力や資源もより高めることができるのである。最終的には，パートナーシップを介して「権限の委任」がなされるべきである。外部の支援団体が地域社会に権限を譲りわたし，地域社会自身が，そして地域社会の抱える専門職と一般住民リーダーが，完全に権限をコントロールできるようになるべきである。しかしながら，パートナーシップ形成の際に外部機関が親分となり，地域社会に子分の役割をもたせるようなやり方をすると，容易に理想的なパートナーシップは築き上げられないであろう。

　要約すると，社会アセスメントは見せかけだけでない，実体のある住民参加によって開始されるべきである。理想的には，社会アセスメントのプロセスはできるだけ地域社会自身のコントロール下になされるべきである。もっとも，地域社会の実行能力とやる気が保証されている限りの話ではあるが。そのとき，支援機関の果たす役割とは，地域社会が要求する情報や技術的支援を提供することである。

5. 社会アセスメントと状況分析の方法と戦略

　保健プログラムの企画・実施・評価のための具体的な方法を知るためにはどうしたらよいのか？　まずは絶え間なく印刷されている学術文献やウェブサイトから文献を探すことである。分野は多彩である。公衆衛生，疫学，社会科学，行動科学，コミュニティ開発，看護，保健サービス研究，ヘルスプロモーション，健康教育。これらの専門分野からの文献が手はじめとなる。かつ継続的に見ていく必要のあるものでもある。

　過去の研究成果や方法を検討することにより，社会アセスメントに必要な技術や洞察力を得ることができる。自分の考えをより鋭く磨き上げられるようにもなる[41]。文献を読めば，社会アセスメントやその他の段階において，これまでいかに多様なデータ収集法が用いられてきたかがわかる。キーインフォーマント❻・インタビュー，地域社会フォーラム，フォーカス・グループ，ノミナル・グループ・プロセス，サーベイなどである。

　時間も資源も貴重である。すでにある情報をできる限り活用したほうが得策である。ルーチンとして集められているデータの多くは政府機関によるものである。したがって，そのほとんどは公有の記録であり，比較的容易に入手できる。しかし，徹底した社会アセスメントとその後の企画プロセスのためには，たいてい，ある程度新しい情報が必要になる。目的に合わせた情報収集も必要となる。それが得られない場合は，単に現状を強化するに留まるであろう[42]。以下に示すのは，新しい情報を得るための手順や方法である。

訳者注

❻**キーインフォーマント**
　調査者や観察者が直接経験できないことについて，調査目的のために必要な情報を提供してくれる人。

1）緊急性とアセッツのアセスメント：状況分析

　先の段階では，地域社会が何を優先事項ととらえているのか，どのような方向への社会の変化を求めているのかについて，アセスメントを行った。社会アセスメントの段階が終わると，重要な交差点に立たされることになる。決断しなくてはならないことがいくつかある。問題やニーズが緊急性を要し，かつ資源も十分にある場合は，今すぐに行動を起こすという道がある。行動を起こす前に，より系統的に企画プロセスを続けていく必要性があり，かつそのための機会も十分にある場合にとるべき道もある。この第2の道をたどることになったとしても，社会アセスメントに続く3つの企画段階で，ここで行う状況分析と同じようなことをする必要性が生じてくる。どの段階においても，まっとうな決断をすることは可能である。そのためにも企画者は強い忍耐力をもって，この後にやってくる疫学アセスメント，教育アセスメント，エコロジカル・アセスメントを通して計画を練り直し，科学的根拠もはっきりさせていかなくてはならない。

　各アセスメントの段階における代替策もある。まずは原因を想定すること。次いで，ほかの局面では有効性が確かめられてはいるけれども，いま直面している状況では有効かどうかわかりかねる介入戦略や方法でも，それを利用してみること。このような対策をとりながら想定した原因が正しいか否かをより綿密に検討し，妥当性を確かめていく。1段階ずつPrecedeモデルの段階をこうして踏んでいくことによって，正しい方法の選択をできるようにするのである。なかには，適切かつ実践的なすぐれた活動もある。それは，はずさないようにしたほうがよい。問題を軽減させたり，やっかいな問題が起こるのを防いでくれるからである。また，地域をゴールに向かって進ませてくれるような力ももっているからである。

　地域社会も一般集団も一様ではない。人口統計学的指標，社会文化指標，経済指標，思いつくどのような指標をとって比べてみても一様ではない。人口サイズ，民族，文化，歴史，工業，雇用，地理などがその例である。地域社会によって資源も，実行能力も違う。地域社会を基盤とした保健プログラム経験の有無の違いもある。地域社会にとって最も優先度の高い問題や要望は何なのか？　企画にあたっている機関のゴールや資源はどうなっているのか？　これはみな状況分析の構成要素である[43]。

　フィンランドでは，ノースカレリア心血管系疾患予防プロジェクトやその他の活動を25年間行ってきた。それらのデータによれば，複数の介入戦略を組み合わせて用いることによって，フィンランド人の男性の心血管系疾患の死亡率は50％軽減した[44]。活動初期に発表した論文に示した方法と戦略の説明のなかで，研究者たちは以下のアドバイスをしている。「最大限可能な限り，地域社会分析（地域社会アセスメント）を

行い，プログラムが始まるときから，地域社会の状況を包括的に理解しておくべきである」[45]。社会アセスメントの原則に従い，彼らは住民が心血管系疾患の問題をどうとらえているのかを理解するために，系統的にデータを集めた。問題解決の可能性についてどう感じているかについても調べた。しかも，それだけですまそうとはしなかった。

「この問題（心血管系疾患）は現地の意思決定者や保健従事者の協力なしには解決できない。そのため，最初は意思決定者や保健従事者を調査対象とした。**地域社会の資源やサービスの仕組みもあらかじめ検討した**。もちろん，プログラム実施のフレームワークが実際に決まる前にである」[46]。（太字は原著者による強調）

太字にした部分は常識的な考えである。行動をとる前に，企画プロセスに重要な資源が何であるか，プログラムの実施に重要な資源が何であるかを特定しておくべきである，というのである。世界中どこに行ってもよい。建造物のあるところならどこにでも，この単純な真実を見出すことができる。森林のあるところには木の建造物がある。石切場の近くには岩でできた建造物がある。北極地方にいけば，氷雪ブロックで作った家「イグルー」❼がある。「状況分析」の結果を知ることによって，企画者は資源（人とお金）についての有益な情報を手に入れることができる。そしていま何が起こっているのかについても。

状況分析によって，これまでに何がわかっており，その状況に対し，どの資源を使えるかを知ることができる。企画プロセスをスムーズにかつ簡単にすませるためにも，状況分析は重要である。アセスメントの初期から中期にかけての段階がいかに重要であるかを強調するためにも，状況分析は役に立つ。

メイン州で地域保健のための計画的アプローチ（PATCH）を系統的に評価する際にPRECEDEを適用したことがある。そのときにこのモデルは1つの批判を受けた。アセスメントの各段階を順番に追って，地域社会独自のデータを地域社会自身が集めるとしたら，18か月以上もプログラムの実施が遅れてしまうというのである[47]。評価にあたった研究者は地域社会の実行能力[48]と地域社会連合[49]を定義し，企画プロセスにおける参加型研究のあり方をより批判的に検討した[50]。CDCと州保健局はそれに応え，州のサーベイランス・データが地域社会レベルでうまく使えるように，効果的な方法を提供しようとした。既存のデータを活用しながら地域社会に対する技術的支援をも行った[51]。

Precede-Proceedモデルの筆者として，私たちもそれに応えた。本書第3版の出版がそれである。コンピュータ・ソフトウエアの開発も行った。これらを介して，企画アセスメントの各段階で，重要性に富み，より強力な根拠や適用可能なツールを提示した。それはさておき，年を重ねて私たちも賢くなってきた。最近は相談を受けた際，地域社会の企画グループが直面する生の現実に身をゆだねることにしている。特に報

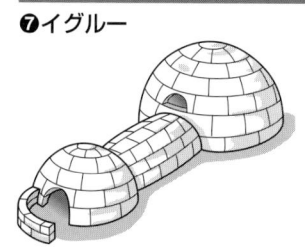

訳者注
❼**イグルー**

酬もなく，自発的に地域住民が参加しているようなグループ・メンバーが欲しているのは，企画プロセスを踏んで問題が特定された後，その問題の解決のためにどのような活動がなされるかということである。それはそれでよいと思っている。

さて，「地域社会からの優先度が高い健康問題に対して，PRECEDEの中間アセスメント段階を手っ取り早くすませてもよい」という内容の文献が増えている。これには大いに勇気づけられる。急速に増えつつあるこれらの文献では，原因を分析し，特定の行動や環境の変化に必要な動機や実現要因まで調べ上げている。理論に導かれ，根拠に基づいた「ベスト・プラクティス」のメタ・アナリシス❽も増えている。しかも，系統的評価によって，ベスト・プラクティスが特定の行動，環境，健康問題に関して必要な変化をもたらしえた，とわかっている事例を用いている。

とはいうものの，若干の疑念はある。単に都合がよいからといって，あまりにも単細胞的に企画プロセスを短縮したいというふうでは困る。そう思っている企画者には，以下のことを忠告しておきたい。「ベスト・プラクティス」が生み出された状況と，あなたが携わっている地域社会や対象集団の状況が同じとは限らない。そのため，ベスト・プラクティスがあなたの対象集団にうまくぴったりあてはまるとは限らない，と[52]。ただし3章と4章では，地域社会が最も高い優先度をつけた健康問題の原因を見出していく。原因がわかることによって，どのベスト・プラクティスを選べばよいのかがわかってくるかもしれない。

その一方で，ベスト・プラクティスを必ずしも使えないからといって，過去の研究成果や評価を活用しようとしないのはよくない。地域社会からの情報だけに頼った解決策を見出そうとして，中間の企画段階をだらだらと続けるようでは，地域社会の資源と参加の無駄づかいにもなる。それが通用するのは企画の最初の段階だけである[53]。短かすぎたり，長すぎたり，そんな企画の罠に陥らないためにも，状況分析をしっかりやっておくことである。表2-1に状況分析を行う際の重要な質問項目を示しておいた。

2）実行能力アセスメント：地域社会の力（コンピテンス）と準備状態

Evans, Barer, Marmor は健康の決定要因について批判的に検討し，単純ではあるが刺激的な問いを発している。「なぜある人は健康的なのに，別の人はそうではないのか？」[54]。

焦点を個人から地域社会に変えてみよう。こんな問いが可能である。「なぜある地域社会は別の地域社会よりも健康的なのか？」。答えは単純ではない。より健康な一般集団のメンバーは，遺伝的にも生物学的にも経済的にも恵まれているからである，というだけでは説明できない。もっとも Evans らや他の多くの研究者によれば，これらの要因は確かに

訳者注

❽ **メタ・アナリシス**
meta-analysis。meta は「一緒に」，analysis は「分析」。同じ課題に関するいくつかの公表された研究成果を一緒に分析して，全体の傾向を把握し，政策立案などに活かすための統計学的手法。

5. 社会アセスメントと状況分析の方法と戦略

表2-1：状況分析：企画前に取り組むべきいくつかの重要な問い

ステークホルダー（コミュニティの健康づくりのために投資するすべての人）
1) 誰がそうなのか？
2) 問題点に気づいているか？
3) 喜んで支援しようとしているのか？　躊躇しているのか？

組織的に協力してくれる人やキーインフォーマント
1) 誰がそうなのか？
2) これまでに参加してもらえるような呼びかけをしているのか？
3) 喜んで支援しようとしているのか？　躊躇しているのか？

スタッフ・技術面での資源
1) 企画の経験者はいるか？
2) 企画にむけたスタッフの特別研修は必要か？
3) プログラムや戦略の企画のために既存のデータや資源が手に入るか？

予算
1) 企画コストは見積もられているか？
2) プログラム実施のために必要な施設や場所はあるのか？
3) スタッフ，器材，場所代などの予算請求ができるあてはあるのか？
4) プログラムが始まる前に企画にかけられる時間は，どれだけあるのか？

個人の健康格差を説明しうる重要な項目ではある。答えは地域社会のなかにもある。地域社会全体に影響を及ぼすような差し迫った健康課題に対処しうる実行能力と準備が，地域社会に整っているか否かということである。

　地域社会を基盤とした公衆衛生プログラムの効果を調べた研究がある。それによれば，フィールドでもうまく使えると確認された理論に裏づけられた確かな方法を用いた場合でも，期待したほどにはゴールに到達できていないプログラムがある。いわば失敗ともいえる原因のいくつかは，おそらく既存の社会要因によるものである。それが企画にもプログラムの実施にも影響を及ぼしたのである。そのうちの1つは地域社会の過去の経験とか実行能力である。これを「ソーシャル・キャピタル」ともいう[55]。「ソーシャル・キャピタルとは，住民や組織のなかに存在するものであり，相互の社会利益というゴール達成を導くようなプロセスと状態である」と私たちは定義する。「プロセス」や「状態」という言葉は，4つの相互に関連したコンストラクト（構成概念）によって明確な姿となる。すなわち，信頼，協力，市民参加，相補性である。

(1) 地域保健へのソーシャル・キャピタルの効果

　地域社会のソーシャル・キャピタルのレベルを知ることの意義は何であろうか？　しっかりした計画とその実施のための資源は，ソーシャル・キャピタルのレベルが高い地域ほど手に入れやすい傾向にある。ではソーシャル・キャピタルの低い地域ではどうしたらよいのか？　その場合は，企画以前に焦点を定め，協働活動に必要な実行能力をより強化する必要がある。ただし，ソーシャル・キャピタルのレベルが低いということが，予算申請時の資格要件として用いられるべきではない。地域社会の問題解決に取り組む際に，技術的な支援をするか否かを決定する際

表 2-2：全国市民リーグによって測定されている Civic Index の 10 のカテゴリー

・市民参加	・市民教育
・コミュニティ情報の共有	・協力や合意形成のためのキャパシティ
・コミュニティ・リーダーシップ	・コミュニティのビジョンと誇り
・政府のパフォーマンス	・コミュニティ同士の協力
・ボランティア活動と博愛主義	・グループ同士の関係

出典：National Civic League. http://www.ncl.org/

の条件としても用いられるべきではない。確かに，ソーシャル・キャピタルが低い地域社会には問題解決のために外部からの支援が必要であろうと判断しがちなのではあるけれども……。

ソーシャル・キャピタルの構成要因（信頼，協力，市民参加，相補性）は，それぞれ，独立に測定されてきた[56]。ここで，Civic Index[57]を紹介したい。実用的なアプローチに使える指標である。企画者は，地域社会を基盤とした保健プログラムを実施するための地域社会の実行能力がどの程度かを，この指標によって知ることができる。全国市民リーグが開発した Civic Index はさまざまな領域で適用されてきた。Index には 10 のカテゴリーがある。1 つひとつのカテゴリーには 2～3 の質問があり，それによって地域社会の強みと弱みを調べることができるように工夫されている（表 2-2）。

3) アセッツ・マッピング

多くの社会政策や保健政策は，外部あるいは専門家から，「問題がある」と指摘された健康問題に焦点を当ててつくられている。この問題指向型アプローチは本質的にマイナス思考によるものであり，特に低所得者集団への対策のなかによく見られる。この偏ったバランスを整えるために，McKnight と Kretzmann[58]はアセッツ・マッピングという戦略を提唱した。個人の実行能力とスキルや近隣地区や地域社会に内在するアセッツを調べ上げる戦略である。

アセッツ・マッピング❾のプロセスは，3 つのブロックに分けられる。第 1 ブロック，第 2 ブロック，潜在ブロックの 3 つである。第 1 ブロックはすぐ身近にある。個人のリーダーシップ・実行能力や近隣地区，地域社会の内部からコントロールできるようなアセッツを調べることによって見出すことができる。第 2 ブロックに属すのは近隣地区や地域社会の内部にあるが，外部からコントロールされているようなアセッツである（表 2-3）。

潜在ブロックは，最もアクセスしにくいブロックである。アセッツは地域社会の外にあり，外からコントロールされている。例はたくさんある。州や国の予算によるグラント・プログラム。法人からの資本投入，公衆向けのキャンペーンなどである。地域社会のアセッツ・リストは目

訳者注

❾アセッツ・マッピング
　地域社会改善のために活用できる人材，場所，企業，組織など。住民 1 人ひとりがアセッツとなりうる。
　assets-mapping に関する最新の文献としては，以下を参照。Goldman KD, Schmaltz KJ. "Accentuate the positive!": using an asset-mapping tool as part of a community-health needs assessment. Health Promotion Practice 2005: 6: 125-128.

表 2-3：アマッツ・マッピングの第 1・第 2 ブロックと物的資源

第 1 ブロック	
個人のアセッツ	組織のアセッツ
住民のスキル，才能，経験	商工会議所
個人企業	市民協会
ホーム・ビジネス	文化教養団体
個人の所得	コミュニケーション組織
差別されている人たちの才能	宗教組織

第 2 ブロック	
個人のアセッツ	組織のアセッツ
民間非営利団体	公的サービス機関
高等教育機関	公立学校
病院	警察
社会サービス機関	図書館
	消防署
	公園

物的資源
空き地，商業，企業の構造，住居，エネルギー資源やゴミのリサイクル

コミュニティの第 1 ブロック，第 2 ブロックにあるアセッツは企画プロセスを促進する。企画プロセスにおいて，ニーズや問題点がもっているマイナスイメージとうまくバランスをとるためにも重要である。

出典：McKnight JL and Kretzmann JP, (1997). 'Mapping Commnunity Capacity', in Minkler M. (Ed.) Community Organizing and Community Building for Health, New Brunswick, NJ: Rutgers University Press, pp.163,165.

に見える形で地図のように描きあげることができる。各ブロックは建築用ブロックの比喩としても使える。秤りの一方にアセッツを乗せ，もう一方にニーズや問題点を乗せ，両者のバランスを取るように見せることもできる。

　地域社会は元来多様であり，文化も多様である。保健プログラムに熟練している企画者は，対象地区のアセッツや住民のもっている能力を，独自の簡単なサーベイによって調べてみたい気分になるかもしれない。しかし，それをやる前に，既存のツールを一度見直してみてほしい。Civic Index についてはすでに紹介した。最近は，コミュニティ・ツールボックスのウェブサイトなどに行けば，そのためのツールやガイドラインをたくさん手に入れることができる[59]。

4) 地域社会アセスメントのための社会踏査法

　社会踏査法では種々のリーダー（一般，地方，専門家）から聞き取りをする。リーダーはインフォーマントでありインタビュー対象者となる。そして，社会構造や種々のプロセスや地域社会のニーズなどのさまざまな側面を調べ上げる。この方法は Sanders によって開発された[60]。その後 Nix と Seerley が磨きをかけた[61]。さらに Henry J. Kaiser 家族財団がこれを採用した。

　地域保健ニーズと優先事項のアセスメント・プロセスのため，米国南

部全州の州政府とボランティア機関によってこの方法が用いられたときのことである[62]。Kaiser財団のスタッフによれば，「南部の最も貧しい地域においては，技術的支援や経済支援は地域の外部から提供するしかない」。すると，Freireがいうところの「文化的侵入」の危険を冒すことになるかもしれない。州の職員がより「文化的統合」にむけて働いてくれるように，また限られた財源のもと地域のニーズとアセッツの情報がうまく活用されるように，財団スタッフはパートナーシップを強調した。そして，「州の職員が社会踏査に参加する」という条件の下，財団の資金を提供することとしたのである。

Nixが10年も前に言っていたように[63]，このアプローチで肝心なのは，健康を決定する諸要因が変化する前に，まずは，社会構造やコミュニティのなかに広く普及している態度，価値観，願望，信念，行動，人間関係などが変化するということである。財団スタッフもこのことはよくわきまえている。ここで言うコミュニティとは，大きな州全体のことを指している。州レベル，地方レベルの組織が，再建されなくてはならないところである。20年も前，ケネディ大統領の「新しいフロンティア」，ジョンソン大統領の「貧困との闘い」という公民権イニシアチブのなかでも同じようなことは言われたが，うまくいかなかった。そこで培われたコミュニティ活動に対する疑いと憂いの伝説はすり替えられねばならなかった。この新たな社会踏査のアプローチによって，対象地域は，地域内の諸機関や組織によって，以下の8つのステップが実施できるように支援された。

1）地域（あるいは社会構造のなかの他の活動領域）の主観的ニーズや問題点を特定する。
2）対処すべきニーズと問題点に優先順位をつける。
3）選択されたニーズと問題点に対処するために，地域を組織化し動員する。
4）特定化されたニーズや問題点を検討して具体的なゴールや改善案を決める。
5）小地域ごとのゴール達成のために行動計画をつくる。
6）ゴール達成に必要な資源を見つける。
7）ゴール達成のために行動する。あるいは行動が起こるように励ます。
8）達成された成果を評価する。

(1) **州レベルでの応用**

Kaiser家族財団は，南部諸州で社会踏査法を進めるにあたり，種々の組織と連絡をとりあっている。州知事室，州保健局とその他の社会サービス機関，州議会，財団，社会福祉協議会連合，商工会議所等である。次に財団は，プロジェクト推進対象の地域に計画を行き渡らせるために，適当な機関や連合体を選び，企画のための助成金を与えている

（ステップ5）。プロジェクトが，Kaiser家族財団以外にも協力的な国・州の支援組織，時には連邦政府から，財政支援を受けるためである（ステップ6～8）。このようなプロセスによって，対象地域におけるプロジェクトは，州レベルの組織から多大な支援を得られるようになった。

　Kaiser家族財団が州の関与なしに，地域のヘルスプロモーション・プロジェクトに直接資金を出していたならば，どうなっていたであろうか？　あるいは，もし州に直接資金を渡して，あとは州が地域に対して資金をうまく配ってくれるだろうと期待するだけであったならどうだったろうか？　これほどうまく，州レベルからの支援を得ることはなかったであろう。

(2) 地域社会レベルでの応用

　同様のプロセスと利点は，地域社会レベルにも当てはまる。より大きな学校，職場，病院のような組織レベルにおいても然りである。いずれにおいても，保健プログラムの企画にあたっては，幅広い参加が必要である。社会踏査法を適用するための諸段階を以下に示す。

● ステップ1：入り口を決める

　どの入り口から地域社会に入るかを決める。きわめて重要なポイントであり，その後の情報収集や関係づくりにも影響する。公的保健機関を出発点とするのが通常の考え方である。しかし地域社会によっては，その機関こそが地域社会にとって最大の懸案事項であり，諸問題の原因となっていることがある。そのため，できることなら，入り口は地域社会のトップにするとよい。知事や市長，市議会長，郡の監督諮問委員会などである。

　政策決定の最高責任者は通常選挙で選ばれる。指名によって選ばれる上級管理職たちも，たいていは市民の信頼を得ている。このレベルから入ることによって，全レベル，全部署のドアが容易に開かれるようになる。最初に取り組むべき課題は健康問題とは限らない。それが地域社会の構造や問題点の理解にある場合は，このようなステップを踏むことによって，あわてて健康問題に取り組み，社会的な側面を見落とす失敗を防ぐことができる。

● ステップ2：協力可能な地方レベルの組織を特定する

　以下の①～⑥の方法のいくつかを用いて，現行の組織あるいは調査目的のために臨時に組織されたグループが，調査研究を支援する必要がある。これらはコミュニティ開発や参加型研究における数十年の経験を基に，多くの研究者が示してきた方法である。

① 地域住民の代表グループが最初の説明会に参加できる機会を提供する。ここで，共通の関心事は何か，協働の可能性はあるか，を検討する。また，調査能力のある専門家や資源を分かち合う。

② 異なる組織やグループの代表者から構成される代表後援組織，地域の運営委員会，連携グループなどを調整する[64]。

③調査を行う参加型研究グループを以下のA～Eの方法によって支援する。
　A　法的プロセスを踏まえた支援
　B　データ収集方法のデザインづくりとサンプリング手法の決定
　C　調査目的，後援団体，調査スケジュールを示したニュースの公表
　D　インタビュー回答者との連絡
　E　場合によっては，行きやすい場所でのインタビュー・スケジュールを作成
④調査報告書作成費の全額または一部を負担する。
⑤新聞，市民集会，広報など，さまざまなメディアを用いて調査結果を公表する。
⑥調査結果を活用し，調査グループ，プログラムの企画，政治的意思決定，他のコミュニティ開発活動に役立てるようにする。

●ステップ3：研究資料，ブリーフィング資料の開発

　地域社会のあちこちに散らばっている情報源をまとめあげ，地域社会の背景を示す。リーダーについて，人口統計，最近の出来事（新聞記事の内容分析）などである。こうしてまとめられたデータは，地域社会の構造，アセッツ，動向についての公的文献となる。地域社会紹介の本のなかに，分析された要約が共有されれば，すべての人が同等の立場でデータに立ち向かえるようになる。この紹介本は理想的には，当該地域社会グループによって編纂されることが望ましい。その分析結果をもとに，地域社会リーダーとの話し合いのなかで問うべき内容を決めることができる。後援グループの前で，質問項目に基づいた議論やプレテストもできる。質問項目は，地域社会リーダーたちと個々に会うときのインタビュー計画や地域社会グループとの公開集会の協議事項の基本資料としても役立てられる。

●ステップ4：リーダーと代表者を確認する

　インタビューを受ける人は地域社会の権力機構の代表者，あるいは住民側に立って意見を述べることのできるリーダーでなければならない。さまざまな階層，特に代表者の少ない階層の人たちが意見を述べることはきわめて重要である。そのようなリーダーを選ぶためには，2つの方法がある。1つは，政府，政治，企業，ボランティア組織などで要職にある人たちを選定する地位的アプローチである。

　もう1つは，上と同様の影響力の強いリーダー集団のなかから，特に社会的関心を強く持っている活動的な人を見つける，あるいは在野の活動家やオピニオン・リーダーを選ぶ，世評的アプローチである。できれば，この2つのアプローチを組み合わせるのがよい。ただし，その際，少数派や女性組織，さらには代表者の少ない集団に人気の高い人たちに対する配慮を怠ってはならない[65]。

● ステップ5：現地でのインタビュー

　次に，リーダーとのインタビューを行う。有力者，専門家リーダー，地区リーダー，代表者が少ない階層からのリーダーたちである。インタビュー期間は集中的にとるようにする。インタビューにはあまり多くの期間を費やさないほうがよい。期間が長くなり，インタビューの間に地域社会の行事などが入ると，その前後のインタビューを比べて全く意味をなさなくなることもある。地域社会の大きさや文化の違いなどにもよるが，対象となるリーダーのサンプル数は50〜125が適当である。外部からの支援機関は，ニーズやアセッツのアセスメント内容がおもしろいからといって，それを学術論文用のデータとして使おうとしないように気をつけなければならない。地域社会は，たいてい学術論文を重視していない。論文データ収集のために問題解決の活動が遅れてしまったり，大切な時間や資源を余分に使うのは，その地域社会にとって重荷となるからである❶。

● ステップ6：分析，報告，フォローアップ

　このステップは，理想的には地方の後援団体が行うのがよい。必要な技術支援は中央の支援機関から受ければよい。報告は公開集会，マスコミ，報告書の配布を通して公開されるべきである。地域組織やグループは，幅広い優先事項の項目群のなかから，自分たちに最も重要な優先事項を選択するとよい。選択後は小委員会をつくり，優先課題に関して何が自分たちの利益になるのかをその委員会に追求してもらうことが重要である。かつそのために資源を動員させられるような連携チームや別の小委員会を組織することも忘れてはならない。地域社会の努力によって見出された多くのニーズのなかから優先事項を決めていく基準と手順は，既存の文献に示されている。次の3つの章のなかで，この基準については詳しくふれる[66]。

5）その他のアセスメントの方法

(1)ノミナル・グループ・プロセス

　ノミナル・グループ・プロセスは地域社会が抱えている問題を地域社会がどのように認識しているかを調べる方法である。地域社会のなかには声が大きい人や，権力を振り回したがる人がいる[67]。その結果，意見の偏りが出てくる。これをいかに克服していくのか？　ノミナル・グループ・プロセスは，多くの企画会議で見られる社会的な力のしのぎあいから生まれるひずみをなくすために考えられた，一連の小グループ活動からなる手法である。問題点を特定し，優先度をつけるのがこの方法の目的である。決して，問題解決をめざしているわけではない。

　この方法が有効なのは以下のような場合である。力関係が均等でなかったり，専門性の異なるメンバーからなる小グループで，アイデアを引き出したり，メンバーに対等に参加してもらいたいとき。あるいは出て

著者注

❶ **地方分権下での企画モデル**

　CDCは，地方分権下での企画モデルに関する財団の経験に関するレビューを行った。その結果，地域社会におけるHIV感染予防計画への地方分権化アプローチの成功が期待できるのは，情報収集の仕事と意思決定の仕事をはっきりと分けたときである，という結論を出している。情報収集の仕事は中央で調整をとったほうがよい。そして，標準的なデータ収集の方法やプロトコールを提供するのである。

　一方，意思決定は地方でなされたほうがよい［文献357］。この指摘はRobert Wood Johnson財団の「Fighting Back（やり返せ）」プログラム（地域の麻薬予防対策）で大きな争点となった。そこでは，過去の研究に基づく，ベスト・プラクティスなどにかまうことなく，専門的な支援の提供者が，地域社会で独自の介入策を開発できるように，かなりの自治活動を対象地域の住民に任せきったのである［文献671，722］。

きたアイデアや問題点の重要度をランク付けするとき，などである。

GilmoreとCampbellは，保健ニーズアセスメントに特化してこの方法を用いる場合の詳細な方法を段階別に説明している[68]。Precede-Proceedモデルや参加型研究への適用例については文献を参照されたい[69]。

(2) デルファイ法

デルファイ法は社会アセスメントに有用である。特に個人面談を実施できない場合に有用である。デルファイ法の開発を最もよく手がけたのはLinstoneとTuroffである[70]。この方法では，まず一連の質問紙を少数の専門家やオピニオン・リーダー，その他の情報提供者に郵送する。次いで，集まってきた回答内容に基づき，再度推測や判断の必要な項目の絞り込みを行い，再度質問項目を作成する。この繰り返しによってコンセンサスを得るプロセスが活性化され，参加者が合意できる項目も最終的に決まってくる。

デルファイ法にはいくつかの利点がある。第1に，回答者同士が強制的に対面させられることなく，さまざまな意見の対立が企画者によってうまく調整させられるという点である。第2に，企画者は，当面問題となっている課題について知らされている多彩な対象集団の代表者と，遠く離れていても接触できるということである。第3に，安いコストで比較的大人数のデータを管理できることである。もっとも，30人以上の回答者に答えてもらっても，結果に大差は出ないことが多いが。第4に，デルファイ法実施中，参加者の匿名性は保たれる。そのため回答内容が集団同士で同調したり，相互に感化し合ったり，政治的力関係に影響を受けるということはない。

Gilmoreらは，保健プログラムの社会アセスメントにデルファイ法を用いる際の手順を詳しく述べている。文献を参照されたい[71]。

(3) フォーカス・グループ

近年，フォーカス・グループは最も人気のある質的インタビュー戦略となってきた。社会科学や行動科学から実用的な企業活動にも用いられている。フォーカス・グループに要する時間は1時間から1時間半である。参加人数は8〜12人と少ない。

大事なのは，地域社会代表者や議論のテーマに関心をもっている対象グループの代表者を参加者として募ることである。フォーカス・グループは，ここちよい，形式張らないセッションからなる。熟練したモデレーターが参加者をうまく導き，参加者が特定のトピックや製品についての考えをうまく述べられるようにしていく。フォーカス・グループは研究のためにも用いられる。企画者に役立つような研究である。そこでは，与えられたプログラムの内容，伝達，アピールの仕方がどうあるべきかを集中的に検討する。

しかしこの方法は柔軟な方法である。健康問題を抱えた人が，そのこ

とによってどのような社会的問題を抱えることになってしまったのか，ということについて話し合ってもよい[J]。

　最近の文献によれば，Precede-Proceedモデルのなかで使われているフォーカス・グループも，プログラムの企画の際にそのように使われている。例えば，囊胞性線維症患児の家族とのフォーカス・グループ[72]がそうである。黒人女性の乳がんに関する研究結果もある[73]。カナダやブラジルの都会に住む思春期の栄養問題やベトナム人の母親の栄養問題[74]もある。Airhihenbuwaはこのアプローチを用いて一連の研究を行った。黒人労働者の栄養，運動，休養に関する認識に関する研究である。そしてPrecede-Proceedモデルを発展させたPEN3という文化的にも感性の強いプログラムの企画方法を改善させた[75]。KruegerとCaseyはフォーカス・グループ実施のために，実用的な段階的ガイドを作成している[76]。

(4)街頭インタビュー

　街頭インタビューには，これまで紹介してきた方法よりすぐれている部分がある。比較的効率よく，より多くの人たちからの情報を集めることができる，という点である。よく用いられる場所は人通りが多いところ，例えばショッピング・モール，教会，各種の地域内でのイベント会場などである。通常接触が難しい対象グループから，安いコストで情報を集められるという利点もある。

　街頭インタビューでは，まずは該当しそうな人を呼び止める。次に，インタビューを受けてくれるかどうかを聞く。そしてスクリーニング用の質問をする。アセスメントのための対象者としてふさわしい基準を満たしているか否かをチェックするためである。もし基準に達していれば，ショッピング・モールのなかなどのインタビュー用の静かな場所に一緒にきてもらい，回答者として一連の質問に答えてもらう。

　街頭インタビューの回答者は，おそらく統計学的には全対象集団を代表していない。しかしサンプル・サイズはフォーカス・グループやイン・デプス・インタビュー（徹底インタビュー）の数よりもずっと大きい。フォーカス・グループやイン・デプス・インタビューと異なり，街頭インタビューに用いられる質問票は，緻密に構成された多岐選択肢型とする。自由記載形式はとらない。自由記載式の質問にすると回答者は何とでも自由に答えられる。これは最低限さけたい。それを始めてしまうと記録するのに時間がかかりすぎるからである。どの研究にも言えることだが，質問票は本番で使う前に予めテストしておくべきである。

　Precede-Proceedモデルに，商店街での街頭インタビューとフォーカス・グループを用いてデータを収集した事例がある。なかでも「5-a-day」全国栄養キャンペーンはよくできた事例である[77]。

(5)サーベイ

　保健専門職はもちろん，その他の専門職も，住民の信念，認識，知

著者注

[J]フォーカス・グループ

　フォーカス・グループを用いたニーズアセスメントの例に関してはボックス2-3を参照。介入の可能性についての話し合いにこの方法を用いた例として［文献178, 952］。

　介入方法の有効性を主観的に調べるための方法については［文献60］参照。この文献のなかにフォーカス・グループも含まれている。しかしながら，本章でこの方法を使いたいのは，むしろ，ニーズアセスメントや，基本的な社会問題やQOLに関するデータ収集のためである。社会アセスメントの段階でフォーカス・グループによって得られる結果は，教育/エコロジカル・アセスメントにおける準備要因として後にとりあげることになるかもしれない。

識，態度については，深く理解しておいたほうがよい。ところがこれらの情報源である社会指標と保健関連の報告書類（各種の登録書類とかサービス・レポートとか）との間にはギャップがある。そのギャップを埋めるのがサーベイである。

　サーベイの質はいくつかの要因によって決定される。まずは，サーベイに用いた測定方法の妥当性と信頼性である。その方法は，測るべきものを一貫してうまく測っているのか？　次いで，サンプルは全体を代表しているのか？　得られた結果を地域全体に一般化してよいのか？　それとも，ある特定のグループのなかだけに，その結果は使えるのか？

　最後にサーベイの進め方である。すなわち，すべての回答者は全く同じように質問を受け，かつ回答も同じようにコード化されたのか？　地域社会を基盤とした参加型のサーベイの進め方について書いたテキストはいくつかあるので参照されたい[78]。

　Precede-Proceed モデルのなかでサーベイを用いて社会アセスメントを行った事例は，以下に示すようにいくつかある。

- テキサスのエル・パソで実施したアセスメント。ヒスパニックとヒスパニック以外の白人との間で，腸の機能不全と QOL との関係について調べたもの[79]。
- 職域におけるヘルスプロモーション・疾病予防プログラムの企画に先立ってなされた，雇用者とマネジャーへの職場でのサーベイ[80]。
- テキサス，ヒューストンで表彰されたプロジェクト。思春期の囊胞性線維症患者と家族に，暮らしぶりについてのサーベイとフォーカス・グループを実施したもので，結果としてプログラムの普及にも貢献した[81]。
- ブリティッシュ・コロンビアの8病院のスタッフ・ナースと開業小児科医へのサーベイ。テーマはヘルスプロモーションと疾病予防に関するカウンセリングをどのように認識しているかについてである。聞いた内容は以下のとおり。彼らの専門家としての役割は何か？　またその役割を果たす上で役に立つ病院や開業医院のアセッツ，資源は何か？　これらの機関のニーズは何か？[82]
- ブラジル，アマゾンのマナウスの思春期児童やノースカロライナの田舎に住む貧しい黒人の栄養状態についての，社会的・経済的要因サーベイ[83]。
- 米国とカナダ政府による Precede-Proceed モデルの適用。全国ヘルスプロモーション・サーベイにおいて，通常の健康状態やリスク・ファクターを超えた測定項目を追加した[84]。

(6)公開データの活用

　主観的ニーズや主観的問題点に関するデータは思った以上に容易に入手できる。例えば，放送メディアはこの種のデータを豊富にもっている。それなのに，あまり使われていないことが多い。米国連邦コミュニ

ケーション委員会は，テレビやラジオ放送局が定期的に地域のニーズや問題点を明らかにし，問題点を公共サービス・プログラムとして提供するように求めている。印刷媒体，ラジオ，テレビ関係者からなるグループは，大学や財団と連携し，定期的に世論調査を実施している。マスコミ・サービスの対象地域に住む人々のニーズや問題点を調べるためである[85]。依頼すれば，たいていの組織は情報を提供してくれる。例外としては，財産価値のある情報でまだ公にしていない場合がある。競合関係にある組織が，その情報を逆手にとって優位に立とうとする可能性がある場合も例外である。

6. 社会アセスメントと状況分析データを用いた企画プロセスのマッピング

　本章全体を通して，参加を得ることがどれだけ重要かを示してきた。多彩な情報を調べるプロセスに参加することによって，専門家と一般住民は，双方のニーズ感覚の違いをよく理解し合うことができる。情報の質，真偽，量がどのようなものであれ，肝心なことはそれをいかに使うかである。集めたデータをうまく使いこなせるよう，以下にそのガイドラインを示す。

①参加はデータ解釈のときにこそ重要である

　地域住民はデータ収集，分析，解釈のいずれにも参加できる。しかしながら，地域社会のボランティアにとって，すべてに参加するというのはかなりの重荷となる。実践家にとってもデータ収集や分析のために時間をさくのは容易なことではない。

　では，参加が必須のときとはいつなのか？　それは結果の解釈のときである。解釈によって参加の果実を噛みしめるのである。それは効果的な企画にも活かされていく。参加者自身の抱える問題点やアセッツについて，地域社会のなかから産み出されたデータの解釈である。参加者自身によるデータ理解や把握がなされることによって，プログラムの企画プロセスは一段と栄えあるものとなる。より適切な活動と評価され，信用も増す。地域住民の受容が進み，オーナーシップも高まる[86]。

　しかしながら住民がデータ解釈に興味を示すのは，データが住民にとって重要と思えるときだけであろう。しかも，前もって質問項目の作成に関わったかとか，最も重要なデータ情報源の一部に核心をつくような関わり方をしたとか，そういうことの有無が重要な要因となってくるのである。

②目的に焦点を定めること

　テーマは何であれ，データ収集の責任を担う者はだれでも2つの問いを繰り返し，また答えられるようでなくてはいけない。「なぜこの情報が必要なのか？」「それをいかに使うのか？」という問いである。社会ア

セスメントの目的は以下の点に関する洞察力を高めることである。
a）ある特定の集団のなかにある，究極の価値観と主観的ニーズとは何なのか？
b）ある集団の内部にある人的，物的アセッツのうち，保健プログラムや戦略をサポートしてくれるものは何なのか？

第3の目的は状況分析と関係している。プログラムの企画プロセスの先行きを予想することである。プログラムの企画や実施が，組織的，政策的障害によって邪魔されるようなことがないかどうか，ということである。

企画の際は，必要かつ使えるデータだけを集めたほうがよい。分析がはるかに効率的で楽になるからである。余分なデータを集めないということは今後の企画段階でいっそう重要になってくる。早いうちに効率的なアクションを起こし，成果を手にして企画の負担感を減らすためにも，それは重要である。

③関連を見出すこと

社会科学者はデータ・ソースのトライアンギュレーション❿という分析方法をとる。トライアンギュレーションとは，行き場所を定めるナビゲーションやサーベイにも用いられる言葉である。地図上である場所を探そうとする。目印となる情報が1つしかないと（例えば緯度だけ），その線上を行き来することしかできない。それが2つになると，両方の方向が重なる部分を見つけることによって，探したい場所を特定できる。

ここでひとつ提案したい。社会アセスメントと状況分析の段階で得られる情報を，後に続くアセスメントの段階と関連をもたせるのである。それによって，企画の次の段階で何を追求すればよいのか，あるいは省いてもよい段階があるのではないか，といった方向づけを行うことができるようになる。それはさておき，1つの課題に関する情報を，1つ以上の情報源から集めたデータで確認する，あるいは裏を取ることはきわめて重要である。企画者がたった1つだけの情報をもとに何らかの判断を下したとしたらどうであろう。情報源に間違いがあれば，結局，分析も間違ってしまう。これをデータ・ソースのトライアンギュレーションという。決して無理なことではない。共通課題に対して，いくつかの方法を用いてデータを集めればよい。1つの方法しか使えない場合は，いくつかの対象グループからデータを集めればよいのである[87]。

④テーマを特定し理論や研究との関連を調べる

客観的なデータと主観的ニーズに関する情報が集まったら，それを注意深く検討する。そして，何がQOLの最も大きな障害となっているのか，要因を見出す。客観的な指標のなかには計算できるものもある。頻度，発生率，利用率，頻度分布などである。これらの量的データは，同じ指標を用いた過去のデータとの比較によって問題点の動向や変化を確かめることができる。

訳者注

❿**トライアンギュレーション**
triangulation，日本語では「三角測量」。カタカナのままで用いられることが多い。1つだけの方法には欠陥がありがちなので，2つ以上の方法を組み合わせて，欠陥を補強しようとする試み。ただし，方向性もなく，やみくもにも組み合わせるというものではない。

一方，質的データの例としては，自由記載式のインタビューやフォーカス・グループで得られた個人の意見や関心などがある。量的に表現できない質的データは，カテゴリー・スケールとして測定される。その強みはデータのもつ豊かな描写力，深み，洞察力である。自由記載式の質問によって集められた質的データは，たいてい回答内容や繰り返し出てくるテーマをカテゴリー分けしながら分析を進めていく。例えば，Danielらはインタビュー，参加観察，フィールドノーツによって1次情報を収集した。そして，カナダの土着の人々（ブリティッシュ・コロンビアのオカノガン地域在住）を対象に，文化的に受け継がれてきた土着の健康観に配慮しながら，タイプ2のインシュリン非依存性糖尿病の問題がどのように認識されているかを調べた（ボックス2-4を参照）。

⑤信頼感の促進

信頼感に関するこのアドバイスは，参加を促すうえでぜひとも必要なポイントでもある。地域社会の「熱をはかり，脈をとること」は，すべての関係者にとっての意識高揚活動でもある。相互理解によってこそ信頼のきずながができる。企画者だけではない。保健プログラムに参加するすべての組織のメンバーにとっても，他のセクターからの参加者にとっても，あるいは患者，学生，労働者，一般住民にとってもそれは同じである。それゆえ，社会アセスメントプロセス，アセッツのアセスメント，状況分析によって得られた情報の分析結果は，地域住民にわかる言葉で表現されるべきである。地域住民と結果を分かち合うためである。理想的には，地域住民が情報を解釈し，それを多くの住民に配布し，どんなアクションが必要となるかについてコンセンサスを求めるようにしたほうがよい。情報の共有により，地域住民との信頼感を増すことができるようになる。一緒にプログラムや政策，法規，組織の変化，あるいはこれらを組み合わせた活動を企画して実施するという，次の段階の協働関係を築くための信頼感である。いま問題になっている課題に取り組むためにも信頼感の促進は必要である。

社会アセスメントと状況分析という，この重要な段階を進めていくとき，企画者にとっての主要な資源は何か？　それは批判的な観察力，文化的感性，そしてすぐれた専門家としての判断力である。QOLについての最終決定は，入手可能な根拠をもとに，注意深くなされなければならない。住民の思いにもよく配慮することが重要である。特に患者，学生，労働者，そして地域住民。保健プログラムに参加する人たちすべての感情的な要素をないがしろにしてはいけない。

1) 社会アセスメントと状況分析：すでにそれが終わっている場合の対応

社会アセスメントがすでに終わっている状況で，企画の続きを任されることがある（運営責任者や法的機関，意思決定に携わる委員会が，もし途中から企画者が変わったということをわかっていればありがたいの

ボックス 2-4　きわめて異質な文化背景のなかで参加型活動をする際の教訓

　Daniel らは，先住のアボリジニ・コミュニティで問題となってきている糖尿病対策[88]について，Precede-Proceed モデルを用いながら，さまざまなデータ収集や分析を行った。適切と思われる介入策と関連のある理論や根拠も参考にした。

　しかしながら，実際には，あまりうまくはいかなかった。「介入した対象地域の住民はいまひとつ乗ってきてくれなかった。糖尿病予防とコントロールのために最善の介入をしたと思ったのに，個人レベルでも集団レベルでも大きな変化は見られなかった。理論も既存の研究結果も，介入前に行ったインタビュー結果とうまく結びつけられなかった。地域社会を活性化させたり，介入企画に役立てようと思って手に入れた質的情報もあまり役に立たなかった」[89]。

　もれのない十分な評価を行った後に，プロジェクトから得られた教訓は以下のようなものであった。「住民参加はきわめて重要である。まずは参加によって住民が，病気や健康問題以外の問題を優先課題として選択できる柔軟さが必要である。たとえ保健職が健康問題のためにその地域社会にやってきているのだとしても。次に参加を重視した解決策は，文献で論じられている理論や既存の方法だけでなく，それ以外のところにもあるかもしれないと心得ておくべきである」。この研究を基に Mark Daniel は以下のような提言をしている。

- 理論はアボリジニのロジックや文化的概念に統合されるべきである。
- 研究や企画のプロセスに，アボリジニからも積極的に参加してもらうべきである。
- 問題点を特定するためにプログラムには十分な時間をかけるべきである。
- 介入策は実施レベルに応じて変えていくべきである。
- プロジェクト・マネジメントは熱心にしっかりとやること。プログラムの企画プロセスのすべての段階において参加型研究をうまく盛り込むべきである[90]。
- プログラムの質と実施内容はプロセス評価によって検討すべきである。

　最初の2つの提言は本章の主題でもある社会アセスメントや状況分析との関連がある。残りの提言はこのプログラムの限界と関連している。いずれも次章以降で取り扱う内容である。ここで対象としたアボリジニのコミュニティは，科学的理論や研究が積み上げられてきた一般的な西洋文化の状況から，極端にかけ離れているかもしれない。

　しかしこれらの提言は多くの地域社会にもあてはまるのではないだろうか？ ユニークな特徴のある地域社会。特殊な状況下におかれた地域社会。特異な歴史を有する地域社会。注目に値するアセッツのある地域社会。独特な文化を有する地域社会。そしてまた，どんな地域社会でも上に示した1つや2つの特徴を持っているのではないだろうか？　また地域社会の独特な特徴は社会アセスメントでいかなる役割をもちうるであろうか？　地域社会におけるアセッツのアセスメントではどうか？　状況分析では残りの企画プロセスや介入策の採用にあたってはどうか？　そして評価のプロセスにはどのような影響力をもつのであろうか？

であるが……)。社会アセスメントを省かれてしまうこともある。実際,疫学アセスメントが終わっていたり,終わったものとされることもある(3章参照)。重要課題であることがすでにわかっており,テーマが固定されているようなプログラムである。例えば,学校保健,飲酒,さらに麻薬,エイズ。これらがどれだけ社会に危険な影響をもたらすかは,親や一般住民もわかっている。そのほか,国内でも国際的にも,人口・家族計画プログラムは資金をもらっている。財政支援者は,人口過密や問題のある妊娠といった社会の病根をそれによって減らすことができると期待しているからである。

セルフケア・プログラムもまた,マネジド・ケア⓫団体によって広く提供されている。それによって健康が改善されるからだけではない。医療費が削減されることを見込んでいるからである。また病欠が減り,セルフ・エスティームが高まり,健康の自己管理がうまくいくことも期待しているからでもある。一般住民や政策決定者から多大なる支援を受けている多くの保健プログラムは,QOLや社会状態に損害を及ぼす可能性が高いとすでにわかっている健康問題に取り組むことが多い。では,なぜ,そんなときでも社会アセスメントや状況分析にこだわる必要があるのか?

前任者による社会アセスメントが終わってしまった後で,プログラムの企画を引き継いだ場合,企画者は,アセスメントのために前任者によってすでに用いられた情報に慣れ親しみ,その情報を改めて把握し直すべきである。もちろん,そのプログラムが実現可能なものとして,である。社会アセスメントのプロセスを振り返ってレビューすることによって,企画のための重大な情報や方向づけがわかる。さらには,プログラムの最終ゴールへの正確な見通しをもち続けることができるようにもなる。

加えて,まだ取り返しのきくギャップも見えてくることがある。例えば,最終的にプログラムの利益を授かる対象住民の参加がない場合がある。鍵を握っている組織がパートナーとして参加していないこともある。それ以上にありうるのは,前任者から引き継いだ健康問題とQOLや社会状態との関係について,納得のいくデータや前提条件を得るために,これから対象となる集団や地域以外からの情報が必要になる場合である。そんなとき,対象地域と相談しながら,若干の後押しやギャップの補充を他の情報源を用いて行うのはかまわない。それをもとに,前提条件の妥当性を確かめることもあれば,逆に書き直しすることもある。

また,このような見直しによって対象地域が,外部からの情報に含まれている価値観やニーズと,いま自らが関わっている保健プログラムとの間に,共有できる部分があることを知る場合もある。逆に前提条件が無効であるとわかることもある。自分たちの価値観や,優先事項や,主観的ニーズと衝突する場合もある。こういう問題点は企画の初期段階で

訳者注

⓫マネジド・ケア

managed care:管理医療。医療保険の一種。医療費の支給だけでなく,診療の内容にまで介入することがある。無駄な医療費削減を図るためである。

知っておいたほうがよい。そして，プログラムの実施が始まる前に，図2-3に示した3つのサークルの重なり部分が増えるような調整をして，さらなる企画作業をすべきである。

2) 状況分析：近道を通って追跡し，明らかにわかっていることを飛び越えていくために

PRECEDEの途中（第2段階か第3段階）から企画を始めることになったとき，後押しやギャップの補充をするだけでは不十分である。さらに知っておくべきことがある。今後スキップしたり，近道してもよい段階があるとしたら，それはいつなのか，ということである。図2-6の第1段階は，焦点を絞り，最終的に明確なゴールにたどり着くまでを描いている。この第1段階でゴールが定められた後は，第2，第3段階に進む。そして，個々のゴールに対応する原因，その決定要因を見出す。さらに優先事項の設定，目的設定へと，焦点を絞っていく。最終的に焦点が定められ，どのような変化を目指すのかという目的が定まった後は第4段階に入る。この段階では，資源，政策，組織力，法規関連のアセスメントがなされる。ベスト・プラクティスを記載した文献や変化のための理論を参考にすべき段階である。ベスト・プラクティスはプログラム形成にとってよきガイドとなりうるからである。その後，実施と評価の段階に入る。この段階では，Precede段階でつくりあげたベースライ

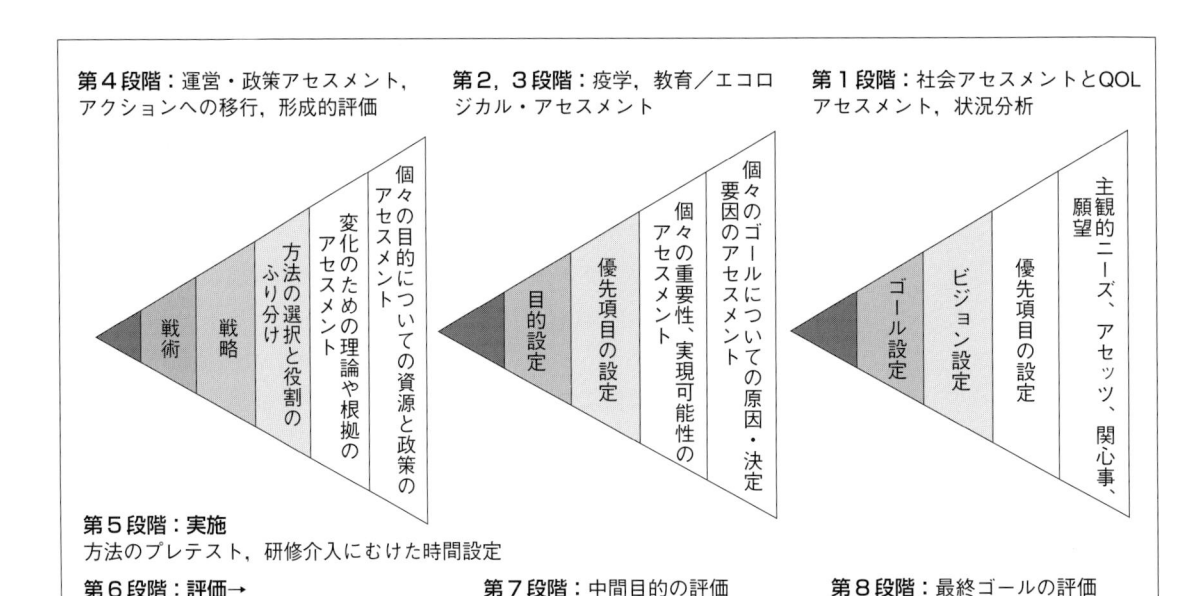

第4段階：運営・政策アセスメント，アクションへの移行，形成的評価
- 戦術
- 戦略
- 方法の選択と役割のふり分け
- 変化のための理論や根拠のアセスメント
- 個々の目的についての資源と政策のアセスメント

第2，3段階：疫学，教育／エコロジカル・アセスメント
- 目的設定
- 優先項目の設定
- 個々の重要性，実現可能性のアセスメント
- 個々のゴールについての原因・決定要因のアセスメント

第1段階：社会アセスメントとQOLアセスメント，状況分析
- ゴール設定
- ビジョン設定
- 優先項目の設定
- 主観的ニーズ、願望、アセッツ、関心事、

第5段階：実施
方法のプレテスト，研修介入にむけた時間設定

第6段階：評価→ 方法の評価　　　**第7段階：中間目的の評価**　　　**第8段階：最終ゴールの評価**

最初の3つの分析レベルはPrecede段階の特徴を示している．企画と形成的評価の段階である．次にくるのが，Proceedの段階である．実施，プロセス評価，成果評価を行う．ゴールが明晰で，根拠も十分であり，同じような集団や状況下で同じ問題に取り組んだ経験が過去にあれば，第2～4段階のいくつかをスキップして，すばやいアクションに移ることも可能である．

図2-6　Precede-Proceedモデルの各段階の要約

6. 社会アセスメントと状況分析データを用いた企画プロセスのマッピング

ン・データ，アセスメント結果，目的を利用しながら，逆向きに分析を進めていく。

　第1段階の状況分析の結果は貯金のようなものである。すでに述べたように，この貯金をもって今後の企画の方向性の見通しがつけられる。学術的な文献と現場の状況にどれだけ慣れ親しんでいるかにもよるが，最も重要なゴールについての社会アセスメントの結論がわかれば，次のステップでどのような問題分析が要求されているかが，すぐに見えてくる。解決策すら見えてくる場合もありうる。というのは，問題によっては，すでに学術文献や専門家の手によってほぼ完璧に分析しつくされている場合があるからである。このように途中の段階を省くための方法をうまくまとめあげるために，図2-7のフローチャート（あるいはアルゴリズム）を用意した。このアルゴリズムには，第1段階の重要ポイントや経路，社会アセスメントや状況分析も，まとめてとりあげている。

　図2-6の第1段階終了後まず問いたいのは，社会アセスメント，アセッツ・アセスメント，状況分析によって，同図の第2段階の焦点となるような特定の健康問題やゴールが指し示されているかどうか，ということである。さらには疫学アセスメントの必要性を感じないくらい明確であるかどうか，ということである。もしそのくらい明確であれば，第2段階はスキップして4章で示すことになる第3段階に進んでよい。こ

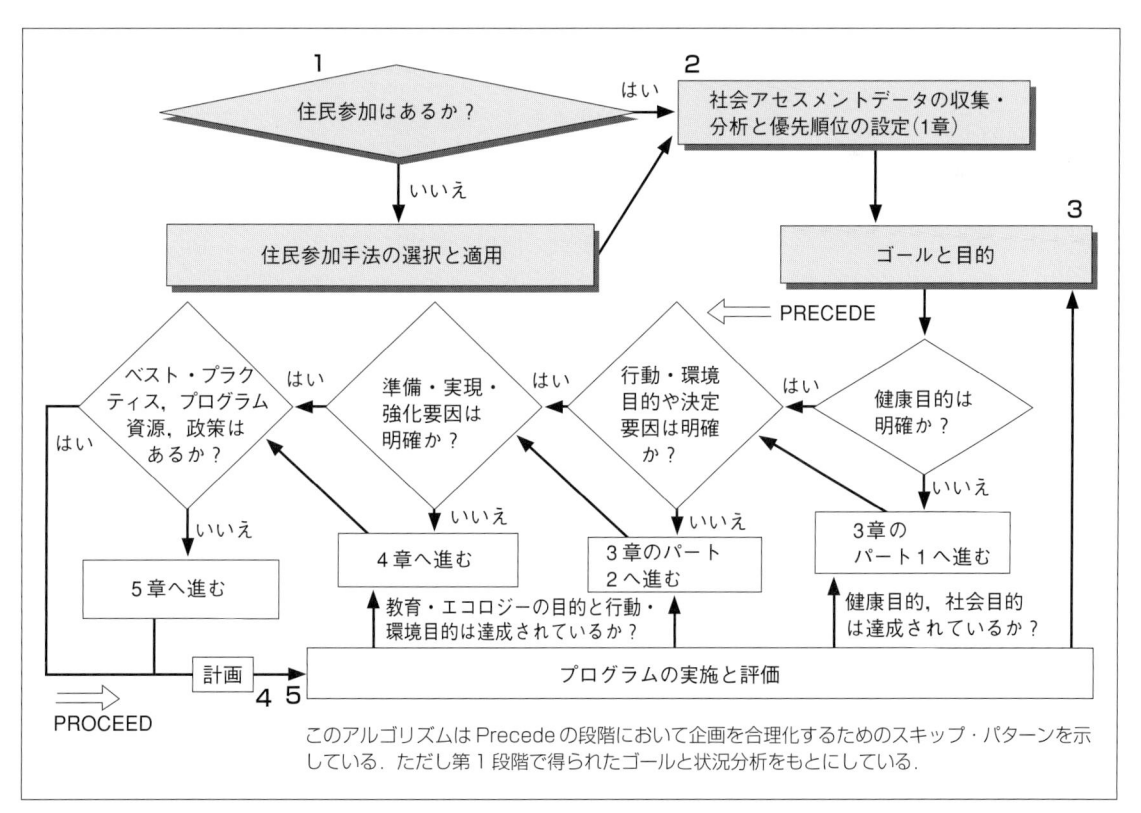

図2-7　Precede-Proceedモデルにおけるスキップ・パターンを示したダイアグラム

の第2段階のスキップは他の段階と比べて，最も可能性の高いものである。というのは，疫学研究は最もよく出版されており，さまざまな地域や人口集団に対する一般性も高いからである。他の第3段階や第4段階のデータや結論には，これほど高い一般性は見られない。

第3段階に入ったところで問いたいのは，明確に定義された健康問題や健康目的の病因として，行動・環境要因がすでによくわかっているかどうかということである。疫学関連の文献で調べれば，簡単にわかるぐらいによくわかっているか，ということである。

マラリアや西ナイル熱❶を例にとってみよう。蚊とその繁殖場所は明らかに環境要因である。蚊にさされないような服を着る。蚊帳を使う。窓やドアに網戸をつける。虫除けのスプレーを使う。水たまりをなくす。これらはマラリアや西ナイル熱の罹患率を減らすための方法として既によく知られている行動要因である。となれば，この健康問題に関しては第3段階の後半部分をスキップしてもよいということになる。ただし，第4段階での焦点をしっかりと定めるために，行動・環境要因分析結果から得られた行動目的や環境目的は明確に記載しておいたほうがよい。ここで得られるデータの客観性や一般性は，次の段階のデータよりはすぐれている。しかし，疫学データに比べるともの足りないものがある。となると，第3段階と4段階をスキップするのは，いささか心配にもなってくる。

企画プロセスにおいて，これらの段階のいずれか1つでもスキップできると，解決策や行動計画をすばやく立てられるようになる。しかしスキップによる逆効果もある。後に評価に使えるような対象地域や集団における実際のベースライン・データをつくりあげることができなくなるかもしれないという点である。また一般性の高い科学的知識を，何とか無理してでも地域社会の状況や集団にあてはめてしまおう，という過ちを冒しかねない。この2番目の過ちは，知識を得るための研究が厳しくコントロールされた状況でなされた場合に生じやすい。実際の現場ではそんなことはありえないからである。

第2段階をスキップして第1段階から直接やってくることもある。あるいは前段階を2つ以上とばすこともあるかもしれない。そしてより混乱に満ち，複雑で，かつ推測も必要な段階に入る。選ばれた行動・環境問題や目的のうち，最も重要な原因や決定要因を知るための段階である。ある特定の行動に関連する強固な理論があるとしよう。また国や州全体の行動・環境要因のリスクの状況が満足のいくものだったとしよう。そのような状況においても，第3段階では対象地域から得られた独自データに重要な価値がある。

理論や他の集団から得られたデータを基にして考えた前提条件の内容が，これから保健計画を進めようとしている対象地域にもまた適切であるということを，住民に納得してもらうのは容易なことではない[91]。住

訳者注

❶**西ナイル熱**

1937年，ウガンダ北西部の西ナイル地区の発熱患者の血液から初めて分離されたため，「西ナイルウイルス」と名づけられたウイルスによる感染症。西ナイルウイルスに感染した蚊を媒介して感染する。米国で流行。日本への輸入が懸念されている。

民はこの段階と次の段階でより疑い深くなってくる。自分の地域社会が他人の地域社会のように見えてくるからである。それもそのはず，ここからは個人差が大きく，異質のものが混ざり合う領域に入っていくからである。信念，態度，認識，スキル，資源，ソーシャル・サポート，文化的規範，といった領域である。この異質性こそが，第3段階と第4段階で理論や根拠の力があいまいとなり，その決定力が弱められる原因でもある。

　第4段階のプログラム分析成功の鍵は第3段階にある。そこで選択した，何をどう変えていくべきかというターゲットが，どれだけ明確かつ妥当であるかによるのである。そのためにも，第3段階をスキップする際には十分すぎるほどの注意を払ってもらいたい。

　最後に，第4段階までくるとちょっとした誘惑にかられる。合理化への誘惑である。既製のパッケージ化されたプログラムを使いたい。商品化されて広告にも出ているような製品を使いたい。何よりも，科学的に妥当であるとされている「ベスト・プラクティス」や「根拠に基づいたプラクティス」を使いたい。そんな誘惑にかられる。そんなときは，どうぞお使いくださいと言いたい。特に最後の選択肢はお勧めである。近年ますますその質は高まっている。広範囲にわたる多種の地域社会やいくつもの活動領域で試され，より確かな根拠に基づくプラクティスが入手できるようになってきている。

　この段階でズバリ意思決定するためのデータや手法は，第3版に比べると，より完璧に整ってきている[92]。ただし，いくつかの問題点もまだ残ってはいる。マッチングとマッピングがまだちょっと甘い。研究のなされた状況とは一致しない現地の状況とか人口集団特性の違いに対してこれらの戦略を使っていく方法はまだ十分に検討されてはいないのである。科学的であるためには，まず，複雑なプログラムのなかに埋め込まれたいくつもの介入のなかから個々の介入を分離しなくてはならない。そうして分離した介入活動は，現場の本当の状況とは異なった，諸条件をコントロールした状況下でテストされなければならない。

7. まとめ

　一般集団や地域住民とともに社会問題や経済問題を見定め，分析すること。さらに地域社会に元々あったアセッツや，重要なQOLへの願望についても同様に関わっていくこと。これらは必須の活動とは言えないかもしれない。しかし，保健プログラム企画にあたって，きわめて価値の高い最初のステップである。健康はそれ自体究極の価値ではない。健康は社会的利益，QOL，組織の最重要事項との関係のなかで，初めて価値をもつ。健康は，健康目的とより説得力のある社会目的との関係が密接であるとわかったときその重要性を増す。健康プログラムを支援し

なくてはならない者にとっても，プログラムへの参加者にとってもそれは同様である。

本章では，一連の踏むべきステップやさまざまな戦略，技術を系統的に紹介した。いずれも企画者が社会問題や主観的QOLについての情報を収集し，分析するためのものである。また実現可能な，最大限の参加を促し，地域社会のアセッツを動員させるためのものでもある。

社会アセスメント（保健プログラム企画の第1段階）の目的は以下のように要約できる。

1）地域住民を社会アセスメントプロセスの積極的なパートナーとして巻き込んでいくこと。
2）対象集団にとって何が究極の価値なのか，またQOLや生活状態のどのような点に主観的に深い関心をもっているのかを把握すること。
3）主観的に関心をもっていることに関し，既存データやサーベイ，インタビュー，フォーカス・グループからの新しいデータを用い，より確かな根拠で裏づけること。
4）社会的な関心事や究極の価値が，いかに健康問題についての意識を高め，その問題と取り組む動機をも高めるものであるかを，実際に示して見せること。
5）地域社会のもつ実行能力とアセッツのアセスメントを行うこと。
6）高い優先度で選ばれた課題について，なぜそれが選ばれたのか，理論的根拠をはっきり示すこと。
7）社会アセスメントによって得られた結果と理論的根拠を，プログラムの評価指標の1つとして用いること。

社会アセスメントにおいては，文献から得られる情報の分析も行う。さらに，この後にくるいくつかの企画段階をスキップするのに役立てられる状況分析もできる。いくつかの企画の段階をジャンプする場合の道筋もアルゴリズムのなかに示した。しかし，好都合であるということがアクションの質や効果の低下につながることもある。場合によっては，結果において不平等な状況が生まれることもありうる。この後に続く一連のアセスメントの段階を省略する場合，都合の良さと質のバランスには十分気をつけなくてはならない。

8. 演習

1）第1章の演習3で選んだ対象集団のメンバーの主観的QOL，資源やアセッツを知るために，メンバーの参加を得るための（あるいは得た）方法を3つあげなさい🅚。次に，上で選択した方法がいかに実現性があり，適切であるかについて述べなさい。
2）社会問題やQOL，資源，アセッツについて演習1）で集めた主観的データを，客観的データを用いてどのようにトライアンギュレートし

著者注

🅚 **演習**
　この演習は学生や現場の保健従事者が実際に使える集団のデータを用いてやったほうがよい。その集団のメンバーや集団へのサービス提供者とよく打ち合わせをすること。ただし，それが難しい場合は，自分とは関係のない集団のデータを用いてもよい。国勢調査，人口動態統計，サーベイ，その他の情報源からのデータが，ウェブサイトから手に入るはずである。

たか，あるいは立証したか（あるいはそうしようと思ったか）について述べなさい。

3）QOL アセスメントの1つとして，実際のデータあるいは仮説データを示し，自分が選んだ社会問題，経済問題，あるいは健康問題が，いかにプログラムの最優先課題となりうるかについて述べなさい。

4）1章の Precede-Proceed モデルの図を用い，想定される因果関係の連鎖図をロジックモデルの一種として描きなさい。また複数存在する重要原因1つひとつについて，それを解決するための目的を描きなさい。それによって企画への理解を深め，企画の次の段階に何がくるべきかを特定しなさい[93]。

●注と文献（エンドノート）
1) 健康の社会的決定要因［文献 194：p.1266］。健康の社会的決定要因に関するレビュー，分析，コメンタリー［文献 93, 112, 686, 735, 1080］。
2) 地域社会連合［文献 113, 116, 210, 266, 521, 647, 913, 945, 1427, 1447, 1764］。Butterfoss と Kegler が，『Emerging theories in health promotion practice and research』というテキストの第8章に書いた内容の多くは，Wolff の文献に基づいている［文献 1764］。地域社会連合の形成，構造，プロセスに関する7つ理論的コンストラクト，さらに，地域社会連合の介入とその結果に関する7つのコンストラクトが紹介されている。これらの研究を基に，Butterfoss と Kegler は，地域社会連合の理論モデルを定式化するために23の命題を導いた。
3) ソーシャル・キャピタル［文献 744, 912, 915, 1351］。
4) 社会問題や QOL と健康との相補的な関係について［文献 244, 1352, ならびに，ウェブサイト http://www.isqols.org/］。
5) ヘルスプロモーションのためのオタワ憲章「健康は生活のための資源である」：第1回世界ヘルスプロモーション会議［文献 498, 914］。健康的なリスがどのように見えるかのたとえ［文献 856］。そのたとえがいかに一般集団に適用できるか？［ウェブサイト http://www.lgreen.net］。
6) 機能的な力を有するものとしての健康の定義［文献 946, 947］。
7) 健康の社会学的定義［文献 1291］。社会保健(social health)に関する議論［文献 1079］。
8) 健康を超えた成果についての雇用者の基準［文献 1302］。
9) 個人や一般集団の一部の人々のもつ究極的な価値観を配慮したコミュニケーションについて［文献 1187］。
10) 人生における最大の喜びとしての究極の価値：「人々が価値を置き，楽しめるもの」は，Valued Life Activities(VLA) Index などのツールによって測定できる［文献 835］。STAR-LITE scale というのもある［文献 Wilshire BL, Kreuter MW, Kunyosying A, Brennan LK, Scharff DP, Caburnay CA, Mlady VL. (1997). "Development of the STARLITE personal interest scale: a preliminary validation study," (Presented at 1997 American Public Health Association Annual Meeting, Indianapolis, IN).］。
11) 一般集団の究極の価値と QOL を調べるための参加型研究［文献 679, 1139, ならびに，Olden K, Guthrie J, Newton SA. (2001). A bold new direction for environmental health research. American Journal of Public Health 91: 1964-1967.］。コミュニティ・アセスメントとコミュニティ開発のための参加型研究に関してインターネット上で手に入る情報［ウェブサイト http://www.goshen.edu/soan/soan96p.htm］。
12) Kaiser 家族財団の社会踏査法［文献 208］。一般集団の視点に立った臨床サービスをするための地域志向型プライマリ・ケア(COPC)。ミシシッピー・デルタ地域における COPC プロジェクトは別の財団から資金を得ている［ウェブサイト http://www.dhep.astate.edu/］。COPC アプローチが南アフリカからミシシッピー・デルタへ適用されるようになった経緯［文献 555］。
13) 個人の健康と直接関連のある QOL の測定［文献 1000, 1700, ならびに，Fryback DG, Lawrence WF, Martin PA, Klein R, Klein BE. (1997). "Predicting quality of well-being scores from the SF-36: results from the Beaver Dam Health Outcomes Study," Medical Decision Making 17: 1-9.］。社会アセスメントや Precede-Proceed モデル研究のなかで使われた QOL 尺度の例：［文献 79, 322, 1086］。Fries と Crapo(1981)は「compression of

morbidity」という概念を初めてつくりあげた。年数を生命に足すのではなく生命に年数を加えるという概念である。この概念は，患者教育のなかで，Precede-Proceed モデルや他の理論を用いて議論されている［文献 1338］。米国で最も幅広く使われている HRQOL 尺度は，CDC が開発したものである［2 章末の「注と文献（エンドノート）」の 17）参照］。

14) 痛みのマネジメントに関する QOL 尺度［文献 998］。
15) 機能的障害に関する QOL 尺度［文献 718, 836］。
16) 余暇活動に関する QOL 尺度［文献 1316］。
17) 精神保健に関する QOL 尺度：カナダと米国の見解の比較［文献 787］。ヨーロッパにおける健康と直接関連のある QOL 尺度と環境尺度［ウェブサイト http://europa.eu.int/comm/research/quality-of-life/ka4/index_en.html］。
    一般集団における「機能的な」身体的，精神的健康レベルの測定［文献 195］。
    失業率と健康に関連したエコロジカル尺度との相関［文献 853］。
    BRFSS で用いられている健康と直接関連のある QOL 尺度その他の尺度，それが使われた年，それらが選択質問か，必須の質問か［ウェブサイト http://apps.nccd.cdc.gov/BRFSSQuest/］。CDC のウェブサイトには 15 の健康と直接関連のある QOL 尺度が紹介されている。1995 年以来，さまざまな州の BRFSS として実際に用いられた尺度である。CDC-BRFSS の QOL 尺度の他の応用例［文献 Ahluwalia IB, Holtzman D, Mack KA & Mokdad A. (2003). Health-related quality of life among women of reproductive age: Behavioral Risk Factor Surveillance System (BRFSS), 1998-2001. Journal of Womens Health, 12, 5-10. ならびに, Mili F, Helmick CG & Moriarty DG. (2003). Health related quality of life among adults reporting arthritis: analysis of data from the Behavioral Risk Factor Surveillance System, US, 1996-1999. Journal of Rheumatology, 30, 160-166. ならびに, Moriarty DG, Zack MM, & Kobau R. (2003). The Centers for Disease Control and Prevention's Healthy Days Measures-Population tracking of perceived physical and mental health over time. Health Quality of Life Outcomes, 2, 1(1):37.］。
18) SF-36 における医学的尺度以外の尺度の測定結果［文献 899, 1045］。
19) 技術的支援に関する文献［文献 283, 1133, 1727］。保健分野における参加型アプローチの古典的文献［文献 1151, 1227, 1563］。
20) 途上国や貧しい地域における参加型研究［文献 426, 661, 650, 1139］。インドでこの原則を用いてなされたプロジェクトの事例［ウェブサイト http://www.unescap.org/rural/bestprac/gyandoot.htm］。途上国における農村開発のその他の側面を紹介している類似プロジェクト［ウェブサイト http://www.unescap.org/rural/bestprac/index.htm］。
21) 保健プログラムの企画への参加によって，この認識を考慮に入れることに関する歴史について。また国際的なとらえ方の相違点［文献 631］。参加の学術的理論について書いた論文参照。この考え方は地域社会連合という新しい形となって実際に使われるようになってきた。保健分野の財団などは，企画プロセスにおいて，多様性のある見解や認識を取り込むように要求することがある。それに応えるときにこの考え方を取り込むのである［文献 210］。
22) Freire［文献 535］。
    PRCEDE，成人教育と Freire のアプローチの比較［文献 1060］。Marsick によれば，「PRECEDE は専門家による合理的見解に立ったアプローチである。狭義に解釈すれば，PRECEDE は問題設定の際，対象者や地域リーダーと相談しながら，問題を専門的に正確に診断することを強調している。しかし，主要目的は，最善の専門的な解決策を得るためにその問題についてよく議論したほうがよいということである」(p.19)。これに対して私たちの見解はこうである。最善の専門的解決策は，地域住民の主観的ニーズと取り組んだものである，と。
    健康分野に対する Freire の概念の適用［文献 1134, 1137, 1676］。
23) Freire［文献 535］。コミュニティ研究に関する対照的，矛盾的，かつパラドキシカルな見解について［文献 1676, ならびに, Baum FE, Bush RA, Modra CC, et al. (2000). Epidemiology of participation: An Australian community study. Journal of Epidemiology & Community Health, 54, 414-423. ならびに, Parker EA, Lichtenstein RL, Schulz AJ, et al. (2001). Disentangling measures of individual perceptions of community social dynamics: results of a community survey. Health Education & Behavior, 28, 462-486］。その違いは地域社会内での参加のレベル，社会経済学的相違点，固有の文化，経済的ニーズやインフラ面でのニーズとか地域住民の実行能力などによる。
24) タバコ会社との調停という 1 つの共通目標をめぐって，異なる文化的背景をもった専門家や代弁者が対立した見解をもって，政策変更のための計画や戦略をいかに攻撃し合

えるものなのか：その詳細についてよくわかる解説がなされているのが［文献1307, 1471］。部分的にではあるが，Precede-Proceedモデルを用いた文化のアセスメントのフレームワーク［文献805］。

25) 有権者による保健政策の支持率を高めるためのメディアの重要な役割［文献39, 135, 261, 683, 1099, 1131, 1553, 1566, 1674］。米国各所におけるメディア機関の場所［ウェブサイト http://capwiz.com/astho/dbq/media/］。

26) 意思決定に関する市町村レベルだけでなく中央レベルからも参加することの重要性［文献659, 689, 1506］。健康格差解消のための州，市町村からのアクションとして手本になるような事例［文献1191］。

27) 国，州，市町村の機関間に見られる緊張感：中央事務所と地方の現地職員の間にある緊張感［文献1261，ならびに，Singh S, Rajamani S. (2003). Issues of environmental compliance in developing countries. Water Science and Technology, 47, 301-304.］。

28) 引用：［文献1411］。保健プログラムの企画に関するさまざまな参加形態に関する事例［文献914］。

29) 地域社会の人々の実行能力，地域のアセッツ［文献1094］。地方自治体の保健職全国連盟（NACCHO）によるAssessment Protocol for Excellence in Public Health（APEXPH, 優秀な公衆衛生活動のアセスメント・プロトコール）が1991年にでき，2002年に改訂された。地方自治体の組織としての実行能力のアセスメントと地域保健アセスメントを行いつつ，地方自治体の保健局を導いていくためのものである。APEXPH'98というソフトウェアが6枚セットのCD-ROMで手に入る［ウェブサイト http://www.naccho.org/］。同じサイトにはMobilizing for Action Through Planning and Partnership（MAPP）とProtocol for Assessment of Community Excelence in Environmental Health（PACE-EH）に関する情報もある。いずれもCDC後援による地域保健アセスメント・モデルである。MAPPとPACE-EHは，APEXPHを特別な目的のために適用したものである。Planned Approach to Community Health（PATCH）［ウェブサイト http://www.cdc.gov/nccdphp/patch/］を拡大したもので，その大元になっているのはPrecedeモデルである。同じ頃PRECEDEはPRECEDE-PROCEEDに進展した。その基盤になったのがPATCHの経験とKaiser家族財団による地域ニーズとアセッツのアセスメントのための社会踏査法の適用経験，さらにそれに引き続くさまざまなアセスメントや企画モデルや手法の使用経験であった。PRECEDE-PROCEEDにおけるアセスメントの手順の多くは，ソフトウェア・パッケージにも含まれている。マニュアルもある。Expert Methods of Planning and Organizing Within Everyone's Reach（EMPOWER）というソフトウェアである［文献Gold RS & Atkinson NL.(1999). Chapter 12 in 3rd edition of this book, pp. 470-501. ならびに，Lovato C, Potvin L, Lehoux P, Proulx M, Milligan D, Chiasson M, Tremblay M, Gariepy E, Dingwell G, & Green LW.(2003). Software to assist with program planning : Two community-based cases. Promotion and Education (Jour of the Internat Union of Health Promotion & Education, in press)］。

PRECEDEとPATCHから生まれてきた企画手法を使い，CDCのコミュニティ・グラントは2つのプログラムを支援している。Racial and Ethnic Approaches to Community Health［ウェブサイト http://www.cdc.gov/nccdphp/bb_reach/index.htm］と，毒性廃棄物調査プログラムなどの環境保健問題対策を地域住民と協力して行うAgency for Toxic Substances and Disease Registry's Guidance［ウェブサイト http://www.phppo.cdc.gov/phtn/envedu/crse-mat.asp］である。

30) 地域・アセッツのギャップ［文献521, 743, 912］。

31) 地域中心の企画対機関中心の企画［文献742］。精神保健分野の事例［文献144］。

32) 機関が作成したアジェンダを地域住民が支持するということは，地域住民がアジェンダをつくりだすということと同じことではない［文献742］。

33) アセッツの特定と開発のためのツールと方法［文献477, 1135, 1193, 1194, 1343, 1493, 1692, 1693］。アセッツ・マッピングに関しては本章の「注と文献（エンドノート）」の29)参照。
さらにノースウェスタン大学政策研究所のAssets Based Community Development Instituteのホームページにはオンライン・ツールもある［ウェブサイト http://www.northwestern.edu/ipr/abcd.html］。

34) エンパワメントとは，より独立できるための自信とスキルを確保すること［文献488, 1137, 1612, 1691, 1808］。実行能力の形成とセルフ・リライアンスを強化するための参加型評価やエンパワメント評価についてのインターネット情報，ソフトウェア，ハンドブック，ガイドなど［ウェブサイト http://www.stanford.edu/~davidf/empowermentevaluation.html］。

35) 地域住民が力を合わせることの有効性［文献72］．
36) 研究から得られた「ベスト・プラクティス」への補足として，デモンストレーションによってベスト・プラクティスを広く紹介することの価値［文献215, 649, 843］．
37) 引用：［文献72］．
38) 住民参加を進めるということは専門家が退いてよいということではない［文献679, 1774］．
39) 従業員の参加の限界を認識すること［文献178］．
40) 雇用者の参加の限界を認識すること［文献952］．
41) 保健ニーズとアセッツ・アセスメントに関する主要文献［文献566, 725, 956, 1107, 1608, ならびに，Petersen, DJ & Alexander GR. (2001). Needs assessment in public health: A practical guide for students and professionals. Middlesex, UK: Kluwer Academic Plenum Publishers.］．
42) ルーチンとして集められたデータを目的に合わせたデータで補強することの必要性［文献742］．
43) 状況分析［文献 Gold, Green & Kreuter (1997)］．
44) ノースカレリア心血管系疾患予防プロジェクト［文献1350, 1659］．ロシアの近隣地域との比較［文献930］．
45) ノースカレリアにおける社会アセスメントと状況分析［文献1348］．
46) 地域の意思決定者と保健従事者のサーベイ［文献 Ibid, p165］．
47) PATCHの評価によればニーズアセスメントに18か月もかかりうること［文献595］．
48) コミュニティ・キャパシティの定義と測定［文献592］．
49) 地域社会連合のアセスメント［文献597］．
50) 地域住民による企画の参加型研究段階における注意点［文献591］．
51) 地域社会がサーベイランス・データをより使えるようになるためのCDCの努力について［文献1369, 1608］．
52) ベスト・プラクティスに関する注意点：ベスト・プラクティスのための研究が実施された地域社会とは別の地域社会にそのプラクティスを適用する際のガイド［文献575, 649］．
53) 過去の研究によって得られたベスト・プラクティスを無視して，独自の解決策をとることへの警告［文献671, 722］．
   CDCがベスト・プラクティスのために発行したガイドラインと提言［ウェブサイト http://www.phppo.cdc.gov/CDCRecommends/AdvSearchV.asp］．このウェブサイトではCDC Recommends: The Prevention Guideline System を提供している．疾病，外傷，障害の予防とコントロールに関してCDCが認めたガイドラインと提言に関する最新情報とこれまでの公文記録が掲載されている．
54) なぜ，ある人は健康なのに，別の人はそうではないのか？［文献457］．
55) コミュニティ・キャパシティとしてのソーシャル・キャピタル［文献196, 744, 912, 1351］．
56) ソーシャル・キャピタルの4つのコンストラクトの尺度［文献912, 1180］．
57) Civic Index：Civic Index のコピーは全国市民リーグから入手できる．住所は以下のとおり．1445 Market Street, Suite 300, Denver, CO 80202．またはオンラインにて［ウェブサイト http://www.ncl.org/publications/descriptions/civic_index_measuring.html］．
58) アセッツ・マッピング［文献1094, 1271］．
   アセッツ・マッピングと他のコミュニティ・アセスメント用ツールに関しては定期的にアップデートされている．地域社会を巻き込んでいくプロセスにおける適用例［ウェブサイト http://www.cdc.gov/phppo/pce/part1.htm］．
   アセッツ・マッピングのより具体的な適用例に関して，DatoとPotterらは2002年に1つ論文を書いている．公衆衛生の人材育成のためのインベントリーとキャパシティ・マップを開発し，トレーニング関連資源も特定し，保健機関がそのなかから選べるように工夫している．
59) コミュニティ・ツールボックス関連資源［文献475］．
60) 社会踏査法［文献1449］．1970年代，この手法はCDCの参加型企画手法のなかに適用された［文献1213］．
61) 社会踏査法のその後の適用例［文献1213, 1214, 1215］．
62) Kaiser家族財団による米国南部諸州での社会踏査法の適用経験は，財団の年次報告書に報告されている［文献846］．本書の第2版と第3版でも取り扱っている［文献667, 670］．Council on Foundations という雑誌にも1つ記事が載っている．
   Williams RM［文献1744］，Butlerら［文献208］，Burdineら［文献195, 196］は，リーダーシップの決め方，その他の社会踏査法の側面をさらに改善している．またより完全な社

会アセスメントのために，QOL 尺度とも組み合わせるようにしている。
Braithwaite ら［文献 166］，Chavis［文献 266］は，同僚と一緒に Kaiser 家族財団の南部諸州での活動に対する専門的支援を行い，その社会踏査法の経験をいまもなお活用している［文献 Mitchell RE, Florin P, & Stevenson JF. (2002). Supporting community-based prevention and health promotion initiatives: developing effective technical assistance systems. Health Education & Behavior, 29, 620-639］。カナダにおける参加型研究へのガイドラインともなっているし，方法論の開発や適用にも大いに役に立っている［文献 643, 1086］。Precede-Proceed モデルの PROCEED の部分を付け加えるときも大いに参考になった。

63) 社会踏査法における社会構造や社会関係に関する問題点についての強調点［文献 Nix (1977)：p.141］。バンクーバー財団［文献 1656］は，コミュニティ・グラント提供の際，社会アセスメントや状況分析のために社会踏査法の変法を採用している。

64) 連合(coalition)の形成と発展［文献 113, 166, 210, 266, 521, 596, 597, 647, 655, 671, 722, 913, 1447, 1764］。

65) Precede-Proceed モデルにおけるリーダーシップ分析［文献 798, 1118, 1603］。とくに学校内でのリーダーシップ［文献 317, 1017］。

66) ニーズが複数あるときの優先度設定の基準と手順［文献 306］。これと同じ方法は，Precede-Proceed モデルの後半に出てくるライフスタイルや環境変化を求めていく際，より好ましい介入方法について優先度設定を行うときにも適用できる［文献 1091］。このモデルを最初に全面適用し，その妥当性について検討した［文献 1697］。Wu［文献 1785］は，このモデルを用い，さまざまなクレームに対する経済分析を行った。保険のクレーム，不正行為についてのクレーム，クレーム−損失比などである。それによって保険会社は，医療関連のクレームを調停する際に優先度設定をしやすくもなるであろう。

67) ノミナルグループ法［文献 374, 390, 1692, ならびに, de Villiers M, Bresick G, Mash B. (2003). The value of small group learning: an evaluation of an innovative CPD programme for primary care medical practitioners. Medical Education, 37, 815-821. ならびに, Pololi LH, Dennis K, Winn GM, Mitchell J. (2003). A needs assessment of medical school faculty: caring for the caretakers. Journal of Continuing Education in the Health Professions, 23, 21-29.］。

68) ノミナルグループ法適用時にとるべきステップについての説明［文献 1078］。

69) PRECEDE の段階や参加型研究におけるノミナルグループ法適用例［文献 7, 661, 1086］。

70) デルファイ法［文献 984］。職場における最近の適用例［文献 472］。

71) デルファイ法の進め方［ウェブサイト http://www.carolla.com/wp-delph.htm］。ここにはデルファイ法を進めるための 10 のステップが示されている。
大学キャンパス内の飲酒予防プログラムのための Precede-Proceed モデルにデルファイ法を適用した例［文献 809］。一方，この方法は専門家重視であり，一般住民の参加を阻んでいるという議論もある。

72) PRECEDE の段階におけるフォーカス・グループの適用：囊胞性繊維症に関して［文献 80, 84］。

73) PRECEDE の段階におけるフォーカス・グループの適用：乳がん，黒人女性に関して［文献 447, 1295, 1605］。

74) PRECEDE の段階におけるフォーカス・グループの適用：都市に住む青年，ベトナム人の母親，保健専門職，その他の集団の栄養関連問題に関して［文献 67, 225, 416, 1142, 1243, 1363, 1364, 1600, ならびに, Morris I, Linnan L & Meador M, (in press). Applying the PRECEDE model to plan a menopause counseling program in a managed care setting. Evidence-based Preventive Medicine.］。

75) 文化的なコンテキスト［文献 11, 12, 13］。Airhihenbuwa は PRECEDE-PROCEED の準備要因，実現要因，強化要因を足場として，保健行動における認識，資源・支援者，かけがえのない他人(significant others)を解釈している。文化的なコンテキストというよりは広い社会的コンテキストのなかで，文化的な解釈や意義づけをしているようにも思える。(Airhihenbuwa 氏との個人的な話し合いによる)。

76) フォーカス・グループの進め方［文献 566, 923］。Mwanga ら(1998)は Tanzania の Magu における統合失調症患者のケース・スタディにおいて，ビデオを用いたフォーカス・グループ・ディスカッションの手順を示している。

77) ［文献 957］。

78) サーベイ［文献 494, 522］。ここで特に注目してほしいのは参加型サーベイによる研究が増えていることである。地域を基盤とした組織の代表者，保健医療サービスの提供者がうまく協働作業を行っている例もある［文献 1473］。

79) 慢性疾患に関する QOL サーベイ［文献 1811］。
80) 職場における保健関連の QOL サーベイ［文献 62, 121, 122, 124］。
81) 嚢胞性線維症に関する QOL サーベイ［文献 80, 84］。
82) 正看護士に関するサーベイ［文献 115, 272］。
83) 栄養関連問題に関するサーベイ［文献 216, 416］。
84) QOL 尺度を取り込んだ連邦保健サーベイ［文献 1408］。BRFSS は CDC の協力を得て，すでに米国 50 州で実施されている。そして電話サーベイのなかに健康と直接関連のある QOL や社会的な保健指標を取り込むようになってきた［文献 244，ウェブサイト http://www.cdc.gov/nccdphp/brfss/］。地域レベルの指標［文献 851］。地域レベルでの尺度［文献 851］。
85) 公共サービスデータ［文献 1193, 1194］。
86) ［文献 517, 1135, 1692，ならびに，Green LW & Mercer SL.（2001）. Participatory research: Can public health researchers and agencies reconcile the push from funding bodies and the pull from communities? American Journal of Public Health 91: 1926-1929.］。
87) データ・トライアンギュレーション［文献 Thorpe K & Loo R.（2003）. Balancing professional and personal satisfaction of nurse managers: current and future perspectives in a changing health care system. Journal of Nursing Management, 11, 321-330．ならびに，Wachtler C & Troein M.（2003）. A hidden curriculum: mapping cultural competency in a medical programme. Medical Education, 37, 861-868.］。PRECEDE への適用例［文献 598, 867, 1697，ならびに，Morris I, Linnan L & Meador M,（in press）. Applying the PRECEDE model to plan a menopause counseling program in a managed care setting. Evidence-based Preventive Medicine.（this is a new journal and the manuscript will be in the first issue-due out October or November, 2003）.］。
88) 対象地域でのアセスメント結果を学術研究文献から得られた根拠や理論とリンクさせること［文献 346］。
89) コミュニティ・アセスメントの結果をプログラム企画の意思決定にうまくリンクできないという点［文献 347］。
90) 企画への参加に関し，理論と「ベスト・プラクティス」文献を使うことに対する教訓［文献 345, 347］。
91) 学術研究による「ベスト・プラクティス」が，自分たちの地域にも使えるのか？という懐疑［文献 649］。
92) 一般集団や地域への「ベスト・プラクティス」適用のための理論と学術的研究は大いに進歩をとげている［文献 83, 495, 696, 1690, 1777, 1778］。近隣地区や地域において「何が有効か」という問いに対する量的データの根拠を得るための代替アプローチ［文献 1469］。
93) Precede-Proceed モデルをつくるための 3 段階アプローチ［文献 1372］。

3章 疫学アセスメントと行動・環境アセスメント

大事なことは，なぜかという問いかけをやめないことである。

—アルバート・アインシュタイン

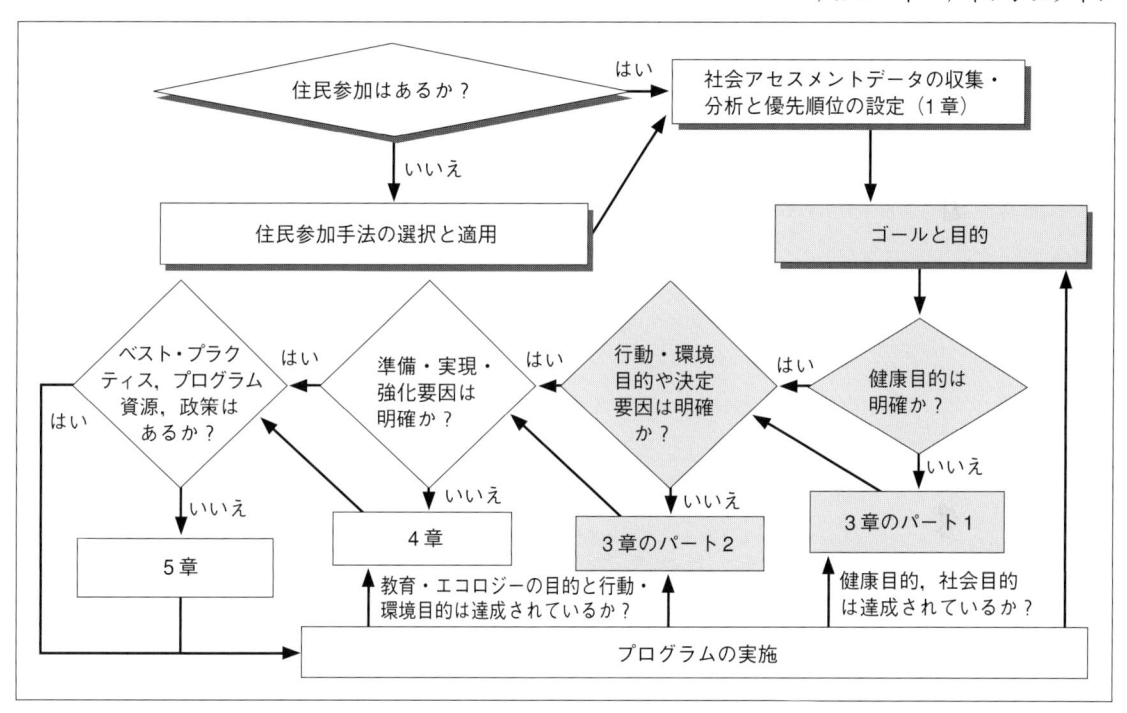

　　QOLと健康状態は相補関係にある。そのことを頭に入れながら，いよいよ分析にとりかかるときがきた。これからは，保健プログラムのなかで何が重要で，何が変えやすいのかに目を向けていく。特に大事なのは以下の3点である。①プログラムの焦点となる健康問題，論点，要望などを特定すること。②最初の作業（社会アセスメント）で特定された優先健康課題に，最も強い影響を及ぼしうる行動・環境要因を明らかにすること。③優先課題や要因を測定可能な目的に変換していくこと。

　　Precede-Proceedモデルのこの段階を，「疫学アセスメント」の段階と称する。なぜなら，問題解決のための疫学の原則は，これから分析作業を進めていく上で確固とした基盤となるからである。

1. 疫学による一般集団への健康づくりアプローチ

1）根拠はどこにあるのか？

　保健プログラムを実施するのは，健康改善の目標を達成するためである．その際必要になるのは情報であるけれども，十分整っていないことがよくある．しかし，不十分であったとしても，状況やコンテキストに情報がうまくマッチすると，必要な活動を開始できることもある．1つ具体例をとりあげて，これを説明してみたい．1999年，全国慢性疾患予防会議の総会開催時のことである．CDCの慢性疾患予防・ヘルスプロモーション・センターの栄養運動課・課長 Dr. William Dietz は，米国における肥満の流行についての発表を行った．

　会議開始前，CDCの共同研究者と一緒に Dr. Dietz はパワーポイント・スライドを用意した．1985〜1997年の間に，ボディ・マス・インデックス（BMI）[1]が30以上の人口割合が州別にどれだけ変化したか，という内容のものである．スライドに示したデータの基礎となったのは，州別の年次肥満存在率である．データは行動リスクファクター・サーベイランス・システム（BRFSS）から入手した．スライドを示す前に，Dr. Dietz は参加者に BMI とは何かを説明した．身長と体重データから計算される指標であること，世界的に用いられていること，体重を基に健康リスクを正確に知る指標であること，まずは過体重という指標があり，それが進むと肥満になることなどである．BMI の値が高くなればなるほど，より多くの健康問題を抱えることになることも示した．説明が終わり，スライド・ショーが始まった．最初のスライドは「米国成人の過体重（肥満）の存在率」についてであった（BRFSS, 1985）．画面に出てきたのは米国の地図である．アラスカとハワイも含まれている．地図の下には色別のコードが示されている．BMI が30以上の人口割合を示すためのものである．黄色の州は存在率が10％以下．緑は10〜15％．15％以上の州は青である．白いままの州は，その年の肥満データがなかったことを示している．

　最初のスライドでは，青マークの州は皆無であった．7州が緑．12州が黄色．残りの31州が白であった．次のスライドは1986年のものである．黄色の州が16に増えた．緑と青は前年と一緒である．1991年，黄色の州が9に減った．一方，36州が緑，4州が青となった．コンピュータがクリックされ，スライドが次々と変わっていく．同時に青が国全体に増えていく．少しずつではあるが，確実に増えていくのである．そして1997年になった．黄色 0，白も 0 である．36州が青，14州が緑という結果であった．BRFSS からの12年間にわたる肥満データは，それ自体，1つの物語を語っていた．スライドを見せるだけで，何の説明もいらなかった．

　その総会に参加するまで，保健専門職のなかには，肥満がこんなにも

訳者注

[1] ボディ・マス・インデックス（BMI）
　BMI ＝体重（kg）÷身長（m）^{2}
　BMI が高くなると生活習慣病にかかりやすくなる．

1. 疫学による一般集団への健康づくりアプローチ

流行していたとは思いもよらなかった人たちがいたはずである。しかし，間違いようのない疫学データが示され，今や，肥満の流行は誰の目にも明らかとなった。

以後，疫学データは改訂された。新しい指標として，BMIが30以上の成人が20%を占める場合を赤とするようにもなった。改訂したのは，肥満の流行が米国だけでなく，世界規模で，しかもさまざまな領域で増えていることがわかってきたからである。1999年，米国議会歳出委員会ヒアリングの際，当時CDC長官であったJeffrey Koplan博士が話したときも，聞き手は異なるものの，上の総会と同じ主旨のことが主張された❶。さて，総会のときのスライドに戻りたい。続きはどんなものになるのだろうか？ いつか，スライドを示す順番を逆向きにできたらと思っている。まずは年ごとの目標設定をする。それから肥満の存在率をこれまでとは逆向きに順々に減らしていくのである。

2章では，企画プロセスにおいて，さまざまなステークホルダーの視点を取り込むべきであることを強調した。公衆衛生の専門家は，ステークホルダーの1人として，妥当性と信頼性のある保健データを確保する責任がある。それだけではない。データをうまく示さなくてはならない。データが何を意味しているのかを，全てのステークホルダーが理解し，かつそれに対して自分の意見が言えるようにするためである[1]。

2) 章全体の構成

本章はこれから7つのセクションに分けて進めていく。第1セクションのタイトルは「途中から始めるために」と題した。Precedeモデルが1970年代初期に登場して以来の大きな課題である。既に健康問題が決まっている場合，そこからいかにプログラムをつくっていくか，ということは長年の懸案事項であった。潜在的な社会影響についてわかっている場合はどうなのか？ あるいはわかっていない場合はどうなのか？ これもまた大きな課題であった。このセクションでは，「途中から始めたい」人にとっても，Precede-Proceedモデルの全体像をよく理解しておくことが，いかに重要かを示す。健康問題と社会問題の相補的関係の重要性についても再度強調する。企画プロセスのなかで，健康改善のためのゴールや目的設定を比較するための尺度は，プログラムが進むにつれ，いかに評価の尺度としても用いられるかも示す❷。

第2セクションでは，記述疫学の諸原則や用語についてのレビューを行う。この諸原則や用語には慣れ親しんでおいたほうがよい。まずはデータを振り分けるときに役に立つ。また，他のステークホルダーたちと一緒に，プログラムの焦点となるいくつかの健康問題の優先度を決めるプロセスにおいても，大いに助けになるはずである。第3セクションでは，優先的な健康問題を特定するためのステップを示す。さらに特定した健康問題の解決に向けたプログラムのゴールや目的をつくりあげる方

著者注

❶ 肥満の疫学マップ
詳細は，William Dietz博士（CDC），Jeffrey P. Koplan（エモリー大学健康科学大学院副学長・元CDC所長）との会話に基づく。インタビューは2003年10月5日と7日に行った。肥満と糖尿病の動向に関するパワーポイント・スライドは次のウェブサイトを参照のこと。
http://www.cdc.gov/nccdphp/dnpa/obesity/trend/maps/index.htm

❷ 途中から始める
2～5章のタイトルページにアルゴリズムを配置した。Precedeの段階でデータ収集と企画にとりかかる際に，各章のテーマがどこに配置されているかがすぐわかるようにした。

法についても示す．

第4セクションは，病因論的疫学(etiological epidemiology)の諸原則や用語について示す．病因論的疫学とは，ある健康問題の改変可能な主要リスクファクター，リスクコンディション，その他の決定要因を特定するための疫学である．第2セクションとこのセクションが示す諸原則や用語はよく知っておいたほうがよい．企画を進める上できわめて重要である．プログラムの意義や目的を説明するときにも使える知識である．

第5，第6セクションは第4セクションの続きである．第5セクションでは行動要因を特定し，優先度をつけるためのプロセスを示す．第6セクションでは環境要因について同じことを行う．いずれも，すでに対象と定めた健康問題の決定要因として，最も重要でかつ改変可能な要因である．

最後のセクションは「評価方法のまとめ」である．疫学，行動，環境アセスメントのプロセスを踏んでいるうちに，評価に必要な要素がいかに自然に副産物として生み出されてくるかを示す❸．

2．途中から始めるために：実践家が抱えている現実

疫学アセスメントを進めるための方法や手順を検討する前に，はっきりさせておきたいことがある．「途中から始める」とはどういうことなのか，という点である．Precede-Proceedモデルは一種のロジックモデルである．そして社会アセスメントから始められる．まずは対象集団のQOLについての探索を行う．次いで，プログラムの企画と実施への住民参加を育み，住民と一緒に行動を起こせるようにしていく．

社会アセスメントの後は，その結果と関連があり，優先度も高い健康問題を決めていく．ところが実際は，そんなふうにことは運ばない．多くの実践家や組織にとって，健康問題こそが出発点になっているからである．本書が示すように，健康問題に取り組むのは企画の第2段階に入ってからということではない．健康問題はすでに決まっていて，そこからどうするか，というのが実情なのである．具体例はいくらでもある．市町村などの母子保健課の保健師が抱える健康問題はおおかた決まっている．州や郡・保健局の外傷予防・コントロール課の健康教育担当官の仕事も同様である．米国がん学会・タバココントロール部門の部長の仕事も然り，職場の健康プログラム・コーディネーターの仕事も然り，である．

これらの例からもわかるように，健康問題を解決していく際に，ゴールはすでに決まっていることが多い．となると，企画の仕事としてまずなすべきことは，すでにわかっている健康問題に影響を及ぼしうる行動要因と環境要因の分析をすることである．

著者注

❸評価を独立した段階とせず，企画段階に統合する

Precede-Proceedモデルを紹介する際，これまでの版では，評価を独立した章として，アセスメントと実施段階に続く別個の段階として取り扱ってきた．

しかし，企画の最終段階に評価の章を置いたことによって，プログラム開始のときまで企画者が評価を考慮に入れないという，意図に反した結果が生じてしまった．企画の初期段階で評価を検討しないという問題も生じた．

元来，企画の初期段階での評価検討は不可欠である．プログラムの途中で避けられない修正をするためにも，また測定・モニタリング・重要な成果を残すために必要なベースラインを確立するためにも．

Carol Weissの名言を参考にしたらよい．「プログラムの罪は主に評価に現れる」(1973年)．

1）なぜ企画者はモデルの全体について知っておくべきなのか？ 3つの理由

Precede-Proceedモデルを「途中から始めてよいこともある」というのなら，なぜ社会アセスメントや疫学アセスメント・データの使い方についても知っておく必要があるのか？ 3つの理由をこれから示したい。

(1) 理由1

第1に「途中から始めてよいこともある」と言っているのであって，「常にそうしてよい」と言っているわけではない。対象地域においても，組織においても，対象集団が特殊な社会・経済問題を抱えていることがある。そのニーズや状況にあわせて，企画者は優先されるべき健康問題を決めていく。企画にあたっては，健康面，社会面でのさまざまな問題点や関心事項をとりあげ，優先事項を選定していく。プログラムや政策につなげていくためである。このように，社会アセスメントと疫学アセスメントの持ち味を十分に活かせる状況は確かに存在する。

地方自治体の保健職全国連盟（NACCHO）はCDCと協力し，オンライン企画ツールを開発した。企画とパートナーシップによる行動支援ツール（MAPP）である。MAPPは，Precede-Proceedモデルと組み合わせて使うことができる。コミュニティ・レベルで保健計画を企画する際は，現地の状況にあわせて，保健問題の優先度を決めていかなくてはならない。その際に有用なツールや方法が，MAPPにはたくさん含まれている[❶]。

(2) 理由2

健康問題がすでにわかっていると，その健康問題の解決こそが，プログラムの最終到達点であると見られがちである。それでは，さらにもう一歩先へ進んで，健康問題の解決が社会問題などの問題解決の手段にもなりうるととらえることが難しくなってしまう。「健康を手段としてではなく，最終的な価値」と見るような過ちは避けるべきである。そのためにも企画者は振り返り，なぜその健康問題がとりあげられるようになったのか，背景確認をしてみたらよい。特に，対象集団においてその健康問題とQOLがどのような関わりをもっていたのか，両者の関係を見直すことは重要である。健康とQOLの関係については，WHO等の公衆衛生専門家が公式に作成した国際生活機能分類（ICF）に詳しい[2]。

WHOが開発したICFは，151か国のWHO加入国によって採択された。ICFの目的は，各国の健康と保健関連状況を示すための標準用語とフレームワークを提供することである。生活機能と障害は，個人の健康状態と環境要因との複雑な相互作用の1つとして理解するとよい。環境要因には個人的な要因やさまざまなコンテキストが含まれている。かつ，両者の関係は相互作用的であり，動的である。決して一方通行的ではない。静的ではない。ICFを使うと，障害の程度を知ることができる。ただしこれは測定用のツールではない。また健康状態のレベルに関

著者注

❶ 社会アセスメントと疫学アセスメントとを関連づけるウェブ・ツール

MAPPは，Precede-Proceedモデルの原則と方法を基に米国CDCが開発したPlanned Approach to Community Health（PATCH）を改善・拡張したものである。

また，Assessment Protocol for Excellence in Public Health（APEX/PH）でもある。

MAPPに関する詳細についての問い合わせ先は以下のとおり。住所：National Association of County and City Health Officials, 1100 17th Street, NW, Second Floor, Washington, DC 20036. USA. 電話：+1(202)783-5550，Eメール：mapp@naccho.org

URLは本書2章の「注と文献（エンドノート）」の29）を参照のこと。MAPPのウェブ・ツールに関連した他の資料としては，米国健康政策である"Healthy People 2010"イニシアティブの一部として，国家健康目標と地域計画の取り組みとの連携を目的にデザインされた資料が挙げられる［文献1643,1645］。

係なく，すべての人に使うことができる。もともと異質文化や異なる年齢，性別に配慮して開発されているので，異質の人口集団に対しても，うまく使うことができる。

ICFは1つの分類システムである。健康の状態に応じて，個人を系統的にグループ分けするためのツールとして使うこともできる。例えば，ある疾患や障害をもった人にとって，何が可能かという視点から分類する。健康に関連した幅広い社会問題や環境問題を，系統的に調べていくためのフレームワークとしても活用できる。グループ分けの例は以下に示すとおりである。

- 機能障害：逸脱や欠損といった身体構造・心身機能における問題を抱えていること。
- 活動の制限：正常範囲と思われている活動に個人として困難を感じていること。
- 参加の制約：個人が何らかの生活・人生場面に関わるときに経験する困難のこと。

図3-1は上の3つのカテゴリーが，いかに疾病や健康問題，社会問題，QOLと関連しているかを示したものである❷。図のなかで3つの次元のカテゴリーは一方向的に描かれている。しかし実際はもっと複雑で，相互に影響し合う。社会アセスメントについて書いた前の章で，社会と健康との関係が相補的であったのと同様である。

プログラムや政策の実施によって，健康改善の目標が達成されたなら，対象集団はそれによってどのような利益を得られるであろうか？企画者はこのような問いかけによって，同時に，いかに広く社会的な利益が得られるかを意識すべきである。意思決定者や一般住民もまた，社会的利益には敏感であったほうがよい。利益があるとわかれば，プログラムをもっと支援したいという気にもなるであろう。

例えば，青年の暴力軽減に効果のあるプログラムや政策は，安全な環境をつくりあげるのに役立つ。安心できる町並みになれば，人々は歩い

訳者注

❷障害とQOL

図3-1は，さまざまな疾病や障害が，機能障害，活動制限，参加の制約をもたらす様子を示している。しかしこのような現状把握だけで留まってはいけない。ヘルスプロモーションにとって重要なのは，現状把握に基づいて，いかに制限や制約を乗り越えて，当事者がQOLを獲得できる環境をつくりあげるか，ということである。どのような障害を抱えていても，QOLをめざすことはできる。参考文献[神馬征峰：連載「PRECEDE-PROCEEDモデル」の道しるべ・6　社会アセスメント，公衆衛生，68(9)：728-732, 2004.]。

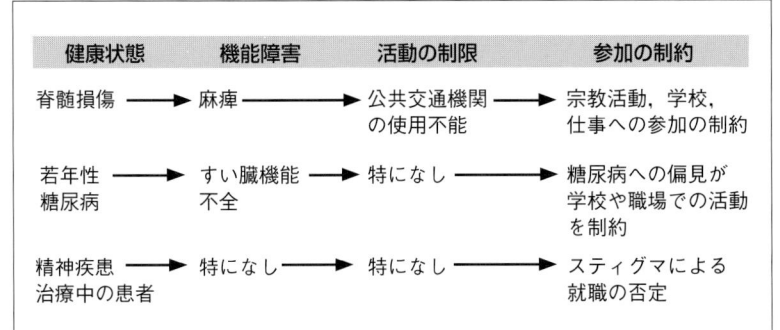

健康状態	機能障害	活動の制限	参加の制約
脊髄損傷 →	麻痺 →	公共交通機関の使用不能 →	宗教活動，学校，仕事への参加の制約
若年性糖尿病 →	すい臓機能不全 →	特になし →	糖尿病への偏見が学校や職場での活動を制約
精神疾患治療中の患者 →	特になし →	特になし →	スティグマによる就職の否定

出典：World Health Organization (2001). *International Classification of Functioning, Disability and Health.* Geneva : World Health Organization.

図3-1　障害の例：健康状態に応じた3つの機能別カテゴリー

2. 途中から始めるために：実践家が抱えている現実

て近所に出かけられるようになる。近所にあるレクリエーション施設をより頻繁に使うことができるようにもなるであろう。さらに，安全だとわかれば，民間企業の投資も盛んになるかもしれない[3]。

(3) 理由3

途中から始めるにしても，社会アセスメントと疫学アセスメントについてよく知っておいたほうがよい第3の理由は，評価と関連している。保健プログラムの中心課題をよく理解したら，次はベースライン指標によく精通することによって，評価プロセスに入ることができる。

そもそもベースライン指標とは，中心課題とされた健康問題を決めるために使われたデータである。それを知ることによって評価戦略やプログラムの方向性もいずれ決まってくる。人口統計学的データの変化や技術的な進歩によって，プログラムに調整の必要が出てきたときも，ベースラインの知識は役に立つ。例えば，乳がんや子宮頸がんの早期アセスメント・早期治療に焦点を当てたプログラムやサーベイランス・システムがある。これらは，他の部位のがんのスクリーニングと治療技術が開発されるにつれて，より包括的ながん予防とコントロールのモデルとしての役割を果たしてきた[4]。

評価という単語（evaluation）の真ん中をみればわかるように，この英単語には，value（価値）という単語が含まれている。健康の価値はプログラムの結果が社会，経済，住民の思いにどれだけ影響力をもったかということに置かれている。評価の際はこのことを念頭に置いておかねばならない。社会アセスメントによって健康問題と社会問題との関係がよくわかっていれば，それだけ系統的な評価も可能となってくるのである。

2) 相補性のバランスを保つこと

健康問題と社会問題の関係は，本来相補的であり，エコロジカルな性質をもっている。原因と結果の関係は一方向的ではない，ということでもある。図3-2は，社会，経済，環境要因が健康状態に強い影響力をもっていることを示している。その科学的根拠を示す文献は増えてきている[5]。エコロジカルな視点から見て，貧困，健康，ライフスタイル・環境要因が相補的な関係にあることもこの図は示している。このように要因を分類すると，個々の要因の関連情報を集めやすくなる。関連情報があると，より広い社会のエコロジカルなコンテキストのなかで，健康のためのプログラムを，無理強いにではなく，合理的につくりあげていくことができるようにもなる。

エコロジカルなコンテキストの例として，組織的ソーシャル・サポート❸へのアクセスがよくない移民家族をとりあげたい。その家族は，教育，福祉サービスが十分に受けられないでいる。道路とか地理的条件は貧困の原因となっているかもしれない。職がない，ということも然りで

訳者注

❸ソーシャル・サポート

社会的支援。道具的サポートと情緒的サポートに分類されることが多い。前者は，問題解決に必要な資源や情報を提供する支援，後者は情緒面での支援のこと。

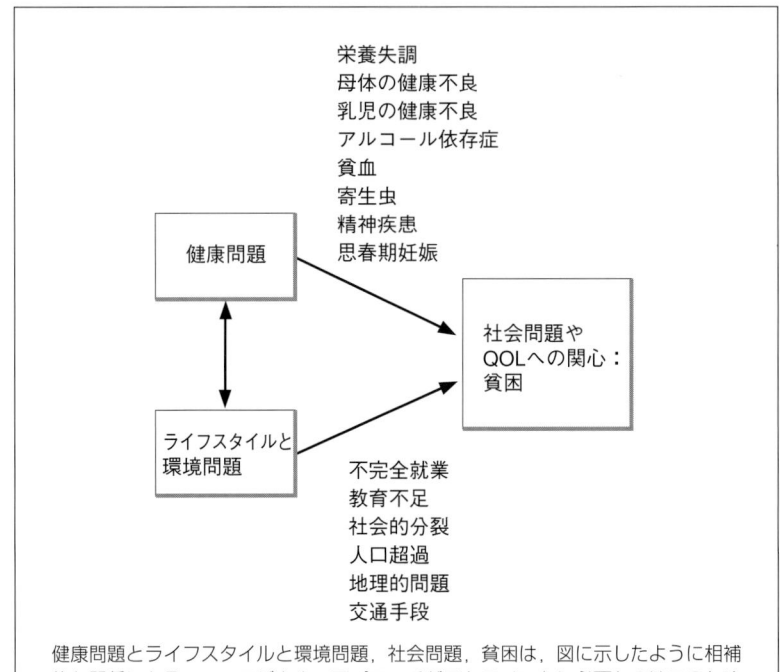

3章　疫学アセスメントと行動・環境アセスメント

```
                          栄養失調
                          母体の健康不良
                          乳児の健康不良
                          アルコール依存症
                          貧血
              ┌─────┐    寄生虫
              │健康問題│    精神疾患            ┌──────────┐
              └─────┘    思春期妊娠            │ 社会問題や    │
                  ↕         ────────→         │ QOLへの関心：│
              ┌─────┐                        │ 貧困         │
              │ライフスタイルと│    ────────→    └──────────┘
              │環境問題    │
              └─────┘    不完全就業
                          教育不足
                          社会的分裂
                          人口超過
                          地理的問題
                          交通手段
```

健康問題とライフスタイルと環境問題，社会問題，貧困は，図に示したように相補的な関係にある．エコロジカル・アプローチがアセスメントに必要なのはこのためである．原因と結果は一方向性に直線的につながっているわけではない．

図 3-2　貧困と関連のある健康，ライフスタイル，環境要因の例

ある．人種や少数派民族への社会的なバイアスが，社会問題や健康問題の原因となっていることもある[6]．

　政府の保健機関がとりあげる保健プログラムには，社会・経済要因への配慮が足りないと批判されることがある．これには公衆衛生プログラムへの予算のつけ方も絡んでいる．というのは，特定の疾病対策とかリスクファクター軽減対策など，厳しく制限された領域にプログラムの焦点を絞るようにと，企画者は言われているからである．連邦政府，州の議員，地方自治体の歳出委員会は，プログラムの予算支出について厳しい制限をつけている．加えて，税金を使うとなると，厳密な監査が要求されるのはやむを得ない．そんなこんなで，結局，予算を社会関連の活動に使うことはできなくなってしまう．たとえ健康問題と社会問題の関連を示す論文が根拠として手に入ったとしても，それは難しいのである．

3）参加型企画のための参加型研究

　現実には上のような制約からのがれることはできない．しかし，そこをふまえつつ，企画者は，社会的要因と取り組んでいかなくてはならない．そのためには 2 章でも強調した以下のポイントを再確認することである．「保健プログラムの企画には，いわゆる保健セクターの外にいるパートナーによる積極的な参加とインプットが必要である」というポイ

ントである。パートナーの多くは公的機関，民間の機関，慈善活動団体と関係をもっている。いずれも，保健機関単独では対処しがたい重大な社会問題や経済問題の解決をめざしている機関や団体である。

　例えば，Seattle Partners for Health Communities(SPHC)という団体がある。地域社会内のさまざまな機関や利益団体と協力している団体である。SPHC は社会経済的に，ぎりぎりの生活に追い込まれている地域住民の健康改善のために参加型研究を実施している[7]。ゴールは，「地域住民と専門家が協力して健康のための社会的決定要因と取り組んでいくための，有望なアプローチを見出すこと」である。例として，小児喘息に注目した SPHC のプロジェクトがある。そのプロジェクトに協力し，ステークホルダーともなったパートナーのリストは以下のとおりである。
・米国呼吸器学会
・多文化健康センター
・環境面での正義のための地域社会連合
・女性有権者連合
・オデッサ・ブラウン小児クリニック
・親子発達センター
・シアトル住宅公社
・シアトル賃借人連合
・ワシントン中毒対策センター
・シアトル・キング郡保健局
・ワシントン大学公衆衛生大学院

　これだけバラエティに富んだ組織が連携すると，あちこちから資源やデータや支援を確保できるようになる。まずは公的機関や，利益を求めない保健セクターから，さらにさまざまなキー・セクターからも支援を得ることができるようになる。法律関係，子どもの発達と教育・文化の多様性，親のグループ，政治的アドボカシー，住居，などに関係したセクターである。

　当然のことながら，これらのパートナーは保健プログラムにいつまでも持続的にコミットできるわけではない。いつまでかということは，そのプログラムの健康目標が，個々のパートナーが属する機関や組織のゴールや目的をどれだけ満たし，また補強したりしてくれるかによって決まる。企画プロセスの一部としてなされる形成的リサーチや評価プロセスに参加すれば，この点はより明確にわかってくるはずである。

3. 記述疫学のキーとなる諸原則と用語

　以下に示す5つの疫学的な問いに答えることによって，アセスメントのプロセスが見えてくる。

1）問題は何か？
2）誰がその問題を抱えているのか？
3）なぜその問題を抱えているのか？
4）それに対してどうしようというのか？
5）プログラムの実施が問題解決に効果的であったということを，いかにして知ることができるのか？

　本章では，最初の3つの問いを取り扱う。3番目の問いは4章でも取り扱う。4番目の問いは，介入戦略の開発に関する問いで，特に5章で説明する（本邦訳には未掲載の原著6〜9章でも取り扱っている）。5番目の問いの核心をなすのが評価である。本章全体を通して評価に関する記載は頻繁に出てくる。評価に特定した疫学的な問いを再構成すると以下のようになる。

① プログラムは，導入後，該当する問題にどのような影響を及ぼしてきたか？
② その問題をより多く抱えていた人は，プログラムによって何らかの利益を得たか（格差の軽減など）？
③ その問題の決定要因のうち軽減したものはどれだけあるか？
④ プログラムの核となるような活動を効果的に実施してきたか？
⑤ ①〜③の問いに対する回答として示された効果は，プログラムによって得られたものであると言ってよいのか？

1）疫学の定義

　疫学とは，ある特定集団における健康に関連した状態や出来事の分布とその決定要因に関する学問（study）であり，その成果を適用して健康問題をコントロールしようとするものである[8]。この定義に含まれる用語を詳細に検討してみよう。なぜ疫学の諸原則が，Precede-Proceedモデルの企画プロセスのすべての段階にうまく適合するのかが，それによってわかるであろう。

　第1に「学問（study）」という用語である。これは，いくつかの方法を組み合わせて健康問題を計画的に調べ上げていく，ということを示唆している。例えば，観察，サーベイランス，解釈分析である。「分布」は重要な概念である。というのは，ある一般集団の内部で比較しても，集団同士を比較しても，健康問題の分布は一様ではないという現実がわかるからである。誰ひとりとして，ある健康問題について全く同じだけのリスクをもっているということはない。全く同じだけのリスクをもつようになるということもない。

　「決定要因」とは，健康に影響を及ぼす要因や条件である。時の流れとともに，これを形容する用語も使われるようになってきた。物的，生物学的，社会的，経済的，環境的，文化的，行動的，感情的など，カテゴリー別の要因をはっきり分けて示すためである。これらの決定要因は相

互に作用し合いながら，保健プログラムの企画と評価の鍵となる重要な情報を提供してくれる。

「分布」と「決定要因」という2つの概念は本章を前半と後半の2つに分ける際のキーワードでもある。「分布」は記述疫学を取り扱う。かたや「決定要因」は，関連のある決定要因を特定するための病因論的分析を取り扱う。

「健康に関連した状態」とは，特定の測定可能な出来事のことである。例はいくらでもある。疾病，外傷，障害，死因，喫煙行動，保健サービスの提供や利用度，等である。

「特定集団」とは，少なくとも1つの健康関連状態を抱えている集団，あるいは抱える危険にさらされている集団のことである。例えば，ひどい環境条件下に住んでいる住民なども「特定集団」である。太陽光線が強く，皮膚がんにかかりやすい環境条件下などである。ゴキブリだらけの家に住んでいる喘息患児は，喘息発作を起こしやすいことも知られている。

最後に健康問題の「コントロールのために疫学分析の成果を適用する」点である。これは疫学の究極の目的といってもよい。集めた情報を基にプログラムや政策をつくる。そして健康を改善し，守り，回復させる。本章で後に例として示すように，疫学は企画に必要な記述的情報を提供する。それを用いて，企画者はさまざまな保健指標をふるいにかけたり，分類したりできるようになる。さらにまた，これらの保健指標がどれだけ一般性をもちうるのかを説明できるようにもなる。

保健専門職は医学知識や疫学知識を用いて，対象地域で得られたさまざまなデータを解釈してきた。因果関係に関するデータ，健康問題の自然史や分布に関するデータなどである。記述疫学データは対象集団における健康問題の規模や分布を示す。そして動態統計データ(出生，有病，障害，死亡データ)との比較によって，測定された健康問題がどれだけ重要であるかを示唆する。その問題に関し，対象集団のなかのサブグループ間に，どれだけばらつきがあるかも知ることができる。それゆえ，健康問題をどれだけ多く，しかも詳細に記述できるかによって，どの健康問題がより注目を浴び，かつ優先課題とされるかも決まってくるのである。

要約すると，保健データの疫学分析は企画プロセスに不可欠である。その理由は以下の4点にまとめられる。
- 対象集団全体あるいはそのサブグループにおいて，どの健康問題がより重要かを比較できるようにする。
- どの健康問題が優先されるべきか，どのサブグループが優先されるべきか，判断の目安となる根拠を示す。
- 健康問題に影響を及ぼしている環境要因や行動要因のなかで，どれがより重要であるかを特定する。

- プログラムの評価に必須のマーカーや指標を得る。プログラム開始前にベースライン・データを得た後，プログラム実施中そのデータがいかに変化したかを測定することによって，目的の達成度を知ることができる。

2）問題は何か？

昔からよく使われている健康問題の指標は，死亡率（死 death），罹患率（疾病 disease），障害（機能不全 dysfunction）である。時に不安（discomfort）や不満（dissatisfaction）も加わる。「5D」のリストの出来上がりである。さらに追加項目があればQOL尺度にまでなる。加えて健康状態のプラス面を測定する指標がある。健康と直接関連のあるQOL，平均余命，フィットネスである[9]。1982年以降，死亡率はYPLL（years of potential life lost；損失生存可能年数）と言われるようになってきた。若い世代の死亡に，より大きな重みをおいた指標である。YPLLは，子ども，青年，生産年齢期の成人における予防可能な死亡を敏感に反映している[E]。

動態統計における出生データは，法の目が行き届くところであれば，世界中どこでも実質的に手に入る。企画の際に使えるデータである。健康関連の間接指標である環境，行動，社会指標は，直接指標の代わりに使えることがある。公衆衛生も医療も今や慢性疾患予防に関わらなくてはならない。慢性疾患においては，直接指標として有病率や罹患率の変化などの指標を用いた疾病アセスメントをするまでに時間がかかる。それが明確になされる前に，何年間もリスク行動などの間接指標だけに頼らざるを得ない状態が続く。そのことからも間接指標がいかに重要であるかがわかる。

これらの指標に関する比較データはさまざまな情報源からオンラインで得ることができる。例えば，全国保健統計センター，CDC，保健福祉省（他の国では保健省）の諸機関などである。地方や州（あるいは郡レベル）の保健局，国勢調査局（米国年次統計アブストラクト参照），カナダ統計局，専門誌，学会，ボランティアによる保健団体，さらにWHOなどもある。いずれもウェブサイトでデータを公表しており，さまざまな統計情報が入手できる。特定の疾患，外傷，動態統計，サーベイ・データ等である。図表をダウンロードして，企画会議に使うことも可能である。本書の冒頭に示した肥満関連のデータと同様，ウェブサイトからのデータを対象地域の集団に見せることもできる。

3）率

データの比較は同類のデータ間のみで可能である。リンゴとリンゴ，オレンジとオレンジといった具合である。例えば，死亡率と有病率は年間，人口1000人当たりの数で表す。それによって，同時期であって

著者注
[E]損失生存可能年数（YPLL）
　損失生存可能年数とは，法で定められた引退年齢以下の年齢集団が疾病や事故による死亡で損失した年数のことである。引退年齢（65歳または75歳）以下の各年齢層の年間死亡数に引退年齢までの平均年数を掛けて計算する［文献482, 1255］。

も，時期が違っても，人口規模が異なった対象集団との比較が可能になる。ただし一点気をつけてほしいことがある。「2001年，Z郡では48件の致命傷が見られた。Z郡の属する州では1712件であった」という比較は避けてほしい。州は郡よりはるかに大きい。しかも両者の人口は示されていない。それで，数だけ比べても意味がない。比較のためには，率を使わなくてはならない。率はたいてい1000人とか10万人当たりの人口に見られる出来事の数（この場合は致命傷）として示す。

上の例でいえば，以下の作業が必要になる。

① 第1に，Z郡内での致命傷件数をZ郡の全体人口数で割る。
② 次に，州内での致命傷件数を州の全体人口数で割る。
③ 最後に，上で得られた値に10の乗数をかけて，最終的な値ができるだけ1から100の間に収まるようにする。

この計算により，Z郡のデータと州のデータとの比較が可能になる。Z郡の外傷死亡率は10万人当たり55.8人，州の外傷死亡率は36.4人である。Z郡のほうが明らかに高い。となると今度は，その違いを引き起こしている原因は何かが問題となる。そしてそれを知るために，可能性のある要因を調べていく。例えば，致命的な外傷は若年者に多い，と言

表3-1 比較のための標準的疫学指標：リスクをかかえている人の数を標準化して示すための分子，分母，乗数

出生指標	分子	分母	リスクをかかえている人（標準化している）
粗出生率	一定期間内に報告された出生数	推定年央人口	1,000人出生当たり
粗特殊出生率	一定期間内に報告された出生数	15～44歳の女性の推定年央人口	1,000人出生当たり

疾病指標	分子	分母	リスクをかかえている人（標準化している）
罹患率	一定期間内に報告されたある疾患の新患数	その年の年央人口	変数：10^x $x = 2,3,4,5,6$
発病率	疾病流行期に報告されたある疾患の新患数	流行開始時の人口	変数：10^x $x = 2,3,4,5,6$
時点有病率	ある時点における新患，既患をあわせた全罹患数	同じ時点における推定人口	変数：10^x $x = 2,3,4,5,6$
期間有病率	一定期間内に特定された新患，既患をあわせた全罹患数	推定年央人口	変数：10^x $x = 2,3,4,5,6$

死亡指標	分子	分母	リスクをかかえている人（標準化している）
粗死亡率	一定期間内に報告された全死亡数	推定年央人口	1,000または100,000
死因別死亡率	一定期間内の特定原因による死亡数	推定年央人口	100,000
新生児死亡率	一定期間内の28日未満児死亡数	同期間内の出生数	1,000
乳児死亡率	一定期間内の1歳未満児死亡数	同期間内に報告された出生数	1,000

出典：Adapted from The Principles of Epidemiology, 2nd ed.(Atlanta: Centers for Disease Control and Prevention), available from the Public Health Foundation at http://bookstore.pdf.org/prod12.htm or may be downloaded at http://www.phppo.cdc.gov/PHTN/catalog/pdffile/Epi_Course.pdf., accessed Dec.3, 2003. The online epidemiology self-study course, SS3030 is at http://www.phppo.cdc.gov/PHTNOnline/registration/detailpage.asp?res_id=227.

われていることから，Z郡と州の年齢分布を調べる。両者の比較によって，外傷死亡率の違いを説明できるかもしれない。企画によく用いられる率についての要約を，**表3-1**に示した。

4）特殊調整率

公正な比較を行うには，統計学的な調整が必要になることもある。例えば，年度や場所の異なるデータを扱う場合は，年齢調整が必要になるかもしれない。各集団の年齢分布の違いを説明するためである。**図3-3**は，米国における人口100人当たりの年齢調整過体重率を示したものである。期間は1960～2000年の40年間である。年齢は3つの群に分けた。6～11歳，12～19歳，20～74歳である。成人については，20～74歳と年齢幅が大きいため，標準人口による年齢調整が必要となる。この図に示した40年間には年齢分布の変化が起こっている。異なる年の異なる年齢分布に基づく過体重率のデータを比較するためにも，年齢調整が必要である。子どもの過体重の定義には，米国の2000年の成長曲線を用い，性別，年齢別に95パーセンタイルのBMIカットポイント以上の者を過体重者とした。年齢調整の後，年齢構成以外の要因が過体重の

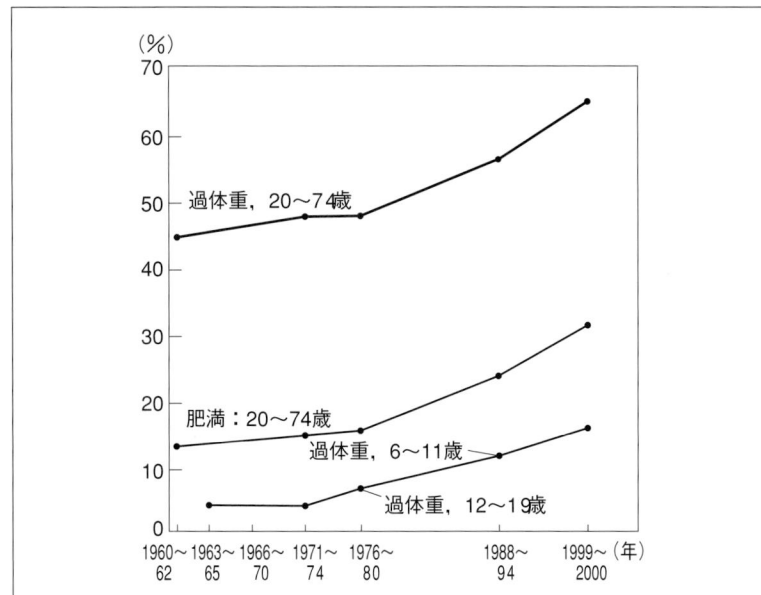

注：成人の率は年齢調整している．小児の過体重はBMIを用いて定義している．2000年の米国CDC成長曲線チャートを用い，6歳以上の年齢別に95パーセンタイルBMIカットポイントを指標とした．
成人の過体重はBMIが25以上と定義した．肥満はBMIが30以上とした．なお過体重はBMI25以上なので肥満をも含んでいる．

出典：National Center for Health Statistics (2003). *Health, United States, 2003*. Hyattsville MD: Centers for Disease Control and Prevention, U.S. Department of Health and Human Services, DHHS Pub No.2003-1232, p.38. Data from National Health Examination Survey and National and Nutrition Examination Survey.

図3-3　年齢別過体重と肥満（米国，1960～2000年）

増加要因であると推定できれば，それを探っていかなくてはならない。

18～24歳の白人男性の主要死因を調べる場合は，年齢別，人種別，性別の率を検討するとよい。異なる集団の率を比較することによって，集団間における重要な健康問題が何であるのかを，より明確に知ることができる。社会経済的に異なる集団の原因別死亡率の場合はどうであろうか？　富裕層と貧困層の比較により，経済レベルの違いによって重要な死因がどのように異なっているのかを知ることができる。同一集団内における率の比較からも貴重な情報が得られることがある。

5）罹患率と有病率

この2つについては詳しく述べておいたほうがよいだろう。いずれも対象集団の疾病や外傷に関する尺度であるが，両者には大きな違いがある。罹患率は一定期内に，ある疾病に新たに罹患した人数を測定したもの，有病率は，特定の時点において疾病やリスクファクターを有する人の総数を測定したものである。

(1) 罹患率

一般集団の罹患率データを手に入れるのは容易なことではない。特に慢性疾患では難しい。しかし，罹患率は企画の際，重要な尺度である。例えば，図 3-4 は，カナダ人女性の罹患部位別・年齢調整がん罹患率を示したものである。1974～2003年のデータである。図 3-5 は，同時期のカナダ人女性の罹患部位別・年齢調整がん死亡率を示したものである。図 3-4 からわかるように，乳がんの罹患率が増えているが，死亡率は減ってきている（図 3-5）。乳がんの罹患率の増加は，乳がん発見のための公衆衛生対策として導入した乳がんのスクリーニング活動の増加と一致している。その一方で乳がん死亡率が低下しているのは，乳がんが早期発見されるようになってから早期治療が可能になったということが，大きな要因の1つであろう。

(2) 有病率

有病率は，罹患率とは異なるが，両者は補強し合いながら企画に有用な情報を提供する。有病率は疾病の罹患率と罹患期間の双方の影響を受ける。疾病 A と疾病 B の罹患率が同じであったとする。しかし，疾病 A は軽症であり，死に至るほどの病ではない。一方，疾病 B はすぐに死に至るほどの重篤な病である。この場合，疾病 A のほうが対象集団で高い有病率を示す。疾病 B で死んでしまった人の数は有病率調査の際に数えられないからである！　有病率を見ただけでは，対象集団において，どの疾病がより重要であるのか，という判断を誤る恐れがある。

アレルギーと AIDS（後天性免疫不全症候群）を比べてみれば，このことはよくわかる。アレルギーは罹患率が高いが，軽症でもある。それゆえに AIDS よりもはるかに有病率が高い。有病率が高いからといって，アレルギーが AIDS よりも重要であるという結論を出すのは明ら

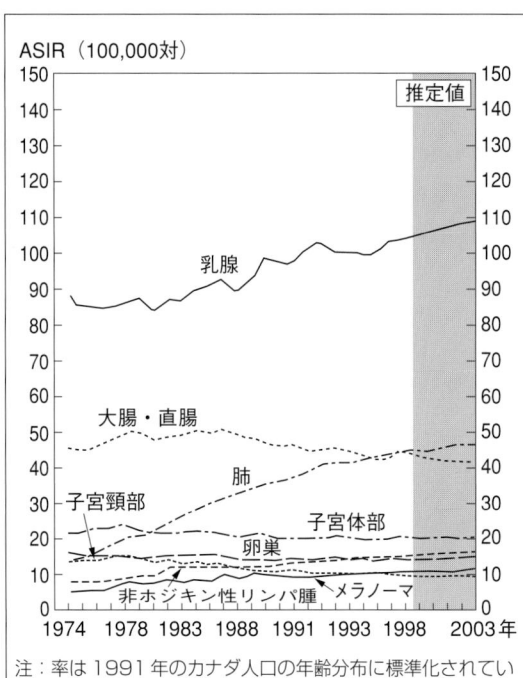

図 3-4　女性の罹患部位別・年齢調整がん罹患率（ASIR），（カナダ，1974〜2003）

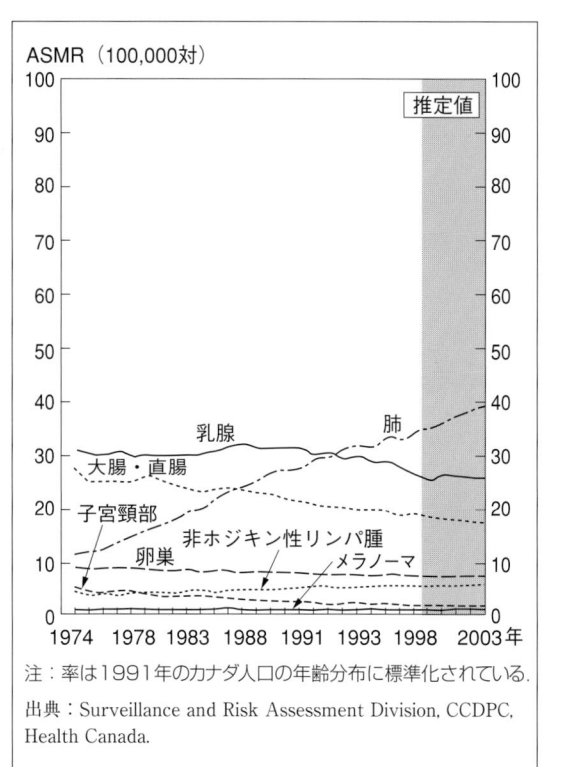

図 3-5　女性の罹患部位別・年齢調整がん死亡率（ASMR），（カナダ，1974〜2003）

かに間違っている。なぜなら AIDS は，有病率は低いが死に至る病だからである。ただし，薬物治療が効果的に AIDS 罹患者の命を延ばすことができるようになってからは，罹患率が減ったにもかかわらず，有病率は増えてきている。

ほかにも例はある。タイプ 1 の糖尿病（インスリン依存型，若年型）の有病率は，今世紀初めに比べて，現在はるかに高くなっている。治療の進歩により，タイプ 1 の糖尿病患者がより長く生きられるようになったからである。これらの例からもわかるように，有病率を比較する際は，疾病の重篤度や罹患期間に関する情報を用い，その上でどの疾病がより重要かを決めていく。繰り返しになるが，有病率は罹患率と罹患期間とを組み合わせたものである。解釈には注意を要するが，資源の割り当てや保健プログラムの企画のためには重要な指標である。

(3) 慢性疾患の有病率：注意事項

保健目標や優先度設定に，慢性疾患の有病率や死亡率情報を用いる場合は，注意が必要である。誤解を招くかもしれないからである。

現在の慢性疾患の有病率や死亡率のデータは，疾病罹患や死亡を防ぐためのヘルスプロモーション活動の優先事項を決める際には，あまり使わないほうがよい。現在の生活状態や行動の傾向こそが将来の疾病罹患や死亡に関連してくるからである。そのようなデータが手に入っても，

3. 記述疫学のキーとなる諸原則と用語

1次予防計画を立てるにはあまりにも遅すぎる。2次予防計画にも間に合わないかもしれない。例えば，「この国で最も予防可能な死亡原因は喫煙である」と言われている。これは実は，20年前に喫煙を始めた人々の肺がん，肺気腫，および心臓発作のデータを基に言っているのである。過去20年の間に喫煙率は急激に減少した。その点を考慮に入れれば，「10～20年前に始めた喫煙は，今日の第1死亡原因である」とでもしたほうが，より正確な表現といえる。

上で述べた問題点と取り組むためには，リスクファクターの存在率を使えばよい。いま目の前にある主要な「死亡原因」は，「将来実際に死亡をもたらすことになる原因」と言い換えることができる。そしてその原因の多くは喫煙などのリスクファクターである。その意味で，タバコが主要死因として残るのであろうか？　それともアルコールか？　貧困か？　社会的に孤立しているということか？　脂肪分の過剰摂取か？　運動不足か？　あるいはこれらを組み合わせたものか？　リスクファクターに関しては，本章の後半と次章でより深く学ぶことになる。

6) サーベイランス

サーベイランス（surveillance）という言葉はフランス語の surveiller からきている。「見渡す」という意味である。Hockin は保健サーベイランスを次のように定義した。「タイミングよく公衆衛生活動ができるように，ルーチンとして集められた保健データを系統的に使い続けていくこと」**❻**。公衆衛生というコンテキストのなかで，サーベイランス・データは保健プログラムや政策をつくる際にきわめて重要である。長期にわたる保健動向をモニターする公衆衛生データシステムの多くは，伝染性疾患のサーベイランスのためにデザインされた。サーベイランスの基となるデータは臨床医が提供する情報である。臨床医は，①「報告すべき疾患」の提出用ガイドラインに従い，②適切なチャネルを介して届け出なくてはならない。

重症急性呼吸器症候群（SARS）の登場は，感染症がいまだに重要な死因であるという根拠を世界規模で示した。同時に，効果的なサーベイランス・システムが存在することが，SARS の早期発見と封じ込めにいかに重要な役割を果たしたか，ということもまた確認された。

慢性の非伝染性疾患や外傷は，いまや健康を脅かす主要原因である。これらは世界規模で着実に増えている。その動向を把握するためにも，汚染物質や中毒起因物質への曝露と関連のある非伝染性疾患や健康問題が特定された場合，保健当局はその情報を行政的に報告することになっている。これらに対して保健専門職が注意を怠ることなく，問題が起こったときには，すぐにでも対応できるようにするためである。

米国では，サーベイランスは全国動態統計システム（NVSS）として始まった。現在もなお，このシステムの果たす役割は多大である。システ

著者注

❻ サーベイランスの定義

定義については［文献 Hockin J. (2002). Suveillance. In L. Breslow, B. Goldstein, L. W. Green, C. W. Keck, J. M. Last, & M. McGinnis (Eds.). Encyclopedia of public health, vol. 4, S-Z (pp.1171-1172). New York: Macmillan Reference USA.］参照。

伝染病が公衆衛生の重要課題であった初期の頃，サーベイランスは，「日常性（連続性）」よりも「継続性」を強調してデータ収集にあたっていた。

しかし，慢性疾患のサーベイランスの必要性が出てくると，医師が病気を診断してそれを報告するのでは遅すぎることがわかってきた。診断される前から警告を発する必要が出てきたのである。

結果として一般集団の健康習慣やライフスタイルを調査することになった。がんや糖尿病などの発生を予見しうる喫煙や肥満などのリスクファクターを検出するためである。通常，サーベイは医師の診断のように継続的には行われないため，サーベイランスの定義は伝染病時代の定義とは異なるものとなった。

ムは同時期に発行された2つの法規制によるニーズを満たす形で開発されてきた。第1はすべての死亡に対して死亡証明書を発行することを求める州法である。第2は動態統計データを全国規模で集めて発行せよという連邦法である。その結果，州の保健機関は1人ひとりの住民の死因を正確に記載し，かつそのシステムを維持し続ける責任を負うようになった。州，全国保健統計センター（NCHS），CDCの3者の協力によって，今では標準書式とモデル手順が出来上がっており，各州がそれを使うように薦められている。国が使うような動態統計データを州が提供する際は，連邦と州の保健機関が必要経費を分担するようにしている。

保健問題の原因を探るための疫学研究は進歩をとげてきた。コミュニケーション技術やインターネットも同時に進歩した。そのおかげで今日，私たちは精度の高い保健情報や問題別（疾病別）のサーベイランス・データに，比較的簡単にアクセスすることができる。例えば，カナダ保健省のHealth Canadaのサーベイランス・リスクアセスメント部門はきわめて使い勝手のよいウェブサイトをもっている。そこにいけば，カナダにおける慢性疾患の動向がすぐにわかる。同サイトは新しい情報が入れば，すぐにアップデートされる。ユーザーは同サイトで慢性疾患に関するさまざまな情報を入手できる。何年にもわたる，州別，年齢別，性別，疾患別死亡率などである。データは表，チャート，死亡率地図として印刷もできるようになっている[10]。

行動，環境リスクファクターの存在率を特定するためのサーベイ・ツールが開発され，これらもサーベイランスのシステムに組み込まれるようになってきた。米国で使われているツールとして注目に値するのは，以下の4つである。①行動リスクファクター・サーベイランス・システム（BRFSS），②青年リスク行動サーベイランス・システム（YRBSS），③全国青年タバコ・サーベイ（NYTS），④青年タバコ・サーベイ（YTS）。これらのなかには翻訳されて，世界の他の国々で採用されているものもある。

7）より理解を深めるための比較アプローチ

このセクションでは，保健データの比較のために文献を活用する方法を示す。さまざまな健康問題のなかから，より重要な問題を選び出すためには，選択基準が必要である。比較もまた，そのために欠かせない基準の1つである。データ同士を同じ土俵で比較するためには，一般に率を用いる。率を使えば，自分が関わっている対象地域のなかでおもしろいと思ったデータを他の地域社会や州，国のデータと比較できる。同じ地域社会内の異なる健康問題のデータ比較も可能である。対象地域内のサブグループを，年齢，人種，性別によって比較することもできる。データの比較は企画同様，評価の基本でもある。本章の最後に出てくる評価の要約のなかでも，改めて比較についてはふれるつもりである。

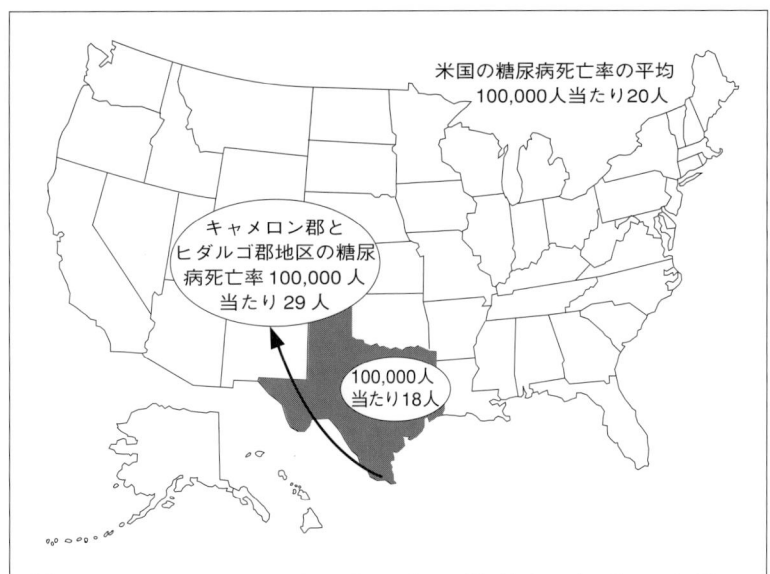

3. 記述疫学のキーとなる諸原則と用語

```
米国の糖尿病死亡率の平均
100,000人当たり20人

キャメロン郡と
ヒダルゴ郡地区の糖尿
病死亡率100,000人
当たり29人

100,000人
当たり18人
```

出典：National Center for Chronic Disease Prevention and Health Promotion, Centers for Disease Control and Prevention, 2004.

図3-6　率の比較：健康問題の地域格差を明らかにする

　データを比較すること，とくに率を使って比較することによってわかってくることがある。ある特定の場所の，しかも特定の集団のなかで，いかに健康問題が不均等に分布しているかということ，予想以上に高い率を示して健康に脅威を与えているということ，などである。

　図3-6は2000年の糖尿病の死亡率を示したものである。国レベルの率，テキサス州の率が示されている。さらにテキサス州境界のヒダルゴ郡とキャメロン郡の率もある。本章の初めに述べた疫学に関する5つの問いを思い起こしてみよう。最初の問いは，「問題は何か？」というものであった。「糖尿病である」と即座に答えてよい。州では10万人当たり18人，2つの郡では10万人当たり29人が死亡している。このデータを基に第2の問いに答えることもできる。「誰がその問題を抱えているのか？」もちろん，ヒダルゴ郡とキャメロン郡の住民である。

　第3の問いは少しやっかいである。「なぜその問題を抱えているのか？」という問いに答えるためには，もう少し詳しいアセスメントをする必要がある。例えば，ヒダルゴ郡とキャメロン郡の住民は，糖尿病の死亡率が低い他の地域社会の住民と同じ程度の糖尿病予防サービスを受けることができているのであろうか？　糖尿病に関連した食事要因を改善するために，手頃な値段でおいしい食事は手に入るのであろうか？　運動しやすい環境はどの程度整っているのであろうか？　企画者のなかには，「なぜその問題を抱えているのか？」という上記の問いに対する答えがだいたいわかっている人もいる。社会アセスメントにおいて「アセッツ・マップ」をつくったり，「状況分析」をすでに実施していれば，そ

101

れだけでいくつかの答えを得られるものだからである。この2つの方法についてはすでに2章の「実行能力アセスメント：地域社会の力（コンピテンス）と準備状態」のなかで述べた。

8）比較のためのデータ収集

自分の対象地域で保健プログラムをつくるためには，「今まさにこの時」の状態のデータがほしいものである。しかも十分妥当性の高いデータがほしい。しかし，だいたいにおいてそれは難しいということが，企画者にとっての大きなバリアであった。しかしながら，ウェブサイト上の技術革新がそのバリアを低くしてくれるようになってきた。ほとんど無料で，電子データを入手できるからである。しかも世界規模で，国，州，地方のさまざまなデータを入手できる。保健だけではない。人口統計学的データから，社会，経済データなど広範囲にわたる情報が手に入れられる。そして多くの地方の諸機関にアクセスすることによっても，この種のデータを手に入れることができる。

ニューヨーク市の保健・精神衛生部は使い勝手のよいウェブサイトをもっている。ユーザーはそこにアクセスしてわかりやすい図表を手に入れることができる。広範囲にわたる保健指標を用いて，健康プロファイルをつくることも可能である。しかも，市内の5つの行政区（ブロンクス，ブルックリン，マンハッタン，クィーンズ，スタテン・アイランド）にある38コミュニティすべてのプロファイルである[11]。そればかり

表 3-2　セントラル・ハーレムの主要死因（2001 年）

	セントラル・ハーレム		ニューヨーク市	セントラル・ハーレムと ニューヨーク市全体の比較	
	死亡数	死亡率 （100,000 人当たり）*	死亡率 （100,000 人当たり）*	より高い	より低い
全死因	1,465	1,065	736	45%	
心疾患	418	303	304		5%
がん	305	226	167	35%	
エイズ	89	65	22	3 倍	
肺炎とインフルエンザ	64	46	32	45%	
脳卒中	61	45	24	90%	
慢性肺疾患	60	45	21	2 倍	
糖尿病	55	40	22	85%	
事故と外傷	35	25	15	65%	
麻薬関連	31	23	10	2 倍	
腎疾患	29	21	10	2 倍	

*：年齢調整
出典：New York City Community Health Profiles, New York City Department of Health and Mental Hygiene.
　　　ウェブサイト http://www.nyc.gov/html/doh/html/data/data.shtml

4. 保健プログラムの優先事項と目的の設定

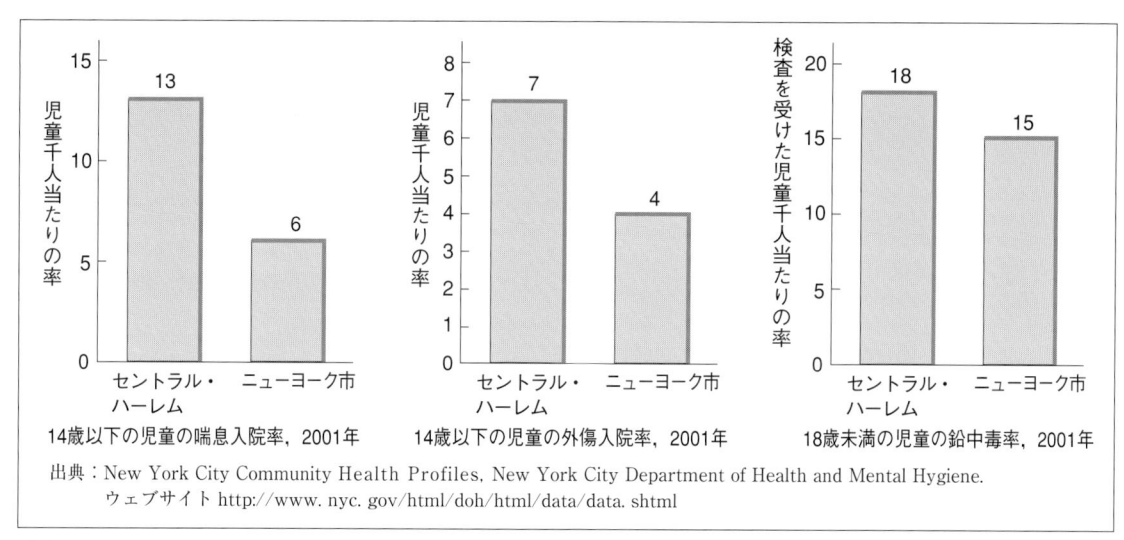

図3-7 セントラル・ハーレムでは多くの児童が重症喘息を患っている

図3-8 セントラル・ハーレムではニューヨーク市全体に比べて約2倍の児童が外傷で入院している

図3-9 鉛中毒はセントラル・ハーレムではいまだに問題である

出典：New York City Community Health Profiles, New York City Department of Health and Mental Hygiene. ウェブサイト http://www.nyc.gov/html/doh/html/data/data.shtml

か，個々のコミュニティの比較も可能である。ニューヨーク市全体との比較もできる。

例えば，表3-2 を見てほしい。セントラル・ハーレムとニューヨーク市全体における主要死因の年齢調整死亡率を比較した表である。比べてみればすぐわかるように，セントラル・ハーレムとニューヨーク市全体では明らかな健康格差がある。図3-7 から図3-9 は，小児の喘息，外傷，鉛中毒についてセントラル・ハーレムとニューヨーク市を比較して示したものである。3つとも対象集団は同じであるが，やはり両者の間には健康格差がある。このようなデータがあると，社会環境や物的環境を改善するために必要な活動を行政機関などに要求しやすくなる。それによって，セントラル・ハーレムの大人も子どもも，そこで暮らし，働くことを楽しめるようになるのである。

4．保健プログラムの優先事項と目的の設定

1）優先事項を選択する際に鍵となる質問

保健プログラムの優先事項を設定するために，企画者は以下の2つの要素のバランスをうまくとる必要がある。第1の要素はステークホルダーの見解である。第2は，対象集団のなかで広がっている健康問題の種類とその分布に関する客観的な情報である。プログラムの対象となる1つの健康問題やそれと関連した問題群を選択するためには，一連のプロセスをたどらなくてはならない。企画チームのメンバーはそのプロセスをよく知っておく必要がある。以下に示すのは，収集したデータや情報

を用いて，優先事項を選択していく際に鍵となる問いである。

1) 死亡。疾病。失業損失日数。リハビリテーション費用。障害（一時的または永続的）。家庭崩壊。諸問題が引き起こす損害の回復や喪失，コストの回復の際に対象地域や機関にかかる費用。上記のようなさまざまな問題がある。どのような健康問題の解決が，これらに対して最も大きな影響力をもつのか？
2) 子ども，母親，少数派民族，難民，先住民族等の特定集団が，特にリスクにさらされていないかどうか？
3) 介入による変化を最も受けやすいのは，どの問題か？
4) 対象地域内で，他の機関による取り組みがなされていないのは，どの問題か？
5) 適切な取り組みがなされた場合，メリットが最も期待できるのは，どの問題か？ その際，メリットは量的に測定できるべきである。また健康状態や経済面での改善メリットに特に注目してほしい。
6) 地域社会や国の優先事項とされている健康問題は何か？（州の保健機関は優先的な健康問題を決める際，しばしば現地の疫学データを使う）
7) 対象地域で問題とされた健康問題の負担の程度はどれだけか？ 同じ州の他の地域社会のデータと比べてみること。

　保健データや情報を用いながら，このようなプロセスをたどることは重要である。それによって，企画者は，プログラムのなかで何を優先すべきかを決めることができる。さらに，プログラムにどのような戦略を用いるべきか，想定することもできる。予防中心か，治療中心か，機能回復中心か，といったことである。

　自動車事故を例としてとりあげてみよう。かなり複雑な問題である。予防対策としては，飲酒運転の減少，時速制限の厳守，シートベルト着用の徹底，事故多発地帯の道路標識や道路状況の改善，などが考えられる。治療プログラムを強調するとすれば，迅速な救急医療サービス（負傷者の適切な医療機関への搬送を含む）が考えられる。機能回復プログラムとしては，負傷後の障害対策をとることによって，より多くの負傷者が，より早く元の生産活動に戻れるようになることが重要である。最後に，問題のどの局面で介入できるかを決める。予防面，治療面，機能回復面のどれに焦点を合わせるべきかを決めるのである。その決定の際，疫学情報を役立てることができる。

2) 健康目的の明示

　健康問題の定義が具体的になされ，リスクファクターも確定したならば，次のステップに移る。プログラムの目的を明示する段階である。プログラム作成のこの重要な段階は，表面的にしか取り扱われないことが多い。不十分な取り扱いが，プログラムの実施・評価のとき，不運な結

果を招く原因となることもある。

　目的は，きわめて重要である。アセスメント・データをプログラムの目指す方向へと導き，資源の分配にも役立てていく際に，目的はてこのような働きをする。健康目的はまた，疫学的あるいは医学的な到達点を示す言葉としても表現されるべきである。そのためには，以下に示す4つの問い，「いつ」までに「誰」が「何」を「どれだけ」やるのか，という問いに答えていかなくてはならない。Precede-Proceedモデルの各段階において，「何」に対する答えは微妙に異なってくる。この段階では，今まさに完成しつつあるプログラムによって達成されるべき内容を取り扱っている。「何」の中身は，健康改善によって得られる利益となるべきである。

- 「誰」がプログラムの利益を受けるのか？
- 「どのような」健康利益を対象者は受けるべきか？
- その利益は「どれだけ」達成されるべきか？
- 「いつ」までにその利益は達成されるべきか？　あるいは，ある利益を生み出すために，どのくらいの期間がかかるのか？

　ボックス3-1に示したのは「グラフトン郡母子保健計画企画チーム」に関する情報である。ボックス3-1に示したアセスメント・データと企画担当機関の役割や資源を重ね合わせると，以下のようなプログラム

ボックス3-1　グラフトン郡　母子保健企画チーム

　グラフトン郡は農村地区の多い郡である。郡の母子保健ユニットの企画チームは乳児ケアの質に関係する多くの課題を抱え込んでいる。手元にある情報だけから以下のようなことがわかっている。

- 対象地域には低所得で農業を営んでいる少数派集団が多く住み，10代の妊娠率が高い。
- この地域の乳児死亡率は1000人出生当たり24.9である。一方，州全体の平均は14.6/1000である。
- 妊娠関連の問題は以下のとおりである。未熟児，低体重児，出産時の呼吸窮迫症候群，体重増加不良。
- 訪問看護サービスの報告書によれば，母親の貧血罹患率が高い。乳児に関しては腸管感染症や呼吸器疾患の罹患率が高い。
- 多くの母親は妊娠中のリスクが高い。理由は以下のとおりである。年齢が若い（14〜17歳），栄養状態が悪い，医療サービスが不足している，妊娠回数が多い，子癇前症に罹りやすい。
- 子どもの健康状態が悪い。外傷が日常茶飯事である。見るからに栄養不良である。身体的障害をもった子どもや予防接種を受けていない子どもたちが学校に報告されている。

　これらの問題の原因は新生児ケアのための器具や設備が整っていないからである，と見る向きもある。しかし，企画チームはこのデータを見て，真の原因はおそらく貧しい産前ケア，貧しい母子の栄養，乳児の予防ワクチンの未接種にあると思った。

目的を立てることができる。

「グラフトン郡の乳児死亡率が最初の2年以内に10%，次の3年間でさらに51%減少し，州平均レベルまで下がり続けること」

対象集団（誰）は，人口統計学的に示されている（妊婦）。地理的にも明らか（グラフトン郡）である。「どのような」利益かというと，それは乳児死亡率の軽減である。「どの程度」の利益か，「いつ」までにそれが得られるかという点についてはどうだろう？ 段階的に，2年間で10%の減少，次の3年間でさらに51%の減少，そして最終的には州平均になるまでプログラムは継続されると示されている（州平均もおそらく同時に低下する。プログラムのターゲットは変動しうるという点に注意すること）。

プログラム目的を明らかにする際は，特に次の点に留意すべきである。

① 目的に到達するまでの進み具合が測定できること。
② 個々の目的が，適切で十分正確なデータに基づいていること。
③ 個々のトピックスや各レベルに対応した目的同士の調和がうまくとれていること。

3番目にあげた「個々のトピックスに対応した目的同士の調和」とは，さまざまな目的の方向性が「首尾一貫している」ことを意味している。健康問題にはさまざまな側面がある。それだけにいくつかの目的もある（例えば，妊産婦プログラムには，①栄養改善，②妊婦産前検診受診状況の改善，③体重と血圧の管理状況の改善，④病院内分娩の割合の改善の4つの目的がある）。個々の目的は，因果関係を保ちながら一貫性をもち，相互に補強し合うべきである。因果関係の連鎖については，後の段階のなかでPrecede-Proceedモデルのロジックモデルとしての特徴を示しつつ，より明らかにしていくつもりである。

上位レベルから下位レベルの目的もまた一貫性が保たれていなければならない。レベルが上から下にいくごとに，目的はより詳細かつ明確に示されるべきである。よく使う表現に言い換えると，ゴールは目的よりも抽象的である。例えば，上で例示したグラフトン郡の母子保健プログラムは，より抽象的なプログラム・ゴールをもつことができる。「周産期と乳児の不十分な健康状態によって悪化したQOLと社会状態を改善させること」，というゴールである。目的にある種の階級構造があるというのは確かである。全体のプログラム・ゴール，より具体的な一連のプログラム目的，さらに詳細な，行動，環境，教育，運営，組織面に関する目的がある。これまでにカバーしたのは最初の2つである。

- プログラム・ゴール
- 子どもの良好な成長と発達を通して，母親と乳幼児の福祉が改善すること。
- 健康目的

- グラフトン郡の乳児死亡率が最初の2年以内に10%，次の3年間でさらに51%減少し，州平均レベルまで下がり続けていくこと。
- 乳児死亡率が10年以内に州の平均値に減少すること。周産期死亡率が94%減少すること。またこの期間に胎児死亡率がX%からY%に減少すること。

　本章の後半では行動・環境アセスメントの具体例を示す。この母子保健プログラムに関する具体的な行動目的や環境目的は，ここでは省略する。

5. 病因論：健康問題を抱えている人たちはなぜその問題を抱えているのか？

　疫学アセスメントの第1段階がうまく終了したかどうかを知る指標には以下のようなものがある。①保健問題の優先課題が決定している。②明確なゴールと測定可能な目的がある。この2つは多方面からの協力を得て，入手した最善のデータと情報によって可能になる。

　ここまできたら第2段階に入る。第3の疫学的な問いに答えるための段階である。「なぜその問題を抱えているのか？」という問いである。この段階では，疫学の病因論的側面に注目する。その問いに対する答えは，優先課題としてとりあげられた健康問題の主要な決定要因となるはずである。

　健康の決定要因とは，一般集団の健康に一緒になって強い影響をもたらす，広範囲にわたる諸要因の総称である。健康の決定要因は行動，環境リスクファクターそのものとなりうる。それによって健康に強い影響をもたらすことが期待できるのである。企画にあたっては，多くの健康の決定要因のうち，どの要因が特定の健康目標に最も強い影響力をもちうるかを決めていかなくてはならない。その決定に必要な分析は，以下の2つに分けて実施するとよい。①これまでの段階で選択した健康やQOLの決定要因のコントロールに最も関係の深い個人や集団の行動分析。②行動を制約したり，行動時の条件となるような物的・社会的環境要因や状態の分析。あるいは，健康やQOLに直接影響を及ぼすような環境要因や状態の分析。①に相当する前者の分析は「**行動アセスメント**」と称する。②に相当する後者は「**環境アセスメント**」と称する。健康の決定要因は，一見，環境アセスメントの産物であることが多い。

　企画は，どこから始めてもよい。健康問題が決まっており，社会アセスメントも済んでいれば，途中から始めてもかまわない。しかし，その場合でも，プログラムの大きな目標を示すミッションと，そこに至るまでに掲げなくてはならないいくつもの目的との間には関連がなくてはならない。そこには一貫性が必要である。Precede-Proceedモデルによる企画の全プロセスを通して，一貫性を維持することは重要である。それ

によって，ステークホルダーはこのモデルの成果を見やすくなる。個々の目的の達成が積み重なり，最終的に大きく，より一般的な最終ゴールの達成につながっていくのである[12]。

文献検索をすると，「健康の決定要因」はたいてい何らかの修飾語がついた形で見つかる。「社会的」決定要因[13]，「経済的」決定要因[14]，「環境的」決定要因[15]，「文化的」決定要因[16]，などである。専門的に見ていくと，「健康の決定要因」という用語は誤称であると判断される場合もありうる。その点は心に留めておいたほうがよい。いわゆる健康の決定要因と健康改善の成果とを結びつけている根拠は，多くの場合，RCTによるものではない。むしろ，関連データや相対リスク・データに基づくものである。他の科学の領域では，このような推測だけで，「決定要因」というステータスを勝ち取ることはできない。社会経済的な格差と健康を論じた論文のなかで，Norman Danielsらはこの点をいみじくも次のように述べている。

「私たちの健康はさまざまな要因の影響を受けている。医師にかかることは重要だ。しかし，それだけで原因がすぐわかるほど単純ではない。社会的な地位とか，その背後にある社会の不平等も影響力をもっている。ところが，社会的不平等と健康格差との間に関連があるからといって，どちらが原因でどちらが結果なのかという因果関係を推論することはできない……。正確な仕組みはわかってはいない。しかし，健康への社会的決定要因が存在するという根拠はどうやらあるようだ，とでも言っておこう」❻。

この続きの議論は，本章の後半に出てくるエコロジカルな相互関係について考察する際，さらに詳しく検討する。いま重要なことは，健康の決定要因を特徴づける概念や用語をよく理解しておくことである。特に，以下の2点を認識しておくとよい。①さまざまな健康の決定要因に関して，既存の情報がどれだけ使えるか，その利点は何か，限界は何かを知ること。②健康の決定要因について関係のありそうなデータや情報を手に入れるために専門家に依頼すること。

公衆衛生というコンテキストのなかで，リスクには「確率」との類似点がいくつもある。例えば，確率では「可能性(chance)」という言葉が使われる。リスクは，以下の問いのなかで，同じような意味を持って使われる。「感染した注射針からHIV/AIDSに罹患するリスクはどれだけあるか？」。リスクはまた，好ましくない結果がある要因によって生じる確率が高まることを意味する場合もある。例えば，栄養不良，貧困，不衛生な水。これらは子どもの健康状態の主要リスクである[17]。リスクに含まれる「結果」としての意味合いもまた確率のもつ側面を反映している。例えば，「飲酒運転のリスクは何か」といった場合である（その答えは，例えば「致命傷ともなりかねない自動車事故」である）。

リスクファクターは，健康の決定要因とともによく用いられる用語で

著者注
❻**決定要因**
「決定要因」という言い方は，因果関係の強さを誇張している可能性がある。根拠の強さは一貫していない［文献348］。

ある。その根拠は疫学研究から得られる。リスクファクターとは，疾病や健康問題を引き起こす確率を増やす行動や状態をもたらす要因のことである。

リスクファクターは集団ではなく，個人を対象とした要因であるという点に特徴がある。環境条件であったとしても同様である。ある環境条件がリスクファクターであるとは，その環境条件に曝露されたときに，集団ではなく個人がどれだけのリスクを抱えることになるのかということが問題とされる。例えばタバコについて見てみよう。個人として吸っても，乳児がタバコ煙の環境に曝されても，タバコ煙への曝露は，個人にとってのさまざまな健康問題のリスクファクターである。「年齢」は，鉛中毒，骨粗鬆症，子宮頸がん，飲酒運転事故による外傷などのリスクファクターである。

リスクファクターに対して，リスクコンディションという用語も本書では用いる。健康問題，疾病，外傷を引き起こしたり，それらと強い関連があるとわかっている物的環境を特徴づける概念である。鉛入りの塗装はリスクコンディションとなる。毒性がきわめて強く，早期発見早期治療が遅れれば，神経系や腎臓への障害をもたらすからである。毒性物質の廃棄物捨て場，ライトが暗いハイウェイ，氷ついた橋などもリスクコンディションの例である。

1）リスクファクター：企画との関連を見出すこと

健康問題のリスクファクターを見つけ，その強さを測ること。これもまた疫学の目的の1つである。学術研究が進んでくると，いくつかのリスクファクターと何らかの健康問題との関連は十分に強い，というコンセンサスが得られるようになってくる。

では，リスクファクターの関連性はどう測定するのか？　それは，ある個人がある要因（おそらくはリスクファクター）に曝露されたとき，予想される健康問題（疾病，死など）が生じるか否か，を調べることによってなされる。最もよく用いられる指標は相対リスクである。相対リスクは，ある要因に曝露されている人と曝露されていない人では健康問題を生じるリスクがどれだけ違ってくるのか，そこを比較して算出される。曝露集団での健康問題の罹患率を，非曝露集団の罹患率で割った値が相対リスクである。これを式で表せば以下のようになる。

$$相対リスク = \frac{リスクファクターに曝露された集団の健康問題の罹患率}{リスクファクターに曝露されなかった集団の健康問題の罹患率}$$

この式において，曝露集団の罹患率のほうがより大きければ，相対リスクは1以上となる。相対リスクは，リスクファクターに曝露された集団のリスクが何倍大きくなるかを示していると言ってもよい。例えば，喫煙者の冠動脈性心血管系疾患（CHD）の相対リスクは，非喫煙者に対

して約2である。つまり喫煙者がCHDに罹患する割合は非喫煙者の約2倍である。言い換えれば，CHDをもつ可能性が100％多いということでもある。

相対リスクの大きさが示しているのは，疾病をもたらしうる要因が相対的に見てどれだけ重要か，ということでもある。例えば，ある疾患の相対リスクが，要因Aでは10である。かたや要因Bでは2である。この場合，要因Aは，Bより強いリスクファクターであると結論づけてよい。表3-3にはいくつかのリスクファクターと，CHD発生の相対リスクを示してある。それぞれのリスクファクターは，CHDの発生にほぼ同じ影響力をもっているという根拠がここに示されたわけである。同一人物が複数のリスクファクターを持てば，疾病リスクがいっそう高まるという根拠もある。したがって介入の際は，複数のリスクファクターに同時に取り組んだほうがよい。

相対リスクは対象集団の特徴によっても変わってくる。さらに1つのリスクファクターが，多くの健康問題に対して異なる影響力をもつこともある。表3-4は喫煙による7種類のがん死亡率への相対リスク比を示したものである。男性に注目してほしい。喫煙による肺がん死亡率への相対リスクは22.4である。表3-3では，全年齢の男性において，喫煙によるCHDへの相対リスクが2.0であった。この2つを比べてみるとよい。また，要因と相対リスクの間に「量反応関係」が見られれば，その要因が疾病リスクを増加させているという確かな疫学的根拠にもなる。表3-5の喫煙とCHD死亡との関係を見ればわかるように，1日当たりの喫煙量が多いほど相対リスクは増加している。

相対リスクはリスク比と呼ばれることもある。オッズ比(OR)，標準化死亡比(SMR)などの用語が使われることもある。これらはすべて相対リスクの推定値であり，関連性の尺度としても用いられる。相関係数などの関連性の尺度に比べると，ここで示したリスク尺度は，対象集団がリスクファクターにより強く曝されたとき，どれだけのリスクをもつ

表3-3 中年男性の冠動脈性心疾患の主なリスク・ファクターの個々のファクター別相対リスク（多種のデータ・ソースより編集したもの）

リスク・ファクター	相対リスク
喫煙	2.0
高血圧	2.4
高コレステロール血症	2.0～3.0（ただし値のレベルにもよる）
糖尿病	2.5
肥満	2.1
運動不足	1.9

出典：Compiled by Denise Simons-Morton, M.D. Relative risk estimates are from "Report of the Inter-Society Commission for Heart Disease Resources," by Kannel WB, et.al., 1984, Circulation, 70(1), 155A-205A, and various U. S. government sources.

表 3-4 喫煙とがん死亡率

がんのタイプ	性別	喫煙者の相対リスク	喫煙に帰因する死亡率 (%)
肺	男性 女性	22.4 11.9	90 79
喉頭	〃	10.5 17.8	81 87
口腔	〃	27.5 5.6	92 61
食道	〃	7.6 10.3	78 75
膵臓	〃	2.1 2.3	29 34
膀胱	〃	2.9 2.6	47 37
腎臓	〃	3.0 1.4	48 12

出典：Newcomb PA & Carbone PP. The health consequences of smoking: cancer. In: Fiore MC, (ed) Cigarette Smoking: A Clinical Guide to Assessment and Treatment. Philadelphia, PA: WB Saunders Co, 1992, 305-331, Medical Clinics of North America.

表 3-5 40～79 歳の喫煙者と非喫煙者の冠動脈性心疾患死亡に対する 1 日の喫煙本数別, 性別相対リスク

1日の喫煙本数	相対リスク	
	男性	女性
非喫煙者(0 本)	1.00	1.00
1～9	1.45	1.07
10～19	1.99	1.81
20～39	2.39	2.41
40～	2.89	3.02

出典：Grundy SM, et al., "Cardiovascular and Risk Factor Evaluation of Healthy American Adults, Circulation 97(1987): 1340A-1362A に基づく。データは Hammond EC, Garfinkel L, 'Coronary Heart Disease, Stroke, and Aortic Aneurysms' Archives of Environmental Health 19(1969): 167-182.

ことになったのかを，直接的に，しかもその意味がわかりやすい言葉で量的に言い当てることができる(ただし，1 人ひとりに対するリスクという点については，推測の域を飛び越えてしまっている)。例えば，相対リスクやオッズ比が 1.2 ということは，リスクが 20％ 増えたということになる。

2) リスクファクター・サーベイランス

すでに指摘したように，慢性疾患の有病率や死亡率を基に，将来にむけた保健計画のゴールや優先活動を決めるべきではない。今年の慢性疾患有病率や死亡のデータは，将来発生するかもしれない疾患や死亡を予

防するためのヘルスプロモーション活動内容を定める際にはあまり役に立たない。将来起こりうることは，いま現在の生活状態や行動様式の動向と関わりがある。リスクファクターの存在率について知ることは重要である。とりわけ相対リスク尺度についてはよく理解しておいたほうがよい。リスクファクターの存在率が増加するということは，それによって，いまはまだよくわかってはいないが，将来明らかになってくるような健康問題が生じうるということである。先に示したサーベイランス・システムのなかには，保健関連行動を定期的に記録していくというものがあった。ここでは2つのシステムをとりあげてみたい。

米国の行動リスクファクター・サーベイランス・システム(BRFSS)は，全国の一般集団向けになされるサーベイである。電話で戸別調査を行うこのサーベイは，各州が責任をもって実施する。18歳以上の成人を対象に，早死や障害の主要原因と関連のある保健関連行動リスクファクターの存在率を調べていく。1980年代初期に始まって以来，BRFSSが最も力を注いでいたのは，州レベルのサーベイランスをつくるということであった。ところが，多くの公衆衛生プログラムは市町村等の地域社会レベルでの健康問題をとりあげるように計画されている。しかしその多くは，すぐれたサーベイランス・システムをもっていない。リスクファクターを持続的にかつ定期的にモニターする仕組みも整っていない[18]。ただし，市町村レベルでのリスクファクターのデータを手に入れるために，州のなかからいくつかの集団を選び出し，そこからのサンプル数を増やそうという動きはある[19]。

青年リスク行動サーベイランス・システム(YRBSS)は1990年に開発された。全国レベルで，青年と成人の死亡，障害，社会問題の主要原因となるような行動リスクファクターをモニターするためのシステムである。YRBSSは全国，州，学校レベルでサーベイを行う。対象は9～12年生の生徒であり，そこからサンプリングを行う。自記式に以下の行動（タバコ，食事，運動，飲酒，麻薬類，性行動と不慮の事故）に関する調査項目について回答する。サーベイは州教育局と保健局のスタッフの協力により，2年に一度実施される。目的は以下の3つである。①保健リスクファクターの存在率を知ること。②これらの行動の動向や変化について，経時的に追跡していくこと。③行動リスクファクターの存在率も同時に見ていくこと。

青年タバコ・サーベイは，喫煙と無煙タバコ使用に関するより詳細なサーベイである。米国の多くの州で開始されたこのサーベイは，CDCやWHOの協力により，世界90か国以上の国でも実施されてきた。この2つの行動リスク・サーベイランスシステムによって得られた州ごとのデータは，各州の保健局ウェブサイトで直接目にすることができる❶。国レベルや州レベルのデータは，CDCのウェブサイトから直接手に入れられるはずである。

著者注

❶ 州政府のリスクファクター・サーベイ・データへのアクセス

BRFSSの具体的な政府データは，［ウェブサイト http://www.astho.com/］で簡単に入手できる。

ホームページからState Linksをクリックし，アクセスしたい州等を画面の地図上でクリックする。ほとんどの州は各自のホームページで健康指標データを提供している。最も詳細なデータベースを構築している州の1つとしてユタ州のIBIS-PH (Indicator-Based Information System for Public Health)があげられる。

Precedeアプローチ計画に関するデータ収集の広域ガイドに関しては，ダウンロード可能な米国CDCのオンラインPATCH企画プロセスのガイドラインとマニュアルを参照のこと。

3) 人口寄与リスク(population attributable risk；PAR)

現在の有病率や死亡率を基に将来のプログラムの優先度設定をすることは問題であるということを先述した。しかし，ヘルスプロモーション・プログラムにおいては，企画対象となっている集団に属する個人のリスクファクターの存在率を知ることによって，この問題を部分的にではあるが解消することができる。リスクファクターの存在率が高ければ，対象集団内でそれを原因とする推定死亡者数が高くなることがわかる。逆に死亡分類ごとの死亡者数のデータから，主要なリスクファクターに対応した死亡者数を推定できる。

表3-6はミシガン公衆衛生局・ヘルスプロモーション・センターによる試算の結果である。同表の第1列にある喫煙を例にとってみよう。全州調査では，ミシガン州の成人の32.4％が喫煙者であった。表3-4で示したように，現在男女とも，喫煙者が肺がんになるリスクは12〜22倍である。また，心血管系疾患に起因する死亡の相対リスクは非喫煙者に対して2.0である。

がん，心血管系疾患，肺疾患，脳血管障害や火傷による死亡数と喫煙率を組み合わせ，おのおのに相対リスクをかけあわせることによって，人口寄与リスク(PAR)を計算できる。この場合は喫煙に起因する死亡率を表している。人口寄与リスクは，65歳未満の早い時期の死亡が問題とされる場合には，65歳未満の総死亡数(単位は人口10万人・年当たり)として表す。一方，生産年齢人口が減ることが問題とされる場合には，65歳未満の全喪失年として表す。政策決定者が何を問題とする

表3-6　6つのリスクファクターの人口寄与危険度(PAR)(ミシガン州)

リスクファクター	ミシガン州成人への存在率(%)	PAR 65歳未満の死亡数	PAR 65歳未満全喪失年
喫煙	32.4	3,444	38,106
飲酒	7.5(重度)		
	20.5(中程度)	1,751	51,493
シートベルト[a]	86.5(必ずしも着用しない)	546	17,736
高血圧	20.6(コントロールできていない)	1,422	15,549
運動	65.1(定期的にしていない)	1,024	10,647
栄養/体重	17.7(理想の120%)		
	15.0(理想の111〜119%)	4,088	45,485
合計		12,275	179,016

a：シートベルト法施行前
出典：Michigan Department of Health, Health Promotion Can Produce Economic Savings (Lansing MI: Center for Health Promotion, Michigan Department of Public Health, 1987), p.7.

かによって，表現も変わってくる。

4) PARによる費用便益分析

上に示したように，死亡率のデータは，すでにわかっているリスクファクターの存在率と関連づけて解釈することができる。その際，PARのデータは先の社会アセスメントとも関連づけることができる。しかも政策決定者にとって重要な費用便益分析という形をとってである。

まずはコストに関してである。例えば，禁煙プログラムの実施に必要なコストを保健局は知っている。プログラムの実施経験がある機関であれば，プログラム参加のための1人当たりのコストを容易に計算できる。次に便益である。これは，あるリスクファクター(例：喫煙)に関連する全疾病にかかる医療費と，その疾病による65歳未満の早死による収入の損失額を合算することで推定できる。これらの損失は，問題となっているリスクファクターをコントロールすることによって得られる潜在的な便益であると解釈するのである。

費用便益比を出すためには，潜在的な便益の額を，便益を得るために必要な介入コストで割ってやればよい。表3-7に示すように，費用便益比は，リスクファクター介入に投資した際の，1ドル当たりの見返り額を表している。

結局のところ，喫煙は重要な課題である。それは，現在の喫煙による

表3-7 リスクファクターを有する20〜64歳の就業者に対する保健リスクファクター軽減プログラムに投資した場合の見返り額(ミシガン州)

リスクファクター軽減プログラムの介入	ディスカウント率		
	0%	4%	8%
喫煙	21.01	15.26	10.88
高血圧	0.99	0.92	0.84
栄養/体重			
中等度	0.34	0.26	0.18
重度	0.62	0.48	0.36
飲酒			
飲酒運転	1.40	1.30	1.19
大量飲酒	3.17	2.68	2.24
むちゃ飲み	1.41	1.30	1.19
運動	0.42	0.35	0.27
シートベルト	105.07	105.07	105.07
栄養・高血圧・運動総合プログラム	2.74	2.07	1.50

出典：Michigan Department of Health, Health Promotion Can Produce Economic Savings (Lansing MI: Center for Hialth Promotion, Michigan Department of Public Health, 1987), p.9.

高い死亡率が，過去の喫煙者によって引き起こされているからだけではない。PARが語っているように，現在の喫煙率を基に推定すると，将来もまた多くの人が死ぬことになるからである。21世紀においても，無数のむだな死や疾病をもたらしうるからである[20]。また費用便益分析からわかるように，そのためにかかるコストは，喫煙予防プログラムにかかるコストの10～21倍にもなるからである。

5）データ：サインに従うこと

「すべての政治はローカルなものである」とか「私の裏庭には関係のないことである」という言い回しがある。いずれも，自分の身近に起こっていることに私たちは一番強い関心をもっている，ということのたとえである。保健データもこれと同じである。行動リスクファクター・サーベイランス・システム（BRFSS）は，先述したように州レベルで，死亡，疾病，障害の主要原因と関連のあるリスクファクターの存在率を調べている。サーベイランスが始まったのは本書の初版が発行された1980年である。以後，これに参加する州は増え，BRFSSの結果は徐々に，保健プログラムを要望する際の根拠として用いられるようになっていった。

BRFSSデータのおかげで，州の政策決定者も，「それは国全体のデータであって，必ずしもうちの州には当てはまらないだろう」という逃げ口上を言えなくなった。そしていま，BRFSSは市町村レベルでも使えるようになりつつある。国や州レベルのデータは確かに，全体像を知る上で役に立つ。しかし，市町村レベルのデータがあれば，市町村特有の重要な健康問題に対応したプログラムにデータを使える。詳細に現場のニュアンスをも加味した企画も可能になってくる。次のシナリオを検討してほしい。場所はミズーリ州南東部のある郡である。そこの保健課に勤務している保健師が，ある小さな保健企画チームのメンバーになった。市町村の保健課長が自分たちの地域社会の重要な健康問題と取り組んでいくための予算を求めている。そのために郡からプロポーザルを提出して，州保健局から予算を獲得してほしいという。

チーム・メンバーとなった保健師の仕事は情報収集ということになった。最初の2つの疫学的な問いに答えるためである。繰り返すが，第1は「何が問題か？」，第2は「誰がその問題を抱えているのか？」である。早速情報収集を始めることにした。まずは人口統計学的要因と地理的要因である。それをマクロのレベルで実施した。**表3-8**と**表3-9**に示すように，ミズーリ州と米国全体では大きな違いがいくつかあることがわかった。第1に主要死因の違いである。第2に成人と高校生のための予防サービスとリスクファクターにもいくつかの違いが見られた。**表3-8**を見ると，ミズーリ州と米国の糖尿病死亡率は似たようなものである。ところが，郡保健局のウェブサイトのデータを分析して気づいたことが

表 3-8　米国全体と比較したミズーリ州の死因（1999 年）

	ミズーリ州	米国
心疾患	302.9	267.8
すべてのがん	210.7	202.7
脳卒中	66.1	61.8
慢性閉塞性呼吸器疾患	52.2	45.7
不慮の事故	43.8	35.9
糖尿病	26.6	25.2
インフルエンザ/肺炎	28.5	23.6
アルツハイマー病	15.0	16.5
腎炎/ネフローシス	15.2	13.1
他の原因	193.0	189.6

*100,000 人当たりの死亡，2000 年の米国全人口に年齢調整。ミズーリ州の Bootheel 地方は州の南東部に位置している。この地域の貧困率は 20.4％ である。州のなかでも最も高い率となっている。州の貧困率は 11.8％ である。Bootheel 地方の 2002 年の失業率は 7.2％ であった。州の同年の失業率 5.5％ よりはるかに高い値である。この地方の 1 人当たりの年間所得は州全体の値は 28,221US ドルであったのに対し，20,442US ドルであった。
出典：CDC, Behavioral Risk Factor Surveillance System, 2000. CDC, Youth Risk Behavior Surveillance System, 1999. http://apps.nccd.cdc.gov/BurdenBook/tabdata.asp?StateID = 26#DC.

あった。プログラムの優先事項を特定するときにもよくあることだが，ちょっとしたひらめきを感じたのである。

　2000 年に，ミズーリ州では推定 26 万 1000 人の成人が糖尿病と診断された。1999 年には 1554 人が糖尿病のために死亡した。その年の黒人の糖尿病死亡率は白人を 100％ とすると，141％ と高かった。これで，ミズーリ州に住む黒人は白人と比べて，はるかに糖尿病の合併症に罹りやすいということが示唆された。失明，四肢の切断，腎不全，脳卒中などである。また州全体として，いくつものリスクファクターの存在率が常に白人よりも黒人に高いことも発見した。「余暇を利用した運動活動がないこと」「毎日食べる果物と野菜の数が 5 種類未満であること」そして「過体重」である[21]。

　「観察に関して言えば，チャンスは準備万全な心がお気に入り」という古い格言がある。上の保健師の場合もまさにそれであった。彼女が州南東部の保健状態に関する情報を探していたことを知った同僚が，ある情報を教えてくれたのである。1 年前ミズーリ保健財団の委員会に提出された報告書である。報告書には，ミズーリ州の健康格差についての特別の章があった。そしてデータと一緒に以下のことが書かれてあった。

　「セントルイス，カンザス・シティー，ブートヒール地域に住む 45 歳以上の黒人のほぼ 4 人に 1 人は糖尿病に罹っている。それには肥満が関係していると思われる。45 歳以上の黒人の肥満率は 40.9％ である。一方，同年齢の白人では 24.1％ である」[22]。

　健康問題の特徴は何なのか？　原因は何なのか？　一生懸命追求する

表 3-9 米国全体と比較したミズーリ州のリスク・ファクターと予防サービス*

	ミズーリ州	米国
成人：喫煙	27.2	22.3
成人：運動のための余暇の欠如	28.8	27.5
成人：5種類以下の果物・野菜摂取	79.3	75.6
成人：過体重	56.4	57.3
高校生：喫煙	32.8	34.8
高校生：体育の授業に不参加	49.6	43.9
高校生：5種類以下の果物, 野菜摂取	81.7	76.1
高校生：過体重	7.8	9.9
成人のための予防サービス：過去2年間にマンモグラム検査未受診	24.2	20.4
成人のための予防サービス：過去5年間に大腸内視鏡検査未受診	73.4	66.3
成人のための予防サービス：過去1年の間に便潜血検査未受診	82.5	79.2
成人のための予防サービス：健康保険がない	13.4	16.4

* 人口中の%
出典：CDC, Behavioral Risk Factor Surveillance System, 2000. CDC, Youth Risk Behavior Surveillance System, 1999. http://apps.nccd.cdc.gov/BurdenBook/tabdata.asp?StateID = 26#DC.

とよい。どういうわけか，ときどき，かつて気づきもしなかった情報や資源や見解が褒美のようにやってくることがある。

6）エコロジカルな相関関係

　プログラムの優先度決定は慎重にやらなくてはならない。そこで常に考慮すべきは，個々の健康問題が，リスクファクターとどの程度関連があるか，ということである。さまざまな健康状態との関連が既によくわかっているリスクファクターに関しては問題あるまい。これに加えてエコロジカルな研究成果として，環境中のリスクコンディションと一般集団の疾病罹患率，外傷発生率，死亡率との関連の強さを推定できるようになってきている。しかも，そこで個人のリスクファクターに関するデータはなくともよい。エコロジカルな相関関係を調べるためには国勢調査標準地域のデータ，学校や市町村からのデータなどを集め，そこから比較のためのデータをまとめてとりだす必要がある。

⑴利点

　エコロジカルな相関関係に使うデータは比較的手に入れやすい。国勢調査のデータ，その他ルーチンとして行政機関などが収集しているデータである。地域社会レベルでの近隣情報，政治的な地域境界，国勢調査標準地域，住宅区画，郵便コード・ゾーン，学校区などが含まれる。

　エコロジカルな相関関係を知るためには，統計処理が必要である。特定の人口集団のこれらのデータと同じ集団の健康状態を示す尺度の相関関係を調べるためである。それによって，ある集団の社会的，物的環境やその場所によく見られる行動規範の特徴と健康尺度との関連がわかるようになる。基本的に，このようなエコロジカル研究によって，環境条件と一般集団の健康状態の関連についての全体像がどうなっているのかがわかってくる。

　例として，Kawachiによる2つのエコロジカル研究を見てみよう。ソーシャル・キャピタルと健康状態との関連を探った研究である。第1の研究においては，所得の不平等，死亡率，ソーシャル・キャピタル尺度の関係を分析した。データは州レベルの国勢調査データと人口調査結果を用いた。その結果わかったのは，所得の不平等が強いところでは，ソーシャル・キャピタルの低下によって，死亡率が高くなるということであった。第2の研究では，全国の州レベルの健康データと集団のメンバーシップのレベルと信頼関係についての人口調査データを用いた。その結果，集団内での社会的信頼関係と全体的な死亡率（心血管系疾患，不慮の外傷事故，自殺）との間には強い負の関連があることがわかった。つまり信頼関係が強いほど，死亡率は低くなるということである[23]。

　全体像を示してくれるこのような研究成果は，プログラムの介入テストのときにも役に立つ。社会的，物的環境要因を変えようとする介入によって，どの程度健康が改善しうるかを知るための根拠として使えるからである。

⑵問題点

　エコロジカルな相関関係にも問題点はある。全体像として示された特徴のある場所に住んでいる特定の個人が，実際にその特徴と関連のある健康問題を抱えているかどうかはわからない，という点である。極端な例をとりあげてみよう。エコロジカルな相関関係が詭弁として作用し，おかしな結論になってしまった例である。

　ある郡の某集団には肺がんによって死亡した人たちが多くいる。同時に，その集団に属する人たちはビールを大量に飲んでいた。だからといって，「肺がんになったのはビールをたくさん飲んだからである」，という結論を下すのは間違っている。この相関関係が言わんとしていることは，「肺がんの罹患率が高いその地域社会に住んでいる人たちはビールをたくさん飲んでいる」ということ。そしてこのデータは「一般集団を対

象とした保健プログラムの企画に使えるかもしれない」ということだけである。「肺がんで亡くなった人たちがよくビールを飲んでいた」とか，「ビールをやめた人は肺がんに罹らなかった」という意味は含まれていない。ビールをよく飲んだというのは，単にブルーカラーワーカーの特徴を示していただけなのかもしれない。喫煙率も高く，隣町の職場で発がん物質に曝露される率も高かったかもしれない，そんなブルーカラーワーカーたちの特徴である。

まとめて言うと，エコロジカルな相関関係は，社会的，物的環境の状態と健康状態との間にどのような関連があるのかについて注目を集める上で役にも立つし，効率的でもある。しかしながらその解釈には注意を払わなければならない。上のような誤った関連性の解釈は避けるようにすべきである。

7）アパラチアの炭鉱労働者の例

以下に示すのは，疫学アセスメントにおいて，健康状態を示す指標と関連性の尺度とを活用した例である。行動・環境アセスメントがうまく系統的に実施されたプロジェクトからの事例である[24]。

炭鉱労働者組合が，ウェストバージニア州北部の2つのアパラチア郡において，炭鉱労働者に対するヘルスプロモーション・プログラムを提供したいと考えた。疫学データによれば，この地域の炭鉱労働者の肺疾患の罹患率は，州内の他のどの地域よりも高い。これをなんとか改善したいというわけである。肺疾患の重要なリスクファクターは，言うまでもなく炭鉱に曝露されているということである。

そこでこの健康問題の行動的，環境的，生物学的決定要因が調べられた。疫学上の問いは以下のようなものであった。すべての炭鉱労働者が肺疾患に罹るのか？　誰が罹り，誰が罹らないのか？　炭鉱労働者はみな男性か？　肺疾患に罹った人には家族歴があるのか？

まずは，「誰がその問題を抱えているのか？」という問い（年齢，性別，家族歴）に対する答えによって，ハイリスクグループが特定された。一般的には，ハイリスクグループが決まったならば，次にくるのは行動・環境要因に関する問いである。採炭現場の位置の違いなどによって，粉塵に曝露される程度が変わると罹患率は高くなるのか？　換気条件のよい炭坑では罹患率が低いのか？　喫煙者の罹患率は非喫煙者よりも高いのか？

これらの問いに答えることによって，さらにどの行動，環境要因に今後注目していけばよいかがわかってくる。

8）ポジティブ・ヘルスの保護要因

リスクファクターと疾病の関連について調べるという試みは，「消極的」な意味合いにとられるおそれがある。疾病への懸念が強いからであ

る。疫学的側面に重点を置きすぎると,「まずは疾病や健康問題ありき」型の消極的アプローチになってしまうのではないかといぶかる人たちがいる。それでは,健康やウェルネスへ向けた積極的アプローチと言えないではないか,というわけである。このような懸念はどれだけ的を射ているのであろうか? そこに前向きな意味はあるのだろうか?

　健康やQOLに悪影響を与える複雑な諸要因に注目したり,それに関する知識を得ようとするのは悪いことではない。そうしたのだから,後に続く問題解決の際にも,消極的な調子で取り組まなくてはならない,というのはおかしい。疫学データを示す目的は,ある健康問題の原因を明示するということである。健康改善のためのゴールに到達するための介入ポイントを指し示すことでもある。一方,一般住民に対して,健康改善のために果たすべき疫学の役割を伝える必要性は必ずしもない。

　データは政策を動かす。政策は資源を生み出す。「AIDSは主に(コンドーム等を使わない)無防備なセックスと注射針の共有によって起こる疾病である」とか,「喫煙は肺がんと心血管系疾患の原因である」といった情報は,確かに「消極的」に聞こえるかもしれない。しかし,実際は,これらの情報を活用して,学校,地域社会,職場におけるプログラムに必要な資源を引き出してきている。さらに資源を手にした有能な教師,看護師,医師,体育教師,そのほかの人材は,医療現場,学校,地域社会,職場などで前向きなウェルネス・プログラムの発展のために活躍してきているのである。

　まずは疾病ありき型ではない,「積極的」な見方とはどのようなものであろうか? BellocとBreslowに代表されるような疫学的リスクファクターの研究では,リスクファクターを健康改善のための要因としてとらえている。これまでの発想を転換させた研究である。Bellocらは,カリフォルニア州のアラメダ郡で,成人対象の大規模調査によって集めたデータを分析した。そして,少なくとも7つの健康習慣が身体の健康と強い関連をもっていることを示した。7つの健康習慣とは,①7〜8時間の睡眠をとること,②ほぼ毎日朝食をとること,③間食をしないこと,④適正体重を保つこと,⑤タバコを吸わないこと,⑥酒は飲まないか,たしなむ程度にとどめておくこと,⑦定期的に運動をすること,である。長期にわたるこの研究のデータ分析によって,さらにわかってきたことがある。関連があるのは消極的な意味合いのあるリスクファクターと死亡や疾病だけではないということ。積極的な健康習慣と積極的な身体の健康づくりとの間にも関連があるということがわかった。その後,社会的決定要因(ソーシャル・サポートや各種団体のメンバーになること)が,積極的な健康習慣と大いに関連があるということもまたわかってきている[25]。

　この研究の一環として,1965年に初めてインタビューした人々の経過を追い,5年半後と9年半後の死亡調査も行った。その結果,全年齢

層の男女で，7つの健康習慣のうち，より多くを実践していた人のほうが，少ない人に比べて死亡率が低いことがわかった。1965年に7つのすべての健康習慣を実践していた男性の9年半後の死亡率は，0～3個を実践していた男性よりも72％も低かったのである。それが女性では57％であった。しかも，1965年当時の対象者の収入レベルや健康状態をコントロールした後も，この関連は同様に見られた[26]。

あらゆる分野の保健専門職は，対象とする人々の健康とQOLの向上という長期的なゴールを共通に抱えている。成功の鍵は，その人々の活発な参加，効果的な参加である。行動はきわめて重要な要因である。専門家によるプログラムの介入によって健康やQOLがどのように変化したかを知る上で，欠かすことのできない要因である。終末期の昏睡状態の患者は無理かもしれないが，対象者の1人ひとりすべてが自らの健康づくりに実質的に参加し，大きな役割を果たすことができる。外科手術後の患者でも，ベッドに寝た状態にありながら積極的に参加することによって，手術後の回復が驚くほど早くなることが知られている[27]。ベッド上で，指示に従った呼吸法を行い，咳をし，必要な動作を行うのである。これもまたりっぱな参加である。

一方，政治的活動に参加する人たちもいる。タバコ広告を規制するための法律を試行したり，環境改革のための法律をつくりあげるためである。人の行動は，多くの医学の分野に影響を及ぼす。実質的に公衆衛生のすべての分野にも影響を及ぼす。行動の影響を私たちは避けることができない。

6. 行動アセスメント

1) 行動の3つのレベル

Precede-Proceedモデルにおいて「行動」は3つのレベルで重要な要因である。第1のレベルは直接的に自分自身の健康に影響を及ぼす行動。最も自分に近いレベルである。第2のレベルは身近にいる他人の健康に影響を及ぼす行動。すぐに手が届く環境レベルである。第3のレベルは組織や政策に影響を及ぼす行動。最も遠いレベルである。

まずは第1のレベルについて見てみよう。先に相対リスクの計算をする際にも議論したように，企画者は，「特定の行動リスク(例えば喫煙)によって特定の健康問題(例えば肺がん)が生じうる」という強力な科学的根拠をもっている。それ故，喫煙行動(あるいは禁煙行動)は，直接的に健康を左右しうる行動であると言ってよい。喫煙や安全ベルトなしの運転のようなリスク行動は，肺がんや交通外傷のような健康問題とより直結していることがわかる。第2，第3のレベルと比べてみればよりよく理解できるはずである。行動アセスメントを実施する際に焦点となるのはこの第1のレベルの行動である。すなわち，個人や集団がとる行

動であり，問題とされている健康問題に直接影響をもつことが知られている行動である。行動リスクファクターの名の由来もそこにある。ただし，時に，他人の行動が行動リスクファクターの定義に含まれることがある。乳児に母乳を飲ませる母親の行動，子どもに予防接種を受けさせる親の予防的行動などである。

第2のレベルは，リスクを抱えている個人の行動に直接影響を及ぼす他人の行動である。そのような他人の行動があるべきなのにない，ということもこのレベルに含まれる。第1のレベルよりも健康問題そのものからは若干かけ離れているレベルである。しかしながら，このレベルの行動は社会，物的環境に大きな影響を及ぼしうる。結果として，保健リスク行動を変えやすくなったり，変えにくくなったりもする。第2のレベルの行動による健康問題への効果は間接的である。次章で述べる教育アセスメントとエコロジカル・アセスメントにおいて，この行動の特徴はより明確になってくる。例としては以下のようなものがある。子どもに対する親の行動。患者に対する介護者の行動。生徒に対する教師の行動。同僚同士の行動，などである。

第3のレベルは，特定のリスク行動や健康問題に直接影響を及ぼしうる物的，社会的，政治的環境に影響力をもちうる行動である。個人の行動でもよいし，集団の行動でもよい。最初の2つと比べると，このレベルの行動は，健康問題そのものとの距離が最も遠い。しかしながらこのレベルでの行動や決定事項は，問題認識，政策，規制，法律などに甚大な影響力を持っている。いずれも組織，地域社会，州，国レベルでの環境に大きな影響を及ぼすことができるものばかりである。例は，アドボカシー団体による組織的な行動，ユーザー好みの環境づくりをめざす都市プランナーの行動，室内での清浄空気法の制定を進めている議員の行動，従業員のウェルネス・プログラムを組織的に取り込もうとしている企業の役員会の行動，などである。

第3レベルでの行動変容はきわめて強力である。健康によい行動のための環境をつくりあげるだけではない。健康問題そのものに対する直接的な影響力をも持ちうる。カリフォルニア州におけるタバコ対策のアドボカシー活動は格好な例である。それによってタバコ税増額を含む1988年のヘルスプロモーション法案（Proposition 99）が承認された。そして法案の承認後，大きな変化が起こった。他の49州に比べて，カリフォルニア州のタバコの消費量が激減し，肺がん罹患率と心血管系疾患死亡率もそれと並行して下がったのである[28]（図3-10）。

喫煙行動の同様の減少はマサチューセッツ州でも見られた。タバコ税の増額や，カリフォルニア州に勝る強烈なタバコ・コントロール・プログラムの実施による成果である。肺がん罹患率もカリフォルニア州以上に下がった。他の48州に比べて2倍以上の低下率を示したのである。この第3のレベルの行動は，組織や政策の変化に関するエコロジカルな

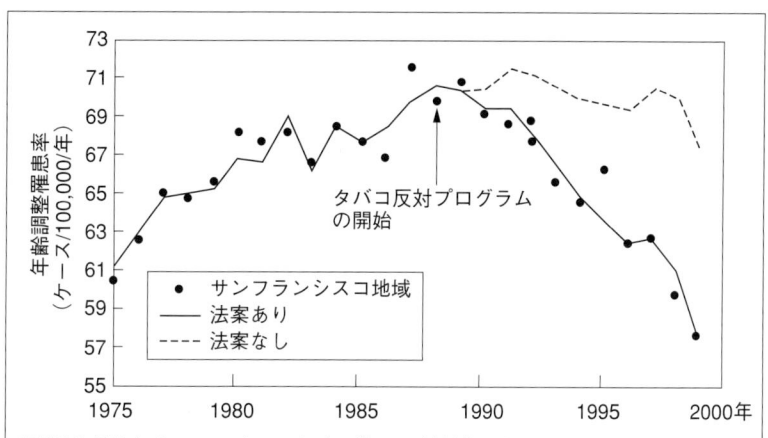

実線は包括的タバコ・コントロールプログラム開始前後の変化.
点線は1988年以前に類似の傾向を示したカリフォルニア郊外の都市部のがん登録を基に作成した予測カーブ．ただし1988年以後にカリフォルニアでなされたような包括的タバコ・コントロールプログラムはここではなされていないという前提のもとに作成.

出典：J. Barnoya & S. Glantz. Association of the California tobacco control program with decline in lung cancer incidence. *Cancer Causes and Control* (in press), 2004.

図3-10　サンフランシスコ地域(SFO)の肺がん罹患率.

レベルでの行動である．後の章で，より詳細に取り扱うこととする．

　企画の際，第1のレベルのリスク行動だけに焦点を当てたとしたら，どうであろうか？　残りの2つのレベルの行動がいかに重要かは無視し，行動以外の要因も無視するのである．環境中の汚染物質への曝露，遺伝素因，年齢，性別，先天性疾患，身体的・精神的機能障害，社会的・経済的に貧困であること，これらすべてを無視したらどうなるのであろうか？

　プログラムは2つの重大な欠陥を抱えることになる．第1は，健康を脅かされている個人に対して，「健康が改善するか否かはすべてあなたの責任である」，と決めつけてしまうことになる．リスク行動だけに焦点を絞った視野の狭いプログラムの効果には限界がある．時には，リスクを抱えている当事者に，さらなる負担を強いることもある．

　第2は，上のように「被害者たたき」をするだけでなく，リスク行動以外の重要な健康の決定要因と取り組む機会を失ってしまいかねない，ということである．3つのレベルの行動，さらに行動以外の要因にも注意を払うこと．それによって，エコロジカルな現実をよく認識できるようになる．たいていの健康問題は，行動，環境，遺伝，その他の行動外要因など，さまざまな要因の相互作用の結果生じている．そしてこれらの要因の多くは戦略的な介入によって変えることもできるのである．

2）遺伝と行動の相互作用

　行動要因や環境要因と遺伝要因との相互作用は根本的に複雑である．そのため遺伝要因の疾病発生への単独効果がとりあげられることは希で

ある。例外は，フェニルケトン尿症(PKU)，鎌形赤血球貧血，囊胞性線維症，テイサックス病である。

　遺伝学を公衆衛生活動に応用しようとする試みはすでになされている。特に食事や肥満に関してである。人ゲノムへの理解が深まれば，今後ますます応用が可能になってくるはずである。遺伝-行動間の相互作用がもつ意味合いとはどのようなものであろうか？ Matt Ridley の Genome（中村桂子，斉藤隆央訳『ゲノムが語る 23 の物語』紀伊國屋書店，2000）に興味深いことが書かれている。

　「私たちは直感的に，身体の生化学的な現象は原因であり，行動はその結果であると思っている。遺伝子が生活にもたらす影響を考えてみると，これはおかしな前提である。遺伝子と行動との間に関係があるというのはよい。しかし遺伝子が行動の原因であり，遺伝子こそが不変なすべての根本原因であると見なすのはどうであろうか。これは間違いである。

　遺伝決定論者だけではない。『行動は遺伝子には記されていない』と，かたくなに主張する反対派の人もまた同じ過ちを犯している。反対派は，行動遺伝学は運命論や予定説を示唆すると言って嘆いているのだから。そう言うことによって，彼らは対立する遺伝決定論者に十分すぎるほどの論拠を与えてしまっている。というのは，『遺伝子がすべてのことに影響を与えているのだとしたら，その遺伝子こそが，ヒエラルキーの頂点である』という仮説を暗に認めているからである。

　彼らは忘れてしまっているのである。遺伝子はスイッチを入れてもらう必要があるということを。またスイッチを入れる何ものかは，外部の出来事や自由意思による行動の場合もあるということも。

　私たちは決して遺伝子のなすがままにされているのではない。遺伝子のほうが，私たちに操られているのだ。バンジージャンプに挑んでみたらよい。ストレスのたまる仕事を引き受けてもよい。恐ろしいことを何度も想像してもよい。すると，コルチゾール濃度が上昇する。そしてコルチゾールは，体中の遺伝子のスイッチをオンにしてまわる（うれしい幸せいっぱいのことを考えると微笑みが浮かぶものである。では意図的に笑うとどうか？ その場合も，脳の「幸福中枢」の活動が促進される。これは議論の余地のない事実である。笑うと確かに気分がよくなるものである。肉体は行動の言いなりといってもよいのではないだろうか）」[29]。

　Precede 段階におけるアセスメントの目的は，妥当性の高い情報を生み出すことである。対象集団の保健ニーズにかなったプログラムをつくるための情報でもある。遺伝情報に関しては，それは人によって異なるものだということだけでも念頭に入れておくとよい。企画の際に，個人差を考慮したプログラムや政策をつくることの重要性を認識できるようになるであろう。

米国農業局（USDA）の食事ガイドラインは，そのような認識が不十分なガイドラインである。お勧めの食事内容がきわめて一律的なのである。ガイドラインのなかで，アメリカ人は皆誰でも同じと明言しているわけではない。文化的に，社会経済的に，生理学的に，遺伝的に同じだなどとは言っていない。ところがそのガイドラインには，個人差を配慮するための余地はない。人ゲノム・プロジェクト等からのデータによれば，遺伝的に個人差があると，食事中の化学物質との相互作用も変わってくるという。同じ化学物質によって，より健康になる人もいれば，病気に罹りやすくなる人もいるのである❶。

　肥満は国際的にも深刻な健康問題である。本章の冒頭でも述べたように米国において肥満は流行の域に達している。米国ばかりではない。英国，中国，東ヨーロッパ，太平洋島嶼国，オーストラリアでは，場所によって，1980年当時に比べ肥満率が3倍以上になっている[30]。世界的な肥満の流行の原因は，現代的な暮らしにあると思われる。高カロリー食が手軽に，しかも大量に食べられるようになったということと，運動量が減ったということである。この現代的な暮らしのなかで多くの人のエネルギー・インプットは消費を上回り，過体重となったものと思われる。

　しかし，そうならなかった人もいる。その違いは何か？　遺伝研究がその原因解明のヒントをもたらしてくれるかもしれない。例えば，肥満に関係する遺伝子があるという強い根拠がある。遺伝子は相互にも作用し合っている（多元的）。しかし実際は，肥満に関連した遺伝子の相互作用だけではなく，栄養素，運動，喫煙などの要因との組み合わせによって，肥満になるものと思われる[31]。

　ボックス3-2を見ていただきたい。これはCDCの「遺伝と疾病予防」事務所が，疾病予防に関する遺伝学研究の成果として，「これまでにわかっていること」と，「まだわからないでいること」を並べて書いた表である。遺伝子の構成の違いは，病気，リスクファクター，生物学的状態とどのような関係にあるのか？　その解明のために，遺伝学はきわめて早いスピードで進歩している。**ボックス3-2**の「まだわからないでいること」が解明され，遺伝子の違いの影響がわかってくれば，保健プログラムの企画もまた大きな進歩をとげることであろう。

　遺伝-遺伝，遺伝-環境，遺伝-行動間のそれぞれの相互作用についての研究はかなりなされてきている。しかしながら，研究成果が広く実際に応用されるレベルにはまだ到達していない。遺伝学のこの分野での研究が進むことによって，保健プログラムの企画に必要な部分の情報が，少しずつわかってくるであろう。遺伝要因と行動，環境要因との相互関係は，第1章の**図1-2**や**図1-3**では，縦向きの矢印として示した。遺伝-環境間の相互作用をコントロールしようとするとき，多くの場合，個人や集団の行動に依存することが多い。例えば環境リスクに私たちが

著者注
❶**遺伝的多様性・食物と感受性または耐性**
　カリフォルニア大学ディヴィス校栄養学的ゲノミックスのCOE（卓越した研究拠点）におけるピラミッド・パラダイム。

ボックス 3-2　肥満と遺伝　何がわかっているのか？　何をわかっていないのか？

わかっていること	まだわからないこと
●血族（biological relative）であると似通う部分が多くなる傾向がある。体重も同様である。肥満の家族歴がある者には，体重増加の素因があるかもしれない。肥満予防の介入は特に重要である。	●なぜ血族の体重は似通っているのか？　どの遺伝子がこの事実と関連があるのか？　同じ遺伝的関連はすべての家族に見出されるのか？　これらの遺伝子はエネルギー代謝と調節にどのような影響を及ぼしているのか？
●食事摂取量や運動量を一定にしても，個人の反応にはばらつきがある。ある人は過剰摂取をすると，脂肪として，より多くのエネルギーを蓄える。一方，ある人は，食事量がきわめて少ない状況下でも，エネルギー源として脂肪をそれほど消費しないですむ。このような反応の違いは遺伝的な個人差による。	●食事と運動による介入策は，なぜある人に有効なのに，他の人には有効でないのか？　よく反応する人とそうでない人の生物学的な違いは何なのか？　特殊なニーズに合わせた介入策をとりたいときに，この知識をいかに応用したらよいのか？
●脂肪の蓄積の調節は長期にわたって，複雑なシステムによってなされる。脂肪組織，脳，内分泌腺（膵臓，甲状腺など）からのインプットとフィードバックがそれに関係している。過体重と肥満は，この長期にわたるエネルギーの入力バランスがほんのわずかプラスに転じることによって生じる。	●エネルギー調節フィードバック・システムのどの部分が，人によって違ってくるのか？　その違いは，エネルギー代謝と調節にどのような影響をもたらしているのか？
●単一遺伝子に突然変異が起こり，乳児期より重度の肥満が始まることがごく希にある。このような人々について調べることによって，エネルギーのインプットと消費のバランスがどのように調節されているのか，その複雑な生物学的プロセスについて，理解を深めることができる。	●単一遺伝子の突然変異によって生じる肥満症候群は他にも存在するのか？　もしそうならば，それはどのようなものか？　その場合の自然史，マネジメントの方法，予後はどのようなものか？
●肥満の人々同士，遺伝的に似通っている。このことより，体重増加の素因となっている生物学的特徴を解明するヒントが得られるかもしれない。肥満の素因をもっている人々に対する予防や治療対策に，この知識は役立てられるかもしれない。	●肥満の人に見られる遺伝上の相違点は遺伝子の発現や機能にも影響を及ぼしているのか？　遺伝的な相違点と環境要因はどのように相互に作用し合って肥満をもたらしているのか？　体重が増えやすい人の生物学的特徴はどのようなものか？　どのような環境要因がこの傾向を打ち消してくれるのか？
●薬会社は遺伝的アプローチ（遺伝薬理学）を用いて，新たな肥満治療薬を開発中である。	●薬学的アプローチは肥満を抱えている多くの人に利益をもたらすのか？　薬が開発されたら，それはたいてい誰にでも手に入るものなのか？
●私たちは脂肪という形でエネルギーを蓄える傾向をもつ。これは食料供給がきわめて乏しかった数千年の人類の進化のプロセスの結果として理解することができる。言い換えれば，食料の供給が豊富なときにそれをエネルギーとして脂肪に蓄えることによって，飢饉を乗り越えることができたのである。そして生き延びた者がその傾向を祖先に伝えてきたのである。	●数千年にわたる進化のプレッシャーをいかに打ち消すことができるのか？　このような傾向に，より効果的に対抗するために，何か特殊な要因，しかも現代という環境下における要因を特定し，それをコントロールすることはできないのか？

出典：Office of Genetics and Disease Prevention, Centers for Disease Control and Prevention, U.S.Department of Health and Human Services. http://www.cdc.gov/genomics/info/perspectives/files/obesknow.htm.

曝されたとき，私たちは，地域社会レベル，国レベル，国際レベルの意思決定者の行動に頼る．遺伝と環境の間に行動を配置したのはそのためである．同様に，多くの遺伝学関連の文献において，行動は環境という用語の一部として記載されている．

本章では行動アセスメントのプロセス（後の環境アセスメントも同様）がわかりやすくなるように，これを以下の5つのステップに分ける．そして常にプログラムのゴールに焦点を置きながら，個々のステップごとに，重要なニュアンスの解説を行う．実際，このプロセスの経験者は，すべてのステップを足し合わせていくと，そこで得られる結果は，総和に勝るという発見をしている．1つひとつのステップは次のステップととぎれなくつながっている．次のステップにたどりつくと，また逆戻りして前のステップの手直しをする．こうして個々のステップが磨き上げられていくのである．

3）ステップ1：健康問題と関係があると思われる行動リスクのリストアップ

(1) 論文などの文献に目を配り続けること

この段階の最初の仕事は，具体的な健康問題の一部分だけでも説明しうる行動をリストアップすることである．専門分野での経験が豊富なベテランともなると，リスク行動についての十分な知識をすでにもっているはずである．しかしながら，経験の有無にかかわらず，論文や最新の研究レポートなどのレビューは，慎重にやったほうがよい．対象疾患や健康問題については，すでに知られているリスクファクターをよく調べておくことが大切である．

Precedeモデルが使われるようになった1970年代初期から，リスクファクターに関する情報量は指数関数的に増えてきている．例えば，「慢性疾患の疾病負担とそのリスクファクター」というウェブサイトがある．その「予防への道筋(prevention pathways)」にアクセスすると，特定の慢性疾患に対するリスクファクターがわかる．リスクファクターに関するデータも手に入る．そこに示されている指標は，以下の4機関のコンセンサスによって得られたものである．米国疫学協議会，米国慢性疾患プログラム長協会，慢性疾患予防・ヘルスプロモーション・センター，CDCである．なお，これらの指標は，以下の目的で開発されたものである．

- 疫学データの収集，分析，配布
- 公衆衛生における意思決定のためのデータやその他の科学的情報の活用
- 公衆衛生活動による慢性疾患の予防とコントロール

表3-10は，主要な死因に対応したリスクファクターを示した「予防への道筋(prevention pathways)」である．表3-10の心血管系疾患の下

3章 疫学アセスメントと行動・環境アセスメント

表 3-10 主要死因とそれに関連した主なリスクファクターとリスク状態(公衆衛生とその他の一般集団を基盤とした予防プログラム,ヘルスプロモーションやヘルスプロテクション・プログラムに最も共通してみられる優先項目)

リスクファクターとリスク状態	心血管系疾患	がん	脳卒中	外傷(交通事故以外)	肺炎インフルエンザ	傷害(交通事故)	糖尿病	肝硬変	自殺	他殺	エイズ
行動リスクファクター											
喫煙	●	●	●		●						
高血圧	●		●								
高コレステロール	●		●								
食事	●	●	●				●				
肥満	●		●				●				
運動不足	●		●				●				
ストレス	●		●				●				
アルコール乱用				●		●		●	●	●	
薬物誤用				●		●			●		●
シートベルト未着用						●					
拳銃所持									●	●	
性習慣											●
生物学的要因	●										
環境リスクファクター											
放射能曝露		●									
職場の有害環境		●		●							
環境汚染物質		●									
感染源					●						
家庭有害環境				●							
自動車/道路デザイン						●					
速度制限						●					
医療の受けやすさ	●	●	●		●		●	●		●	
商品デザイン						●					
社会的要因[a]	●	●	●	●	●	●	●	●	●	●	●

a:ここに示した健康の社会的決定要因のカテゴリーは,人間関係,ソーシャル・サポート,社会的プレッシャー,小児期の経験,社会経済状態に関連した,さまざまな生活状態が含まれる。しかしこれらは,いまだ明確に定義されていない。
出典:Centers for Disease Control, U. S. Department of Health and Human Services. の未発表データに基づく。

にくるカテゴリーに注目してほしい。喫煙,アルコールの飲み過ぎ,高脂肪食,運動不足などがある。これらはみな,行動のカテゴリーに入る。どれもみな明らかに行動要因である。厳密には行動とは言えないが,食習慣や運動不足の徴候かと思わされる要因もある。高コレステロール血症,肥満,高血圧である[32]。

(2)システム思考

表 3-10 にある行動をもう少し詳しく見てみよう。ここにあげられているリスクファクターや行動のいくつかは,以前からすでにあった行動

や環境の影響を受けて生じたのではないかと読み取れる。例えば，ある人が血液テストを受けたと想定してほしい。その人は血液検査の結果をよくしたいと思って運動量を増やした。脂肪分をあまり取らないようにと努めてもきた。ところが，いざ検査してみると，血清コレステロール値は高いままであった。高コレステロール血症の診断後，担当医は薬を処方した。1か月後にまた来るようにとも言った。副作用もなく最初の投薬量で十分効いているかどうか，再検査して調べるためである。「処方薬を飲むこと」は，比較的，自己判断のきく行動である。同時に，自己判断によって行う他の行動の影響を受けやすい行動でもある。「受診行動」，「処方薬を手に入れること」，「投薬量が必要に応じて調整されているかどうかを確認すること」，などである。高コレステロール血症だけでなく高血圧においても同じことが言える。

　この行動(行動しないということも含む)のサイクルこそが，「保健行動はエコロジカル・システムの一部分としてとらえると，最もよく理解できる」という言葉の意味である。臨床現場での経験が豊富なベテラン企画者はこのサイクルが多くの部位でとぎれてしまうことを知っている。例えば，処方薬の更新や変更予定の予約日に受診できなかったとしたらどうだろう。予約の診療日が狂うことで，さまざまな出来事が生じうる。その全体像を描きあげるために，「どうして？」という問いを節々で聞いてみるとよい。その答えの多くは作成中の行動リストのなかに加えることができるはずである。あるいは他人の行動として別のカテゴリーのなかに振り分けることができるかもしれない。

「予約の日が守られませんでした」
どうして？
「患者さん，不満があったみたいなんです」
どうして？
「スタッフとの仲が良くなかったから，という場合があります。以前，予約時間にちゃんときたのに，30～45分も待たされた，ということもあります」
どうしてそんなに長い時間，待たせてしまったんですか？
「クリニックが，予定人数を超えた予約をとってもよいという方針を採ったからです」

　図 3-11 は，「予約破棄の悪循環」サイクルを示したものである。このように組織立てて考えると，個々の具体的な行動を，行動外要因や環境要因から切り離すことができるようになる。それによって，対象とするプログラムの戦略もより明確になる。スタッフの訓練，予約スケジュールの調整機能，乳幼児ケアの充実，送迎サービス等，すべてが効果的な介入となりうる。いずれも行動アセスメントによって，「予約破棄の悪

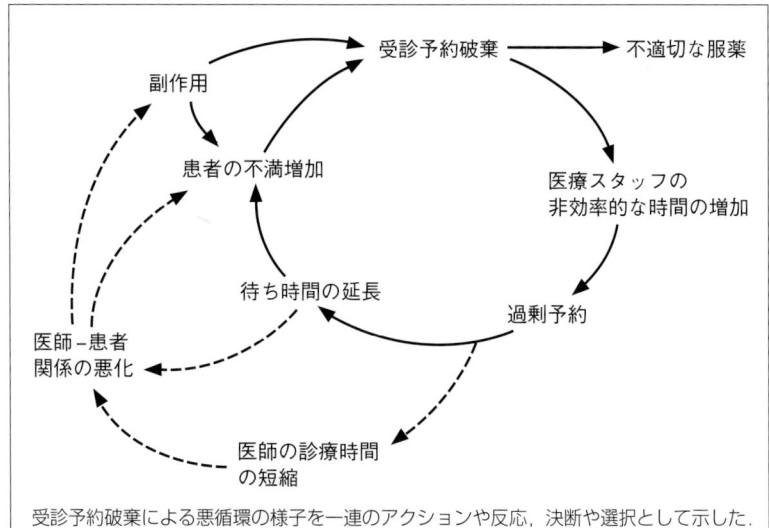

受診予約破棄による悪循環の様子を一連のアクションや反応，決断や選択として示した．一度の予約破棄がさらなる予約破棄につながっている．

図3-11 受診予約行動を描きあげた図

循環」サイクルのなかに反映されうる介入である．

4）事例：ローズビル

　ローズビルという町（架空の町）で，心血管系疾患予防対策に取り組んでいくことになった．あなたは保健プログラムの企画調整員である．行動アセスメントの第1歩は，企画チームのメンバーと一緒に，**表3-10**にある心血管系疾患のリスクファクターについて検討することである．ローズビルに関する全員の経験から，重要なリスクファクターは5つ指摘された．過体重，高コレステロール血症，高血圧，運動不足，喫煙，である．議論の末，果物と野菜の消費量も入れることにした．過体重と関係があるかもしれないからである．その結果，最初にできたリストのなかには，一般的なリスクファクターだけでなく，ローズビルの状況に即した，より具体的なリスクファクターも含まれることになった．

- 体重減少（飽和脂肪酸の高い食事の減少，果物や野菜の増加）
- コレステロール・スクリーニング
- 高血圧のための血圧スクリーニング
- 運動
- 禁煙

5）ステップ2：重要性に応じた行動のランク付け

　どんなプログラムでも，必要な資源が十分揃っているということはない．詳細な行動リストが手に入ったあと，次になすべきはリストを手に負える量に減らしていく作業である．そのためには，まず重要性の高い行動を残し，重要性の低い行動を取り除く．行動の重要性を決めるため

のおおまかな基準は以下に示すとおりである。
① 健康問題との関連が明確であること
② 対象集団のなかで実際に生じている行動であり，頻度も高いこと

　第2のポイントはきわめて重要である。一般的にリスクファクターとして重要であるとわかってはいても，その存在率がきわめて低い場合があるからである。例えば，喫煙や飲酒行動は，文化的にそれが禁止されている地域では重要なリスクファクターということにはならない。

6）ローズビルの事例の続き

　行動要因の重要性のランク付けは，どのようにしたらよいのか？ 表3-3の情報に注目してほしい。手持ちのリストには5つのリスクファクターが書かれている。そのうちの4つの相対リスクの推定値は2.4から1.9である。つまり，4つのうち1つでもリスクをもっている人は，心血管系疾患に罹る可能性が2倍高くなるということである。

　次にローズビルに関連したリスクファクター情報を2つの情報源から紹介する。第1は，過去10年間，半年ごとに集められた18歳から64歳の成人の行動リスクファクター・サーベイのデータである。主要情報は以下のとおりである。

1）喫煙率は着実に下がっている。当初36.8%であったのが最新データでは17.8%となっている。
2）過去2年間のうちに血圧スクリーニングを受けなかった者は低下し，5%に落ち着いている。
3）過去5年間のうちにコレステロールのスクリーニングを受けた者は81%いる。これはHealthy People 2010❹の目標を上回っている。
4）過体重の割合は27%から39%に増加した。
5）余暇を利用した運動時間がないと答えた者は21%から30%に増えた。

　第2の情報源は1年前にローズビル学校区とローズビル保健課の合同調査によって得られた3種類の情報やデータである。2つの学校サーベイ（高校と小学校），コミュニティ・サーベイ，タバコ政策アセスメントである。（ただし，コミュニティ・サーベイ，タバコ政策アセスメントの結果は次の環境アセスメントに示す）。9～12年生の生徒対象のサーベイでは，40%の生徒が過去30日間に少なくとも1回タバコを吸ったと答えていたことがわかった。男子生徒の11%と女子生徒の8%は過体重であることもわかった。小学校での調査結果として，6年生男子の13%が「過去30日間にタバコを吸いましたか」という問いに「はい」と答えた。それが7年生男子生徒では24%であった。

　このように現地で入手したリスクファクターの存在率をもとに，企画チームは次のような結論を出した。「ローズビルでは過体重や肥満関連の行動が大きな問題である」。特に，運動量が減っているというデータ

訳者注
❹Healthy People 2010
　米国におけるヘルスプロモーション政策。健康寿命の延長とQOLの向上ならびに健康格差の解消を目指した活動を実施している。

が参考にされた。過体重という用語は行動というよりは状態である。そこでチームは，過体重と関連のある行動を3つに分けて取り組んでいくことにした。①飽和脂肪酸が多い食事の摂取，②果物と野菜の摂取，③運動，の3つである。

　成人の喫煙率は低下してきている。一方，若年者の喫煙率データは問題である。いずれ大問題となりそうな兆候が出ている。文献によれば，喫煙開始時期が早ければ早いほど，成人になってから常習喫煙者になりやすい。このことからも，喫煙時期を遅らせることが，成人の喫煙率を減らす鍵であることは明らかである[33]。企画チームは全員一致で若年者の喫煙を重要課題としてとりあげることにした。予防行動としてコレステロールと高血圧のスクリーニングはうまくいっている。これ以上，特に対策を強化する必要はなさそうである。以上の結果，心血管系疾患対策に重要な行動リスクファクターのリストは以下のようになった。

- 飽和脂肪酸の多い食事摂取
- 果物と野菜の摂取
- 運動
- 若年者の喫煙

　コレステロールと高血圧のスクリーニングに関連した行動がリストのなかから削除された。これによって企画チームは，より焦点を絞った企画に取り組めるようになった。予防対策チームががんばってよくやってくれたおかげで成功しているスクリーニングは，ローズビルのアセッツでもある。保健プログラムにこのようなアセッツが取り込まれると，より包括的にプログラムを推進できるようになる。

7) ステップ3：変わりやすさに応じた行動のランク付け

　重要性に応じたランク付けが終わったら，次にくるのは，行動が変えられるという根拠を見出す作業である。現在進行中の評価研究は介入戦略の効果を調べている。しかしながら，個々のリスクファクターの変わりやすさがどの程度かを，表にまとめて示すほどにはわかっていない。妥当性，信頼性に問題があるし，最新データを常に示すのは容易なことではない。そのためにも，企画にあたる者は根拠に基づいた介入戦略に関する最新文献に目を光らせていなくてはならない。専門家として変わりやすさについての判断をするための根拠を得るためである。

　変わりやすさの判断に必要な根拠が十分でないという弱点を乗り越えていくためには，以下に示すコツを覚えておくとよい。変わりやすい行動とは，以下のような行動である。

- 行動が始まってまだ定着していないか，あるいは定着したばかりの行動であること。
- 文化やライフスタイルのなかに深く根ざしていないこと。
- 変わりやすいと十分説得できる理論的根拠があること。

最も変わりにくい行動，あるいは元に戻ってしまいやすい行動とはどんなものであろうか？　まずはタバコ，アルコール，薬物など，中毒に移行する要素がある行動。次に過食や仕事中毒など，脅迫観念にしばられている行動。そして最後に，家庭生活や日常生活に根づいた食事，仕事，余暇などの行動である。行動の変わりやすさを判断する際には，時間要因もしっかり考慮に入れなければならない。リスクファクターが変化したとき，それに伴って何がどう変わるのかを私たちは期待するものである。根が深く，かつ一般住民に広く行き渡っている行動ほど，変えるためには長い時間を要する。時間要因が重要なゆえんである。この点に関しては本章の最後に出てくる評価のまとめで詳しく論ずる。

行動の変わりやすさの検討が終わったら，どの行動を介入に組み込むか，あるいは組み込まないのかを，同意を得ながら決めていかなくてはならない。**表3-11**は，ローズビルの企画チームが最初に作成したリストに含まれている行動を示したものである。個々の予防的保健行動に対して，7つの特性を調べた結果が示されている（関連度＋など）。これによって，個々の行動がどれだけ採用されやすいかを比較できる。企画者にとって，このような簡便な分析は役に立つ。このリスクファクターの変わりやすさの検討は，介入策をつくりあげていく際にも役に立つからである。

ローズビルの例に戻ろう。企画チームは文献調査の結果とこれまでの経験に基づいて，アセスメントを実施した。**表3-11**の情報をレビューしてから，企画チームは独自の表を作成した。**表3-12**である。そして以下の判断をした。①喫煙と運動は変わりやすい。文献からもそれは言える。理論的にも変化の発展段階を踏んでいけば，プラスの変化が生じうると考えられる。②2つの食事関連の行動の変わりやすさに関しては

表3-11　特性調査法による予防的保健行動の変わりやすさ（心臓関係の保健行動について）

健康行動	関連度	社会是認度	利点	複雑さ	価値，経験，ニーズとの一致	可分性	観察度
1. 禁煙	＋	＋	＋	－	－	＋	＋
2. 体重コントロール	＋	＋	＋	－	＋	＋	＋
3. 血圧コントロール						＋	－
内服	＋	＋	－	－	－	＋	－
低塩食	＋	＋	－	－	－	＋	－
4. 低コレステロール食	＋	＋	＋	－	＋	＋	－
5. 運動	＋	＋	＋	－	＋	＋	＋
6. 予防検診	＋	＋	＋	－	＋	－	＋

注：＋＝ポジティブ，－＝ネガティブ。
　1980年の初版との差は，社会規範とテクノロジーの変化による。これまでマイナス面への唯一の変化は予防検診を受けることの複雑さの欄だけにしか見られなかった。これは，米国において地方や不便な地域にいる人々が保健サービスを受けにくくなり，ケアのレベルもおざなりになってきたことの表れでもある。

出　典：Green LW, "Diffusion and Adoption of Innovations Related to Cardiovascular Risk Behavior in the Public," Applying Behavioral Sciences to Cardiovascular Risk, Enelow A and Henderson JB, eds.(New York: American Heart Association, 1975)所収に基づく。

表 3-12　リスク行動の変わりやすさのアセスメント

保健行動	変化のための根拠がそろっているか？	いまだに開発中か？	文化に深く根ざしているかどうか/ライフスタイル	強力な理論の有無
胞和脂肪酸の多い食事の消費	あいまい	あいまい	ローズビルの場所によっては深く根ざしている	中くらい
果物・野菜の消費	あいまい	あいまい	〃	中くらい
運動	特に環境戦略に関しては有望な根拠がそろいつつある	多くの場合，未開発	深く根ざしていない	強力
青年の喫煙	すぐれた根拠がある	開発中	性別，文化，民族要因による	強力

まだまだ議論の余地がある。

　企画チームのメンバーのなかに，有名なノースカレリア心血管系疾患予防プロジェクトについて知っている人がいた。劇的な食習慣の変化が報告された事例である。地域社会を基盤とした介入によって，高脂肪の食事摂取を減らし，果物，野菜摂取を増やすことは可能であるという根拠が，そのプロジェクトで示されていることを指摘した[34]。次いで，これとは対立する，別の根拠を示すメンバーもいた。その根拠とは，Agency for Healthcare Research and Quality（AHRQ）の報告書である。さまざまな対象集団に対し，食事に関する介入がなされ，それと関連した行動研究もなされてきた。しかしながら，食習慣を変えるために，どのような介入がどのような集団により有効かとなると，まだよくはわかっていないというのである[35]。

　このような議論を重ねることによって，企画者は何を選択すべきかを熱心に検討した。このやりとりはまた，保健プログラムの企画の鍵ともいえる要素である。科学的根拠とすぐれた判断とのバランスをいかに慎重にとっていくのか，そのためには激しいやりとりを続けていかなくてはならない。

8）ステップ 4：行動目的の選択

　重要性と変わりやすさに応じた行動のランク付けが終わった。次の作業は，保健プログラム全体の戦略の中心となるようなリスク行動の選出である。その選択プロセスをうまく進められるように，図 3-12 に示すような 4 分画表を紹介したい。重要性と変わりやすさに応じて要因を振り分けられるようになっている。

　プログラムの目的にもよるが，たいていの行動目的は第 1 分画か第 2 分画のなかから選ぶ。変化が起こるかどうかはっきりしないとき，評価は重要である。第 3 分画の行動は選ばれないことが多い。ただし 2 つの例外がある。1 つは，優先度は低いが，政治的なニーズがある場合である。例えば，プログラム実施機関を支援している一般住民の代表集団が

	重要性：より大	重要性：より小
変わりやすさ：より大	最優先プログラム （第1分画）	政治目的以外 優先度は小 （第3分画）
変わりやすさ：より小	新プログラムでの，優先度大：評価不可欠 （第2分画）	プログラムから除外 （第4分画）

4つのカテゴリー別にアクションも変わってくる．

図3-12　重要性と変わりやすさの2つの次元による行動のランク付け

優先したい行動があるとする．ところが，文献的にはその行動の優先度は低い．そのような場合，政治的なニーズが高いということで，第3分画のその行動が選ばれることがあるのである．第2の例外は，費用のかかる行動変容介入プログラムに投資する前に，それで変化が実際に起こりうるかどうかの「根拠」を，運営委員会などがほしがっている場合である．そのようなニーズがある場合，選ばれた行動は一時的にのみ，優先項目とされるべきである．またそれを優先させても何ら害が生じることはない，という確認も必要である．

時に，第1分画に入る行動が1つもない場合がある．変化しうるという根拠が少ないことがよくあるからである．緊急を要する健康問題がある場合は，広範囲にわたる教育や行動研究がなされたり，実験的なプログラムの評価などがなされてもよい．多くの優秀な実践家や企画者，各種機関や財団は，直感的にあるいは内々に，優先すべき研究内容を決めたり，プログラムの優先項目を決めたりしている．ここに示した手順はその方法をより体系的に，しかも目に見える形にしているだけである．

図3-12を用いて，ローズビルの事例をとりあげてみよう．喫煙と運動は，第1分画にくる．2つの食事摂取行動は第2分画である．いずれの行動も心血管系疾患予防には重要である．しかし企画チームの意見はここで2つに分かれている．いずれの行動も変化を持続させるための根拠が不十分だというのである．

9）ステップ5：行動目的の明示

いったん目標となる健康行動が定まったなら，いよいよ最終ステップに入る．行動目的を明確に述べる段階である．ここでは具体的であるということが命である．行動目的があいまいだったり，大ざっぱだと，せっかくのヘルスプロモーション活動の有効性も効果も危うくなる．ヘルスプロモーションの資源はたいてい不足している．それを考えれば，目的をあいまいにすることは許されざるぜいたくである．「ぼやけた」，「測定しようのない」対象行動としてしか目標行動を言い表せないのは，

その健康問題の構成要素である行動についての分析が，不十分であったからにほかならない。例えば，「よりよい健康習慣をつけましょう」とか「保健サービスを大いに利用しましょう」といったことがよく言われる。これらは行動目的としては役に立たない。あいまいな目標をもったプログラム活動は散漫になりがちである。その結果，どの行動に対しても変化を起こすほど十分な力が注がれることはない。また，対象集団全体にプログラムが行き届くということもないままに終わってしまう。

以上のことからも，行動変容の可能性があり，かつそれが適切である場合，行動目的は十二分に注意を払って具体的に述べるとよい。その際，個々の行動目的は以下の問いに答えられるようでなくてはならない。

- 誰が：変化が期待されている人とは誰なのか？
- 何を：どのような行動の変化が起こるべきか？ 行動変容のためにどのような活動がなされるべきか？
- どの程度：どの状態まで達成されればよいのか？
- いつまでに：変化が起こると期待される時期はいつなのか？

ローズビルの事例を再度見てみよう。1つ表面化してきた行動として，若年者の喫煙があった。行動目的をつくりあげるプロセスにおいて，企画チームは，若年者という用語があまりにも一般的でぼやけているという結論に達した。手元にあるサーベイ・データによれば，近年，喫煙は6年生前後から始まっている。また，高校生になってからも，学年が上がるごとに率が上昇している。そこで企画チームは，このプログラムを進めるにあたって，「誰が」に相当するのはローズビルにいるすべての小学6年生とした。「何を」に相当するのは，喫煙を開始する子どもの率が低下することである。「どの程度」に相当するのは，38％ということになった（喫煙率13％から8％への低下は，38％の低下ということになる）。根拠としたのは，1996年から1999年の間にマサチューセッツ州の小学校6年生の喫煙率が16.5％から7％に低下したという報告書である。その場合は57％の低下であった。「いつまでに」に相当するのは「2年以内に」とした。フォローアップ評価をするのがその頃だからである。というわけで，行動目的は以下のように簡潔に示されることになった。

「プログラムを実施してから2年以内に，喫煙を開始するローズビルの小学6年生の率が38％低下すること」

7. 環境アセスメント

これまで何度も繰り返し述べてきたように，健康に影響を及ぼす要因は複雑であり，数も多い。行動要因は，そのなかの1つにすぎない。ここでは，健康問題や行動に影響を及ぼしうる社会・環境要因に少し目を

向けてみたい。健康問題が何であれ，私たちの身の回りの環境は私たちの健康状態に大きな影響を及ぼす。私たちが住み，働く場所，空気と水，土壌と天候，交通手段。これらは健康によい場合もあるし，リスクともなりうる。同様に，私たちの健康は社会要因の影響も受ける。社会要因に関しては，これまで直感的にしかわからなかったことが，科学的根拠をもって説明されるようになってきた。例えば，人間関係がうまくいっている地域社会でソーシャル・サポートを受けると，健康も福祉も向上しやすいことがわかっている[36]。

図3-13は，「21世紀の保健統計ビジョンの形成」からとった，健康の決定要因のモデルである[37]。この図のなかには，健康に影響を及ぼすような幅広い社会，環境要因に必要な指標が入っている。いずれも全国保健統計システムにおいて注目すべき指標でもある。指標の多くは，本章でこれまで取り扱ってきたアセスメントの内容と重なる部分が多い。モデルの中心にしっかりと置かれているのは健康問題である。疫学アセスメントでもそれは同様であった。健康問題の決定要因は，最も内側にある楕円を取り巻く楕円内に記されている。第2，第3の楕円内にあるのは地域社会に起因する要因とコンテキストに含まれる要因である。サブカテゴリーとして「社会的要因」，「生物学的特徴」，「ライフスタイルと健康づくり」，「文化的コンテキスト」，「保健サービス」などがある。いずれも健康アセスメントと行動アセスメントで直接とりあげてきた内容である。行動アセスメントに関しては，本章ですでに示した「予約破棄

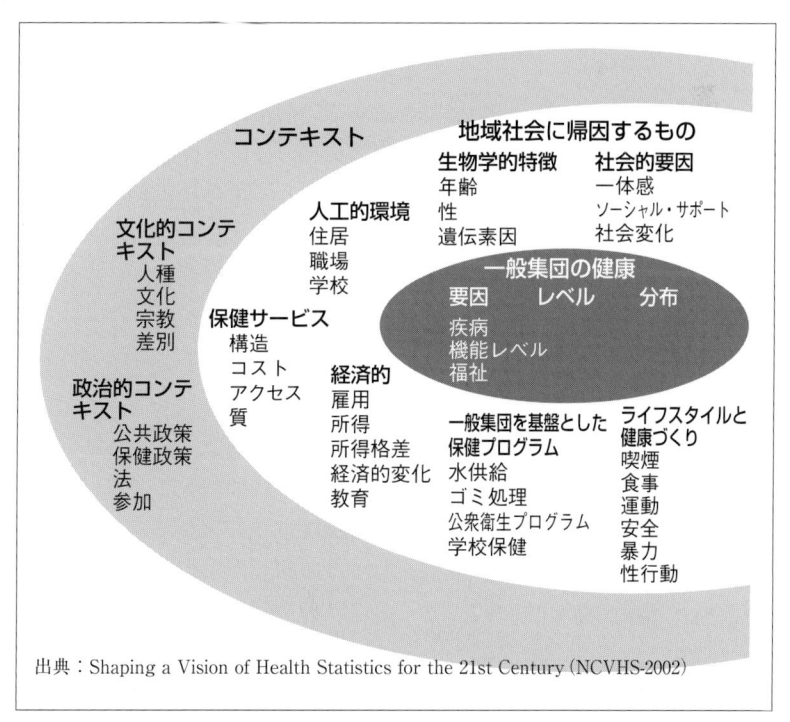

出典：Shaping a Vision of Health Statistics for the 21st Century (NCVHS-2002)

図3-13　一般集団の健康に影響するもの

の悪循環サイクル」を思い起こしていただきたい。

　サブカテゴリーは他にもある。「一般集団を基盤とした保健プログラム」，「経済的」，「自然環境」，「人工的環境」などである。多くは環境アセスメントでとりあげてきた。（「政治的コンテキスト」というサブカテゴリーに関しては，「参加」がきわめて重要な要素である。参加が重要になるのは，社会アセスメントのみにおいてではない。Precede-Proceedモデルの全体を通してである。残りの指標は「法」，「保健政策」，「公共政策」である。これらはPrecede-Proceedモデルの第5段階「運営，政策アセスメント」で，重要な要因としてとりあげることになる）。

　「人工的環境」とは，人工的につくられた物的環境のことである。環境アセスメントの対象となることが多い。住居，学校，職場，街並み，車道，下水設備，公園，などである。公衆衛生の観点から，いかに環境をつくりあげていくかということは，健康への強い直接的な影響力をもつ[38]。通学を例に取れば，学校に歩いて通学するのは9人に1人だけである。半分は自家用車で，1/3はバスで通学する[39]。安全な通学環境も人工的環境の1つである。人工的環境を改善させる戦略には次のようなものがある。①レクリエーション活動を盛んにする。②安全で安い住居を提供する。③安全で信頼もできる，安い交通手段を提供する。④安全できれいな水，土壌，大気，建築材を確保する。⑤手入れの行き届いた，美しい環境を確保する。

　物的環境が最大の影響力を発揮するのは生活状態に対してである。疾病のリスクファクターに直接影響を及ぼすこともある。例えば大気，水，土壌，住居環境が原因となって起こる疾病等がその例である。安全な歩道やレクリエーションの場所がなかったり，交通環境が原因となる場合もある。例えば，Leeは室内環境がいかに健康に影響を及ぼすかについて興味深い分析を行っている。その結果，都会型のライフスタイルが増えるにつれ，複合リスクの数が増えてきたという。ほとんどの仕事は室内でなされる。一般人は平均90%以上の時間を室内で過ごしている。室内はエネルギーを保存するため，きっちりとした閉鎖構造となっており，空気の入れ換えが少ない。この不十分な換気によって，室内空気の汚染が起こりやすくなっているのである。

　健康の決定要因としての環境要因の及ぶ範囲があまりにも広く複雑で，保健プログラムの企画に支障をきたすような場合は，次のような環境の側面に特に注目するとよい。
1）物的環境よりも社会環境に注目すること（組織的，経済的環境など）
2）行動との相互作用を通して健康に影響している側面
3）社会活動や保健政策によって変更可能な側面

　ヘルスプロモーションにおいては，法案の通過とか組織的な変化などが関心の対象となる。他人の健康を脅かすような行動を規制したり，制約を加えるためである。まずは一般住民に関心を抱いてもらってから，

そのような法案(あるいは来るべき法案)を支持してもらうことが重要である。これは第3のレベルの行動の機能でもある。本章ですでに触れたように，第3のレベルの行動とは物的，社会的，政治的環境に影響力を持ちうる計画的な行動やアドボカシー活動である。これらは個人によってなされることもあれば，集団による場合もある。

1) ステップ1：環境要因の特定

行動アセスメントのステップ1と同様の作業を行う。健康問題やゴールと直接的あるいは間接的(行動要因を介して)に関係があるということが知られている環境要因のリストを作成する。ローズビルの事例に戻ってみよう。まずは行動目的を思い起こしていただきたい。

「プログラムを実施してから2年以内に，喫煙を開始するローズビルの小学6年生の率が38%低下すること」

社会環境や物的環境に含まれるどのような要因が，この目的達成に影響をもちうるであろうか？　この問いについて深く考えをめぐらした結果，企画チームは1つのキーワードにたどり着いた。「タバコ」である。若年者のタバコを目的に選んだのは信頼に足る根拠に基づくものであった。早い時期に吸い始めればそのぶん，大人になったときに常習喫煙家になりやすいという根拠である。

若年者がタバコを買うのは違法である。となると環境要因として問題になるのはタバコへのアクセスであろう。行動アセスメントの際，ローズビル学校区とローズビル保健課の合同調査によって得られた情報を使ったことを覚えているだろうか？　すでに紹介したように，そこではコミュニティ・サーベイとタバコ政策アセスメントもなされていた。

表3-13は，これらの調査結果から得られた情報をまとめて示したものである。

2) ステップ2：重要性に応じた環境要因のランク付け

表3-13に示したデータを基に，企画チームはローズビルの小学6年生の喫煙開始に関連する環境要因をとりだしてみた。そして，そこに注目すれば，効果をあげられるのではないかという結論にたどりついた。
- 小売店による若年者に対するタバコ販売
- 小売店によるタバコ販売時の年齢確認
- 校庭でのタバコ禁止に関する学校のポリシー

行動アセスメントのときと同様，環境要因を重要性に応じて決めていく際の基準は2つある。第1に健康問題との関連が明確であること。第2にそれは実際に存在しており(実際にそのことが記録されていること)，多くの対象集団と関連があること。数ある要因のなかでも，以下の基準を満たしている要因の重要性は高い。①健康やQOLに関する問題やゴールと環境要因との関連が強いこと。②環境要因が影響を及ぼし

表3-13 ローズビルのコミュニティ・サーベイからの知見のまとめ

ガソリンスタンドやコンビニでタバコを買った中学生喫煙者のパーセンテージ	63%[a]
タバコを買ったが年齢の確認はされなかった中学生のパーセンテージ	72%[a]
完全禁煙実施中のレストランの数	46%(17/37)[b]
タバコを売る前に年齢を確認しようとしたLongviewの店員の数	62%(34/55)[b]
未青年のタバコへのアクセス制限に関する店員向け研修プログラム	なし[b]
校庭のみならず，すべての学校関連施設内における生徒，教師，スタッフに対する完璧なタバコ禁止を求める学校保健政策の有無	なし[b]
警察署から報告された取り締まり活動	
・徴候の点検	なし[b]
・定期的な禁煙活動チェック	あり[b]
・表彰	なし[b]
・禁煙活動への報酬／手紙	なし[b]
・禁煙活動へのボランティア	なし[b]

[a] 青年タバコ・サーベイ・データ
[b] インタビュー・データ
（　）内の数＝全体のうちインタビューした数

うる人数が多く，その要因によって罹患率，有病率も高くなること。これらの基準によって上記3つの要因を検討した結果，企画チームは3つともすべて「重要である」という判断をした。

3）ステップ3：変わりやすさに応じた環境要因

　重要性の高い要因リストの作成が終わったら，次のステップは，政策，法規，組織の改変戦略による介入がしやすい要因を選ぶことである。リスク行動のアセスメントのときと同様，ここでまず重要なのは，対象となる環境要因が変わりうるという根拠があるかどうかを文献で確認することである。実際，環境要因を変えられるという戦略は探せば見つかるであろう。しかし，だからといって簡単にそれが実施できるわけではない。一般住民からの支援や政治的支援が必要になってくる。この現実を乗り越えていくためにも，企画者は，改めて参加の原則に立ち返る必要がある。ステークホルダーの参加状況や現状分析結果も思い起こしてほしい。みな2章で取り扱った内容である。この件に関しては5章の運営・政策アセスメントで改めてとりあげる。

　変えたいと思っているのかどうかという政治的な意思を知ることは，変わりやすさの分析において不可欠である。ライフスタイル要因と同様，環境要因は対象地域にとって，健康以外の目的とも重大な関わりをもつことがあるからである。例えば，よくあるジレンマとして職業的な健康被害がある。被害を取り除くためには，地域でその職を提供してい

る会社が潰れるしかない，という瀬戸際に立たされた場合どうしたらよいのであろうか？　先に紹介したウェストバージニアの炭鉱の話を思い出してほしい。労働者の肺疾患の大きな原因は炭鉱業である。その仕事から離れる以外，危険を取り除くことはできない。それが無理な場合は行動面で解決を図ろうとすることが多い。防護服やマスクなどをする，タバコをやめる，定期的にスクリーニングに出かける，などである。

図 3-14 は，リスクを調べる企画者とリスクマネジャー（実践家，政策決定者等，環境リスクの責任者），ステークホルダー（地域住民）との間の協議が，アセスメントや企画プロセスのなかで少なくとも 2 回なされるべきであることを示している。第 1 回目は図の左上にあるように，企画段階で問題点を検討するときである。第 2 回目は図の中央下にあるように，成果分析のときである。そこで変わりやすさについて検討するのである。検討内容は，変化に対する政治的意思とそこで必要となる経費である。重要性に関する議論として，主観的 QOL やライフスタイル

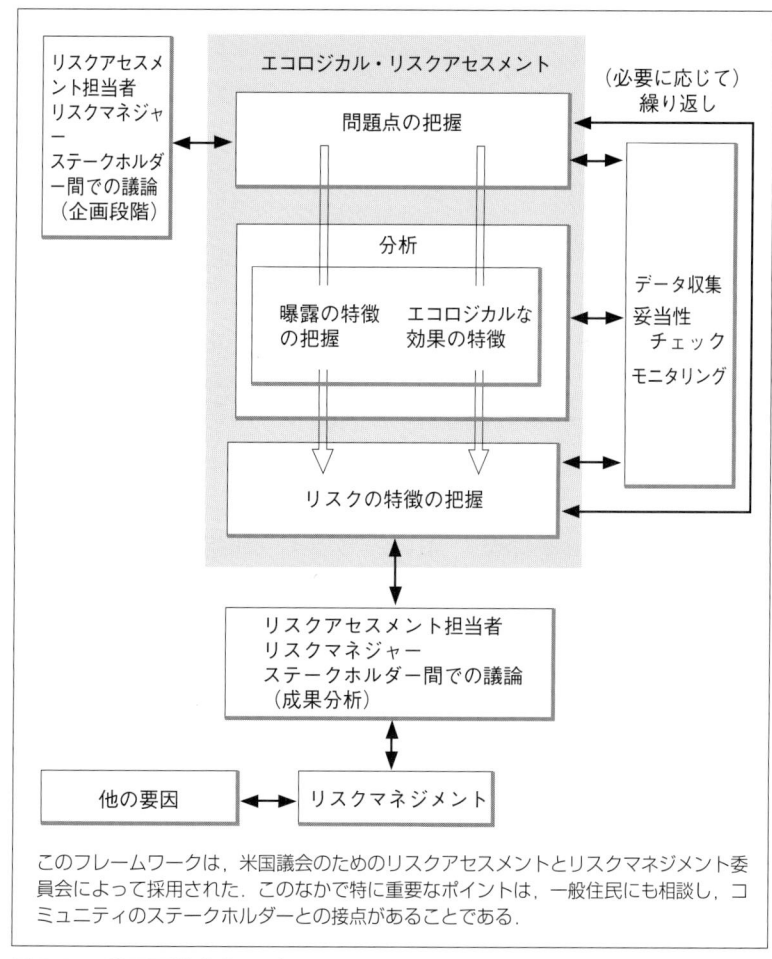

図 3-14　米国環境庁（EPA）のエコロジカル・アセスメントのためのフレームワーク

の話題を同時に取り扱ってもよい．しかしながら，重要な分析内容の多くは，図の中心にあるように，エコロジカル・リスクアセスメントそのものに関するものである❹．

環境要因の変わりやすさのアセスメントの際は，以下の2つの問いについてよく検討すべきである．

- その要因を変化させられるという根拠はあるか？（この問いは5章に出てくる次の問いとは若干異なる．「ある介入策がその要因を変化させられるという根拠はあるか？」）
- 環境変化を一般住民や政治家も支持しているか？　もしまだなら，支持を得ることは可能か？

ローズビルの企画チームは，変わりやすさについての話し合いをもった．「小売店による若年者に対するタバコ販売」，「小売店によるタバコ販売時の年齢確認」，「校庭でのタバコ禁止に関する学校のポリシー」，そのいずれもが変化可能であるということで合意した．しかしながら，小売店主の行動は，法律に基づいて定期的にチェックをいれないと変わりにくいであろうという結論も同時に出た．企画チームのメンバーがローズビルの市役所にいって相談したところ，担当者は，市からの予算カットがないようであれば，定期的なチェックを行ってもよいという返事をくれた．こうして，もう一点が環境要因リストに加わった．

- 小売店による若年者に対するタバコ販売．
- 小売店によるタバコ販売時の年齢確認．
- 市役所からの小売店への定期的なチェック．規則を守っている小売店には認定証を発行．守っていない場合は違反のレターを発行する．
- 校庭でのタバコ禁止に関する学校のポリシー．

この事例に見られるように，環境の変化といったとき，環境のコントロールに関わる人々の行動の変化もそのなかに含まれる．この点にも注意してほしい．重要なことなので，後に詳しく述べることにする．

4）ステップ4：環境目的の選択

行動目的の選択と同じ分析手法がここでは用いられる（図3-12参照）．2×2の4分画表によって，個々の環境要因が，重要性と変わりやすさに応じて振り分けられていく．各分画の要因が政策上どのように用いられるか，というのも行動要因のときと同様である．

唯一の例外は，環境要因においては第3分画に入った要因の重みが，行動要因よりも強いということである．第3分画とは，変わりやすいけれどもさほど重要ではないという分画である．Slovicらの「リスク認識に関する研究」によれば，地域社会のなかで主観的に重要であると認識された環境要因を，「主観的であるから」ということでないがしろにしてはいけない．それは，環境要因と保健目標との関連を裏づける客観的な根拠と同じくらい重要である．リスクとは科学だけによって解釈される

著者注

❹ **地域住民との話し合いによる環境リスク評価**

［文献301］．リスクアセスメント・リスクマネジメント委員会（1996年）．このような環境アセスメントの問題が契機となり，地域社会を基盤とした参加型研究についての議論が起こった．

論点は，住民参加による調査の試みは調査の全局面で必要なのか？あるいは当委員会が指摘するように，主にリスクアセスメントの調査質問をつくるとき，結果解釈のとき，の2局面のみでよいのか，という点であった．［文献679］も参照のこと．

ものではない。社会的にも解釈されるのである[40]。

　公衆衛生の専門家と地域社会のステークホルダーが主観的，客観的データを基に，同時に問題と取り組んだとしても，問題はそう簡単には解決されるものではない。問題解決のための因果関係アプローチだけではどうにもならない面がある。環境要因を含んだ複雑な健康問題（よく「やっかいな問題」と言われる）に関しては，以下のような対策を組み合わせてとったほうがよい。

1）地域社会を対象としたときに効果の出やすい健康教育のスキルを組み合わせて適用する（ステークホルダーの参加や参加型研究を組み込む）。システム思考を導入する。
2）環境科学・疫学研究による確かな根拠を有効利用する。
3）ステークホルダーや地域住民と，裏表のない正直な人間関係を維持する[41]。

5）ステップ5：環境目的の明示

　これから変えていこうという環境要因の優先項目が定まったら，いよいよ最終ステップを踏むことになる。環境目的を量的に明示することである。行動目的と同じプロトコール（誰が，何を，どの程度，いつまでに）に従ってよいのであるが，環境目的においては，「誰が」の部分が記載されない場合も多い。例えば，環境中の清浄空気に関連した環境目的の例をあげると以下のようになる。
「2010年までに当地域の一酸化炭素排出量を20％減少させること」
　ローズビルでは，企画チームは環境目的として，以下のようなものを作ることができる。
「プログラム開始後2年以内にローズビルでタバコにアクセスする生徒の割合が75％減少すること」
　ローズビルの企画チームはこれに「誰が」を加えて，以下のような目的をつくった。
「ローズビルのガススタンドとコンビニ店は，プログラム開始後2年以内に若年者へのタバコ販売を100％減少させることにする」
　環境目的達成の際，ある特定集団の活動が必要になった場合は，その活動にむけた行動目的を追加してもよい。環境目的と行動目的のこのような関係は，1章に示したPrecede-Proceedモデル図のなかでも，両者をつなぐ縦の矢印として示されている。図3-15に示したように，ライフスタイル，環境，健康，QOLが重なっているというのも，このような関係の存在を示唆している。
　図3-15は，この4つがエコシステムとして，相互に複雑に作用し合っているということも示唆している。ライフスタイルと環境リスクは，健康やQOLのビジョンやゴールと関連がある。これが図3-14に示したように「リスクの特徴を把握」するということである。リスクマネジメ

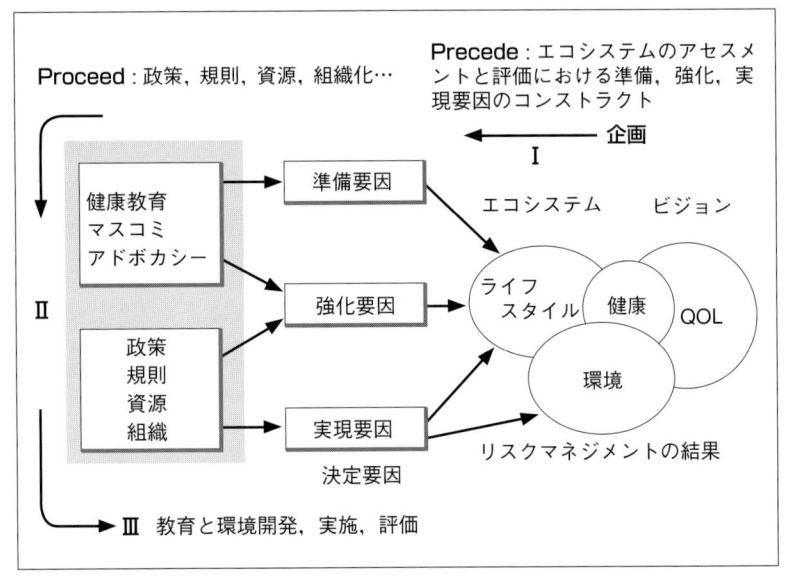

3章 疫学アセスメントと行動・環境アセスメント

図3-15 行動,環境,健康要因に重なりがあることを示しているPrecede-Proceedモデルの図

ントの産物といってもよい(図3-15)。もっとも,それが行動・環境目的の結果として特定された場合ではあるが。

8. 評価のまとめ

　第1章でも触れたように,Precede-Proceedモデルにおいて,評価は企画プロセスのなかにきちんと組み込まれている。「評価はホールマーク」と言われるゆえんはそこにある。優秀な企画チームがあったとする。ステークホルダーの代表もメンバーにしっかり収まっている。そして地域保健プログラムを計画しようとしている。ゴールと目的は明確に述べられており,対象地域からの承認も得ている。スタッフ,予算も十分である。ベテランの専門家はプログラムをレビューし,「理論的にも適切であり,よくできた計画だ」と言ってくれている。

　プログラム開始2年後,そのプログラムはどうなっているであろうか? 戦略,スタッフの役割,予算の振り分けなど,2年前と全く同じプログラム活動が続いているだろうか? 絶対そんなことはありえない! 微妙なニュアンスを含む行動要因も,健康に影響を及ぼすような社会,経済状況も,常に変化している。この複雑な変化に対応していくためには,状況の変化に応じて,プログラムを調整して変えていかなくてはならない。

　ゴール達成にとっての障害や時間の遅れを最小限に保ちながらも,プログラムに必要な調整はどの程度なすべきなのであろうか? それは,中途段階での評価によって決まる。評価はプログラムに必要な変更をす

8. 評価のまとめ

るためのセンサーの役割をもっていると言ってもよい。

1) 定義

　一般的に辞書は，「評価」を2とおりに定義している。①ものの価値を確かめ判断すること，②注意深く調べること，の2つである。確かに評価の本来の任務は，方法，人的・物的資源，プログラムの内容を「注意深く調べ」，「その価値を判断する」ことである。しかし保健プログラムというコンテキストにおいては，簡潔に，評価を「対象項目」と「容認基準」との「比較」と定義したい。

2) 対象項目

　評価の対象となるのは，Precede-Proceedモデルのフレームワークにあげられているすべてか，以下の何点かの項目である。つまりQOL尺度，健康状態の指標，行動・環境要因，準備要因・実現要因・強化要因，介入活動，伝達方法，政策・法規・組織の変化，専門家としてのスタッフのレベル，仕事ぶりの質，教材の質などである。目的の変更はプログラムの内容の変更を伴う可能性があり，それ自体，評価の対象となる。繰り返しになるが，これらのすべて，あるいは一部が評価されるのである。プログラム評価でおもしろいのは，対象項目に変化が生じたときである。しかも，プログラム活動あるいはインプットによってその変化がもたらされたという関連が見えてくると，いっそうおもしろい。

　保健プログラムのインプット，実施段階での中間効果，最終成果のいずれもが評価の対象となる。Precede-Proceedモデルにおいて，企画のプロセスは右から左へと進められる。優先度の高い健康問題，社会問題がまず選ばれる。次にくるのは問題の根本原因や決定要因の系統的な調査である。それが終わったら，根本原因や決定要因を軽減するための介入策を選択することになる。評価においても，企画で用いたプロセスと同じものを適用する。しかしその用い方の順番が，プログラム実施と一緒に左から右へと進んでいく。つまり政策，活動内容，資源，プログラムの実施の評価から始め，次にプログラムの中間効果の評価へと移る。そして最終的には健康状況および社会利益の評価へと進めていくのである。対象項目は全く同じであるが，それを検討し評価していく順序がアセスメント過程とは逆になるのである。

3) 容認基準

　企画のプロセスのなかで目的をつくる際には，「いつまでに」，「どれだけ」達成したいのかを明らかにしなくてはならない。それが「容認基準」❺を定めるということである。言い換えれば，「対象項目」にどの程度の改善を期待しているかを示そうとするのである。それゆえ基準は目標としての役割も果たす。目標が達成されたときには，成功，改善，成

訳者注

❺容認基準
　standards of acceptabilityの訳。どの程度の基準に到達していれば，よしと受け入れられるか，ということ。

長などのサインを送ってくれる。保健プログラムにおいては，目的のなかで明言されているさまざまな状態（社会的，経済的，健康，環境，行動，教育，組織，政策の状態）の改善の程度がどれだけか，ということが基準となる。容認基準は各章で目的が設定され，介入策が選ばれ，デザインに組み込まれ，実施される度にその姿を表す。

4）責任ある実践家となるために

最初，企画者は，測定可能な健康指標のゴールを設定する。それは測定可能な QOL 指標の向上と関連のあるゴールでもある。それから 2 つの作業に入る。第 1 は，測定可能な目的設定である。選択した健康問題の決定要因として知られている要因がそこには含まれてくる。第 2 は，目的達成のための行動，社会，環境面での活動内容を詳細に示すことである。両者を合わせたものが，測定可能なプログラム指標となる。その指標はプログラム・マネジャーやステークホルダーに，プログラムについての重要な情報を提供する。「このプログラムでは何をやっているのか？」，「どれだけうまく進んでいるのか？」といった情報である。

さまざまな指標（プログラムのゴール，目的，活動内容）を継続的にモニターすることによって，いくつもの利益が得られる。①重要な情報への素早いアクセスを可能にする。それによってステークホルダーは，プログラムの状態や進み具合をよく把握できるようになる。②プログラム・マネジャーやスタッフが早期に問題点に気づき，必要に応じて中途段階でプログラムに修正を加えることができるようにもなる。③プログラム・マネジャーの責任ある仕事ぶりを裏づける具体的な根拠として使える。④プログラムを調整したり，途中で修正したりできることはプログラムにとって強みであり，弱点ではないという「規範」を示すことができるようになる。⑤他の人たちがまねたくなるような方法を文書として示すことができるようになる。

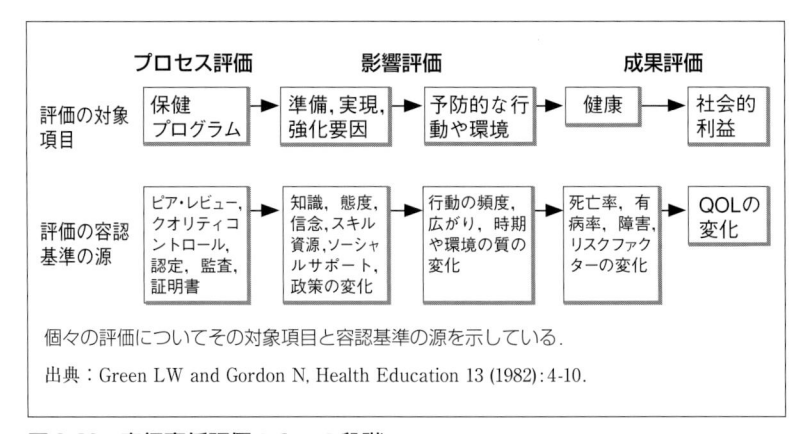

	プロセス評価	影響評価		成果評価	
評価の対象項目	保健プログラム	→ 準備，実現，強化要因	→ 予防的な行動や環境	→ 健康	→ 社会的利益
評価の容認基準の源	ピア・レビュー，クオリティコントロール，認定，監査，証明書	知識，態度，信念，スキル，資源，ソーシャルサポート，政策の変化	行動の頻度，広がり，時期や環境の質の変化	死亡率，有病率，障害，リスクファクターの変化	QOL の変化

個々の評価についてその対象項目と容認基準の源を示している．
出典：Green LW and Gordon N, Health Education 13 (1982): 4-10.

図 3-16　実行責任評価の 3 つの段階

Precede-Proceedモデルでは，昔からよく使われている3つのレベルの評価を行う。成果評価，影響評価，プロセス評価である。個々のレベルにおける指標の測定方法はレベルによって異なる（図3-16）。

5）成果評価

成果評価❻の対象項目は，企画当初に検討した健康状態やQOLに関する指標である。本章の最初のほうで，健康改善のゴールや目的を立てる際，乳児死亡率の軽減に焦点を当てたことを思い起こしてほしい。一般的にはある対象集団の死亡率，罹患率，障害の率などが指標としてあげられる。栄養不良，失業，ホームレス，主観的QOL，学業成績，独居老人などの社会指標もよく用いられる。これらは量的な指標として測定できる。時に対象集団のなかに含まれる割合（例えば，独居老人の割合）が計算されることもある。この評価に関する検討は企画の最初の段階でなされる。ただし，データが出てくるのは，評価の最終段階においてである。特に慢性疾患対象のプログラムの場合は最後の最後まで時間がかかる。リスクファクターが変化して，慢性疾患の罹患率がどう変化したかを結果として見届けるのにはかなりの時間を要する。

6）影響評価

第2の段階は影響評価である。プログラムの直接的な効果を測定する段階である。対象項目は，目標となる行動や，その準備要因，実現要因，強化要因，あるいはその行動に影響力のある環境要因である。ローズビルの例を思い出してほしい。行動目的は，喫煙開始時期を6年生以降に遅らせることであった。環境目的は，若年者に対するタバコ販売を減らすための環境づくりをすることであった。Precedeプロセスの第3，第4段階で設定した行動・教育目的が明確，具体的，かつ妥当であることが，影響評価の際の基礎である。大規模なヘルスプロモーション・プログラムにおいては，それが対象者の行動に影響をもたらすことを期待すべきである。しかしながら，マスコミ活動など，プログラムの一部の要素を別々に切り離して評価してしまうと，行動への明確な影響を見落としてしまうかもしれない。

7）プロセス評価

プロセス評価の焦点は，プログラムがどのように実施されているか，という点にある。評価はたいていの場合，スタッフや参加者との観察やインタビューによって実施される。質問の内容は以下のようなものである。企画によって使うことにした方法は，予定どおりうまくいっているか？　対象集団にプログラムは届いているか？　もし届いていないとしたら，それはなぜか？　必要な活動に十分時間は振り当てられているか？　パートナー機関からの支援はどの程度プログラム活動に影響力を

訳者注

❻**成果評価**

outcome evaluation。原著第2版の翻訳では「結果評価」と訳していた。アウトカムは成果としたほうがより適切なので，この版からは「成果評価」と訳している。

もっているのか？　プログラムを介して到達したい最終成果との関連は保ちつつも，プロセス評価が目指しているのは，いかにして最終成果が生み出されていくかを理解し，記述することである。ここで，2章の要約のなかで示した，社会アセスメントの目的を3点とりあげてみたい。

- 対象地域を社会アセスメントプロセスの積極的なパートナーとして巻き込んでいくこと。
- 対象集団にとって何が究極の価値なのか，また QOL や生活状態のどのような点に主観的に深い関心をもっているのかを把握すること。
- 対象地域のもつ実行能力とアセッツのアセスメントを行うこと。

これらの目的がどれだけ達成されたかを示す根拠があれば，それこそがプロセス評価の具体的な例として使える。

9. 要約

本章では，まず疫学アセスメントのプロセスを示した。強調したのは以下の3点である。①健康問題と社会問題の関係を調べること。②健康問題を量的に表現する方法と優先度を決める方法をレビューすること。③健康の決定要因を特定すること。また，健康問題を詳細に示すべきであることも強調した。そのためには，最新文献による疫学知識を背景に，それを参照しながら市町村，郡，州および国のデータも用いるべきである。特に留意しなければならないのは，誰が最も影響を受けるか（年齢，性別，人種，居住地），どのように影響を受けるのか（死亡，障害，徴候，症状）である。

これらの情報は，特定の目的を対象としたプログラムをつくり上げていく上できわめて重要である。評価にも十分役に立つ。

本章はまた，行動・環境アセスメントのプロセスを示した。介入に使える行動・環境目的として最善のものを選び出すプロセスである。最後に選ばれた行動は教育アセスメントの対象となる。環境要因はエコロジカル・アセスメントの対象となる。分析が複雑になることを事前に憂えて，けちくさい選び方をしたくなるかもしれない。しかしながら，重要性と変わりやすさに応じて慎重に行動と環境を選び出せば，そのような心配を少なくできる。最後に，目的を簡潔に述べることは重要なことである。まずはそれによってプログラムの具体性が増す。次に，測定可能な指標を示すことにより，プログラムのゴールや活動内容との関連も明確になる。さらに，目的を簡潔に示すことによって，企画や実施と評価とをしっかりと統合して結びつけることができる。

10. 演習

1）第2章の演習3）で取り上げた集団のQOLに関連する健康問題のリ

ストをつくりなさい。
2）リストにあげた健康問題を，以下の項目に沿って評価（高，中，低）しなさい。
 (a) QOLへの影響力という観点からの相対的重要性
 (b) 変化の可能性
3）演習2)の(a)において高い評価を与えた理由について，有病率（存在率），罹患率，費用，毒性，重症度，そのほかの関連項目の観点から論じなさい。市町村のデータが入手できない場合には，国，州，郡のデータに基づいて推定しなさい。
4）演習2)の(b)における評価を指示する根拠をあげなさい。また，あなたが優先順位を高く設定した健康問題対策に成功したプログラムの例をあげなさい。その問題をうまくコントロールしたり，軽減するための医学やほかの技術は簡単に手に入るものかどうか，調べなさい。
5）疫学アセスメントに使ったデータを，プログラムの企画以外で利用する方法を2つあげなさい。またそれぞれの具体例をあげなさい。
6）優先順位の高い健康問題のプログラム目的を書き出しなさい。誰がいつまでにどのような改善をどの程度行うのかを示すこと。それがいかに評価されるべきかについても述べなさい。

●注と文献（エンドノート）
1) 公衆衛生専門家のサーベイランス，モニタリング，分析・保健データ提示に関する役割［文献821］。
2) 健康と社会生活機能(social functioning)とを結び付けた例：WHO. International Classification of Functioning, Disability and Health(2001年)がインターネットで公開されている（初版は1980年）［ウェブサイト http://www.who.int/icf/icftemplate.cfm］。また，ガイドブック International Classification of Diseases(ICD-10)は，書籍またはCD-ROMで入手可能［文献1777］。
3) 健康目的が社会的にどのような結果をもたらしうるかについて：例えば，若者の暴力について［文献1385］，親の飲酒が子どもたちに及ぼす影響について［文献281］。
4) 類似した健康問題の動向，技術，最近のプログラム評価について知っておくと，評価のためのベースライン尺度の設定に役立つ：一例として，米国CDC(2003年)のガイドラインがある［ウェブサイト http://www.cdc.gov/cancer/ncccp/guidelines/index.htm］。
5) 社会要因による有業率や死亡率への影響に関する根拠は増えている［文献457, 738, 1529］。本書2章「注と文献（エンドノート）」の1)も参照。
6) 健康格差に関する貧困，人権，民族的・人種的要因［文献1564, 1725, 1813］。
7) 健康の社会的決定要因についてセクター間の協力によってなされた参加型研究［文献919］。
8) 疫学の定義［文献946：p.62脚注］。疫学の定義と解説はLastの論文［文献946］を基に要約した。Lastは，この定義が委員会の検討結果にすぎないこと，決して石の鋳造品のような扱いをすべきではないことを強調している（2003年12月3日の私信より）。本定義のバリエーション［文献247，ならびに，ウェブサイト http://www.cdc.gov/cancer/ncccp/guidelines/index.htm］。
9) QOL尺度［文献244］。本書2章「注と文献（エンドノート）」の4)と13～17)も参照。
10) カナダ政府のサーベイランス編集データ［ウェブサイト http://www.hc-sc.gc.ca/pphb-dgspsp/］。
11) ニューヨーク市の地域保健のプロファイル［ウェブサイト http://www.nyc.gov/html/doh/html/data/data.shtml］。
12) 疫学アセスメントと健康目的の設定：Proceedモデルの適用例［文献45, 212, 213, 234, 287, 473, 561, 681, 695, 799, 989, 1513, 1561, 1562, 1623, 1686］。本書1章「注と文献（エンド

ノート）」の17）も参照。
13) 健康の社会的決定要因［文献853, 1057, 1059, 1739, ならびに, Wallerstein N, Duran BM, Aguilar J, Joe L, Loretto F, Toya A, Yepa-Waquie H, Padilla R, & Shendo K. (2003). Jemez Pueblo: built and social-cultural environments and health within a rural American Indian community in the Southwest. American Journal of Public Health, 93, 1517-1518.］。
14) 健康の経済的決定要因［文献686, 735, 1738］。
15) 環境リスク［文献350, 1677, 1783］。
16) 健康の文化的決定要因［文献797］。
17) リスク，リスク認知，リスクアセスメント：その概念とデータの詳細のまとめ［文献1778：第3-5章］を参照。
18) 市町村におけるサーベイランス能力の限界［文献1265, 1369, 1608］。
19) サーベイランス・システムを地方または市町村におけるプログラム企画と関連づけること［文献1103］。特にBRFSSの分析と解釈については［文献790, 1264］。
20) 喫煙寄与リスク：最近の米国における喫煙に関する人口寄与リスクと社会的コストの計算は［文献482］に掲載されている。健康関連コストのレビュー［文献1066］。成人，母子保健における喫煙寄与死亡と経済的コストの計算ソフトは，CDC・喫煙と健康対策室（OSH）の［文献241］またはオンラインで入手可能［ウェブサイト http://www.cdc.gov/tobacco/sammec.htm］。
21) これらのデータは，米国ミズーリ州著『慢性疾患の負担とそのリスクファクター：国と州の展望』セクション4　慢性疾患・リスクファクター・予防サービス（2002年）から引用［ウェブサイト http://www.cdc.gov/nccdphp/statbook/statbook.htm］。ミズーリ州のデータはこのURLで参照可能。
22) ミズーリ州公衆衛生局への報告書［文献1143］。
23) ソーシャル・キャピタルと健康に関する2つの研究［文献859］。
24) 米国アパラチア山脈の炭鉱労働者の肺疾患プロジェクト［文献1607, 1697］。
25) 米国カリフォルニア州アラメダ郡・予防保健要因の研究［文献102, 103, 111］。Lester Breslow（当時89歳）の回想録（インタビュー）も参照［文献171］。
26) 米国カリフォルニア州アラメダ郡コホートの長期フォローアップ調査［文献172］。
27) 寝たきりの人や術後患者でも，セルフ・ケアに参加することによって大きな成果を生み出すことができる［文献386, 806］。
28) カリフォルニア州「Preposition 99」（カリフォルニア州健康サービス局のタバコ税発議）後の喫煙率，肺がん罹患率，心疾患死亡率の減少［文献319, 489］。
29) 遺伝・行動・環境の相互作用［文献1381, pp.153-154］。
30) 世界的な肥満の流行［文献1778］。
31) 肥満における遺伝-遺伝および遺伝-環境の相互作用［文献542］。
32) 心疾患の行動リスクファクター評価のためにPrecedeモデルを適用した例［文献46, 62, 110, 186, 204, 205, 226, 411, 677, 892, 1047, 1158, 1164, 1207, 1244, 1276, 1810］。
33) 成人喫煙の先駆けとしての十代の喫煙［829］。
34) ノースカレリア・プロジェクトの詳細について［文献1315, 1344, 1349, 1350, 1659］。
35) 食行動の変化に関するベスト・プラクティス関連の根拠の限界：医療研究・品質調査機構（AHRQ）（2000年）［文献8, ならびに, ウェブサイト http://www.ahrq.gov/clinic/epcsums/dietsumm.htm］。
36) 健康に関する社会-環境要因の根拠［文献221, 912, 990］。
37) 一般集団の健康への影響に関するエコロジカルな見解：米国人口動態・保健統計諮問委員会（NCVHS）（2002年）［文献1197］。
38) 人工的環境［文献350, 879］。
39) 安全な徒歩・自転車登校の推進［文献1552］。
40) リスクアセスメント対リスク認識，主観・客観に関する検討事項［文献1527, 1528］。
41) "やっかいな"環境問題への取り組みを成功させる3要素［文献911］。

4章 教育/エコロジカル・アセスメント

発見とは，万人の目に触れるものを見て，誰も考えつかなかったことを考えることである。
—アルバート・フォン・セントジョルジ

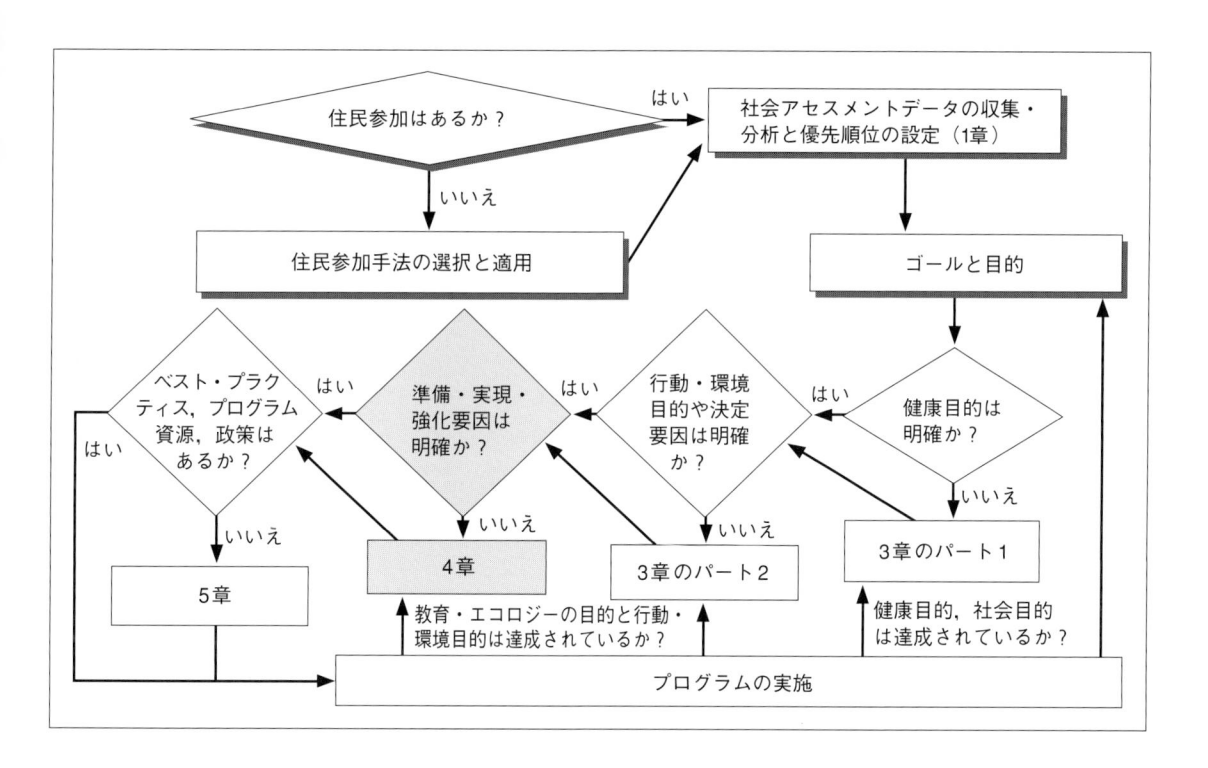

```
                        はい
  住民参加はあるか？ ────────→ 社会アセスメントデータの収集・
          │                    分析と優先順位の設定（1章）
          │いいえ                       │
          ↓                            ↓
  住民参加手法の選択と適用          ゴールと目的
                                        │
                                        ↓
  ベスト・プラク  はい  準備・実現・ はい 行動・環境  はい  健康目的は
  ティス，プログラム ← 強化要因は  ← 目的や決定 ←    明確か？
  資源，政策は       明確か？      要因は明確               │いいえ
  あるか？                          か？                    ↓
  はい│      │いいえ           │いいえ              3章のパート1
     ↓        ↓                  ↓                         ↑
    5章      4章              3章のパート2                  │
              │教育・エコロジーの目的と行動・   健康目的，社会目的
              │環境目的は達成されているか？    は達成されているか？
              ↓
          プログラムの実施
```

　これまでの章では，社会アセスメントと疫学アセスメントの方法を示してきた。2つのアセスメントによって，行動や環境に関係した活動や生活状態が，いかに住民の要望，問題あるいはニーズに影響を及ぼしているかについてよく理解できたはずである。
　Precede モデルの第3段階は，「教育/エコロジカル・アセスメント」である。これまでのアセスメントでは，何が健康状態や QOL と最も関連の強い行動要因や環境要因かを特定してきた。教育/エコロジカル・アセスメントでは，この2つの要因をもたらしている原因が何かを検討する。つまり，行動変容に必要な活動や環境を変えていくための活動を

開始するために必要な要因を見出そうとする。

活動開始後の変化のプロセスを維持していくために必要な要因も特定する。この段階で特定される決定要因は，プログラムがめざす変化の直接的な目的となるであろう。同時に，その決定要因がどの程度変わったかを知ることによって，変化のプロセスを知ることも可能になる。そして，必要な行動や環境の変化が思ったとおりに起こりそうにもないときには，その目的をめざして変化が起こるように働きかけなくてはならない。

教育/エコロジカル・アセスメントの段階では，3章で特定された保健関連の行動と生活状態（おそらく遺伝要因も）に影響を及ぼす要因を取り扱う。いずれも，2章で説明した健康目的やQOLにとって重要な要因である。加えて，環境に対して影響力をもつ人々の行動アセスメントも行う。保健関連行動や環境条件が出来上がってくる際は，さまざまな影響力が複雑に作用する。その複雑な力関係をこれから解きほぐしていきたい。

1．行動と環境に影響を及ぼしている要因

個人や集団の行動に影響を及ぼす要因は，以下の3つに分けてとらえることができる。準備要因，実現要因，強化要因である。個々の要因は行動に対して異なる働きをもっており，いずれも必要である。行動を変えるために動機づけ，励まし，さらに変わった後の行動を維持するためには，この3つをうまく組み合わせていく必要がある。行動変容が起こると，今度はそれに伴って環境も影響を受ける。一方で環境変化は，行動変容の影響力とは別の要因によっても支えられ，維持される。環境と直接関係のある実現要因によってである。

- **準備要因**とは，行動変容に先立つ要因である。行動に論理的根拠や動機を与える。
- **実現要因**とは，行動や環境の変化に先立つ要因である。動機や環境政策の実現を可能にする。
- **強化要因**とは，行動が起こった後に必要な要因である。行動が継続し，繰り返されるように，持続的に報酬やインセンティブを与える。

3つの定義の元になっている基本的理解事項がある。行動と環境とは相補的関係にあるということである。準備要因と強化要因は，特に行動に影響を及ぼす。影響力は対象が誰かによっても異なってくる。

用語の定義に関する注意点がある。企画の際は，準備要因も強化要因も，社会心理学や社会環境学の用語として用いるとよい，ということである。純粋な心理学的用語として用いる必要はない。

個人を超えた組織や地域社会レベルでこれらの要因が作用できるようになるためには，たいていの場合，環境の変化が必要となる。そのた

には，時に政策の変更を余儀なくされる。新たな社会環境をつくりだすための社会規範も変えていかなくてはならないこともある。実現要因には行動と環境の変化を可能にしていく力がある。これらの相互作用は，図4-1のなかで，行動と環境の間にある縦向きの矢印として示した。また灰色のアミをかけた3つの要因間の関係としても示した❹。

1）基礎理論

集合的原因（collective causation）とか寄与原因（contributing causes）という概念がある。上に示した3つの要因の作用の仕方もそれと似ている。行動や環境の変化は，この3つが作用することによって生じる。単一要因だけでは生じない。「多くの要因がからみ合った蜘蛛の巣のように」，原因となって作用するのである。しかも個々の要因は，行動の実行や環境の変化の可能性を高めることもあれば，低めることもある。逆方向に作用するかもしれないいくつもの要因が，相互に影響し合うとなると，複雑さはいっそう増す。

とはいうものの，例外もある。例えば，強い動機に裏打ちされた行動は，時に資源や報酬がなくても実行される。高い報酬が得られれば，価値観や道徳観という個人の信念とはおかまいなしに行動する人もいる。しかしながら一般的には，準備要因，実現要因，強化要因がそろって作用することによって行動が変わり，持続できるようになる。

行動に影響力をもたせるためには，企画の際，1つだけではなく，3つの要因を考慮に入れなければならない。例えば，自覚や関心や知識（いずれも準備要因）を高めるための健康情報伝達プログラム。そこでは，実現要因や強化要因の影響力は全く考慮されていない。資源や報酬を手に入れやすい集団（通常は富裕集団）であれば，うまくいくかもしれない。しかしそれ以外では失敗に終わり，行動に影響を及ぼすことは難しくなるであろう。

別のタイプのプログラムを見てみよう。新しい予防接種サービスを市町村レベルで提供しようというプログラムである。目的は，小学校入学前の子どもたちが必要な予防接種を受けられるようにすることである。事前に情報がなく，動機もなく，ワクチンの副作用に恐れを抱いていると，子どもたちの親はサービスを受けようとはしない。準備要因を無視し，動機づけのない行動を変えようとしても，それは無理である。「何か建物を建てれば，人はそこにやってくるものだ」というのは必ずしも真実ではない。最初に予防接種を受けたときに，また来なければいけないという，何らかの強化経験が必要である。それがないと，動機ややる気があっても，追加の予防接種を受けるのは簡単ではない。

人の行動を説明しようという理論はたくさんある。それぞれが異なる目的をもって，現実の姿をさまざまな角度から説明している。ところがどれ1つとっても，1つだけで人の経験をすべて説明しつくせるような

著者注

❹行動と環境の相互決定主義

本書第3版までは，準備要因，強化要因，実現要因の3つの概念を紹介するとき，個々の要因が行動と環境に与える影響について別々に分けて説明した。

しかし，プログラム企画において，エコロジカル・アプローチが確立されてきた。個々の要因について，別々に理論と研究を育んできた伝統的な区分けはもう古いといってもよい。

むしろ本章に示すように，相互決定主義を取り込んだ学際的なアプローチをとったほうが適切である［文献 133, 719, 758, 818, 830, 862, 881, 1520, 1568］。

理論はない。いったんモデルができても，新しい状況や変わりゆく生活状態に反応して修正を加えていかなくてはならない。

行動の決定要因としての準備要因，実現要因，強化要因は，「1つだけでは足りない」という状況に対して，3つ揃えとなったフレームワークを提示している。そのフレームワークのなかで，より具体的な理論や研究成果をうまく使っていけばよいのである。フレームワークの理論的根拠となるのは，特にヘルスプロモーションにおいて有効性が確認されている，いくつかの有名な理論である❻。Precede モデルでは，これらの理論に含まれている多くの要因を，3つのカテゴリー（準備要因，強化要因，実現要因）に整理した。保健プログラムに含まれる要素（メッセージ，インセンティブ，トレーニング，政策など）を企画内容のなかに取り込んでいく際に，この3つに含まれるさまざまな概念を使うことができる。

図4-1は，3つの要因間の関係をより詳細に示したものである。いずれの要因も，さまざまな経路を介して行動に影響を及ぼすことができる。行動がいかに環境と遺伝に影響を及ぼしているかもわかる。例えば，喫煙に対して否定的であり，喫煙は体に害になる（準備要因）と思っている思春期の若者は，タバコを吸おうとはしない（矢印1を介した行動）。タバコを吸わないと，両親から誉められるでもあろう（矢印3と4を介した強化要因と行動の関係）。地方条例による取り締まりが厳しくなり，未成年へのタバコ販売が禁止されれば，未成年者は手近な場所でタバコを手に入れにくくなる（矢印2を介した実現要因）。

逆に，誰もがタバコを吸っているような環境にいるとしたらどうだろう。友人に吸わないかと誘われているような，ピア・プレッシャーを感じるものである（矢印5は，実現要因に強い環境下における強化要因としての社会規範。矢印7は，喫煙は格好がよいと思いたくなるように強化している様子を示唆）。そのような環境下では，タバコの自動販売機で簡単にタバコが手に入ったりするものである（矢印2，実現要因）。ますます喫煙はよいものだと，肯定的な態度をとりやすくなる（矢印6に示すように，準備要因が生み出されている）。その結果，喫煙への肯定的な態度は，喫煙（矢印1の行動）につながる可能性がある。さらに，友人によって喫煙行動は強化されるかもしれない（矢印3と4，強化要因）。そして，喫煙を認めようとしない親や教師や他の人たちにはそれを隠すのである。

3つの要因は，環境と相互に作用し合いながら，さまざまな経路を介して行動に影響を及ぼす。さまざまな生活状況と3つの要因とがいかに相互に依存し合うかによって，行動や環境を変えるための決定要因は，エコロジカルなプロセスと教育的なプロセスをたどっていく。ここで，「教育」という用語は，日常生活のなかで起こっている自然な社会学習プロセスと定義する。この意味での教育によって，私たちは自分をとりま

著者注
❻Precede-Proceed モデルを構成する理論上のテーマ

本書1章8ページの著者注❹を参照。参照文献については本書第3版までの1章を参照。

このモデルを適用して書かれた約950件もの参考文献は，以下のサイトにて検索可能である[http://www.lgreen.net/hpp/precedeapps/preapps.htm]。

このモデルの理論的基盤はオリジナルな理論や研究によって発展してきた。それ以外にも，さまざまなモデルの活用や，その活用の際に使われた理論の影響も受けてきた。

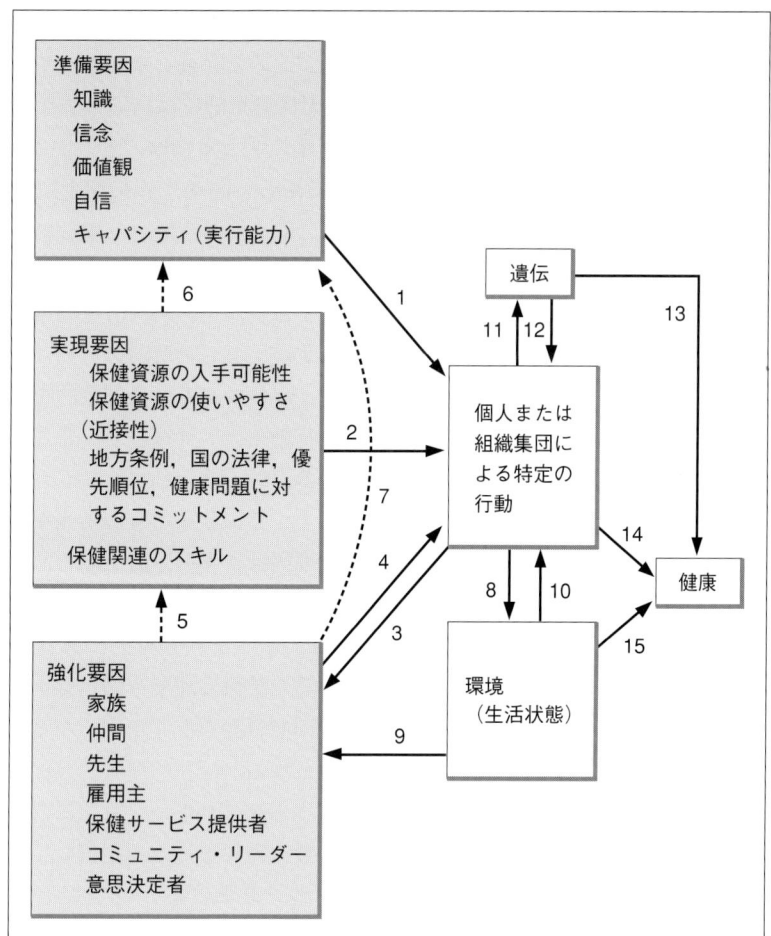

1. 行動と環境に影響を及ぼしている要因

```
準備要因
  知識
  信念
  価値観
  自信
  キャパシティ（実行能力）

実現要因
  保健資源の入手可能性
  保健資源の使いやすさ
    （近接性）
  地方条例，国の法律，優
  先順位，健康問題に対
  するコミットメント
  保健関連のスキル

強化要因
  家族
  仲間
  先生
  雇用主
  保健サービス提供者
  コミュニティ・リーダー
  意思決定者

個人または組織集団による特定の行動

遺伝

環境（生活状態）

健康
```

Precede-Proceedモデルのこの部分には因果関係理論のアウトラインを示す矢印や線が追加されている．因果関係の順番も番号で示している．行動に影響を及ぼす3つの要因間のフィードバックのループも示した．これに加えて，「実現要因」から「環境」への矢印があれば，それは環境の変化により間接的に行動に影響が及ぶという要因のエコロジカルな側面を説明することにもなる．

図4-1　準備要因，強化要因，実現要因の関係をより詳細に示した図

く環境を理解できるようになり，いくらか環境をコントロールできるようにもなる。教室や研修プログラムにおける教育とは別ものととらえておいてほしい。Albert Banduraはこう言っている。「個人という機関は，社会文化的影響力をもっている幅広いネットワーク内で効果を発揮する。そのやりとりのなかで，人は社会制度を生み出し，また制度に生み出されもする」[1]。

「エコロジカル」というのは，行動や環境の相互決定主義を示している。「環境」とはさまざまなレベルの社会的，物的影響力を示す。家族，同僚，たまり場，社会政策などのレベルである。本書の後のほうで，教育アプローチとエコロジカル・アプローチの定義は改めて行う。行動や環境に影響力を持つ教育プロセスやエコロジカル・プロセスを阻害した

り，促進したりするためのプログラムの介入策の仕組みについて検討する際，定義が改めて必要となるからである。

3つの要因は典型的には以下のようなプロセスをたどっていく。①一連の行動を起こすときには，きっかけとなる理由や衝動や動機(準備要因)が必要である。図4-1の矢印1に示した最初の要因は，行動を開始するには十分かもしれない。しかし，必要な資源やスキルをもっていなければ，行動を成し遂げることは困難である。②そこで動機の次に，行動を可能にする資源(実現要因)を利用できるかどうかが問題となる。これによって少なくとも一時的に行動は起こる。③次いで，その行動に対する情緒的，身体的あるいは社会的な反応が返ってくる(強化要因)。強化要因は④行動や，⑤今後必要になる資源や，⑥動機を，確固たるものにしてくれる。

実現要因をすぐに利用できるような環境は存在するものである。その場合，実現要因は人々の意識を高め，行動の基礎ともなる他の準備要因へのプラス刺激を及ぼすことができる。例えば，自転車エルゴメーターは，YMCAにあるよりも自宅にあったほうが使いやすい。⑦同様に，行動を起こした結果，報酬や満足感が得られれば，次の機会には，以前にもまして同じ行動をとりやすくなる。すなわち今日の強化要因は明日の準備要因となる。

最後に，ヘルスプロモーションに含まれる社会的かつエコロジカルな視点として最も重要なことを指摘しておきたい。⑧行動のための社会的強化要因をつくりあげるということである。⑨具体的には，社会環境(社会規範)がソーシャル・サポートという形で，行動の実現を可能にしてくれるであろう(矢印5)。

行動が変化するまでと，変化後に行動が持続するまでの一連の発展段階と，そこで想定される因果関係を説明するために，本書ではいくつかの専門用語や概念を用いている。汎理論的モデル(Transtheoretical Model)[2]やヘルス・ビリーフ・モデル❶等からのものである。しかし，このなかで使われている用語をそのままの形で用いているわけではない。

2) モデルの利用

行動に影響を及ぼす要因を明らかにするために(例えば喫煙)，よくわきまえておいたほうがよいことがある。一般集団がとりわけどのような問題に強い関心を抱いているのか(例えば思春期)ということである。FisherらはPrecede-Proceedモデルを用いて，地域社会を基盤とした小児喘息対策を行った。対象地域はミズーリ州セントルイス市の黒人低所得者が住む居住地区である。アプローチの鍵となったのは，予防関連の親の行動を明らかにしたデータ，すなわち，「喘息発作の早期発見」と「必要に応じた早期受診行動」に関するデータである。行動に影響を及ぼす準備要因，強化要因，実現要因を選択する際は，喘息児をもつ親を対

訳者注

❶ ヘルス・ビリーフ・モデル

日本では「保健信念モデル」と訳されることが多い。しかし畑らによれば，ビリーフは，信念というよりは，行動の基盤となるものを本人が主観的にどう受け止めたかというニュアンスが強いので，ここでは「ヘルス・ビリーフ・モデル」とする。
[畑栄一，土井由利子編：行動科学：健康づくりのための理論と応用，南江堂，2003.]

象としたサーベイからのデータを活用した。それ以上に役に立ったのは，主に中産階級が住んでいる郊外にあるクリニックの成人喘息患者のデータである。これを，サーベイの結果とうまい具合に比較することができた。そして成人患者と比べて，対象地域の患者は喘息について，以下のような特徴を持っていることがわかった。

「対象集団の喘息患者は喘息を深刻な病気だと思っていない。喘息薬を飲むときも，十分な注意を払っていない。ドラッグストアで処方箋なしに手に入る手軽な薬を好む。医療の助けなしに，自分なりのやり方で喘息を何とかしようとする」。

こうした観察をもとに，Neighborhood Asthma Coalition (NAC) の教育活動のカリキュラムの鍵となる概念をつくりあげることが可能となった。

- 喘息は深刻な問題であるととらえること。
- 喘息の症状が出たら喘息の薬を飲むこと。
- 症状が続いたり悪化したりするときは，かかりつけの医師の喘息行動プランに従うこと。
- 症状が続いたり悪化したりするときは助けを求めること[3]。

セントルイスのこの事例は，準備要因，強化要因，実現要因を調べることによって，いかに健康メッセージをつくりあげられるかを簡潔に示している。同事例は，さらに実現要因，強化要因と取り組んでいくための戦略をも示している[4]。このように行動と環境の決定要因を3つのカテゴリーに分けることによって，行動をうまく説明したり予測したりすることができるようになる。加えて以下に示すように，3つの要因ごとに，保健プログラムに含まれる介入策の特徴をグループ分けすることもできる。

- 準備要因を増強する，対象集団への直接的なアプローチ。
- 強化要因を増強する間接的なアプローチや政策の改変。親，教師，牧師，地域リーダー，雇用者，同僚，その他の人への働きかけを介して行う。
- 実現要因を増強するためのコミュニティ・オーガニゼーション，政治的介入，アドボカシー，規制，組織改変，教育トレーニング。

教育/エコロジカル・アセスメントによって，個々のタイプ別に特定の要因の広がりぐあいと強さが明らかになる。これらの要因が複雑に関係し，影響し合っていることは念頭に入れておくとよい。ただし，要因間の相互作用についてはあまり詳細に知る必要はない。また対象集団1人ひとりの相互作用についても知る必要はない。

同じ地区に住む一般住民や学生，親，雇用者など，比較的均一な集団を対象とした保健プログラムであれば，平均値や最頻値がわかれば効果的な計画を立てることができる。もちろん，個人的な要因は人それぞれに異なる。同じ集団内でも価値観はずいぶんと異なっている。その違い

が大きいため，他の要因との関係パターンもいっそう異なったものとなる。誰にもあてはまるような一律的なプログラムをつくりあげるのは，この点から見ても難しい。その代わり，統計学的なものの見方をするとよい。そして，結果として出来上がるプログラムには，いくつもの介入策を取り込むべきである。ある介入はある集団に最適であり，別の介入は別の集団に最適となる。それが可能となるようなプログラムである。

ここで注意事項がある。具体的な決定要因についてより深く検討していく前に，少し立ち止まってほしい。実際にプログラムを企画する際，どの要因をどの3つのカテゴリーに正確に位置づけるか，ということは確かに重要である。しかし，そのための議論に時間がかかりすぎ，会議が麻痺状態に陥ってしまうのはよくない。長引く議論のせいで決断が遅れるのもどうかと思う。

次のセクションにも示すように，知識やスキルは行動によって，準備要因となることもあれば，実現要因となることもある。すでに示したように，今日の強化要因は明日の実現要因となることもある。個々の要因を，例えば，準備要因のカテゴリーに入れるのか，それとも実現要因のカテゴリーに位置づけるのかは，それほど重要な問題ではない。

重要なのはむしろ，以下の2点である。第1に，個々の要因のランク付けである。ランク付けの目安となるのは，注目に値する行動変容や環境変化にどれだけ影響力を持ちうるのか，あるいはどれだけそのための決定要因となりうるのか，という点である。第2には，いかにして個々の要因をプログラムのなかに取り込んでいくべきかを見出すことである。なお，準備要因，実現要因，強化要因は増強されるべき，潜在力のある要因として見たほうがよい。欠点や問題点として記載し，それを修正することが目的となるようにはしないほうがよい❷。

2．準備要因

ある行動を起こすためには多くの準備要因が必要である。なかでもまず注目したいのは，知識，態度，信念，価値観，主観的ニーズや能力である。いずれも，個人や集団の行動の動機となるからである。その多くは心理学で取り扱う概念である。すなわち，知ること，感じること，信じること，価値を置くこと，自信や自己効力感をもつことなど，認知や感情の次元に関するものである。

性格要因もまた，ある保健関連行動の準備要因となりうる。しかし，ここでは除外する。心理療法で性格は変わるかもしれないが，保健プログラムの介入だけでは変化しにくいからである。準備要因としての性格や根深い価値観は，1つの保健プログラムを実施しただけで変わるものではない。しかし，マーケティング企業はそれらを，「サイコ・グラフィック」プロファイルとして活用している。製品やサービスの宣伝活動

訳者注

❷準備要因などを潜在力のある要因として見るか？ 問題点として見るか？

①潜在力として見た場合の例

プログラム終了までに，90％の親は咽頭痛と発熱が連鎖球菌感染の徴候であるとわかるようになる。

②問題点として見た場合の例

咽頭痛と発熱が連鎖球菌感染の徴候であるとわかっている親は，全体の30％しかいない。

のピッチをあげるためである❸。

　この種の変わりにくい要因でも，保健プログラムの短期的な指標として用いることはある。しかし，もっと早く，子どもの頃からの介入プログラムに組み込んだほうがよい。あるいは，長期にわたる文化的変化の指標として位置づけてもよい。

　人口統計学的要因とは，社会経済的地位，年齢，ジェンダー，民族，家族の大きさや家族の歴史などを指す。これらの要因もまた，さまざまなメカニズムを介した保健関連行動の準備要因である[5]。社会的地位は所得，教育，職業，住む場所などによって決まってくる。加えて，年齢やジェンダーは対象集団を企画の目的に合わせて細分化するときに使うことができる❹。しかしながら，短期プログラムにおいては，人口統計学的要因を準備要因から除外している。保健プログラムだけからは，なかなか直接影響を受けにくいからである。人口統計学的な要因は，むしろ異種集団ごとに別の介入策を企画すべきかどうかを決めるために使う情報と理解しておいたほうがよい。

　例として，女性の禁煙をとりあげてみたい。女性にとって，体重のコントロールに関する態度や関心は喫煙の準備要因となる。ところが，男性ではそれほど重要ではない[6]。このような見方や価値観はそう簡単には変えられない。この点を配慮すると，男女別に禁煙推進メッセージや禁煙支援サービスの中身を変えていく企画が必要になってくる。ただし長期的には，全国的なレベルや政策レベルでこのような見方や価値観の転換を，保健プログラムや社会プログラムの目標とすることはあってもよい。

1）準備要因と実現要因のための実行能力の形成サイクル

　既存のスキルや資源は，行動の実現要因である。さらに行動を起こすための準備要因ともなりうる。このループ（図4-1に示した矢印6を参照）は，自己効力感によって可能となる。この点については，後に改めて検討する。

　個人，組織，地域社会のもっているスキルや実行能力は，程度にもよるが，行動の準備要因となりうる。しかし多くの場合，スキルは実現要因に分類される。同様に，ある種の知識は準備要因というよりも，実現要因として見ることができる。知識は個人や集団に対して，行動のきっかけというよりも，むしろ行動を促す要因として作用することがあるからである。例えば，期待どおりのサービスを受けるためにはどこにいけばよいのか？　この問いの答えとなる知識を得ることによって，そのサービスを受けに行く，という行動は実現する。

　一般的に準備要因とは，動機，願望，好き嫌いのことである。個人や集団は，それらをもつことによって行動や環境を選択する。あるいは教育的，組織的な経験をする。そしてこの好き嫌いによって，個人や集団

著者注

❸ **サイコグラフィックス（心理的属性）**

サイコグラフィックスのような，マーケティングで用いる概念やツールは，保健プログラムの企画にも応用されるようになってきた。特にソーシャル・マーケティングや，一般住民にコンドームなどの製品やサービスなど，「売る」ものがある保健プログラムの企画においてである。コンドーム［文献611］。
喫煙者のためのニコチン代替療法［文献981］。
その他の保健計画におけるサイコグラフィックスの最近の使用例については，以下を参照。薬物予防［文献1559］。食事の支度のしやすさについての消費者の指向［文献220］。

❹ **準備要因の違いから読み取れる異文化の特徴を検討するために，保健計画に人口統計学的情報を用いた Precede モデルの例**

［文献11, 137, 235, 341, 415, 416, 473, 527, 570, 710, 763, 805, 1067, 1294, 1634, 1636］。このうち Granz らの論文［文献570］は Anderson らの初期の分類に従い，強化要因を実現要因の一部として位置づけている。
異文化集団を対象としたプログラム計画における Precede 分析の適用例のなかには，現地の人々と参加型調査手法を用いたものがある。それまで文化的に同一に扱われてきた人口統計的特徴のばらつきを，この手法をとることによって，さらに深く掘り下げて検討することが可能となった［文献346, 347, 870, 1014, 1086］。

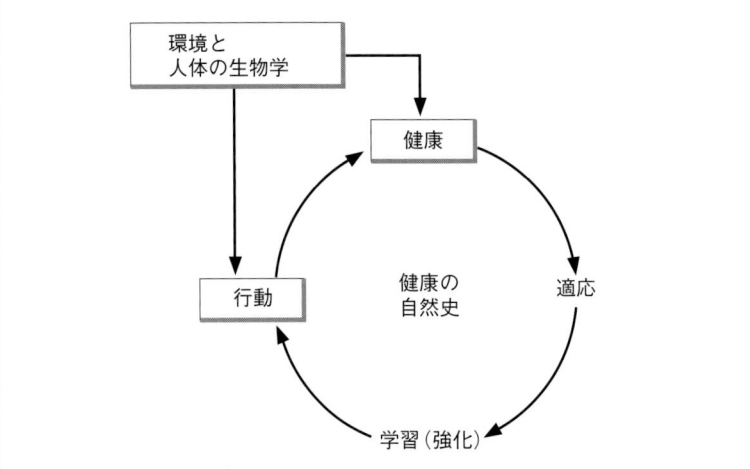

> 良かれ悪しかれ，社会組織が組み込まれる前の健康についての最も原始的なシステムを描いたものである．無意識的なものではあるが，学習プロセスもこのなかに入っている．これは健康に影響を及ぼす環境や生物学的状況に対する適応がうまくいった場合の反応としてのプロセスである．
>
> 出典：Green LW and Otttoson JM. (1999). *Community and Population Health*, New York:WCB/McGraw-Hill.

図 4-2　健康の自然史

は積極的に行動をとることになったり，あるいはとらなくなったりするのである．

　実行能力の形成プロセスは，ダーウィン的な見方をとれば，健康の自然史を生み出している（図 4-2）。そのプロセスを介して私たちは，受け継いできた環境や生物学的状況，健康状況に適応していく．適応の成果は，強化プロセスを介して学習となる．何世代にもわたって遺伝子が環境に適応していくのに比べれば，これはかなりスピードの早い心理学的な適応といってよい．学習された行動は強化される．つまり，環境のさらなる変化や生物学的加齢の刺激を受けて，学習は繰り返される．これは健康と保健行動の単純なサイクルである．過去へと遡ると，たいていの人類にあてはまるサイクルでもある．社会組織が出来上がる有史前の人類にも，このサイクルは使える．

2）自覚，知識，ヘルスリテラシー[3]

　ある対象に接し続ける．その対象についての経験を積み，自覚する．これらは認知学習のプロセスである．学習によって，認知に基づく知識が徐々に生み出される．それから知識を思い起こす．やがてその対象についての分析能力や見識が得られる．しかし，知識が増えたからといって，それだけで必ずしも行動や組織が変わるとは限らない．

　一方で，知識の増加と行動や組織の変化との間には正の相関があることもまた，明らかにされてきた．数十年間にわたる多くの教育研究によ

訳者注

[3] ヘルスリテラシー
　健康を維持・促進するために情報にアクセスし，理解し，活用する個人の能力を決定する，個人の認知的社会的スキル．

ってである。意識的に保健行動を起こすためには，それに先だって健康に関するある種の知識をもつことが確かに必要である。「知識は必要であり，その知識に見合った行動をとることもまた可能である」という自覚は少なくとも必要である。

しかし，それだけでは十分ではない。知識に基づいて行動するための動機を引き起こすだけの強烈なきっかけがなければ，望むような保健行動は起きにくい。さらに，行動を起こすためには一定レベル以上の知識が必要である。例えば検診を受けるには，事前にある症状を異常と認識するための知識が必要である。しかし，知識が得られ，あるいはヘルスリテラシーが獲得され，さらに情報が与えられたとしても，必ずしも新たな行動変容に結びつくわけではない[7]。

認知学習は経験として蓄積され，経験は信念を生み出す。やがて信念は価値観を生み出す。価値観は，社会影響も同時に受けながら，態度を生み出す。図4-3は，準備要因を介して経験や行動がいかに形成されるかというプロセスを描いた図である。

以下，このプロセスをより詳細に見ていこう。これから何らかの行動

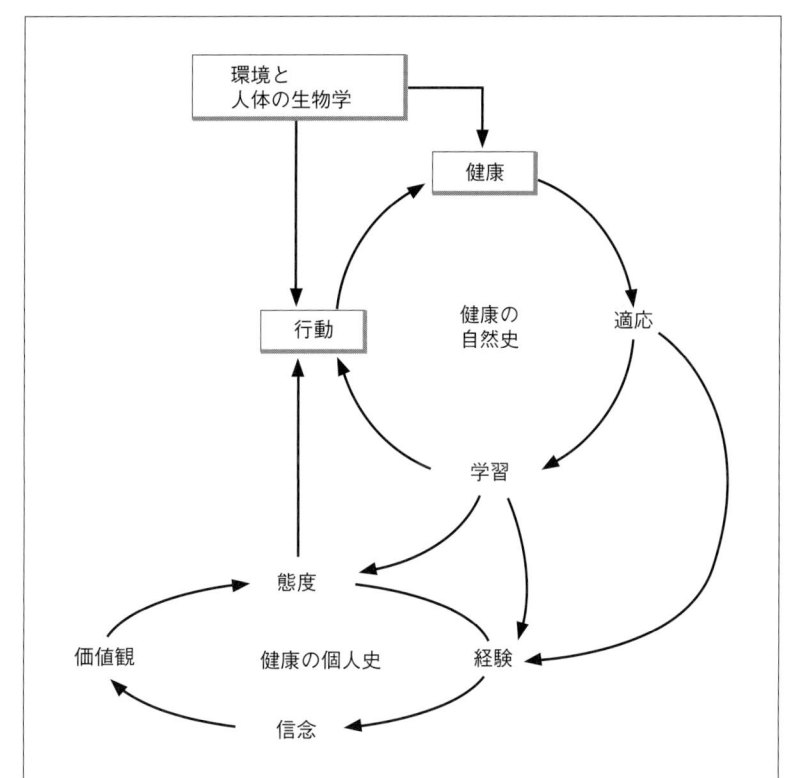

ここでは，個人史のなかの信念，価値観，態度，行動と自然史が学習経験として相互に関連し合っている．

出典：Green LW and Otttoson JM. (1999). *Community and Population Health*, New York:WCB/McGraw-Hill.

図4-3　準備要因の発展

をとろうというときに必要になってくる知識は，簡単なロジックをたどればだいたいわかる。知っておくべきことはいくつかある。なぜそれをすべきなのか？ どんな行動が必要なのか？ いつ，どこで，どのような状況で，いかになすべきなのか？ といった内容である。喘息教育を例に，いくつかの必須要素を書き出してみよう。

- 喘息の症状と重症度をどのように知るのか？
- いつ薬を使えばよいのか？（そのためには，症状やエア・フローの測定方法を知っておかなくてはならない）
- 喘息を防ぐ方法として何があるのか？ 薬の使用を最低限に留めるためにはどうしたらよいのか？
- 喘息発作の原因やアレルゲンを避けるためには，どんな場所に気をつけなくてはならないのか？
- 日常活動のなかで，自己管理をうまく続けるためにはどうしたらよいのか？[8]

病気になりかかっている人や健康を向上させたいと思っている人の保健行動に影響を及ぼす要因と同じ要因が，医療専門家や専門家の属する組織の行動にも影響を及ぼす。責任を抱えている人の知識のレベルは，組織内での意思決定にも影響を与える。しかし，決定事項を実行に移すためには，さらに戦略的，政治的にも気を配る必要がある。専門的な決断，政策決定，法規制や組織の行動に関するPrecede-Proceedモデルの適用については5章で述べる。5章では，4章までの段階で得られた結果を基に，いかに最終的な実施計画をつくりあげていくかについて検討する。

　動機が生じるためには，通常，事実を知るだけでは不十分である。それ以上の何ものかが必要になる。学校保健のカリキュラムを例にとってみよう。「知識を与えることが健康への最善の策である」，という単純かつ常識的な考えに基づいてカリキュラムはつくられることが多い。一方，これと反対の立場の人もいる。「知識の程度などは，あまりにも『軟弱』で，実際的ではない。学校保健カリキュラムの有効性を測る基準としては使えない」と言うのである。加えて，この立場の人によれば，現代の生徒は事実を知ることには飽き飽きしているらしい。

　本当にそうだろうか？ もう少し詳しく調べてみよう。実は，生徒は事実を知るということに対して興味を失っているのではなく，説教，表面的な問題の取り上げ方，教育技術のなさ，そしてつまらないプレゼンテーションに飽き飽きしているのである。健康になるためにどういう行動を取ればよいのか，病気への恐怖感をもったときにどうやって助けを求めたらよいのか，ピア・プレッシャーにどう対処したらよいのか，いずれも生徒にとって貴重な情報で，知っておいたほうがよい事実でもある。

　しかし，これらを無視して，ただ説教のような授業だけに徹する教師

たちがいる．特に，社会アセスメントやQOLアセスメントに反映されるような事実を上手にプレゼンテーションすること，アセスメントで示された価値観に敏感であることは，行動変容の準備状況をつくりあげるためにはきわめて重要である．本章の後のセクションや次章以降では，行動を実現させたり，強化するための要因について詳しく説明する．どのような介入策が必要になってくるかは，そこでわかるであろう．

「知識は何の変化も生み出さない」と言うのは，「知識はすべての変化をもたらす」と言うのと同じくらいばかげている．もっとバランスをとるべきである．「知識は必要である．しかし，個人や集団の行動変容をもたらすためには，通常それだけでは不十分である」くらいの表現が適切である❺．同じことは，知識以外の準備要因すべてについてもあてはまる．もう一度繰り返すが，複数の要因の組み合わせが動機に結びつく．複数の動機にスキル，資源，強化要因が加わり，行動や行動変容が起こる．そして複数の介入の組み合わせによって，保健プログラムが成り立つのである．

準備要因がもっている複雑な仕組みのなかでは，さまざまな変化が起こる．それと同様，自覚や認識の変化は，ほかの領域にも変化をもたらす．人は首尾一貫性を求めるからである[9]．新たな自覚にめざめたとか新しい知識を得たからといって，行動はすぐには変わらない．しかし，自覚が高まり，理解が進み，事実認識が深まるにつれて，信念，価値観，態度，意図，自己効力感，ヘルスリテラシー，そして最終的には行動へ，と結びついていく．

3）信念，価値観，態度

信念，価値観，態度はそれぞれ独立したコンストラクト（理論の基となる構成概念）である．その差は時に微妙で，時に複雑である．本書の関心は研究よりも実践にあるので，学術的な議論には入らない．この3つの要因を実践的に活用していけるようにしていきたい．詳しい分析に興味のある読者は，別のテキストや研究論文を参照されたい[10]．

(1)信念

信念とはある現象や物ごとが真実であるという確信である．信仰，信頼，真実などの用語も，信念を示唆したり表現するときに用いられる．「薬の効き目など信じない」，「運動しても（健康には）何の役にも立たない」，「時間がないときには時間がとれないのだから，どうしようもない」．いずれも，健康に関する信念の例である．このような信念が強い場合，どの程度健康を害することになるのだろうか？　このような信念は変えられるのであろうか？　変わったとすれば，その変化は健康を増進したり守ったりする行動と結びつくのであろうか？

ヘルス・ビリーフ・モデル（保健信念モデル）は，過去半世紀にわたって，多くの研究者によって改善され評価されてきた❻．ある信念のパタ

著者注

❺ 知識と行動変容

　自覚や新しい知識だけあれば行動変容を起こすことができる場合もある．その他の準備要因・実現要因・強化要因がすでに整っているような状況下においてである．

　Wareは，Ford自動車会社の医学スクリーニングとサーベイランスプログラムのケーススタディで以下のように述べている．「情報だけで行動変容が生じたという根拠はいまだにほとんど存在しない．……けれども，ある種の状況下においては，情報こそが行動変容に唯一必要なものである，と言ってもよい重要な根拠はある．このケースがまさにそれである」（[文献1699：p.321]より引用）．

❻ ヘルス・ビリーフ・モデル

　ヘルス・ビリーフ・モデルを世に広めたことで有名なHochbaumの研究テーマは，なぜ結核検診のレントゲン検査を受ける人と受けない人がいるのか，ということであった[文献776，777]．

　このモデルは，後に予防接種受診に適用され，変更が加えられた．Hochbaumが結核検診を受けるために最も重要な信念と考えていた「病気に罹ったかもしれないが知ることができなかった」という信念を，彼の同僚は，「病気への罹りやすさ」という，脆弱性に関する信念に置き換えた[文献1414，1415]．

ーンに則して保健関連行動を説明し，予測しようとするモデルである[11]。このモデルは，行動変容に関する以下のような仮定に基づいている。

1）自分の健康は危ない状態にあるという信念をもっている人がいるに違いない。例えば，高血圧や早期がんなどである。症状が現れにくいこれらの病気に対して，「症状は感じないが，病気はあるかもしれない」という信念をその人はもっているはずである。このような信念をもっている状態を一般的に，「疾病に罹りやすいと思う信念」と称する。

2）人は痛みや不快感，労働時間の喪失，経済的困難など，「病気になったときに生じ得る重大な出来事」について自覚しているに違いない。

3）状況判断の際，「推奨される行動から得られる効用は，それにかかる費用や不便さを上回っている」，という信念をその人はもつはずである。かつその行動は可能であり，自分の手に余るものでもないととらえられるであろう。ただし，これらの一連の信念は実際の報酬や障害と一致してはいない点に注意してほしい。実際の報酬や障害は，Precede モデルでは実現要因や強化要因に含まれる。ヘルス・ビリーフ・モデルにおいては，あくまでも主観的に良しと感じられた効用やコストを取り扱う。いずれも心配や期待の対象とはなるが，まだ実際に目の前にあるものではない。

4）行動を実行に移す必要を感じるためには，行動のためのなんらかのきっかけや，一押ししてあげるような力が必要である。

教育アセスメントと評価のためのヘルス・ビリーフ・モデルの適用例や実験例は，以下に示す研究のなかに数多く見られる[12]。カテゴリー別に最新の論文を引用文献として示す。参照されたい。

- 乳がん検診とマンモグラフィー[13]
- 子宮頸がん検診[14]
- 大腸直腸がん検診[15]
- 前立腺がん検診[16]
- 皮膚がん，太陽光線曝露，日焼け予防[17]
- 心血管系疾患予防とリスク軽減[18]
- 糖尿病予防[19]
- ダイエット，運動，肥満，体重コントロール[20]
- 移民，少数民族，異文化集団における健康問題[21]
- 複数のリスク行動[22]
- 骨粗鬆症[23]
- 学校保健プログラム（大学も含む）[24]

Precede-Proceed モデルのなかで，ヘルス・ビリーフ・モデルが最も関係するのは準備要因である。このモデルは，教育アセスメントを実

施する上で有用である[25]。認知や感情を取り扱った他の保健行動モデルやヘルス・ビリーフ・モデルをPrecede-Proceedモデルに組み合わせる方法を提示している研究者もいる[26]。ヘルス・ビリーフ・モデルは使わずに，Precedeモデルにおける他の準備要因と信念とを関連づけている研究者もいる[27]。患者のカウンセリングのために，ヘルス・ビリーフ・モデルやPrecede-Proceedモデルを他のモデルに組み込んでいる研究もある[28]。

(2) 恐怖感

ヘルス・ビリーフ・モデルには2つの側面がある。「病気にかかるのではないかという脆弱性に関する信念」と「病気の結果，重大な出来事を抱えることになるのではないかという重大性に関する信念」である。これらは，疾病や健康状態や行動に対する恐怖感としてとらえることができる。

防護動機理論（Protection Motivation Theory）は，ヘルス・ビリーフ・モデルを修正することによって，この2つの信念をより明確にしている。そして，行動が起こるためには恐怖感と自己効力感のバランスが重要であることを強調している。

恐怖感は強い動機となる。しかし恐怖感には信念以外に，不安という側面も含まれる。不安は，脆弱性や重大性に関する信念に加えて，漠然とした脅威に伴う絶望感や無力感が組み合わされることによって生じるものである。不安があると，ある種の逃避反応が生じる。そして，脅威を非現実的なものとして否認したり，言い訳したりする。したがって，健康教育においては，脅しを喚起するようなメッセージは裏目に出ることもある。それを防ぐためには，メッセージを受け取った対象者が，恐怖感をやわらげるために迅速な行動をとる必要がある[29]。

(3) 価値観

文化的背景や世代を超えた重大な事態をどう受けとめるかは，価値観によって決まってくる。価値観は，民族や世代を超えて共通の歴史的，地理的条件を共有した人々に共通して見られる傾向がある。そこで，価値観こそが人の行動を道徳的，倫理的に正当化するための基礎となる。価値観は，特定の行動に対する「正誤」，「善悪」観の判断を支える。次の2人の会話を見てみよう。

彼：スカイダイビングに挑戦するって話，本当？
彼女：そんなことありえないわよ。
彼：どうして？
彼女：命が惜しいからよ，それだけ。
彼：健康も大事だと思っているの？
彼女：もちろん。
彼：じゃあ，なんでタバコを吸うの？

彼女：タバコ吸うのは好きだし，リラックスできるからよ。
彼：それでも君は，本当に自分の命を大切に思っていると言えるわけ？
彼女：言えるわ。そのことで私が自分の命や健康を大切にしていないということにはならない。むしろほかのことも大事にしているということ。タバコもそのうちの1つだわ。タバコを吸って何が悪いの？

　行動選択の際に個人の価値観が入り込むのは当然のことである。上の会話に登場した「彼女」は，命と健康に価値を置いている。それから，喫煙にも価値を置いている。そして2つの価値は対立している。これはよくあることである。カナダの前健康福祉省大臣もこう言っている。「多くのカナダ人は病気であるよりも健康でありたいと思っている。短命よりも長命を強く望んでいる。そこで健康を保つために，多少の楽しみを犠牲にすることはある。しかし，病気の予防のために，気ままな生活様式をすべて控えたり，どんな不便をも耐える覚悟をしているわけではない」[30]。

　保健プログラムは，価値観を変えるところまでは要求しない。少なくとも短期プログラムに，それはできない。代わりに，自分の価値観（通常は健康志向的）と，自分の行動や周囲の環境（通常は非健康的）との矛盾が理解できるように，働きかけようとする。民族，年齢別集団，そのほか人口統計学的に定義された集団に深く根づいている価値観は，対象集団の準備要因分析を始める際に，直接的で有効な指標となる。十分理解しておくとよい[31]。

(4) 態度

　動機づけの後にくるのは，態度である。行動科学の専門用語のなかで最もあいまいであるにもかかわらず，頻回に使われ，誤用されることが多い言葉である。態度を簡潔に説明するために，2つの定義を紹介する。2つの定義を組み合わせると，態度の基本となる主要要素を理解できるであろう。

　古典的な心理学によって態度は概念化されてきた。その線上において，Mucchielli は態度をこう定義している。すなわち，「ある物，人，状況に対する気持ちの向き方，もしくは比較的定常的な感情」である[32]。

　ヘルス・ビリーフ・モデルの共同開発者とともに，Kirscht は態度をもう少し実践的に定義している。すなわち，態度とは「常に評価の側面をもつ信念の集合体」である[33]。つまり態度は常に，肯定的か否定的かという観点で評価されうるというのである。

　態度と価値観とは以下の点において異なっている。すなわち，態度とは特定の物，人，状況に対するものであり，1つかそれ以上の価値観に

基づいている。Rokeach が示した心理の階層性に照らすと，価値観は態度や信念より深層に位置している。だからこそ，態度や信念よりも変化しにくいのである[34]。態度と価値観の違いをよく知ることによって，準備要因のアセスメントのための2つの鍵となる概念がよくわかってくる。①態度はある対象に対する比較的安定した感情である。その対象は，人，行動，状況，考えなどである。②態度の内在的な構成要素には，善悪という次元での評価が含まれる。

態度を測る際によく使うテクニックにSD法（semantic differential）がある[35]。それによって態度の構造をより詳しく理解することができる。SD法では，まず反義語を回答用紙の両端に置いた連続体として示す。それに印をつけてもらうことによって，ある特定の概念に対する反応を調べる。例として，スカイダイビングと喫煙に関する会話に登場した前述の女性の態度を測定してみよう。男性との会話の内容はわかっている。彼女の態度についてもだいたいのことはわかる。SD法で態度を実際に測定してみよう。

彼女のスカイダイビングに対する態度は，喫煙に対する態度とは一貫して反対の方向にある。全体の会話や彼女の返事の仕方からも，それはわかる。反対の方向が一貫しているだけに，スカイダイビングと喫煙に対する態度はかなり強い。善悪という観点から，2つの概念に対する評価を知ることもできる。それを見ると，彼女は中立的な回答を避けていることがわかる。

態度，信念，価値観などのコンストラクトと行動との関係はまだ完全に理解されていない。しかし，そこに何らかの関連があるという証拠は十分にある。例をあげると，ある分析によれば，態度は信念や価値観や行動の決定要因である。構成要因でもあり，それらの結果でもある。このことだけからも，態度や信念や価値観が，相互に作用し合う準備要因であることがよくわかる。ここで図4-2に戻って，健康の自然史を見てみよう。心理学的な特徴が行動とどのような関係があるのか，より基本的な学習プロセスとはどのような関係があるのか，を見てみるとよい。

```
概念：スカイダイビング
    良い  ____  ____  ____  ____  ×  ____  悪い
    快い  ____  ____  ____  ____  ×  ____  醜い
    幸せ  ____  ____  ____  ×  ____  ____  悲しい
概念：喫煙
    良い  ____  ×  ____  ____  ____  ____  悪い
    快い  ____  ____  ×  ____  ____  ____  醜い
    幸せ  ×  ____  ____  ____  ____  ____  悲しい
```

4）自己効力感と社会認知理論

　自己効力感の概念は，健康教育やヘルスプロモーションの分野で，行動決定要因の1つとして早い時期から受け入れられてきた。自己効力感は学習と人々のエンパワメントを強調している。人々が自分の健康を自らコントロールできるようになるための概念である。

　社会学習理論（後に社会認知理論となる）から生まれたこの概念は，セルフケア教育やヘルスプロモーションの関係者に熱烈に受け入れられてきた[36]。自己効力感の概念が魅力的なのは，おそらくオタワ憲章で述べられたヘルスプロモーションの重要な目的を，明確に表現しているからでもある。すなわち，「人々が自分の健康を自らコントロールし，改善できるようにしていくプロセス」というものである[37]。

　自己効力感はAlbert Banduraの社会学習理論の1つの中心的概念として登場した。私たちは周囲の環境に縛られて行動しているだけではない。環境に働きかけることもできる。環境をつくりあげ，それをコントロールすることもできる。そのように自覚できる。Banduraは，このような認知状態を示す概念として自己効力感を打ち出したのである**❻**。

　行動と環境が相互に影響を及ぼし合う，相互決定主義という概念がある。これは，社会認知理論とオペラント条件付け理論との違いを見分ける鍵といってもよい。後者においては，すべての行動を環境の影響としてとらえようとするからである。自己マネジメントや自己コントロールも，相互決定主義と関連する概念である。これらはPrecede-Proceedモデルのフレームワークにぴったりと適合する。

　学習には3つのプロセスがある。①直接的な経験。②他者観察（モデリング）による間接的または代理経験。③認知的な作業による複雑な情報処理。それによって行動の結果を予測し，ゴールを描き，種々の情報源から自分の能力を評価するのに必要な根拠を比較検討する。③のプロセスによって，その場その場における自己判断能力が芽生える。その強弱によって，未知の予想できない場面，ストレスの多い場面で，自信をもって新たな行動を起こせるかどうかが決まってくる。

　以上のことからわかるように，自己効力感とは「新たな行動をうまく自分で計画・実施し，成功に導いていける」という自分自身の実行能力についての認識である。その実行能力は，主として過去に同様の行動や状況を見たり経験することによって，備わってくるものである。

　自己効力感が影響を及ぼすのは行動だけではない。思考パターンや感情的な反応にも影響を与える。そして，不安を和らげ，種々の出来事に対する個人の対処能力を高めてくれる。自己効力感を高めることは，禁煙を試みている人に有効である。常習に陥りやすく習慣性もあり，強迫性のあるような行動などに対しても有効である。どれも再発性の高い行動である。例としては，運動や体重減少対策があげられる[38]。

　自己効力感という指標は，マスコミや学校を基盤としたメディアを利

著者注
❻自己効力感
　Albert Banduraの自己効力感の概念は，社会学習理論から生まれた。この理論は，後に社会認知理論と名づけられた［文献68,69,70,71,72,73］。
　保健分野におけるBanduraの研究の意義に関する論評については［文献651］を参照。

用する保健プログラムの企画に，特に有効であることがわかっている。そこでは代替学習やモデル形成プロセスのためのロール・モデル，あるいはセルフ・コントロールを指導するためのロール・モデルを活用するからである[39]。いくつかの保健行動について，自己効力感の測定方法の妥当性が確かめられている[40]。準備要因のアセスメントのためにサーベイを行う際には，それに先だって，最近の測定法の進歩について常に文献レビューを行うとよい。必ず役に立つはずである。

社会認知理論には，自己効力感の他に次のような準備要因も含まれる。
- 予測：ある行動をとったときに予測される結果。
- 期待：得られた結果に対してもつ価値観[41]。

社会認知理論に含まれる他の要素は，後に示す実現要因，強化要因のなかに見出すことができる。

5）行動意図

合理的行為理論と計画行動理論においてきわめて重要な準備要因は，「行動意図」の概念である。合理的行為理論によれば，行動の準備過程における最終段階，すなわち実際の行動が起こる直前に，「さあ，これから行動をとろう」という行動意図が見られる。

行動意図は，他の準備要因の影響も受ける。第1に，行動に対する自分自身の態度である。第2に，行動に対する社会的期待を，自分自身どう認識しているかという主観的規範である。第1の態度は，ある行動は期待された結果の達成に有効であるという信念によって左右される。第2の主観的規範は，自分自身がとるべき行動を他人がどう考えているかについて，自分自身はどう思っているか，という信念の影響を受ける。また，そのような他人の思いにかなった行動を，実行するだけの動機がどれだけあるかによっても左右される❶。

保健行動研究や保健プログラムの企画において，合理的行為理論は，広範囲にわたる分野で適用されている[42]。オランダにおける学校を基盤とした喫煙予防プロジェクトはそのよい例である。喫煙率の減少に有効な介入方法を導入するために，プロジェクトは合理的行為理論とPrecedeモデルをうまく統合させている[43]。

自己効力感と同様，合理的行為理論と計画行動理論は，健康教育にごく自然になじんでいった。その名前からして，2つともよく考えている人の行動を強調している。知識の裏づけがあり，合理的でもある。行動変容のための教育アプローチにふさわしい理論である。しかも両者とも社会規範を大切にしている。規範に対する本人の認識の重要性もよくわかっている。この特徴は，公衆衛生教育のもつ地域指向性にふさわしい。さらに，ヘルスプロモーション運動における社会的決定要因の考え方にもかなっている。

著者注

❶**合理的行為理論と計画行動理論に含まれる行動意図とその他の準備要因**

［文献500］。行動を予測，もしくは説明するコンストラクト（構成概念）としての「態度」に関する解釈は一貫性がなく，不満が積もっていた。そんなとき，Fishbeinが1967年に合理的行為理論を提案した［文献613］。

Fishbeinは，行動の対象に対する態度と，行動そのものに対する態度を区別し，それぞれを「行動成果の評価」と「行動信念」として再構成した［文献502］。

計画行動理論において，Ajzenらは新たに自己効力感に似た項目を付け足した。「主観的な行動コントロール」と名づけられたこの要因は，「自分でコントロールできるという信念」と「了解された力」の産物である。何もかもを自分の意思だけでは完全にコントロールできない状況を説明するものである［文献14］。

保健分野における2つの理論の初期の適用例とその後の進展については［文献582］を参照。

とはいうものの，限界もある。行動変容を実現させるためには資源が必要である，という客観的な事実が，いずれの理論からも抜け落ちているのである。Precede-Proceed モデルは，これらの理論を取り込もうと努めている。教育アプローチを環境アプローチやエコロジカル・アプローチとうまく組み合わせていくためである。

6) 無関心期から関心期，準備期へ

Precede-Proceed モデルとは別に，これまで紹介してきた概念（準備要因）をほとんど包み込んだモデルがある。Prochaska と DiClemente による汎理論的モデル（Transtheoretical Model：TTM），特にそのなかの変化ステージ理論である。変化のステージは5段階に分かれる。その基になったのは，第1に，精神療法に用いられている 300 もの理論による分析手法である[44]。第2に，専門家の指導下において禁煙を試みた人と，独自に禁煙を試みた人との比較分析結果[45]である。

5つのステージのうち，準備要因と関連があるのは最初の3つである。無関心期と関心期，それから少なくとも準備期の一部がそれである。準備期の一部，実行期，維持期は，Precede モデルの実現要因，強化要因に含まれる。

最初の3段階を通して，ある段階から次の段階へと移っていく際に，これまで見てきた準備要因は，TTM に含まれるコンストラクトとほぼ一致する。自覚と知識（TTM では「意識の高揚」）。信念，価値観，態度（TTM では，「変化に伴う利益と負担」，あるいは賛成か反対かの「決定の均衡」。TTM のなかの「感情体験」，つまり変化前の古い行動リスクからくる恐怖感，不安，心配などの否定的感情を経験すること）。自己効力感（TTM では，「自信と誘惑」の均衡，「自己の再評価」）。行動意図（TTM では，「関心期から準備期へ」の移行期間に相当）。

TTM は，Precede モデルにおける教育アセスメントのアセスメント・ツールとしても魅力的である。その目のつけどころが，これから変わろうとしている状況における準備要因にあるからである。さらに変化のステージの初期段階に対応させて，ステージごとの介入策を導入し，表 4-1 に示したような準備要因，実現要因，強化要因を変えたり，支持したりしようとしているからでもある。

すでにいくつもの保健研究や保健プログラムが TTM や変化のステージ理論を Precede-Proceed モデルのなかに組み込んできた。ニーズ分析，プログラムの企画や開発，評価，実践ガイドラインの提示のためである[46]。近年，保健プログラムにおいて，TTM やそのなかの変化のステージ理論は，企画ツール[47]としても適用の幅を広げている。それによって，組織としてこれから変われる状態にあるかどうかのアセスメントを行うためである[48]。

表4-1 汎理論的モデルによる変化ステージ理論と関連した介入項目

概念	定義	対策
無関心期	問題に気づいていない。変わりたいとも思っていない。	変わる必要があるという意識を高める。個人にあわせたリスクと利益についての情報提供をする。
関心期	そのうち変わりたいと思い始めている。	動機づけ、計画づくりを進める。
準備期	変わるための計画を立てている。	具体的行動計画づくりや段階的ゴール設定の支援をする。
実行期	実行計画の実施。	フィードバック、問題解決、ソーシャルサポート、強化対策を支援する。
維持期	望ましい行動を持続する。または定期的に勧められているステップを繰り返し実践する。	対処行動、リマインダー(注意)、代替策の発見、脱落阻止(必要に応じて)の支援をする

出典：Glanz K & Rimer B.(July 1995). Theory at a Glance: A Guide for Health Promotion Practice. Bethesda: National Cancer Institute, NIH Pub. No. 95-3896, Public Health Service, U.S. Dept. of Health and Human Services.

7) 現在もっているスキル

ある種の行動スキルをすでにもっている人が、学習の場に来ることがある。スキルがあると、行動は起こりやすくなる。例えば、たいていの経産婦は母乳栄養のスキルをすでにもっている。次の子どもを生んだとき、そのスキルは新しい子を母乳哺育するための準備要因になりうる。母親は過去に母乳哺育に成功しているため、高い自己効力感を持っている。つまり母親にはすでにそのスキルが身についているので、母乳哺育という行動様式を簡単にとれるのである。現在もっているスキルや実行力は、このように自己効力感、行動意図、行動開始のしやすさに密接に関連している。

自信と自己効力感はすでにあるスキルと関連づけるとよい。すでにあるスキルとは、保健行動をとるためにすでにもっているスキルであり、改めて学ぶ必要のないものである。例えば、ピア・プレッシャーに抵抗する力は、思春期にタバコを吸わなかったことと関連がある[49]。ある特定の行動をとるためのスキルがない場合は、そのスキルを習得することが、行動をとるための実現要因となる。いくつかの喫煙予防や麻薬予防プログラムでは、ピア・プレッシャーに抵抗するスキルを習得できていない生徒を助けるために、このスキルを習得するためのトレーニングを取り入れている[50]。

3. 実現要因

実現要因は、環境条件であることが多い。実現要因は、個人や組織による行動の実行を促進する。一方、実現要因がないと行動を抑制する。環境条件のなかに含まれるのは、各種保健資源や地域資源の利便性(availability)、近接性(accessibility)、料金の安さ(affordability)などである。行動の促進要因や阻害要因としても作用しうる生活条件もそのなかに含まれる。例えば、適切な交通手段や整った保育設備がないなどの

生活条件である。これらがないと，子育ての責任をもつ母親が，保健プログラムに一定の時間参加するのは難しい。個人，組織，地域社会が行動や環境を変えていくのに必要な新しいスキルもまた，実現要因に含まれる。

保健プログラムに含まれるコミュニティ・オーガニゼーション活動，組織開発活動，各種トレーニングによる介入活動において，実現要因は，これらの活動が目指す短期目標となりうる。実現要因は資源や新しいスキルから成り立っている。いずれも，環境を変えていく際に必要な保健行動や組織活動に欠かせないものばかりである。資源には，組織，保健医療施設への近接性，人的資源，学校，出張診療などがある。個人の保健スキルも，特定の保健行動の実現要因となりうる。それは，セルフケアや学校保健教育の関連文献のなかで論じられているようなスキルである[51]。地域社会に影響を与えるようなスキルには，社会運動や組織改革などがある。これらの活動によって，健康によい物的環境や保健環境づくりに向けた活動が可能になる[52]。

実現要因を変えていくためにはそれに見合った介入が必要である。介入策をプログラムに取り込んでいく際，企画者は対象地域にある実現要因を調べる。そこで必要になってくるのが，資源に関する組織アセスメントまたはエコロジカル・アセスメントであり，求められているスキルの教育アセスメントである。

一般集団においては，地域社会のなかの資源とスキルを合わせたものを「**コミュニティ・キャパシティ（地域社会の実行能力）**」と呼んでもよい。この用語は最近になってようやく根づいてきた。ソーシャル・キャピタルや集合的効用（collective efficacy）などの概念が強い関心をもたれるようになってきたおかげである[53]。

1）保健医療環境

保健行動や医療行動にはさまざまな実現要因がある。出張診療，病院，救急室，医療従事者，セルフケア教室やカウンセラー，その他の関連施設，プログラム，人的資源などである。費用，距離，交通手段の有無，業務時間などもまた，保健医療サービス利用の利便性や近接性に影響を及ぼす実現要因である。

次のような事態を想定してみよう。よく計画された教育活動によって，対象集団の多くの人々が地域社会内の医療サービスをもっと利用するように動機づけられた。ところが，同じ地域の保健従事者は何ら意見を求められていなかった。もし事前に意見を求めていたならばどうだったであろう。「現在，医療施設は満杯である。医療従事者も過剰な労働を強いられている。施設やマンパワーを増やすことなしに，これ以上仕事をする気にはなれない」といった警告をしたかもしれない。

保健従事者を無視した結果として，次のような事態が起こりうる。プ

ログラムの参加者は，約束されていたはずの必要なサービスが受けられない。そうなると，参加者は気落ちし，見放された気持ちになる。一方，保健従事者は憤慨し，健康教育活動から距離をおくようになるかもしれない。あらかじめ意見を求められなかったし，住民に約束されていたはずのサービスを提供できないという点においても，悪者扱いされかねないからである。結果として，図3-11 に示したような"約束不履行"のサイクルに陥ってしまう危険がある。

　これまで本書のなかで強調してきたように，保健行動は多くの原因によって生じる。そのため，行動に影響を及ぼそうと思っても，一面的に努力しただけでは，期待どおりの結果は得られない。上の例のようなやり方では，医療サービスを上手に使うための健康教育を期待どおり実施するのは難しい。一般住民がサービスを利用する際の実現要因に注意を払わなかったからである。

　Ronald Anderson は，準備要因と実現要因を初めて提示し，Precedeモデルにも影響を及ぼした研究者である。Anderson によれば，個人，家族，地域社会の資源は，実現要因としてさまざまな保健医療サービスに影響力をもつ。救急医療，予防ケア，歯科保健などである[54]。

　Precedeモデルにおいては，準備要因と実現要因に強化要因を追加した。慢性疾患が増え，ライフスタイル関連の行動にスポットライトが当てられはじめたのがその一因である。好ましいライフスタイルを維持するためには，持続的な強化が必要だからである。

2）保健関連行動に影響力をもつさまざまな環境条件

　日常生活のなかにある環境条件は保健関連行動に影響を及ぼす。例えば，健康によくない商品の利便性，近接性，コスト。いずれも環境条件の1つである。これらは，健康に影響を及ぼす行動にプラスにもマイナスにも作用する。マイナスだけに作用する例としては，タバコの自動販売機がある。未成年者へのタバコの販売は法的に禁じられている。しかし自動販売機を使えば，彼らでもタバコを手に入れられる。他にも，労力節約のための自動機器は，動きの少ないライフスタイルを助長する。ファーストフードは便利である。しかし，塩分や脂肪のとり過ぎの原因になる。スポーツ観戦の会場でのアルコール飲料販売。これは観客が帰宅する際の飲酒運転の原因となる。健康に悪影響を及ぼす要因に対して，主としてプラスに作用する要因にもさまざまなものがある。禁煙プログラム，運動施設，簡便で安い健康食品の提供などである。未成年やスポーツ観戦客に対して（特に試合の後半で），アルコール飲料販売を禁止する法律を施行することもその1つである。

　行動疫学的アセスメントで明らかになった各優先行動のリスクファクターごとに，環境中の実現要因を特定することができる。例えば，喫煙に影響力のある実現要因は数多くある。タバコの値段，手に入れやす

さ，規制や禁止令，禁煙プログラムや喫煙予防プログラムの有無，ニコチンガムなどの禁煙補助製品などである[55]。この課題について，準備要因(38項目)，実現要因(12項目)，強化要因(14項目)の測定尺度が開発され，テストされた研究がある。その結果，93.1％という正確さで，思春期の青年の無煙タバコ喫煙者と非喫煙者を分類できる(予測できる)ということがわかった[56]。

第2の例を示そう。余暇時間の選択肢を広げるという実現要因は，若年者の飲酒を防ぐことができる。例えば，スポーツや娯楽プログラム，放課後の課外活動，アルコール抜きの社交活動などである。成人による監視と小売店を通じてのアルコール販売規制も，実現要因である[57]。「卒業プロジェクト」は，卒業パーティに酒，麻薬を持ち込まないことによって，酒や麻薬関連の致命傷，外傷事故，飲酒運転による逮捕者数を減らすことができることを明らかにした❶。運転手の血中アルコール(BAC)量を制限し，制限を超えた場合は，罰則として免許を無効としてしまう法律などは，飲酒運転を減らすための実現要因の1つである。飲酒運転を減らすことは，同時に，飲酒関連の衝突事故，外傷事故，致命傷を減らすことにもつながっている[58]。図4-4に示すように，飲酒運転による致命的な衝突事故は，1982～2001年の間に46％も減少している。激減したのは10代の運転手による事故である[59]。新しい法律ができ，環境のコントロールや，規制や罰則の強化が可能になったことによって，実現要因が機能したというのが成功の秘訣である。

実現要因の事例をこうして見てみると，より簡単に，より効果的に健

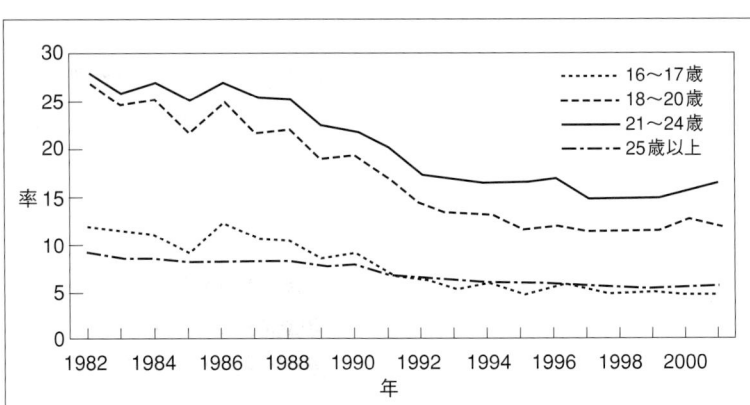

国勢調査のデータが入手できないため，2001年の交通事故率は2000年の人口予測値に基づいて計算した．

出典：Elder RW & Shults RA.(2002)."Involvement by young drivers in fatal alcohol-related motor-vehicle crashes-United States, 1982-2001."*MMWR Morbidity and Mortality Weekly Report*,6;51(48),1089-1091.ウェブサイト:http://www.cdc.gov/mmwr/preview/mmwrhtml/mm5148a2.htm

著者注

❶**卒業プロジェクト**
「卒業プロジェクト」は，飲酒を制限した卒業パーティという実現要因を提供することにより，10代の飲酒関連の自動車事故による死亡者を減少できることを示した[文献1169]。

図4-4　致命的な飲酒関連交通事故を起こした飲酒ドライバーの率(年齢別に示してある——Fatality Analysis Reporting System, United States,1982-2001.)

康に至る道筋を見出すには，この要因を何とかすればよいのではないかという印象をもてるであろう。ここで強調したいのは，法律をつくりあげることの重要性である。ただし，法や運営政策に基づいてつくられた法規や決まりに対しては，一般住民の同意や協力が必要である。法規などが実現可能になるかどうかは，ある程度の一般住民の意識の高揚レベルによって決まってくるからである。法律を支持し，法規を施行させるために，過激になったり運動を起こしたりということは，いくらかあってもよい。法規に従うために必要な行動についてもよく理解しておくべきである。意識の高揚などの準備要因は，たいてい法案が通過し，法規が施行される前に整えられていなくてはならない。また強化要因は，法規の施行に合わせて増強されなくてはならない❶。

　成人の運動に関しては，以下に示す環境中の実現要因が適切である。中程度のあまり激しくない運動と毎日少しずつ強度を増やしていけるような運動プログラムの有無である。運動施設の利用のしやすさ，低料金，運動しやすい環境も重要である[60]。最近の研究によれば，人工的な環境づくりによって，より運動の機会が増えているという。例えば，郊外の居住区に歩道をつくること，上手な土地利用，道路と道路の接続，美観や安全性の重視，などの工夫である。なかには運動しやすくすることによって，肥満率にも影響が出たという結果を示唆する研究もある[61]。環境中の実現要因の測定尺度に関してはその妥当性を確認した文献がある[62]。

3）新しいスキル

　スキルとは，保健関連行動を遂行する際に必要な個人の能力のことである。ヘルスプロモーションのためのスキルはいくつかある。疾病に関する個人的なリスクファクターをコントロールする能力。医療サービスを適切に使えるスキル。環境を変えたり，環境中における曝露状況をコントロールするスキルである。実例は以下のとおりである。リラクセーション技法の使い方を知っていること。適度な運動をすること。セルフケアでよく必要になる医療機器の使い方や自己診断の手順を知っていること。蚊や西ナイル熱を予防するために防虫剤を散布できること。さらには，地域社会を変えていくための投票権の行使，関連機関との連携，コミュニティ・オーガニゼーションの能力などもこれに含まれる。

　行動アセスメントで優先された各行動に対しては，どのようなスキルが必要なのであろうか？　喘息の自己マネジメントのためには，環境改善のマネジメント・スキルや自己投薬のスキルが必要である[63]。麻薬予防には，酒，タバコ，麻薬をやってみないかというピア・プレッシャーに打ち勝つためのスキルが必要である[64]。運動に関しては，自分に合ったゴールを柔軟に設定するスキルがあれば，運動プログラムを継続していける。このゴール設定スキルは，肥満対策のダイエットを進める上で

著者注

❶法や規制に関連した実現要因

　法や規制に関連した実現要因は，通常，見聞の広い有権者や好意的な社会風土といった，準備要因や強化要因を育てるかどうかにかかっている［文献 89, 723, 996］。

も役に立つ[65]。

　個人，集団を問わず，住民自身の能力を高めて環境を改善しようとするタイプの保健プログラムがある。その場合は住民が，家族，組織，環境，地域社会に影響を及ぼせるだけのスキルをもっているかどうかを知る必要がある。コミュニティ・オーガニゼーション，他機関との連携づくり，財源確保，交渉術，メディアの活用，書く，話す，などのスキルである[66]。

　対象集団が実現要因としてのスキルをどの程度持っているかを評価することによって，企画者はプログラムに必要な要素を十分に検討することができる。行動目的や環境目的の達成には，実現要因の影響力が大きいことを十分に考慮すべきである。実現要因の取り込みに失敗した場合，しかも他のプログラムの要素として，動機，資源，報酬などがすべて整っているようなときには，フラストレーションが残るであろう。

4．強化要因

　強化要因とは，ある行動の結果として，行動の担い手が正（または負）のフィードバックを受ける要因，あるいは後に社会的に支持されるかどうかを決定する要因のことである。強化要因のなかには，ソーシャルサポート，同僚間での影響力，医療従事者からの助言やフィードバックが含まれる。社会的なコンテキストとは別に，行動によってもたらされる身体的な変化も強化要因となる。喘息薬の正しい使用による呼吸器症状の軽減，運動後の壮快感（または痛み）は，その例である。

　社会的な利益を受けると，行動は強化される。例えば社会から認められること，褒められること，賞賛されること。身体的な利益を受けること：例として具合がいい，壮快である，不快感や痛みから解放されていると思えることがある。目に見える形での報償としては，経済的利益やコストの削減がある。自己実現的な報酬，目に見えない形での報酬または代理の報酬もある。スタイルの改善，自尊心の向上，自分の望む行動を実践できる理想的な人との交流などである。これらはすべて行動を強化する。強化によって同じ行動が繰り返され，長期間それが維持されるようになる。

　強化要因には，目的とは反対方向に作用する行動や「罰」なども含まれる。この場合，要因は積極的な行動を阻止するように作用する。報酬は健康のためにならない行動を強化することもある。個人のレベルで言えば，薬物の乱用による高揚感がそれにあたる。喫煙によって緊張がやわらぐということもある。過食による感情のマスキングなどもそうである。組織レベルでは，生産工程における有害製品の生産による利益の獲得があてはまる。汚染物質を利用することによって，コストが削減するということもある。無公害製品を支援するような税制，公害をもたらす

製品を規制する処罰，罰金などのあるなしによって，組織の行動を，よい方向にも悪い方向にも強化することができる。

行動アセスメントで優先された行動ごとに，重要な強化要因を特定できる。例えば禁煙については，同僚や配偶者の支えや医療従事者からの助言のなかに強化要因を見出すことができる❿。一方，タバコやアルコールの宣伝は喫煙や飲酒の継続を強化する[67]。運動プログラム継続に関しても，家族の支えや医療従事者の助言や推奨がこれを強化する[68]。

社会的な強化は，世代から世代へと引き継がれていくような行動規範を，文化としてつくりあげる。マスコミによってつくりあげられた社会的なイメージもまた同様である。文化は社会諸制度をつくりあげ，文化的な期待に沿った活動ができるように，諸制度を調整する。資源を組織的にうまく調整することによって，地域社会のなかに住む私たちは，環境をより広範囲に，しかも効果的にコントロールできるようになっていく。これが健康の社会史である。

図4-5に第3の閉じられたサイクルとして健康の社会史を示した。図のなかにある健康の自然史，健康の個人史との関係についても参照してほしい。文化は個人の価値観に影響を及ぼす。規範は個人の態度に影響を及ぼす。そしてこれらは行動に影響を及ぼす。組織は直接環境に影

著者注

❿禁煙にソーシャルサポートを必要とするということ

［文献528］。ソーシャルサポートの提供者が，望ましい行動の変化とは逆の方向に向いている場合，行動変容に支障をきたす。例えば配偶者が喫煙している場合などである［文献1096］。

配偶者，他の家族，仲間による禁煙サポートは女性よりも男性に対する場合のほうがより効果がある［文献1724］。

また，男性がパートナーの女性をかなりサポートしていると思っていても，それを受けている女性は，たいしたサポートを受けているとは思っていない［文献1322］。

男性と女性の禁煙率が異なるのは，このような強化要因によって部分的に説明できるかもしれない［文献1148］。

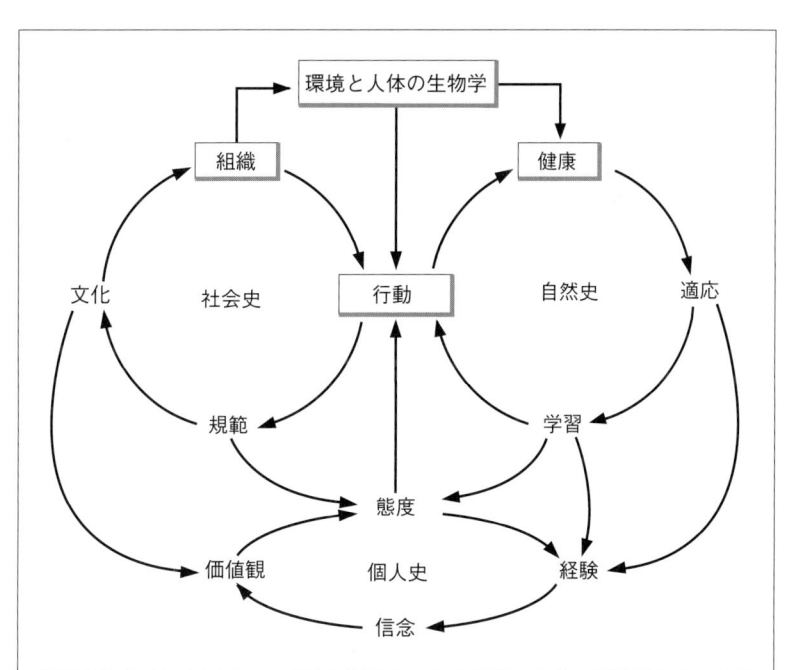

健康の社会史にもいくつかの次元がある．社会規範，文化，組織である．これらは価値観，態度，環境を介して直接的にあるいは間接的に行動に影響を及ぼす．
出典：Green LW and Ottoson JM. (1999). *Community and Population Health*, 8th edition New York:WCB/McGraw-Hill;used with permission of the publisher.

図4-5 健康の社会史における諸次元

響を及ぼす。環境を介して間接的に行動に影響を及ぼす。組織は直接的に行動に影響を及ぼすこともある。その場合は先にも述べたように，実現要因や強化要因を介して作用することになる。

　ある行動に先だって，強化がプラスに働くかマイナスに働くかを予期できることがある。このような予期的な強化もまた，後の行動に影響する。社会的な許容や拒否も強化要因になりうる。それは現実のものでもよいし，単に予想されるものでもよい。社会強化作用をもつ要因のうち，継続的な社会的支援を生み出す要因は，実現要因となりうる。経済的支援，交通手段の援助，親切な助言などである。想像上で，自分も同じ経験をしていると感じるような代理経験も強化要因となりうる。テレビタレント，コマーシャルに登場する魅力的な人物，親，教師などがある行動を楽しんでいるのを見て，それをまねるような場合である[69]。他人の行動規範についての認識，あるいは誤った認識（こちらのほうがより多い）が原因で，リスク行動をとるようになることもある。誤った前提があり，修正できるのに修正されていないからである。

　保健プログラムを開発する場合，何が強化要因となるかは，もちろんプログラムの目的や種類，あるいは活動領域がどこかによっても異なってくる。例えば産業保健プログラムでは，共同作業者，監督者，組合の指導者，家族が強化をもたらす。患者教育プログラムでは，看護師，医師，患者仲間，家族が強化をもたらす。スタッフの行動の場合は，同僚のスタッフ，監督者，報酬（ボーナスなど）をコントロールしている管理職が強化をもたらす[70]。

　強化が励みになるか，やる気をなくさせるように作用するかは，他の誰よりも自分に対して多大な影響力をもっている人の態度や行動にもよる。高校生に対する学校保健プログラムを例にとってみよう。強化をもたらすのは，友人，教師，教務，両親である。このなかで，最も強い影響力をもっているのは誰であろうか？　思春期の行動研究によれば，思春期の若者の喫煙，飲酒，薬物使用に関して影響が最も大きいのは，友人，特に親友である。友人に次いで2番目に影響力が大きいのは，両親，特に母親の態度，信念，行動である[71]。

　一歩一歩段階を追って進めていくような行動変容や，容易に逆戻りしてしまうような行動変容は，「成功」によって強化されやすい。一方，行動が劇的に変わるような場合，「成功」はそれほど強化には影響しない。塩分摂取量を抑えたい場合は，一気に塩分を減らすよりも，少しずつ低塩食にしていくほうが続けやすい。少しだけならうまく減らすことができる，という成功感が一連の行動を強化していく。

　一方，一気に塩分量を減らすと，行動を強化するのでなく，罰することになってしまう。例えば，低塩食という目標に向かってどう導いていくかを考えてみよう。一度に1つのことを考え，その1つがマスターできたら次に進めるようにするのである。まずは味見をしてから塩を加え

る。次に料理に使う塩を減らす。食卓に塩を置かないようにする。低塩食品を購入する。最終的には料理用食塩を使わないようにする。こうして，1つひとつ段階的に進めるのがよい。

環境や保健医療の状況に影響力をもつ政策決定者の行動に対する強化要因も存在する。地域社会や一般社会からの支援を得ることによって，政策決定者は強化され，環境や保健医療の状況も変わりやすくなる。支援は，地域住民，医師会，マスコミからも得ることができる。支援の得られないところで地域社会の変革を目指した場合は，挫折して「燃えつき」，しまいには努力を放棄してしまうかもしれない。

企画者は，強化要因を注意深く見きわめる必要がある。参加者が新たに獲得した行動に対する支援的なフィードバック，報酬，公的支援をできるだけ得られるようにするためである。このようなフィードバックがなければ，せっかくのやる気も消え失せ，プログラムは結局失敗に終わるであろう。プログラム実施機関と対象地域や対象集団との関係からいえば，対象集団に強い動機が生まれた後に実現要因と強化要因を無視すると，とんでもないことが起こる。激しい反発，フラストレーションなどである。それがいったん起こると，将来何をやろうと思っても，なかなかうまくはいかなくなってしまう。気をつけたほうがよい。

5. 行動変容，環境変化の決定要因の選択

教育/エコロジカル・アセスメントの段階では，「準備要因」，「強化要因」，「実現要因」を選ぶことが中心的な作業となる。多少の変更はあるにせよ，それによって，目標とする保健関連行動と環境の変化を引き起こすことが可能となる。作業は3つに分けることができる。①各要因を特定して，3つのカテゴリー(準備，強化，実現の3要因)に分類する。②カテゴリー間で優先順位を決める。③各カテゴリー内の要因間での優先順位を決める。

このようにして選ばれた要因は，教育目的，組織目的，政策目的をたてる際の基礎情報となる。プログラムのアドボカシーや実施に必要な教材や方法も決まってくる。プログラムがうまく企画され，注意深く実施されれば，目的は達成され，行動変容が起こる。環境が改善される可能性も高くなる。さらに健康とQOLのゴールを達成することも可能となってくるであろう。

1) ステップ1：各要因の特定と分類

まず最初に，ターゲットとなる個々の行動や環境に対して，原因として考えられる要因を網羅した一覧表をつくる。重要な決定要因を見逃さないようにするためである。一覧表の作成には，実践者タイプと研究者タイプの2つの方法がある❹。どちらを採用してもよい。

訳者注

❹実践者タイプと研究者タイプの方法
　informal methods は「実践者タイプの方法」，formal methods は「研究者タイプの方法」と訳した。formal には「学者による」とか「学問的な」という意味がある。

⑴実践者タイプの方法

　介入計画のデザイン担当者は，通常，「なぜ，ある人は期待どおりに行動するのに，別の人はそうしないのか」という問いに対して，経験に基づいた推論や仮説をもっている。この時点で，リスクに曝されている集団(消費者や対象集団)のメンバーの意見は，企画上役に立つ。彼ら自身が，自らの行動，態度，信念，価値観について知っていることや，それを自らどのようにとらえているのかという情報は重要である。目的達成を妨げる障害についての情報や意見も役に立つ。

　集中的なインタビュー，非公式のグループ討論，ノミナル・グループ，フォーカス・グループ，パネル・ディスカッション，アンケートなどから，有益な情報が得られるであろう[72]。フォーカス・グループは原因となる行動や環境を，対象者が主観的にどうとらえているのかを知るうえで，最もよく用いられている方法である[73]。ブレイン・ストーミングやノミナル・グループ法は，行動変容の障害に関するデータを得る上で役に立つ方法である[74]。

　上記の情報収集方法を用いて，プログラムの介入にあたるスタッフや，関連サービスを提供する機関で働く職員たちからも，同様に情報を集めることができる。彼らは，経験によって培った洞察力に基づいて，行動の原因として何が考えられ得るかをうまく指摘してくれるだろう。外部の人間にはあまり知られていない機関の影響力や，地域社会に存在する資源，サービス，事業についての情報など，経験によってわかっていることが多いからである。

　医療従事者による，患者やクライアントの準備要因についての説明を，企画者は鵜呑みにしてはいけない。批判的に検討すべきである。医療従事者のなかには，期待はずれの患者の行動を，患者の怠惰，無気力，無知によるものと解釈する人もいるからである。問題行動の説明としては，この種の一般化は何の役にも立たない。自分たちに都合のよい行動を頭に描いているだけのことである。

　「被害者たたき」は，誤解，不十分なコミュニケーション，自分の側の「燃えつき」，合理化の心理などによって生じる。悪いのは患者ではなく，患者をとりまく制度かもしれないのである[75]。一方，「制度たたき」は，組織やサービスの配給側に対する不満によって生じる。これもまた「被害者たたき」と同様に非生産的である。この段階におけるアセスメントの目的は，責任追及ではない。状況を改善するために変化させるべき潜在的目標を探し出すことである。

　この段階で，準備要因，実現要因，強化要因を，プラスに作用するのかマイナスに作用するのかという基準で分けることは，必須のステップである。マイナスの効果は克服しなければならない。プラスの効果は実現させ，さらに強化していかなければならない。ここで，データを系統的に記録することは重要である。いつでも情報を引き出せるようになる

からである。小集団ごとに分けて原因の違いを探っていくことも役に立つ。それによってステレオタイプ化や過剰な一般化が避けられるようになる。「被害者たたき」や「制度たたき」の間違いからも免れられるであろう❶。

(2) 研究者タイプの方法

保健関連行動や環境の変化に影響を及ぼす要因はいくつもある。それらは，どの程度，重要な原因なのであろうか？　文献検索を行うことによって，要因の文化的・社会的側面について知ることができる[76]。例えば，成人の運動に影響を与える信念や認識については，以下のことがわかっている。①人々は概して，心血管系疾患予防に必要な運動の回数，強度，継続時間などについて間違った知識を伝えられている。混乱もしている。②運動に関する相談役としては，主治医が最も大きな影響力を持っている。③運動を行うことで得られる健康上のメリットは十分実感されていない。一方，運動そのものを心から楽しむことや，心理学的な側面，情緒的な側面のメリットについては比較的よく実感されている。

文献調査によって，定期的な記録システムやサーベイ用に使えるような調査項目をつくることも可能である。それは，ゆくゆくはプログラムの評価の基礎とすることもできる。こうして一般集団に関する情報をデータベースに組み込んでいくことができる。プログラムの進み具合や達成度の評価をするための基盤は，こうして出来上がってくる[77]。

例えば米国のある全国調査によって，運動を積極的にしない理由が明らかにされている(図4-6)。最も運動をしない成人集団(成人人口の43

著者注

❶被害者たたき

健康の決定要因と取り組むためには，保健職と政策決定者，その他各セクターの専門家の協力が必要である。しかし，ステレオタイプ化や被害者たたきの傾向は，保健職以外にも及んでいる[文献 106, 355, 1144, 1356]。

帰属理論によれば，オブザーバーは，他者の行動の原因を過度に準備要因のせいにしたがる。一方，その時々の状況が決定要因として重要であるということを過小評価しがちである。しかし，その傾向は，よく知れわたることによって，減少してきている[文献 1633]。

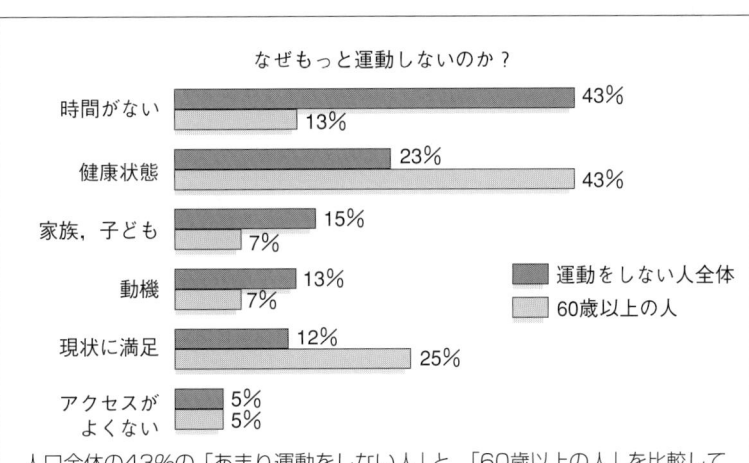

なぜもっと運動しないのか？

- 時間がない: 43% / 13%
- 健康状態: 23% / 43%
- 家族，子ども: 15% / 7%
- 動機: 13% / 7%
- 現状に満足: 12% / 25%
- アクセスがよくない: 5% / 5%

■ 運動をしない人全体
□ 60歳以上の人

人口全体の43%の「あまり運動をしない人」と，「60歳以上の人」を比較している。
出典：Presidennt's Council on Physical Fitness and Sports Medicine, U.S.Department of Health and Human Services. ウェブサイト: http://www.fitness.gov/american_att.PDF.

図4-6　人々があまり運動したがらない理由

%）において，運動をしない最大の理由は，「時間がない」ということであった．一方，60歳以上の場合は，「健康状態」が運動をあまりできないことの最大の障害（あるいは口実）としてあげられた．このようなサーベイ・データによって，相対的に何が重要なのかを知ることができる（以下のステップ2, 3を参照）．

準備要因に関しては，具体的な「動機」が十分ないことがあげられる．実現要因に関しては「時間がない」，「健康状態」，「家族」……「アクセスがよくない」などの理由があげられる．強化要因に関しては，「家族」，「現状に満足」などがある．このなかで何が重要かを知ることによって，介入の際に必要なメッセージを選ぶことできるようになる．他の介入策を見出すことも可能になる（次章を参照）．

サーベイ・データはまた，ベースラインともなり得て，それを基に目的も示される．例えば，ある保健プログラムが，いかにしてこれらの障害を減らし，障害と感じている認識を正せるか，といったことである（本章の最後のセクション参照）．なお，ここに示したのは数年前になされた全国サーベイである．市町村レベルの企画者は，このデータを現在そのまま適用してもよいのかどうか，よく検討しなくてはならない．

チェックリストやアンケートによる調査は，系統的に情報を収集する方法である．対象者は，対象集団のなかで鍵となる個人やグループである．これらの方法はサービスに対する認識だけでなく，知識，態度，信念の測定にも用いることができる．多くの研究事業によって，健康に影響を及ぼすような行動や環境の変化に必要な，準備要因，実現要因，強化要因に関する学術研究がなされてきた．サーベイを用いた学術研究によってこれらの要因が特定され，アセスメントやカテゴリー分類もなされてきた[78]．Precedeモデルを用いた多くの学術研究は，プログラム評価にも用いられてきた．よく開発されたサーベイ手法の1つとして，またデータを比較するためにも，将来このような学術研究を実施することができる．ただし事前の妥当性の検討はある程度必要である[79]．

地域社会資源の名称一覧は，地域組織や企画サービス機関によって編集されていることが多い．これらの情報は特に実現要因を検討するときに役に立つ．保健機関の利用状況データや諸機関への参加記録の情報も使うことができる[M]．地域組織についてのサーベイを実施してもよい．その方法は，CDCやピース・コア（平和部隊）の地域社会介入のためのハンドブックなどで推奨され，詳細に解説されている．Precede-Proceedモデルのコンストラクトにも関連した内容が含まれている[80]．CDCの地域保健計画アプローチ（PATCH）・実施マニュアルも参考になる[81]．

行動に影響力のある要因が，準備要因なのか，実現要因なのか，強化要因なのか，決めかねることがある．しかし，3つのうちの「どれに入れるか」ということは，「どれかに入れる」ということに比べて，たいし

著者注

[M]現地で収集できるデータ

現地で収集できるデータは，州や国レベルのデータよりもはるかに有益である．Precedeモデルに含まれる要因のなかでも，行動に影響を及ぼす要因を整理した米国の全国データソースのレビュー文献は，WilsonとIversonによる[文献1747]のほか，いくつかのホームページでも紹介されている[http://www.lgreen.net]．

て重要なことではない。すでに見てきたように，3つのカテゴリーは互いに排除し合う性質のものではない。2つ以上のカテゴリーに入れられるような要因はたくさんある。

例えば，家族はダイエットのための準備要因である。しかしダイエット行動がとられた後は，強化要因（プラスにもマイナスにも作用しうる）ともなる。カテゴリー分類を過度に厳密に定義して，Precedeモデルを学問的な議論の対象にすべきではない。原因となる要因を3つのカテゴリーに分けるのは，以下に示す3つの介入戦略に合わせ，3つの目標を設定していくためである。その3つの戦略とは以下のとおりである。

- 準備要因を変えるための直接的な介入。
- 強化要因を変えるための間接的な介入と支援の動員（家族，友人，教師，雇用主，医療従事者などを介する）。
- 実現要因を変えるための組織的，開発的，規制的，政策的戦略と研修戦略。

企画の後半部では，各要因へのメッセージと教育的・組織的活動計画が具体的につくられる。その基になるのは，期待される結果のための決定要因は何か，という判断である。同じ要因でも，どのカテゴリーにそれが分類されるかによって対策は異なってくる。例えば，家族に対するメッセージを用意し学習の機会を与え，組織戦略を実行する際には，家族をどうとらえるかが問題になる。家族は，行動強化のために報酬を与えることができる（強化要因）。行動を可能にするための財政支援もできる（実現要因）。いずれに注目するかによって対策は異なってくる。

この時点で作成されるリストは**表 4-2**に示したようなものである。**表 4-2**には就学前の子どもたちの連鎖球菌性咽頭炎の後遺症の減少に関するプラスおよびマイナス要因を示してある。本章の最後まで読み進めばわかるように，これらの要因のいくつかは，学習目的や資源獲得目的に変えることができる。いずれも，ヘルスプロモーション・プログラムの短期目標として書き記すことができるものである。行動や環境の変化といったプログラムの中間目標を達成するためには，短期目標が達成されていなければならない。さらにプログラムの最終ゴールである健康状態の改善やQOLの向上を達成するためには，これらの行動目的や環境目的が達成されていなければならない。

2）ステップ2：カテゴリー間での優先順位の決定

リストには，複数の行動や環境の変化のためのすべての決定要因が記載されている。しかし，すべてに対して同時に取り組むのは無理である。そこで，どの要因に対してどの順序で介入すべきかを決める作業が必要不可欠となる。

3つのカテゴリー間での優先順位の決め方の1つとして，ロジックに基づいた方法がある。例えば，HIVやがんのスクリーニング検査サー

表4-2 行動要因と環境要因の決定要因の分類の例

行動目的

　ホビッツ幼稚園プログラムでは，園児に咽頭痛が始まってから3日以内に80%の親が子どもたちの咽頭粘液を採取し，咽頭培養をできるようにする。

　この学習目的の対象集団は，幼稚園児の両親，両親の雇用者，親戚，医師，幼稚園職員である。

準備要因

プラス面	マイナス面
態度・信念・価値観：	態度・信念・価値観：
・母親は子どもの健康を重要なことと思っている。	・咽頭痛を重要だと思わない。
・母親は日常的に保健医療サービスを受けたいと思っている。	・母親は咽頭痛を一時的なものだと思っている。
知識：	
・母親は体温計を使うことができ，測定することができる。	・母親は咽頭痛が重篤な結果を引き起こすとは思わず，また連鎖状球菌感染とその合併症の関連性を知らないでいる。
・子どもが喉の痛みを口で言える年齢に達している。	

強化要因

プラス面	マイナス面
・教師は親とよく連携をとっている。	・母親の雇用主は，子どものために雇用者が休むのを好まない。
・医師は対象集団とよい関係をつくり上げている。	・祖母（またはベビーシッター）は咽頭痛は重大でなく，一時的なものであると思っている。
・教師と医療職は親による咽頭粘液の採取を奨励し，支援する。	

実現要因

プラス面	マイナス面
・母親は家に体温計を持っている。	・ペニシリンの処方の費用（高い）。
・診療所が近いところにある。	・教師は子どもを医師のところに連れて行けない。
・保険によりフォローアップのための訪問費用が安くなる。	・幼稚園には隔離室がないので両親は子どもと一緒に家にいなければならない。またはベビーシッターを頼まなければならない。
・家庭用の咽頭粘液採取セットを使用できる。	
・診療所は3日以内に培養とその分析ができる。	
・咽頭粘液採取の技術は容易に習得できる。	

この表は，咽頭痛の症状のある子どもたちの両親の行動に関するものである。

ビスを始める場合について検討してみよう。サービスの需要をつくりだす以前に，まずは検査施設が整っていなければならない。サービスを利用できる状態にもなっていなければならない。

　サービス供給体制が整っており，かつそれが利用できる状態にもなっているということは，組織的実現要因が整ったということである。これらは，人々がそれを利用できるようにするための教育（準備要因への働きかけ）をする前に整えられているべきである。サービス供給の体制がまだ整っていないのに，人々に期待感をもたせるのは，多くの場合，理にかなわない。それによって不満がわきだすであろうし，後で住民を説得して何か別のことをやろうとしても，住民はなかなか頷いてはくれな

5. 行動変容，環境変化の決定要因の選択

くなってしまう。

とはいうものの，政治的支援を得て予算を獲得し，必要なサービスが可能となるように，先だって住民の意識を高めたり，もっとサービスを要求するように働きかける必要がある場合もある。そのような要求を高めるためのアドボカシー方法としては，健康教育が有効である。例としては，HIV 感染や乳がんサービス，タバコ・コントロール，飲酒，麻薬予防対策プログラムなどがある[82]。

多くの保健プログラムでは，最初，実現要因に焦点が置かれる。これは理にかなったことである。まずはそこにリスクがあると気づくこと。その気づきなしに，健康を脅かすリスクファクターを減らすための一連の行動を受け入れることは難しい。実現要因でもある諸資源がうまく利用されるためには，リスクが身近にあり，それが何を意味するのかについての信念がなくてはならない。最後にくるのは強化要因である。これは，いったん行動がとられた後に必要となってくる要因である。

このように，コミュニティ・プログラムにおいては，実現要因→準備要因→強化要因の順に介入が計画されるべきである。しかし，状況によっては，介入計画をつくる順序も異なってくる。それは既存の要因の有無に左右される。ニーズの順序は対象集団によって異なってくることもある。援助が届きにくい集団においては，サービスがうまく使えるようになる前に，さまざまな資源にアクセスするための実現要因が必要なことが多い。財政支援，交通手段，子どもの養育施設などである。一方，富裕者の多い集団に対しては，ちょっとした動機を与えること（準備要因の増強）によって，行動が起こるように働きかけることができる。資源不足が障害になることはないからである。

実現要因のなかには，長期的に取り組んでいかなければならないものもある。コミュニティ・オーガニゼーション，法的な圧力や資源の再配分などの方法がその際有効である。その場合，対象集団のなかで最も優先度の高いグループの課題への取り組みの開始を，数か月延期することが必要になるかもしれない。延期している間に，上記の方法をとることによって，住民の準備要因が変化して法令化が支持されたり，実現要因を強化するための組織的変化がよい方向に進められたりする可能性を期待できるからである。

要因のなかには，機関の政策や方針が障害となって，取り組みが難しいものもある。いくつかの機関はある種の要因に関わる活動を制限している。例えば病院の方針として，患者の家に出向いて家族と面接するスタッフを確保していないところがある。その場合は，他の機関に家庭訪問を依頼しなくてはならない。学校のなかには，教育委員会の決めた規則，例えば AIDS 教育は，結婚や家族を題材とした授業のなかでしかできないという規則に縛られているところがある。避妊についての議論や避妊具の配布に関する活動は，学校では行わないという規則をもつと

ころもある。

　いくつかの要因は同時に取り組むことができる。またそのように取り組まなければならないこともある。例えば，アルコール中毒患者の社会復帰システムをつくる場合である。他の機関との協力と同時に，アルコール中毒にかかる費用と治療効果に関する情報を提供するキャンペーンを実施することは効果的である。サービスが開始されるまでに，サービスの種類や入手可能性に関する情報が行き渡っていることも必要である。

3）ステップ3：カテゴリー内での優先順位の決定

　行動や環境変化の決定要因のための3つのカテゴリー内においても，ロジックにかなった優先順位で，介入すべき要因を選択できる。そのためには，前章で優先度の高い保健関連行動を選択したときに用いた基準，すなわち，「重要性」と「変わりやすさ」を判断基準とする。

⑴**重要性**

　重要性は，ロジック，経験，データおよび理論に従って，存在率，緊急性および必要性を判断することによって推測可能である。

　存在率とは，要因の広がりや頻度を問うものである。もしある要因が非常に広範囲にわたっており，頻回に見られるならば，それは優先的に取り上げられるべきである。例えば，生徒の約80％が喫煙を魅力的と思っている学校では，10％だけがそう思っている学校よりも，喫煙反対キャンペーンを優先して実施すべきである。

　緊急性とは，ある要因がどのくらい急を要するかを問うものである。例えば，心臓発作の症状を知ること，発作が起こったときの対処法を知ることは，心臓発作のリスクがある人にとって差し迫った問題である。緊急性にはもう1種類のパターンがある。ある要因とその要因に曝露されたリスク集団との関連の程度を問題にする場合である。例えば多くの親は，連鎖球菌性咽頭炎とリウマチ熱による心疾患との間には関連があるとは思っていない。リスクの高い低学年の子どもの親の場合は，そのような誤った思い込みを変えることが優先目標となる。一方，対象が卒業間近の高校生の親の集団であれば，優先すべき課題とはならない。リスクが低いからである。

　必要性とは，ある要因の存在率が高いにせよ低いにせよ，行動や環境の変化が起こるためには，どうしてもその要因について検討すべきか否かを問うものである。もしその要因がないばかりに期待する結果が得られないというのであれば，その要因は優先させるべきである。

　知識は，たとえ行動を起こすのに十分ではなくとも，必要である。静脈注射による薬物の常習犯にとって，不潔な注射器がHIV感染の原因となりうるという知識は必要である。その知識なしに，AIDSを避けるため薬をやめようと考えるとは思えない。病気についての最低限の知識

なしに，病者役割を果たすことは難しい。

医師の紹介に従って，エアロビクス・プログラムに参加しようとしている受講者には，運動がどうしても必要であるという知識が必要である。ある種の信念も必要である。医療サービスを受けることになっている人は，(たとえわずかでも)医療専門家が症状を軽減してくれると信じているはずである。禁煙しようと思っている人は，タバコが有害だと思っているにちがいない。健康に悪いと思ってはいなくとも，少なくとも，人との交際上はよくないと思っているにちがいない。

(2) **変わりやすさ**

ある要因がどれだけ変わりやすいかについての根拠は，過去に行われたプログラムの結果から入手できる。あるいは，その要因の存在率が，対象集団のなかで経時的にいかに変化したかという傾向を見てもよい。変わりやすさのアセスメントには，文献ですでに紹介されている方法を用いてもよい。例えばRokeachは，階層的に，信念は態度より変わりやすく，態度は価値観より変わりやすい，ということを仮定している[83]。

新案の採用と普及段階に関する理論によっても，諸要因の変化の起こりやすさを分析したり，優先順位をつけたりすることができる。この普及理論はコミュニケーションに関する研究や，農業，教育，家族計画，公衆衛生で培われた経験に基づいている[84]。普及理論では，行動の変化を経時的に分析する。どの段階で行動が採用されたかを，個人レベルと社会レベルで観測するのである。個人のレベルでは「自覚」「関心」「納得」「決定」「採用」という段階を経て進んでいく。5つの段階を一般集団や社会システムにおける普及様式としてグラフ化すると，普及率や累積普及率と同じようなS字曲線を示す。

図4-7は，新案採用までの5段階について，4種類に分けた対象集団ごとにその動向を経時的にグラフ化したものである。図を見ると，コミュニケーション方法やアプローチの方法が，最も効果を発揮する時点(急カーブの起点)，あるいは非効果的になる時点(カーブが平坦になるところ)があることがわかる。各段階が特定できれば，保健プログラムの企画者は，各段階の対象者に対して，最も適切な介入戦略をとることができる。

例えば，マスコミ・キャンペーンは導入者や早期採用者には最も効果的な方法である。しかし後期採用者には家庭訪問などの方法が必要である。このグラフを見れば，ある時点において，ある保健行動が対象人口のなかでどれだけ採用されているかを知ることができる。その程度を知ることによって，まだその行動を採用していない残りの集団の行動変化の起こりやすさを知ることができる。

観察のしやすさもまた，変わりやすさに影響を及ぼす。要因が観察でき，かつそれを具体的に示すことができれば，人々への影響力は確かな

4章 教育/エコロジカル・アセスメント

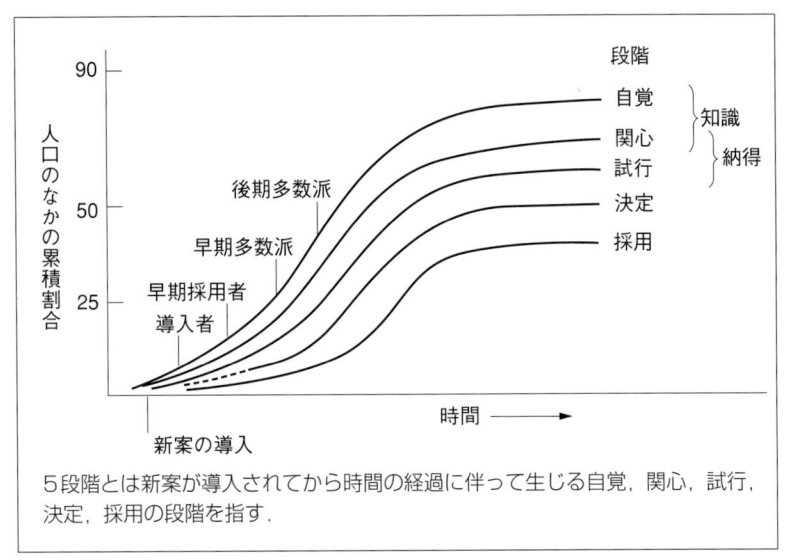

図 4-7 新案が 4 集団に採用され広がっていく経過のなかで見られる 5 段階

5 段階とは新案が導入されてから時間の経過に伴って生じる自覚, 関心, 試行, 決定, 採用の段階を指す.

ものとなる。人々のやる気も強化される。例えば, 公式の会議で禁煙が広く叫ばれつつあることを思い浮かべるとよい。ある行動を支援するための強化メッセージを流す方法として, マスコミを利用することができる。この場合, マスコミの役割は動機づけだけではない。行動の強化も行っている。

6. 学習目的と資源獲得目的の記載

学習目的や資源獲得目的を書き記す作業は, 3 章で行動目的を記載したのと同じような作業である。学習目的の場合は, プログラム開始後の一定期間内に, あるいはプログラムが終わるまでに, 一般集団のうちどれだけの割合の人たちが, 準備要因やスキルを獲得すべきかを示す。資源獲得目的については, プログラム開始後の一定期間内に, あるいはプログラムが終わるまでに, 環境のなかの実現要因をどれだけ獲得すべきかを示す。

学習目的の例を**表 4-3** に示す。**表 4-2** で分析した準備要因や実現要因を, 両親の学習目的として再び用いている。この例のなかで,「どれだけ」かという目的が設定されていることに注目してほしい。知識に関しては, 通常, 高いレベルまでの達成が可能である。対象集団の 90% 以上が, ある事実について知るようになることは珍しくない。そのうち何割かの人は, その事実が確かに問題であり, 重要かつ有益であると考えるであろう。しかし, すべてが勧められた行動のために必要なスキルを習得するわけではない。それゆえ, 集団の 60% がその行動を採用するようにしたいのであれば, スキルの習得者は 70% 以上とすべきであ

表 4-3　表 4-2 に示した準備要因に基づいた学習目的と資源獲得目的の例

課題	咽頭痛のある子どもたちの粘液採取法と，それを咽頭培養に出す方法を親に教えること。
対象集団	親
知識	プログラム終了までに 90% の親は， ① 咽頭痛と発熱が連鎖球菌感染の徴候であるとわかるようになる。 ② 咽頭痛の原因が連鎖球菌感染であると診断するためには，咽頭粘液採取法が必要であることを知るようになる。 ③ 連鎖球菌による咽頭痛に対する治療法を言うことができるようになる。 ④ 診療所に行けば薬を処方してもらえると，わかるようになる。
信念	プログラム終了までに 80% の親は， ① 連鎖球菌感染が重篤な結果を引き起こしうると理解できるようになる。 ② 完治は可能であるとわかるようになる。 ③ 咽頭が連鎖球菌に感染しているかどうかを明らかにし，治療を受けるための行為もとれると思うようになる。 ④ この一連の段階を踏むことによって将来かかるかもしれない病気の危険性を減らせると思うようになる。
スキル	プログラム終了までに 70% の親は， ① 子どもの咽頭粘液採取ができるようになる。 ② 採取した粘液を診療所の検査室へ持っていくことができるようになる。

表 4-4　表 4-2 で分析した強化要因と実現要因に基づく学習目的と資源獲得目的の例

課題	親による子どもの咽頭粘液採取を強化し，実現可能にするために幼稚園職員を教育する。
対象集団	幼稚園職員
強化のための学習目的	プログラム終了までに 90% の幼稚園職員は， ① 子どもの咽頭痛が始まってから 3 日以内に咽頭粘液の採取をするよう母親に言う。 ② 採取した粘液を診療所の検査室に持っていくように母親に言う。 ③ 分析結果について母親に尋ねる。 ④ その診療所で処方箋がもらえることを両親に伝える。 ⑤ 親や医師の指示に従って処方薬を投与する。 ⑥ 幼稚園の子どものなかに培養陽性患者が出たとき，ほかの親にもそのことを伝える。
環境的な実現要因のための資源獲得目的	プログラム終了までに幼稚園職員は，常に以下のものを親が使用できるようにする。 ① 咽頭粘液採取セット ② 体温計 ③ 咽頭培養のための検査依頼表

る。80% の人にはそのための保健信念を植えつける必要がある。最後に，90% 以上の人がその問題や推挙された行動について知識をもつ必要がある。このように因果関係の段階が進むにつれて，効果は徐々に減少していくものである。このことを知っておくと，完全なベースライン・データがなくとも，ある程度，理にかなった数値目標を推測して設定することができる。

学習目的は，対象集団だけではなく，対象集団を強化しようとする人々に対しても設定できる。就学前の子どもの咽頭培養を例にとってみよう。幼稚園のスタッフは，親に対する教育を強化するための介入をとる際の対象集団となりうる。また，環境的な実現要因に関する情報は，資源獲得目的を決めるための基礎となる。

強化を図るための学習目的の例や，環境的な実現要因のための資源獲得目的の例を表4-4に示した。強化要因や環境的な実現要因の目的には，表4-2で定義した要因を用いていることに注目してほしい。強化のための学習目的や資源獲得目的は，保健プログラムの重要な部分である。準備要因，実現要因，強化要因の3つにまたがる目的でもあるからである。進行中の強化過程が完成し環境資源が獲得されれば，プログラム終了後も保健プログラムの効果を持続させることができる。

7. 要約

本章では健康に関連する行動や環境に影響を及ぼす要因について検討した。Precedeモデルのこの段階を教育/エコロジカル・アセスメントの段階と称する。この段階で特定される要因に対しては，健康教育，政策，コミュニティ・オーガニゼーションによって，直接かつ即時に影響を及ぼすことができる。かつその影響によって間接的にも行動や環境に影響を及ぼすことが可能である。そのような要因として，準備要因，強化要因，実現要因の3つの要因を示した。各要因は保健関連行動や組織のなかでそれぞれの役割を持っている。要因を特定した後は，要因の重要性や変わりやすさを調べる方法を示した。この2つの判断基準に従えば，保健行動を変えていく上で，どの原因が優先されるべきかを決めることができる。さらにこの2つの基準を使えば，学習目的や組織の目的を設定できるようにもなる。目的設定によって，保健プログラムは，健康のための行動や環境を発展させ，変化させていく上で，最善の仕事ができるように焦点を絞れるようになる。

学習目的は準備要因やスキルを明確にした後で定めるとよい。また組織目的や資源獲得目的は，強化要因や実現要因を明確にした後で定めるとよい。

8. 演習

1) 前章で選んだ行動のなかから優先順位の高いものを1つ選び，その行動の準備要因，実現要因，強化要因が明確になるような一覧表をつくりなさい。また優先順位の高い環境条件を1つ選んで，その実現要因を列挙しなさい。
2) 重要性や変わりやすさに従って，保健行動や環境条件の原因となる

ような要因のランク付けをしなさい。それぞれの要因を低，中，高の3つの基準でランク付けをしなさい。
3）最も優先順位の高い準備要因，実現要因，強化要因について，学習目的と資源獲得目的を書きなさい。

●注と文献（エンドノート）
1) 社会学習は通常の教育プロセスとは異なる。個人は環境に変化をもたらす主体と見なされる。環境の犠牲になったり，環境にただ反応する存在としての個人ではない［文献71, 72］。
2) 一般集団レベルで適用された変化のステージ理論と汎理論的モデル［文献1334, 1337, ならびに，Sarkin JA, Johnson SS, Prochaska JO & Prochaska JM. (2001). Applying the transtheoretical model to regular moderate exercise in an overweight population: Validation of a stages of change measure. Preventive Medicine, 2001;33(5):462-469.］。この理論に対する批判やモデルの適用事例［文献68］。
3) 喘息に影響を及ぼす行動と環境のための決定要因のなかで，教育/エコロジカル・アセスメントによって特定された要因［文献63, 64, 76, 83, 156, 275, 293, 497, 615, 658, 774, 988, 1027, 1112, 1342, 1594］。
4) Bartholomewらは，喘息に影響を及ぼす行動要因と，その行動要因と関係がある一連の環境要因をまとめた図を示した［文献83：図2.5, p.35］。私たちは，喘息の自己管理プログラムの計画担当者に，この図を利用するよう推奨している。しかし，「教育アセスメント」の下に置かれている実現・強化要因は，行動要因と環境要因のところに移したほうがよい。Bartholomewの図では，実現・強化要因の変化が，喘息の子どもやその両親の行動変容に直接影響を及ぼしていることになっている。しかし，多くの実現・強化要因は，社会環境や物的環境の決定要因を介して，行動と健康成果に影響を及ぼしている。
5) ソシオグラフィックス（社会的属性）：人口統計学的特徴の違いによって保健行動の違いを予測したり説明するソシオグラフィックスは，サイコグラフィックスと組み合わせることによって，ヘルスコミュニケーションや他のプログラム介入の際，対象集団をグループ分けするのに役立つ［文献454, 484, 686, 1726, ならびに，Schoenberg NE, Amey CH, Stoller EP, & Muldoon SB. (2003). Lay referral patterns involved in cardiac treatment decision making among middle-aged and older adults. Gerontologist, 43, 493-502.］。
6) プログラムの企画において，準備要因に人口統計学的違いを活用すること：禁煙の動機と体重増加の動機，男性と女性［文献1382］。その他，黒人女性と白人女性の違い［文献1323］。
7) 保健関連の自覚と知識の獲得，知識と行動との関係への適用例［文献300, 832, 842］。Precede-Proceedフレームワークの準備要因・実現要因・強化要因［文献222, 223, 279, 343］。ヘルスリテラシー［文献1430］。
8) 喘息の自己管理に必要な知識［文献83］。Bartholomewらは知識を喘息の自己管理に必須な準備要因に入れなかった。ただし，スキルは両親と子どもに必要な実現要因とした［文献156, 1095, 1113］。
9) 自覚や知識が普及するためには多くの場合，長い時間がかかる。これは人間のもつ認知的整合性の働きによるものである。この概念に関する代表的なもの［文献1, 487］。保健分野における認知的整合性と認知的不協和性の概念に関する最近の適用例［文献1235, 1442］。
10) 保健行動における個人内部，あるいは心理学的な変化に関する，いくつかの理論のレビュー論文［文献573, 1388, 1515, 1625］。
11) ヘルス・ビリーフ・モデルの起源，要素，適用についてのレビュー論文［文献831］。モデルを批判的に検証した研究レビュー［文献732］。ヘルス・ビリーフ・モデルを取り込んだPrecedeモデルや他のモデルと比較した場合の，このモデルの予測力の妥当性［文献1174］。
12) ヘルス・ビリーフ・モデルの健康問題別，活動領域別，対象集団別適用例については，本章「注と文献（エンドノート）」の13〜24）を参照。これらの分野，またその他の分野におけるヘルス・ビリーフ・モデルの適用例や検証に関する古い参考文献については，本書第3版までのエンドノート等を参照［文献667, 670, 732, 831］。保健計画に広く用いられているヘルス・ビリーフ・モデルやそれ以外の社会認知モデル（合理的行為理論，計画行動理論，防護動機理論）に関する批判的レビュー［文献1236］。
13) 乳がん検診とマンモグラフィー［文献24, 1243, 1292］。

14) 子宮頸部がん検診［文献57, 845, 954, 1119］。
15) 結腸直腸がん検診［文献827, 1043, 1044, 1362］。
16) 前立腺がん検診［文献288］。
17) 皮膚がん，日光暴露，日焼け防止行動［文献296, 701］。
18) 心血管系疾患予防，リスク軽減［文献20, 402］。
19) 糖尿病予防［文献200, 1711］。
20) ダイエット，運動，体重コントロール：これらは前の2項目（心血管系疾患予防，リスク軽減と糖尿病予防）と関連していることが多い［文献20, 200, 274, 1181, 1410, 1499, 1543］。
21) 移民，少数民族，異文化集団の健康［文献200, 813, 954, 1324, 1543］。
22) 複数のリスク行動［文献274, 402, 1574］。
23) 骨粗鬆症［文献1181, 1671］。
24) 学校保健プログラム（大学を含む）［文献1711, 1760］。
25) 例として以下を参照［文献1011］。
26) ［文献83, 1203, 1523］。Streetらは，個々の理論やモデルを整理し発展させるためには，Precede-Proceedモデルのような「ヘルスプロモーションのための統合フレームワーク」が必要であると述べている［文献1575］。個々の理論やモデルとは，ヘルス・ビリーフ・モデル，自己効力感（社会認知理論），帰属理論，合理的行為理論，汎理論的モデルである。
27) ヘルス・ビリーフ・モデルやその他のモデルから得られる準備要因は，ニーズアセスメントやコミュニケーション，患者教育，カウンセリングモデルに組み込まれることがある［文献11, 200, 1410, 1574］。どのように適用されるかによって，「モデル」という用語の使い方も変わる。例えばPrecede-Proceedモデルのなかの，準備要因としてのヘルス・ビリーフ・モデル。ここでは，1つのモデルが別のモデルの一部や構成要素として用いられている。いくつかのモデルは，ヘルス・ビリーフ・モデルのように，主として概念的なものである。説明や予測することを目的としている。概念を系統的に適用するための手順やステージを示すモデルもある。Precede-Proceedモデル，AirhihenbuwaのPEN-3モデル（Person-Extended Family-Neighborhoodモデル），患者中心のカウンセリングモデルである［文献1324, 1410］。
28) Precedeモデルのなかで，ヘルス・ビリーフ・モデルを用いることなく，準備要因のなかの信念を取り扱った例［文献96］。Rogersの防護動機理論を利用したもの［文献1404］。同概念の最近の例として，遺伝カウンセリングへの適用例［文献782］，弱視への適用例［文献1217］，HIV/AIDSへの適用例［文献104］。この理論はヘルス・ビリーフ・モデルと同じ基本要素を含んでいる。しかし，オリジナルのモデルに，自己効力感の要素を加えている。同様に，ヘルス・ビリーフ・モデルそのものに自己効力感を追加することを提案した研究者もいる［文献1416］。
29) 動機としての恐怖感：自己効力感の信念が欠けている場合に生じうる行動阻害要因としての恐怖感［文献280, 752, 1217, 1652］。
30) 競合価値：健康志向対非健康志向［文献934］。文化や民族によって異なる基本的価値観［文献1374：pp.494-495］。個人主義対地域社会主義，または，信仰の基本的価値観［文献1374：pp.500-502］。ヒスパニック住民の間で，これらの価値観が，異文化への適用度や人生のステージによっていかに変化するかについて［文献10：pp.77-178, 529：pp.302-304］。文化的状況，多文化的が混在する状況のなかで，価値観を測定するための文化アセスメント・フレームワークやツール［文献805］。
31) 対象者のグループ分けやそのための分析に関するアプローチは，マーケティングやソーシャル・マーケティングの核をなしている。Precedeモデルにおける適用例［文献150, 379, 572, 721, 901, 957, 1116, 1524, 1532］。最近のレビューによると，地域保健分野における参加型研究や参加型企画の学術研究においても，ソーシャル・マーケティングを取り入れるようになっている［文献190, 242, 1199］。
32) 態度の定義［文献1170］。
33) 態度と信念との関係［文献885］。
34) 態度・信念と価値観との関係［文献1405］。
35) 態度を測定するツールとしての言葉の違い［文献1254］。
36) 保健分野への自己効力感の適用［文献74］。患者のセルフケア教育に関する最も初期の適用例［文献158, 674, 997］。学校，地域社会における健康教育［文献1278, 1573］。慢性疾患の自己管理に関する最近の適用例［文献997］。リスク軽減とヘルスプロモーション［文献1310］。
37) オタワ憲章におけるヘルスプロモーションの定義と自己効力感の共鳴現象［文献498］。
38) 複雑な行動変容において，再発の対処をするための自己効力感の認知的重要性［文献56, 399, 496, 1072, 1111, 1467］。

39) マスコミを媒体としたプログラムにおける自己効力感［文献 965, 1111, 1371］。
40) 保健分野における自己効力感測定尺度［文献 1001, 1005］。
41) 社会学習理論の準備要因としての予測と期待［文献 70］。保健プログラムの介入デザインについて，社会認知理論の諸要素を適用する際に使える表がある［文献 78］。
42) 1999年以前の，合理的行為理論と計画行動理論の概念の保健プログラムへの適用については本書第3版を参照［文献 670：p.167］。ArmitageとConnerは，1997年以前に発表された計画行動理論関連の 185 文献のメタ分析を行った［文献 50］。近年の保健分野における研究やプログラムでのモデル適用については以下を参照。HIV・STD 予防［文献 15］。母乳哺育［文献 Goksen F. (2002). Normative vs. attitudinal considerations in breastfeeding behavior: Multifaceted social influences in a developing country context. Social Science and Medicine, 54, 1743-1753.］。薬物乱用［文献 1165］。口腔衛生［文献 1592］。運動［文献 1631］。喫煙防止［文献 1081］。
43) 合理的行為理論と Precede モデルの組み合わせ［文献 389］。Precede モデルにおける行動意図の概念の適用例［文献 388, 867, 905, 979, 1174, 1257, 1268, 1438, 1532］。
44) 汎理論的モデルのためにレビューされた変化理論と精神療法の起源［文献 1333］。
45) 汎理論的モデルにおける変化のステージ理論を生み出した，喫煙者の実証的研究［文献 391, 1335］。
46) 変化のステージモデルに含まれる概念の Precede モデルへの応用［文献 702, 703, 713, 803, 891, 1203］。
47) 保健行動研究やプログラムの企画における汎理論的モデルの最近の適用例：保健分野で用いられた汎理論的モデルの詳細や，最近の適用例に関するレビュー［文献 1336］。最近は HIV 予防のためのコンドーム使用にもこのモデルが適用された［文献 707］。その他の事例もある。高血圧コントロール［文献 1336］。マンモグラフィーの採用［文献 254］。運動［文献 1476］。痛みの自己管理［文献 714］。禁煙［文献 41］。
48) 変化のステージモデルの組織変化への適用［文献 1332］。
49) ピア・プレッシャーに抵抗できるスキルがあると，タバコを吸わなくなる傾向がある。しかし，うまくスキルを変えることができたということと，酒や麻薬に手を出しにくくなったということが一緒くたにされている［文献 140, 289, 358, 406］。
50) 若年者が保健関連の社会的スキルをつけるためのプログラム［文献 140］。この分野の研究のレビュー文献［文献 30, 558, 1122］。
51) 実現要因としてのスキル：例えば，Bartholomew らが喘息の子どもに必要なスキルとした 12 の行動成果［文献 83：図 2-5, p.35］。次に，子どもと青少年の自己管理能力に寄与する 22 のスキル［文献 1618］。スキルを可能にするためのニーズを調べた Precede モデルの例としては，以下を参照。喘息［文献 64, 497, 1594］。嚢胞性線維症［文献 84］。腰痛予防［文献 343］。保健職のための生涯教育やトレーニング［文献 105, 803, 992, 1037, 1038, 1039, 1090, 1258］。出産と育児能力［文献 1250］。小児保健とサバイバル［文献 1477］。アルコール［文献 1667］。妊婦の禁煙［文献 1751］。セックスワーカーのためのコンドーム使用の交渉スキル育成［文献 1765, 1766, 1767］。乳がんの自己診断［文献 1773］。
52) 社会活動もしくは集団行動スキルと能力：社会活動スキルについては本書 5, 7, 8 章を参照(7, 8 章は，本邦訳では省略している)。
53) 一般集団レベルで，集団の有効性，地域社会の実行能力，ソーシャル・キャピタルと言われている実現要因［文献 265, 327, 1319］。本書 2 章 50 ページ著者注❻の文献も参照。
54) Andersen は当初，異なるニーズに合わせた保健医療サービスの利用度に影響を与える実現要因として，家族とコミュニティ資源をあげていた［文献 Andersen RM, Yu H, Wyn R, Davidson PL, Brown ER & Teleki S. (2002). Access to medical care for low-income persons: how do communities make a difference? Medical Care Research Reviews, 59, 384-411.］。Andersen の，保健医療サービスの利用に関する最近の研究［文献 75, 401, 599, 759, 760］。とくに Andersen と Newman の家族の保健サービス利用モデルにおいては，収入，保険，かかりつけの病院の有無が，実現要因とされている。
55) ［文献 599, 1513］。Simons-Morton らによる著書と CDC ハンドブックでは，以下に示すような健康問題や対象集団における保健問題のニーズアセスメントや介入計画に，Precede モデルを適用している。これらの本は，行動の決定要因が何であり，その行動の変容に必要な準備要因・実現要因・強化要因が何であるかを，効果的に判断するのに必要なデータの収集や分析ができるように，詳細な手順を示したガイドラインを提供している。喫煙コントロールのための実現要因のアセスメントに Precede-Proceed モデルを適用した例としては以下を参照。青少年や学齢児童における研究やプログラム［文献 160, 222, 223, 410, 476, 985, 1279, 1282, 1367, 1794, ならびに, Polcyn MM, Price JH, Jurs SG, & Roberts SM. (1991). Utility of the PRECEDE Model in differentiating users and

nonusers of smokeless tobacco. Journal of School Health, 61, 166-171.］。大学生［文献782］。リハビリテーション・ワーカーが受け持った身体障害のあるクライアント［文献579］。禁煙カウンセリング［文献762, 866, 868］。妊婦［文献962］。成人男性［文献891］。地域社会プログラム［文献1276, 1451］。マスコミ［文献1484, 1486, 1620］。職場［文献122, 129, 605, 608, 610, 1341］。発展途上国［文献1530, 1583, 1806］。

56) 無煙タバコの決定要因となる実現要因とその他の要因（準備要因と強化要因）の妥当性が確認された測定尺度［文献 Polcyn MM, Price JH, Jurs SG & Roberts SM.（1991）. Utility of the PRECEDE Model in differentiating users and nonusers of smokeless tobacco. Journal of School Health, 61, 166-171.］。

57) 若年者の飲酒関連行動の実現要因やその他の要因のアセスメントのためのPrecede-Proceedモデルの適用例［文献223, 358, 408, 476, 771, 782, 809, 905, 1205, 1567, 1664］。

58) 運転前または運転中のアルコール摂取に関する環境のコントロールを実現，強化する法律は，飲酒運転や飲酒関連の衝突事故，外傷，死亡を減らした［文献784, 1489, 1500, 1510, 1627］。

59) 1982～2001年の間に，飲酒関連の死亡者を劇的に減少させた［文献440］。

60) 運動をしやすくする実現要因［文献92, 245, 321, 460］。

61) 市・郊外・公園・交通手段などの「人工的環境」の改善により，程度の差こそあれ，運動しやすくすることができる。また運動をよりしやすくなるようなデザインづくりもできる［文献350, 778, 879, 1436, 1570］。

62) 運動に影響を及ぼしうる環境のなかの実現要因の測定［文献445, 1168］。

63) 喘息の自己管理における実現要因としてのスキル：Bartholomewら［文献83］は，親と子どもに必要ないくつかのスキルを実現要因として，リストアップした［文献156, 1095, 1113］。Precedeモデルの適用例については，本章「注と文献（エンドノート）」の51）を参照。10種類の保健プログラムの成果に関連した変化を起こすために必要なスキルを分析している。

64) 酒，タバコ，麻薬などの誘いをかけるピア・プレッシャーに抵抗できるスキル：ピア・プレッシャーという強化要因に関連した，このスキルという実現要因に関する最近の研究［文献329, 788, 1695］。

65) 運動と肥満コントロールのための実現要因としてのゴール設定スキル［文献302, 1211, 1253］。近年，運動のためのゴール設定，心理学的要因，実現要因の測定尺度の妥当性が確かめられた［文献1210］。Precedeモデルを用いたプログラムの分析や企画に，ゴール設定を取り入れた適用例［文献205, 272, 1034, 1040, 1101, 1516］。

66) 個人をとりまく環境のマネジメントに必要な，個人の実行能力や開発スキルのアセスメント，もしくは環境を変えるために必要なコミュニティ・オーガニゼーションやコミュニティ・モビライゼーションのための，地域社会の実行能力や開発スキルのアセスメントを行うことについて［文献55, 230, 689, 1188］。思春期の若者を対象に，これらのスキルを測定するサーベイ・ツールの妥当性がOmanらによって確かめられた［文献1249］。このツールは，タバコ［文献55］や性活動［文献1248］のリスク・マネジメントなど，さまざまな分野で使われている。若者やその他の対象者に対して，こうしたスキルの測定をし，参加型調査によって彼らのスキルを伸ばすことが，最近のプロジェクトのテーマとなっている［文献225, 1135］。

67) 酒やタバコの消費，暴力，食べ物の選択，その他の保健関連行動に関する製品の広告に描かれているロールモデルの強化効果［文献683, 716, 1377, 1554, 1666, 1670］。

68) 家族，仲間，保健医療サービス提供者による運動の強化［文献199, 1109, 1270, 1453, ならびに, Neumark-Sztainer D, Story, M, Hannan PJ, Tharp T, & Rex J.（2003）. Factors associated with changes in physical activity: a cohort study of inactive adolescent girls. Archives of Pediatric and Adolescent Medicine 157, 803-810.］。Precede-Proceedモデルを用いて，運動の強化要因のアセスメントを行った事例［文献22, 545, 772, 793, 978, 1207, 1276, ならびに, Singer J, Lindsay EA & Wilson DMC.（1991）. Promoting physical activity in primary care: Overcoming the barriers. Canadian Family Physician, 37, 2167-2173.］。運動に関してHillは，「ソーシャルサポートの必要性」という強化要因は，運動療法を受け入れるという準備要因ほどには重要でないとしている［文献772］。これは，強化要因とは，行動を開始する際にではなく，いったん変化が生じた後でその行動を維持するときに重要である，ということの理論的裏づけともなる。

69) 代理強化と行動の学習［文献182, 425, 1611, 1630, ならびに, Peel JL & Dansereau DF.（1998）. Management and prevention of personal problems in older adolescents via schematic maps and peer feedback. Adolescence, 33, 355-374.］。

70) 専門家などによる強化や代理学習のためのロールモデル［文献443, 875, 1784］。

71) 思春期の若者の保健関連行動のための仲間や両親によるロールモデル［文献 546, 1183］，ならびに，Urberg KA, Luo Q, Pilgrim C, & Degirmencioglu SM. (2003). A two-stage model of peer influence in adolescent substance use: individual and relationship-specific differences in susceptibility to influence. Addictive Behavior, 28, 1243-1256.]。Kobus は十代の喫煙へのピア・プレッシャーに関する文献レビューを実施した［文献 889］。そのなかで Kobus は，社会学習理論，一次社会化理論，社会アイデンティティ理論，社会ネットワーク理論といったさまざまな理論の観点からデータを分析した。その結果，仲間や家族の影響により喫煙が促進される場合もあれば，逆に抑制される場合もあることがわかった。

72) 行動と環境に影響を及ぼす要因に関するデータ収集のためのインフォーマルな方法［文献 566］。

73) 行動問題や環境問題の原因を，対象者が主観的にどのように考えているかを特定するためのフォーカスグループ手法［文献 87, 866］。フォーカスグループの方法とその適用に関する詳細については本書 2 章を参照。Precede-Proceed モデルにこの方法を適用した最近の例としては以下を参照。栄養問題［文献 67, 416, 957, 1364］。産業保健［文献 178］。口腔衛生［文献 223］。がん検診［文献 349，ならびに，Dignan MB, Michielutte R, Sharp P, Bahnson J, Young L, & Beal P. (1990). The role of focus groups in health education for cervical cancer among minority women. Journal of Community Health, 15, 369-375.]。感染症対策［文献 942, 1600］。臨床医のプライマリケアに関する行動［文献 1024, 1141, 1605］。

74) 行動問題や環境問題に関する準備要因・実現要因・強化要因についての眼識やアイディアを得るためのブレインストーミング［文献 415］とノミナルグループ・プロセスの例［文献 7］。

75) 「被害者たたき」，「制度たたき」，「宿命感」など，非生産的でステレオタイプな説明だけを生み出す傾向が実践者タイプの手法にはある［文献 376, 641, 838, 1237］。実践者タイプの方法によって得られたデータを利用して学術的な方法のための質問項目をつくり上げることによって，因果関係についての誤解や神話の程度を測定できる［文献 1679］。

76) 保健関連行動や環境と人口統計的要因との関連の分析例［文献 229, 607，ならびに，O'Loughlin JL, Paradis G, Gray-Donald K, & Renaud L. (1999). The impact of a community-based heart disease prevention program in a low-income, inner-city neighborhood. American Journal of Public Health, 89, 1819-1826.]

77) プログラム追跡評価のベースラインとしてのアセスメントデータ［文献 1421：特に 4〜6 章）。

78) 喘息に関連した行動変容や環境変化の決定要因を特定し，調べ上げるために，Precede モデルの準備要因・実現要因・強化要因に沿って構成されたサーベイの例［文献 1342］。乳がんの自己診断，臨床検査としての乳がん検診，マンモグラフィー・スクリーニング［文献 349, 383, 727, 955, 1102, 1163, 1597, 1797, 1801, 1803］。その他のがん検診［文献 1102, 1108, 1198, 1206, 1761, 1762, 1811］。心血管系疾患［文献 62, 1037, 1090］。出産と育児［文献 1250］。嚢胞性線維症［文献 84］。胎児期アルコール症候群［文献 408］。糖尿病［文献 345, 347］。老年学［文献 1390］。院内感染［文献 1085, 1117］。治療へのアドヒアランス［文献 1251］。予防やヘルスプロモーションに関する看護師や臨床医の行動［文献 115, 272, 290, 383, 408, 727, 932, 1037, 1117, 1124, 1597］。栄養［文献 216, 416, 921, 957, 1090］。運動［文献 978］。学校保健［文献 317, 1428］。性教育［文献 1428］。タバココントロール，思春期の喫煙［文献 410, 518, 1582］。成人の喫煙［文献 891, 1484］。無煙タバコ［文献 223］。補綴器具の利用［文献 553］。皮膚がん予防［文献 569, 1128］。遺伝子検査［文献 570］。健康面で民族差別やその他の差別の関連した一般的な健康リスク［文献 606, 607, 1102, 1450, 1811］。産業保健［文献 122, 343, 921, 1085, 1117, 1583］。この他にも，Precede-Proceed モデルを用いた調査ツールについて書かれた活動領域別の参考文献が，本書 6 章以降で紹介されている（本邦訳では省略）。

79) Precede モデルの教育/エコロジカル・アセスメントにおける準備要因・実現要因・強化要因といったコンストラクトを用いた学術的なサーベイは，通常，プログラムの進み具合を評価するために，追跡調査でも使われることが多い。Green と Lewis により，比較的うまく標準化されたツールが開発されている［文献 676］。ツールの選択や開発のための一覧表，参考文献に関しては，［文献 676］の 6 章を参照。「個人の健康習慣とその結果に関する全国調査」のために開発され，地域社会レベルで利用できるようにも改善された質問表についても，［文献 676］付録の C（331-341 ページ）参照。その他の尺度や模範的なサーベイ・ツール［文献 1001］。Precede モデルの測定尺度のいくつかはさまざまな国，言語，文化にも適用された。オーストラリア〔日焼け防止行動［文献 291, 292］，喫煙［文献 470,

1204］，出産と育児準備［文献1250］，栄養［文献1546］，小児の外傷予防［文献1562］）。オランダ［喫煙［文献387］，臨床医による患者への栄養指導［文献765,767］，青少年の睡眠習慣と間食［文献 Spruijt-Metz, Donna (Dept.Med.Ethics & Philos.of Med., Med.Faculty, Free Univ.of Amsterdam, Van der Boechorstastraat 7, 1081 BT Amsterdam, The Netherlands). Personal incentives as determinants of adolescent health behavior: the meaning of behavior. Health Education Research, Theory & Practice, 10, 355-364, 1995.］］。

　　　　Rootmanは，Precedeモデルに含まれる要因に基づいて行われたカナダの全国サーベイを紹介している［文献1408］。Nozuらは，AltenderとPriceが開発したHIV/AIDSに関連したPrecedeモデルのコンストラクトを測定するツール［文献32］を日本語に翻訳し，日本の高学年高校生における心理測定特性を検証した［文献1222］。

80）Precede-Proceedモデルに従った地域社会調査と計画実施のためのCDCハンドブック［文献176,1284,1513,1517］。ピース・コア（平和部隊）も，ボランティアの海外トレーニングや糸状虫根絶などの保健キャンペーン活動のために，Precedeモデルを適用した［文献1512］。

81）CDCは，市町村レベルのニーズや資源のアセスメントが系統的にできるように，Precedeモデルを活用して地域保健計画アプローチ（PATCH）プログラムを開発した。州レベルから地域社会レベルの保健計画を技術的に支援するためである［文献668,730,979, 1200,1557］。CDCはHIV/AIDS予防プログラムにもPrecedeモデルを適用した例を紹介している。米国保健・人間サービス局（USDHHS）がそのアウトラインを示している［文献1640］。PATCHプログラムは，現在CDCから資金援助を受けていない。しかし多くの地域社会はいまだにPATCHプログラムによる「地域調整員のためのガイドライン」を利用している［文献1646］。以下のサイトにて，定期的に内容が更新されている［http://www.cdc.gov/nccdphp/patch/index.htm］

82）健康教育とマスコミによって，地域社会活動やサービスを勝ち取るためのアドボカシー活動を行い，社会意識を高揚させ，怒り，要求を高めることができる［文献261,450, 1674］。乳がん［文献167］。HIV/AIDS［文献1544］。タバコ［文献260,261,421］。心血管系疾患予防［文献1468］。薬物乱用問題を主要課題とさせること［文献463］。アルコール［文献785,995,1073,1674］。

83）準備要因を変わりやすさに応じて階層化すること［文献1405］。

84）普及理論［文献1239,1402］。一連の変化の段階やある種の保健分野でのイノベーションの普及速度や変化の割合についてのより詳細な分析［文献333,616］。

5章 運営・政策アセスメントと プログラムの実施運営
形成的評価からプロセス評価へ
PRECEDE から PROCEED へ

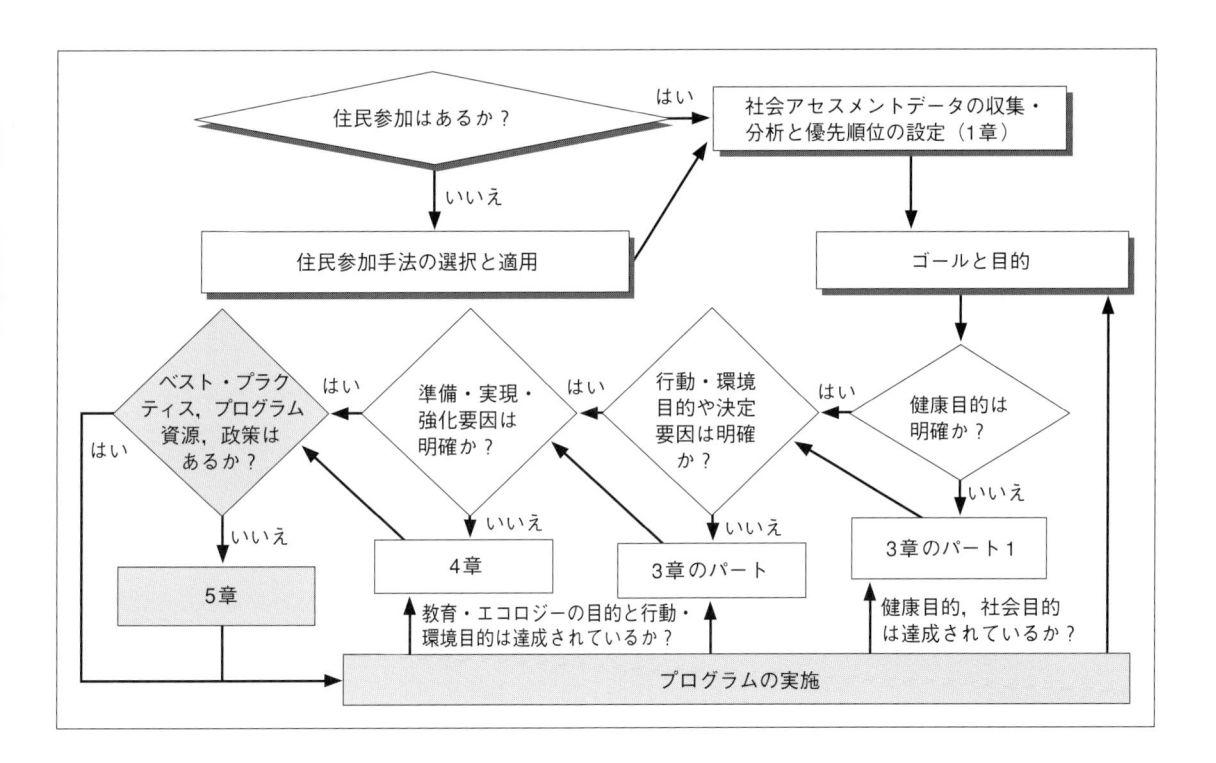

これまでのアセスメントでは，何をプログラムの優先項目とすべきかを決めてきた。変化のための決定要因も特定した。何をどう変えるかという目的も定まった。今後はアセスメント結果をプログラムのなかに取り込み，プログラムの実施へと向かっていく。

第1のステップは，さまざまなレベルで必要な変化にプログラムの要素を適合させることである。個人，組織，地域社会といったレベルである。そして，前段階で優先項目として選んだ決定要因に合わせ，根拠に基づいた介入方法のマッピングを行う。対象集団が同質の人々から成り立っていることは希である。マッピングの際は，異質集団に対応できるよう，変化に富んだ介入策を検討する。根拠が不十分なときは，理論が重要な役割を果たす。

第2のステップでは，一般集団にまだ試していない介入策を試行して

みる。第3のステップでは，戦略的に複数の介入策を組み合わせる。さらに介入の順番を整理して，プログラムに一貫性をもたせるように調整する。その際，運営，組織，規制，政策の現状や，どのような変化が必要なのか，といったことを考慮する。

　プログラムが成功するためには，プログラムに対する組織，政策面での支援内容や障害内容が，まず明確に示されていなくてはならない。その内容に応じた取り組みが適切になされているかどうかも成功の鍵となる。プログラムの障害事項として，実施機関の内部構造が問題となることがある。共同プログラムの場合は，複数の実施機関の内部構造が問題になることもある。そのような場合は，政策，規制事項，運営体制を新たにする必要がある。プログラム実施期間内に各実施機関がいかに責任を果たすべきかを再調整するためである。それによって，内部構造による障害を克服することは可能である。

　実施機関やその他の協力機関のプログラム実施の手順ややり方がまずいために，障害が生じることもある。障害を克服するためには，保健プログラムの実施の際，時には意思決定者への教育が必要である。プログラム実施のための合意書作成の際にうまく交渉することも必要である。場合によっては，現行の合意書，規則，法律の適用，アドボカシー活動の実施，新しい規制推進などの活動が，市町村や州レベルで必要になってくることもある。

　本章の主要目的は，プログラムの実施に入る直前に，注目すべき理論，経験に基づく知識，運営，組織，政策要因を，具体的に紹介することである。以下にポイントを示す。

- プログラム要素の選択と調整。各要素は，前章で特定した変化のために優先すべき決定要因を基にしている。
- プログラムの開始と維持に必要かつ入手可能な資源。
- プログラムの実施に影響力のある組織的な阻害要因や促進要因。
- プログラム支援に有用な政策。あるいはプログラムを先に進めるために変更が必要な政策。

　この段階のアセスメントによって，企画の最終段階を終えることになる。時間表，資源や責任分担の割り振り，予算も決定する。同時にPRECEDEの角を回り，PROCEEDに移行する。だからといって，企画プロセスが終わったというわけではない。ヘルスプロモーション活動が実際に起こる活動領域も，この段階ではいくつか設定される。そして領域の状況によって，必要があれば計画は修正されなければならない。実施機関が一般集団を対象とした活動領域(学校や職場など)を指定してくることもある。それがない場合，実施機関や後援団体(公衆衛生局など)は，他の保健機関や保健以外の機関に依頼して，一緒にプログラムを実施しなければならない。この種の協力や協働作業があると，計画はますます複雑さを増す。

領域が決まると，方法，材料，その他の介入要素も決まってくる。本書6〜9章では，各領域における変化目標(準備要因，実現要因，強化要因に関するもの)に合わせて，具体的にどのような方法をとっていくべきかを論ずる(この訳書では6〜9章を省略している)。

企画書の完成後は，プログラムの実施に移る。そして，プロセス評価を行う。すぐ使うことになるのは，運営アセスメントの結果である。すでに述べてきたように，Precede-Proceed モデルのフレームワークの内部には評価の仕組みが組み込まれている。とはいうものの，プログラムの実施にあたって，評価計画は必要である。政策，規制，組織支援も，ある程度必要である。政策，規制，組織アセスメント(PROCEED の PRO に相当する)は，教育の発展とエコロジカルな発展(PROCEED の CEED に相当)を実現させるために必要なコンストラクトを明らかにするためにある。

1. 用語の定義

保健プログラムの分野で，まずはっきりと違いを知っておいたほうがよい用語は，「**介入(策)**」と「**プログラム**」である。どちらかというと，2つとも同じ意味合いで，そのまま言い換えてもよいように使うことが多い。しかし，「介入(策)」という用語は，通常は，より包括的なプログラムに含まれる1つの要素とみなしたほうがよい。例えば，マスコミ・メッセージは，より大規模なマスコミ・キャンペーン・プログラムのなかの1つの介入策である。マスコミ・キャンペーンは，さらにもっと大きなプログラムの一部にすぎないことが多い。例えば，マスコミ活動，施設やサービスの整備，環境改善のための税制や規制強化のための法案づくり，などを含むプログラムである。

次にはっきり区別しておきたいのは「**形成的評価**」と「**プロセス評価**」の違いである。形成的評価は前章までの大きな課題でもあった。その到達点として，本章では，介入策やプログラムのデザインに取りかかることになる。形成的評価では，ニーズを系統的に分析する。次いで，ニーズに則した目的達成のために，既存の介入策，使える可能性の高い介入策，あるいはプログラムを見出そうとする。2〜4章ではニーズを特定した。それをかなえるための目的も設定した。やがて実施されることになるプログラムの影響評価と成果評価のためにベースライン測定を行い，目標値も定めた。本書の前半においては，実際の介入策やプログラムが形を成していくプロセスを検討する。プロセス評価の詳細については，後に示す。

ベスト・プラクティスとは，すぐれた介入策や複数の介入策を含むプログラム全体のことである。いずれの介入策も，厳密な科学的評価を受けたものでなくてはならない。理想的には，さまざまな領域や対象集団

で使われ，批判的に厳しい分析を受けたものであることが望ましい。理想的なベスト・プラクティスは臨床医学の領域で達成されやすい。というのは，ベスト・プラクティスの概念は，臨床医学の実践のために何十，何百といった無作為化対照試験（RCT）がなされた結果として生まれてきたからである。

一方，地域社会，一般集団，その他の公衆衛生活動の対象集団でのベスト・プラクティスは，はるかに立ち遅れている。臨床医学が対象とする人の生物学的変動に比べて，公衆衛生が対象とする集団者間の変動はきわめて大きいからである。そこで公衆衛生分野では，より注意深くベスト・プラクティスの概念を用いたほうがよい。むしろ，**ベスト・プロセス**の概念を用いたほうがよいのではないかと思う[A]。

プログラム実施にさきがけて，これまでの章にも示してきたように，私たちは，対象集団や地域社会の状況を調べるプロセスを踏んできた。それによって私たちは，介入策を選び取る際により確かな土台の上に立つことができる。このアプローチは，全く別の対象相手に既存の介入策を試してみるよりも有効である。アセスメントのプロセスとベスト・プラクティスとしての介入策をうまく組み合わせることによって，対象にとって最善のプログラムをつくりだすことができる。2つのデータを組み合わせることによって，根拠に基づいたプラクティスを生み出すことができるようになるといってもよい。その際，根拠は，対象地域以外の場所で介入テストを行って得られたものだけに限定する必要はない。これからベスト・プラクティスが適用される人口集団や地域社会で得られた独自のアセスメント内容も，根拠の一部に含んでよい。**図5-1**は，企画-評価サイクルのなかで，どのような根拠が，どの場面に必要かを

著者注

[A] ベスト・プラクティスとベスト・プロセス

ベスト・プラクティスとベスト・プロセスについて［文献649］。

例えば，Kaplanは，子宮がん検診で陽性とされた女性が，その後のフォローアップに来るかどうかを調べるための比較効果試験に，これまで使われてきた方法を検討した［文献850］。その結果，広い地域社会においては，対象集団や対象者の活動領域によって，効果が大きく変わることを示した。

このことは，対照研究に十分に反映されなかった活動領域，対象集団，状況に，ベスト・プラクティスが適用されるようなときには，準備要因・実現要因・強化要因のアセスメントの際，「ベスト・プラクティス」と同時に，「ベスト・プロセス」を導入することが重要性であると示唆している［文献841］。

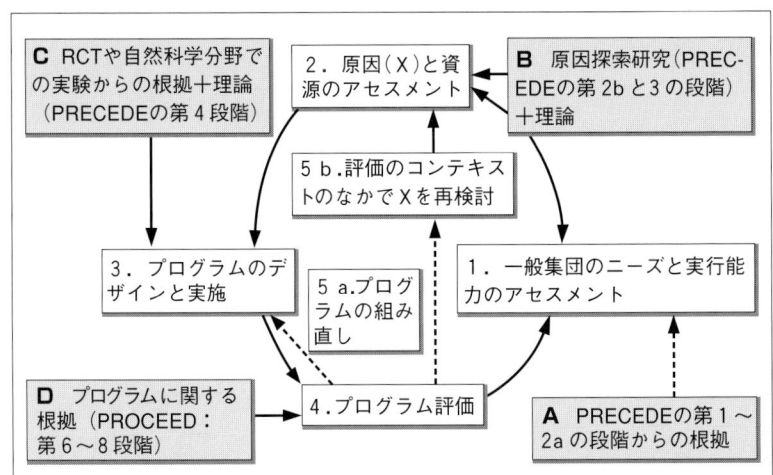

理論が対象集団の特徴，問題点，状況と根拠との間にあるギャップを埋めることになる．根拠を得るための研究がなされた集団と，現物の集団とは，これらの点で異なっていることがある．（RCT：無作為化対照試験）

図5-1　企画-評価サイクルの各ポイントにおいて用いられる根拠のタイプ

示したものである。

根拠に基づいたプラクティスは，さまざまなタイプの根拠をもたらす。図 5-1 のなかで，数字で示したステップに対応させた A〜D が，個々の根拠である。本書 2 章では，社会アセスメント，アセッツ・アセスメント，状況分析の際に，地域社会そのものから得られる根拠をいかに使えるかを示した。これはこのサイクルのなかでは，ステップ 1 に相当する。3 章では，まず疫学アセスメントを実施した。サーベイランスからの根拠を用い，健康問題のアセスメントを行った。これもまだステップ 1 に相当する。

次に，病因論的根拠を用いて健康問題の決定要因や原因となるような行動要因や環境要因を特定した。これは，ステップ 2 に相当する。4 章においては，先に定めた健康問題の原因としての行動要因や環境要因を変えていくために，準備要因，実現要因，強化要因について詳しく掘り下げて検討した。この段階と次のプログラムデザインの段階では，理論が重要な役割を果たす（ステップ 3）。プログラムの企画にあたって，コンテキストに一致した根拠が弱くなってくるからである。

最後は，プログラムそれ自体の評価から得られる根拠である（ステップ 4）。その根拠に基づいて，プログラムの実施内容を調整する（ステップ 5a）。先の段階で前提していた因果関係が本当に正しかったかどうかの再検討も行う（ステップ 5b）。そして最後に，介入策を選択する。

本章ではステップ 3〜5 に注目する。そして「根拠に基づいたプラクティス」から始めて，「プラクティスに基づいた根拠」を見出すことを目指す。

「**根拠**」という用語は多くの実践家にとって，感情的な意味合いの強い言葉である。「自分が言っていることよりもっともっと厳密な」ものを要求されているのではないかという警戒心をもたずにはいられなくなるからである。特に研究者，政府や財団の職員，評価機関のスタッフやコンサルタントと話していて，「根拠は？」と聞くとぞっとさせられるものである。根拠を要求されると，底なし沼に落とし込んでも足りないくらいの大量データを要求されているように思えてしまう。予算も人も時間もない，というのにである。しかしながら，根拠は実践活動や介入にとって必要なものである。そこで CDC の後援によるコミュニティ予防サービス・タスクフォースが発行した文書のなかにある「ベスト・プラクティス」についての注意書きを紹介したい。実践活動や介入との関係において，以下のように述べている。

「『根拠が不十分である』ということは，『効果的でないという根拠がある』ということと，同意ではない。『根拠が不十分である』ということは次の 2 つのことを意味している。①介入の効果について不確実な部分があるということ。②さらに追加研究を要するということ。これとは反対に，『効果的でないという根拠がある』ということが意味するのは，『そ

の介入は効果がないのだから，もう用いないほうがよい』ということである」。

3章で述べたように，「企画者は何を選択すべきかを，熱心に検討している。この検討のプロセスは，保健プログラムの企画の鍵ともいえる要素である。科学的根拠とすぐれた判断。この2つのバランスをいかに慎重にとっていくのか？　そのためには，激しいやりとりを続けていかなくてはならない」

「**運営アセスメント**」では，政策，資源，組織内の状況を分析する。いずれの状況も，保健プログラムの開発の促進あるいは阻害要因となる。「**政策**」とは，組織や運営活動を導く一連の目的や規則のことである。「**規制**」とは，政策を実施したり，規制や法律を施行することをいう。特に，他人の違法行為から対象者の健康を守る上で，既存の政策がうまく機能していないときに「規制」は重要な役割を果たす。未成年者にタバコを売ったり，飲酒運転がまかり通っている状況に対して，住民運動で改善を促すような場合は，規制が役に立つ。**ヘルスプロテクション**と若干重なっている部分もある。しかしながら，ヘルスプロテクションが物的環境に関する規制を目指すのに対し，ヘルスプロモーションにおいては，社会的環境や行動に関係した規制を目指している。

「**組織化**」とは，本章ではプログラムの実施に必要な資源調達や適正配分のための活動のことをいう。「**コミュニティ・オーガニゼーション**」とは，共通の問題解決やゴール達成のために，一般集団や機関を動員する一連の手順やプロセスのことである。

「**実施**」とは，プログラムの目的を活動に変えることである。そのためには，介入を支えるために，資源の動員，政策の変更，規制化，組織化，活動調整と監督活動を行う。

以下，この段階の企画プロセスでは，介入策，プログラムのいくつかの要素，資源と変化のための準備要因，実現要因，強化要因とをうまくマッチさせていかなくてはならない。そこで，いくつかの原理を導入する際にも，新たな用語の定義が必要になってくるであろう。

(1) いくつかの原則

本書ではいくつものアセスメントデータをもとに，エコロジカルな企画アプローチをとっている。そのすべての段階に共通な第1の原則は，「**介入特異性の原則**」である。言い換えれば，「いくつもの介入策を比較したとき，コンテキストと関係なく，本来的に，ある介入策が別の介入策よりすぐれているということはない」，ということである。これは，社会変化を目指すありとあらゆる方法にもあてはまる。

対象となる人，集団，状況，普及の仕方など，さまざまな状況にどれだけうまく適合させられるかによって，介入の善し悪しは決まってくる。この原則に従うからには，当然，個人の変化や社会の変化を目指す前になすべきことがある。変化が必要とされている問題，変化が起こる

べき状況や領域に関するアセスメントを行うことである。プログラムを実施するための介入策を処方する前に，ニーズや実行能力のアセスメントを行うのである。それによって，介入特異性の原則を見落とすことはなくなるであろう。

この原則に従えば，個人個人に見合ったメッセージや介入を「**オーダーメイド化する**」❶ことができる。もちろん，可能な限りにおいてではあるが。また，個人向けの介入が実践的でないというのであれば，複数の介入策をさまざまな小集団に分けて適合させていくことが可能となる。一般集団レベルで「オーダーメイド化する」ということは，**対象集団の区分分けをする**ということでもある。そして区分に合わせた介入策を導入するのである。

第2の原則は，「どんな単一の方法も介入策も，それ1つだけで持続しうる変化をもたらすことはできない」，というものである。これについては，介入策やプログラムに関連してすでに何度かふれてきた。少なくとも，4章でこの点は論じてきた。変化を導くプログラムには，少なくとも3つの概念を介入策に取り込んでいく必要がある。準備要因，実現要因，強化要因，である。介入のためのこの**複合性と包括性の原則**に従うことによって，当然いくつもの要素の組み合わせが必要になってくる。社会，グループ，個人，いずれにおいても変化をもたらすためには，教育，組織，経済，規制，その他の環境のなかの変化のための要素を組み合わせなければならない。

これらの要素をうまく組み合わせられるだろうか？　しかも正しい順番で？　それは，またしても事前にアセスメントが正確にできているかどうかにかかっている。行動は相対的にどれだけ重要なのか？　ある要因から別の要因に影響力が及んでいく順番，変化のプロセスが起こっていく順番は理にかなっているか？　これらの要素がプログラムの実施に移されるときの状況はどうなっているか？　以上のアセスメントが必要である。

変化の内容の緊急性と規模は，プログラムのゴールや目的にも反映されている。すでにこれまでの章で見てきたとおりである。介入方法を選択する際は，緊急性と規模に応じて，自発的な変化プロセスと強制力のある変化プロセスをうまく組み合わせていく必要がある。あるいはきわめて教育的なアプローチをとるのか，それとももっと過激に規制をかけたり罰したりするのか，ということも同様に決まってくる。

特定の人の行動が他の人の害になるような場合は，強制力を伴う介入が必要となる。例えば飲酒運転，無謀運転をするドライバー。公共の場における喫煙者。従業員に危険な仕事をさせる雇用者。危険なおもちゃの製造業者，宣伝会社。安全性に欠ける乗り物，麻薬，危険物，などである。

訳者注

❶**オーダーメイド**
　taylored の訳である。体のサイズに合わせて服を仕立てるように，個々の状況に合わせたメッセージや介入策をつくりあげていく，ということである。

2. プログラム要素のなかの優先項目の調整

　プログラムの実施計画をつくる際には，第3段階と第4段階のデータを使う。そして，少なくとも2つのレベル(マクロとミクロ)で，調整を図らなくてはならない。

　1つ目は，広範囲にわたるマクロレベルでの調整である。プログラムの要素は，政策，規制，組織レベルで変化が起こるように調整されなくてはならない。個人からなる人々の集団レベルから，組織やコミュニティ(州や国レベルを含む)レベルまで対象は広がる。このレベルの調整はエコロジカルなレベルにおける調整でもある。調整によってプログラムは，変化が起こるべき，より広い環境に持ち込まれる。それによって，1つの社会システムのなかで，さまざまなレベルが相互に依存し合っていることがわかるはずである。

　個々のサブシステム(家族など)はより大きなシステム(地域社会など)とつながっており，多数のサブシステムによってそのシステムは維持されている。マクロレベルにおけるプログラムの要素は，最初，戦略的に用いられる。直ちに組織や環境全体に変化をもたらすことを意図しているわけではない。いずれそうなるべきと期待しているわけではあるが，時には，副次的に多くの人々の行動が変化することがある。ビルディング内での禁煙政策の変更。学校の自動販売機で買える食べ物の選択肢の変更。通勤のためのカープール専用車線の指定。これらは組織，環境全体に変化が及ぶ例である。しかも，対象者に変化を求めて直接働きかけたわけでもないのに，副次的にあるいはエコロジカルに，多くの人々の行動が変化するのである。変化が生じるのは，主に環境変化のための実現要因の作用による。環境の変化が，対象人口全体の行動変容を可能にしている。あるいは，対象集団の健康を直接脅かすような環境リスクへの曝露を軽減してあげている，と考えてもよい。

　2つ目は，ミクロのレベルである。個人，行動，家族などが基本単位である。調整がなされるのは，個々の準備要因，実現要因，強化要因と個々のプログラムの要素，介入策，方法との関係である。ただしいずれの介入策も方法も，過去になされた研究によって効果的であるという根拠が得られているべきである。

　さて，準備要因に影響力のある介入策は，個人に直接適用してよい。マスコミ，教室内での健康教育，インフォーマルなグループセッション，患者カウンセリング，育児など，直接的な方法はいくらでもある。実現要因に影響を及ぼす際の介入策やプログラムの要素には次のようなものがある。補助金や交付金を支給し，安く保健医療機関を利用できるようにすること。アウトリーチ的なサービスを提供し，交通手段も提供し，保健医療機関へのアクセスを容易にすること。その際は環境的なアプローチをとる場合が多い。

最後は強化要因である。ここでは，行動やライフスタイルが変わりつつある人の社会環境に対する介入策をとることが多い。両親，教師，仲間，雇用者，友人，家族，同僚，隣人などである。これらのすべてが，保健プログラムが求めている行動の変化が起こったときに，社会的な報酬を与えることができる。行動の変化を認めたり，認めなかったりすることもできる。なかには，報酬としてお金をあげることができる人もいる。予定されていた報酬を差し止めることができる人もいる。端的に言えば，組織や，影響力の強い他人などの間接的な力を介し，保健プログラムによって，行動変容が必要な対象者を強化できるのである。

これまでのアセスメントの段階においては，まず一般集団が社会問題や健康問題として何を優先課題としているかを特定した。さらに，解決に向けての目的も設定した。次いで，健康問題の決定要因として最も優先度の高い行動要因と環境要因を特定した。最後に，そこで選択した行動要因を変えるために優先されるべき準備要因，実現要因，強化要因と，環境要因を変えるための実現要因を特定した。この章では，この3つの要因を変えていくために，うまく適合するような介入策とプログラムの要素を特定していく。

1) 調整1：介入のためのマッチング，マッピング，プーリング，パッチング(matching, mapping, pooling, patching)

介入に際して調整しておくべきことがいくつかある。①エコロジカルなレベルとプログラムの要素をマッチ(match)させること。②第3段階に出てきた理論を用いて，過去の研究や実践より得られた具体的な介入策を，特定の準備要因，実現要因，強化要因に割り振っていく(mapping)こと。③重要な介入策や地域社会に喜んで受け入れられるような介入策をプールしておくこと(pooling)。地域社会に受け入れられやすい介入策の根拠は不十分かもしれないが，根拠に基づいた「ベスト・プラクティス」だけではカバーできないギャップを補う(patch)ために，必要になるかもしれない。ここで用いた，match, map, patchという用語は，これらを頭字語として用いた企画モデルの内容と結構うまくかみ合っている。

(1) マッチングのエコロジカル・レベル

介入策をマッチさせるためのエコロジカル・アプローチの最初の作業は，個々の介入策が効果をもたらしうるレベルの選定である。レベルだけではなく，チャネルとか活動領域の選定も問題となる。しかし，本章ではレベルに焦点を絞る。6〜9章において，もっぱら保健プログラムのチャネルとか活動領域を取り扱うことになるからである。地域社会（家庭，レストラン，公共の場所，マスコミなど），学校，職場，保健医療施設などである。

レベルに合わせた調整を行うにあたっては，「マッチング」という言葉

を使う。介入策やプログラムの要素をエコロジカル・レベルでうまく適合させていく上で的を射たモデルがあり，MATCH（Multilevel Approach to Community Health）と呼ばれている。「マッチング」を使いたくなるのはそのためでもある[1]。エコロジカル・アプローチが，公衆衛生やヘルスプロモーションにおいてルネサンス期を迎えたことが，このモデル登場の契機となったといってもよい。それによって，個人のリスクファクターを見出す研究や開発が集中的になされた時代は終わり，より強い関心がリスク・コンディションへと向けられるようになってきたのである[2]。図5-2はさまざまな介入策を，決定要因のレベルに応じていかにマッチさせていくかを示したものである。

健康目的の選択（図5-2の第1段階）は，Precedeモデルでは第2段階で終わる。しかし，計画を早めるためにこの段階をスキップすることもある。十分なベースライン・データが，プログラム実施予定の市町村レベルで手に入らないために，州の平均値や傾向を目安にして健康目的を

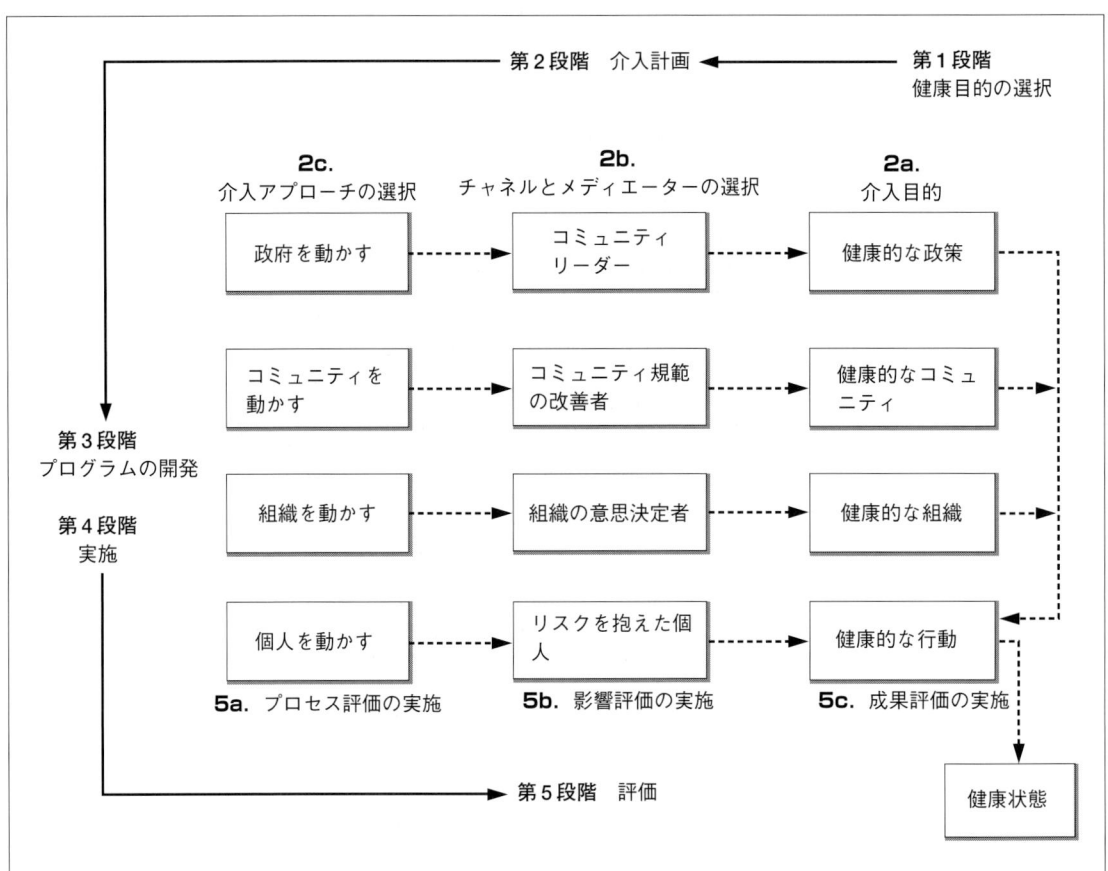

Simons-Mortonらのモデルを簡潔に示したもの．エコロジカル・システムのレベルごと，また個々のレベルの目的ごとに介入の調整を図るための段階を示している．

出典：Adapted from Simons-Morton, Greene, & Gottlieb, 1995.

図5-2 地域保健のためのレベル別アプローチ（MATCH）

定めてしまうことがある3)。同じことを，全国データに照らし合わせて州が実施することもある。そして少なくとも国の平均値に到達しようとする。あるいは自分の力の及ぶ範囲で，現状の傾向を何とか乗り越えるような，挑戦的なゴールを設定する。本書と連動させているウェブサイトには最新のウェブ・アドレス（URL）を掲載するようにしている。それを見れば共通の重要な健康問題に関連した健康，行動，環境要因の傾向を示すデータの情報源がわかる。

図5-2の第2段階はマッチング・プロセスの段階である。ここで単純化されたエコロジカル・レベルに合わせた，介入の目的を選択する。以下，4つのレベルに合わせた目的の例を示す。

- 政府レベルの目的：政策，予算，規制関連の目的。要約して「健康のためになる政策」としている。
- 地域社会レベルの目的：インフラ，資源，サービスの提供，社会規範に関するもの。
- 組織レベルの目的：施設，環境，プログラム，資源，政策に関するもの。
- 個人レベルの目的：このレベルにおいて，行動目的は個人の健康状態改善のための目的と向かい合うことになる。

各レベルがめざす変化に対応させた個々の目的は，1つのシステムとして相互に関連をもつ。そして，動的，相補的関係をつくりだす。相互の関連は，図5-2の各項目間の点線の矢印として示した。なお，図5-2においては，1つの矢印が，より高い3つのレベルから個人レベルに向かっている。あたかも影響は一方向的に及んでいるかのようである。しかし実際は，矢印は多方向に向かう。先立つ2つの章でも，文献を参照しながらすでにこのことは議論した。同様に，これまでの章で議論した内容からもわかるように，組織レベル，地域社会レベル，政府レベルの介入をすることによって，個人レベルの要因が個人の行動に及ぼす影響を少なくすることができることもわかっている❸。

もう1つわかっていることがある。物的，社会的環境に影響力のある，より高い組織レベルでの介入に関するものである。このような介入は，行動変容だけを介して健康に影響を及ぼすのではない。また，行動への効果はあるにせよ，それとは別に直接的に健康に対する影響力をもっている❸。

(2)因果関係理論，アクション理論，プログラム理論のマッピング

MATCHによる企画モデルについて見ているうちに，因果関係に関する議論にまで踏み込んでしまった。ここで少し一息いれたい。本章とこれまでの章の違いについて検討してみるよい機会である。2章では健康と社会との相補関係について述べた。3章のパート2においては病因論的アプローチについて論じた。4章では，行動と環境変化の決定要因としての準備要因，実現要因，強化要因に関連した理論について議論し

著者注

❸エコロジカルなレベルが高いと，個人行動を適度に抑える環境を生み出す

Wilcoxによれば，地域社会レベルで生じる効果は，集団や個人レベルの行動に直接影響を及ぼすことができる（主たる効果）［文献1737］。個人行動に影響を及ぼす個人レベルの要因の効果を調整することもできる（緩和効果）。今後この2つの効果を，メディエーター変数とモデレーター変数として分類する。

❻環境が独自に，あるいは行動を介して，健康改善の成果に影響力をもつという点について

［文献3, 255, 1147］。これまでの2つの章で，これらの関係についてはすでに述べた。しかしここでは，介入レベルを選択するという観点から，もう一度取り上げたい。これらの因果関係の方向性は，個人行動を介して健康に向かうというアプローチをとっている。

しかし，Simons-Mortonらによれば，「環境要因の影響は保健行動を介して健康に及ぶこともあれば，健康そのものに直接及ぶこともある（例：大気汚染）」［文献1515］。

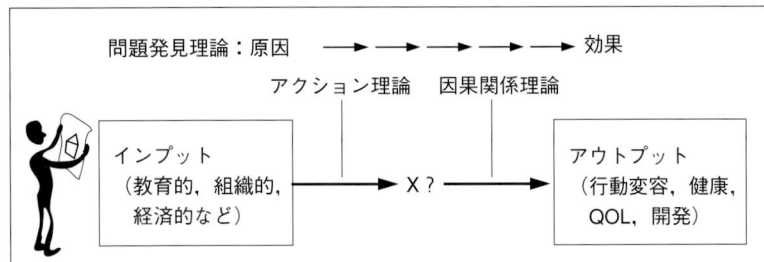

```
       問題発見理論：原因 ━━▶ ━━▶ ━━▶ ━━▶ 効果
                        アクション理論  因果関係理論

   ┌──────────┐              ┌──────────┐
   │ インプット  │              │ アウトプット │
   │(教育的,組織的,│ ━━━━▶ X ? ━━━━▶ │(行動変容,健康,│
   │ 経済的など) │              │ QOL,開発) │
   └──────────┘              └──────────┘

異なるモデルが異なる理論（あるいは仮定）によってXの内容を解釈する.
何がXの原因となっているのか,何がXをコントロールするのかについて
である.

問題発見理論はある問題や効果の原因を特定しようとする.因果関係理論は,何らかの「決定要因」が効果をもたらす場合,その因果関係やメカニズムを説明する.

このような理論は対になって企画の役に立つ.理論を基に介入によって何ができるのかということと,結果として何を達成したいのかということの予想されるリンクを特定していくことができる.リンクを寄せ集めたものが時に複雑な「ロジック・モデル」と称される.プログラムにいくつかの介入を行うことによって,次から次へと影響力が及んでいく道すじを示すためのものである.
```

図 5-3　因果関係モデルと介入モデルの原型

た。これまでは「**問題発見理論**」と「**因果関係理論**」を取り扱ってきた。Precede-Proceed モデルにおいて、これらの理論は**図 5-3**に示したXを特定しようとするものであった❶。

　問題発見理論は，予防活動に関しては因果関係理論と同じ中身を持っている。病因論的に見て因果関係があるとき，私たちは原因に対して介入することによって，疾病，外傷，死の予防や健康の改善ができる。しかしながら，治療やリハビリテーションについても同じことが言えるであろうか？　この場合，介入の焦点は常に原因に対してなされるものではない。むしろ少ないくらいである。

　1967年，Edward Suchman は，社会サービスと公衆衛生の評価に関するテキストとしては最初の部類に入るものを出版した。確かにそのテキストでは独立変数，介在変数，従属変数の関係がきれいに描かれている。当時の公衆衛生においては，一次介入，二次介入，三次介入という言い方がされていた。一次介入（予防）においては，事前の条件と原因との関係に焦点が置かれた。二次介入（早期発見，早期治療）においては，介入ポイントは原因（リスクファクターなど）に対するものであった。原因によって生じる健康影響を軽減させることを目的とした。三次介入（治癒，リハビリテーション）においては，介入ポイントは健康影響であった。そして合併症や後遺症を軽減させることを目的とした[4]。ところが慢性疾患や変性疾患が増えると，一次，二次，三次の境界がぼやけてきた。これらは「マネジメント」や「コントロール」の対象となる疾患である。しかも，なかなか完治できない疾患でもあるからである。

　では，今やらなくてはならないことは何か？　それは，因果関係理論

著者注

❶**科学と実践のつながりの弱さ**

　科学と実践のつながりが弱いのは，対象集団や対象集団の置かれた状況の変動が大きいからである。ここで，状況とは，生物医学の研究者や疫学者が，私たちに分析を求めるような，特定集団の保健ニーズや資源のことである。

　他にも，文化人類学者が私たちに理解を求める文化的伝統，社会学者や経済学者が私たちに正しく評価するように求める社会経済的条件，心理学者が私たちに検討を求める人間行動の不測性など，を含む[文献648]

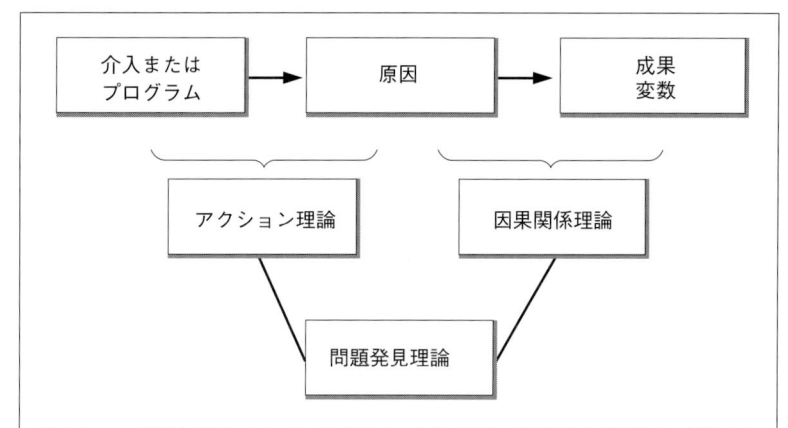

> アクション理論は予定されている介入と（成果変数の原因や決定要因と考えられている）メディエーターとのリンクを説明するものである．因果関係理論と一緒になって，ロジック・モデルまたは問題発見理論を形成する．ここには3つの部分からなる単純なモデルを示した．通常はもっと複雑な構造からなっている．
>
> 出典：Suchman (1967) pp.84,173;Weiss (1970); Chen (1990) p.250;Donaldson (2001) pp.473-487.

図 5-4　アクション理論と問題発見理論による介入と結果をリンクさせるための因果関係理論の利用

をアクション理論に変え，2つを合わせてプログラム理論にすることである（図 5-4）。最初にやることは，どの介入策がどのレベルに最もよくマッチするかを決めることである。あるいは各レベルにおいて，どのチャネルやメディエーターによくマッチするかを決めることである。これは図 5-2 の 2b の段階の作業である。

ボックス 5-1 に例示したように，因果関係理論の種類は数え切れないほどある。学問の専門分野の数だけあるといってもよいくらいである。そこで本章では，マクロとミクロという切り口で大きく分けてみようと思う。マクロのレベルの理論とは，社会学，政治学，経済学，文化人類学の理論である。社会，経済，エコロジー，文化，組織，集団レベルで起こる現象を総合的に描き出し，説明し予測する。マクロとミクロの中間に位置するのは，社会心理学，ミクロ経済学，組織行動学，グループ・ダイナミクスなどである。いずれも個人の行動に関わる社会環境や現象を総合的に見ていこうとする。最後にミクロレベルである。心理

ボックス 5-1　Precede-Proceed モデルの基になっている因果関係理論の例

- 心理学理論：X に含まれるものは，行動と行動に先行する諸要因である。例えば，態度，信念，認識，その他の認知要因。
- 社会学的理論：X に含まれるものは，組織の機能，組織間の情報交換，ソーシャル・キャピタル，連合。
- 経済学理論：X に含まれるのは，消費者行動と消費者の要求に対する組織の反応。
- 病態生理学の理論：X に含まれるのは病原菌や環境曝露のプロセス。

学や教育学における個人の内部の理論は，安定した環境下における行動の個人差を描き出し，説明し予測する。

社会環境に介入策が適用される複数のレベル，チャネル，対象領域をかけあわせる。あるいは，人口全体に効果が及ぶように，介入できそうなレベルにかけあわせてみる。さらに，プログラムに含まれる複数の介入策について同じことをやってみる。となると，莫大な数になる。その莫大な数に今度はプログラムが企画される人口集団の変動の数だけかけあわせる。可能な介入の組み合わせの数もかけあわせる。もはや，その量は無限大といってもよい。

この危機状態を救ってくれるのが，「ベスト・プラクティス」である。過去に試行され，その有効性が根拠として示されている介入策である。残念なことに，介入策が試行された集団や状況の範囲はきわめて狭い。大規模な人口や地域社会レベルでの介入策の対象範囲は限られている。

根拠に基づいたベスト・プラクティスがエコロジカル・レベルやチャネル，メディエーターと一致し，最大効果を発揮できるとき，プログラムの目標達成への道筋は明確になる。さらに適切な資源，戦略的に使える組織，効果的な実施が整えば申し分ない。これらは本章の後半で取り扱うことになる。しかしながら，実際，多くの対象集団や状況において企画者が入手できる根拠のタイプは，以下の3つにまとめられる。①図5-1に示すようなタイプAの根拠：企画対象となっている一般集団の抱える問題に関するもの。②信憑性の高い因果関係理論：タイプBの根拠である。これは十分にある。③ベスト・プラクティスといえる根拠：これはきわめて少ない。あったとしても，他の一般集団から得られた根拠である。重要な準備要因，実現要因，強化要因に対して使えるような，根拠に基づいたベスト・プラクティスはほとんどない。そこで，既存の介入策を用い，プラクティスに基づいた根拠によって，プログラムに欠けている部分を補充しようとするのである。

(3)既存の介入策のプーリングとパッチング

どんなプログラムも無からは生じない。これから問題解決のためにやろうとしていることや企画でとりあげようとしている内容についても同様である。他の誰かがまだどこでもやったことのない史上初めての試みである，ということは滅多にない。今この場でとりかかろうとしている企画が，全くゼロの状態から始まるということもない。そのため，あちこちでなされた過去の試みは，資源ともなりガイドともなる。したがって，介入策を選び取るプロセスの第一歩は，過去に同じ問題を取り扱った経験のなかからベストのものをレビューし，それをプールすることである。その上に，介入目標と関係のある，現在のプログラム活動の内容を築き上げるのである。

過去の介入経験の情報を蓄えるというのは，すべての分野の専門家が古くから，多かれ少なかれやっていることである。友人や同僚に電話し

てみる。専門家のネットワークから電話やe-mailで情報を引き出す。リストサーブ(メーリングリストのソフトの1つ)上で，他人の経験を聞いてみる。いずれもよく使われている方法である。こうして，プログラムの介入をどうしようかと考え始める。一見当たり前と思われる選択についても，その評判や賛否両論を理解する。

しかしながら，D'Onofrioが検討したところによれば，「他のプログラムの検討内容を，介入策をつくりあげていく際の具体的なステップとして」とらえている企画モデルはきわめて少ない。Precede-ProceedモデルやPATCHモデルを含む6つのモデルのうち，それを取り入れているのは1つだけであった。D'Onofrioによれば，「今日に至るまで，プログラムの企画プロセスの一部として，他のプログラムをまず検討するという作業を系統的に企画手順のなかに組み入れることを示唆した例はない」❺。D'Onofrioは，過去の介入策やプログラムに関する情報源として以下のものを示している。

- 学術雑誌に掲載されている介入研究の報告。すぐれた評価の方法がとられている。しかし介入の詳細については情報不足のことが多い。
- 保健プログラムのレビュー文献。特定の問題や一般集団をテーマとして取り扱っている。問題別に特定の方法やアプローチをレビューした文献もある。
- 共通課題に関するプログラムのメタ・アナリシスや大規模研究。
- 学術雑誌のなかで実践家からの活動報告を短報として掲載しているもの。
- 書籍やモノグラフ。同じプロジェクトの内容を学術論文として掲載したときよりも，この場合のほうが，介入の詳細やケース・スタディとしての詳しい情報を載せていることが多い。
- 専門家の報告書。政府機関や全国諮問委員会からの公式ガイドラインを含む。たいていは，専門家による文献レビューによるものである。
- 学会抄録集。プログラムが論文として出版される前なので，まだ査読審査を受けていない。
- 国の広報機関やウェブサイト。専門家の系統的レビューと合意を得たガイドラインが掲載されている。
- 財団のニュースレター，ウェブサイト，グラント受給者のリスト[5]。

過去の介入策を調べることによって，いろいろなアイデアやインスピレーション，それに洞察力までが生まれてくる。それによって，不適切なアイデアを捨て去ることもできる。

もう1つ忘れてならないことがある。地域社会にせよ，他の活動領域にせよ，新しいプログラムが企画されるところには，たいてい進行中のプログラムが存在する，ということである。予めそのことが頭のなかに入っているにせよ，いないにせよ，新旧のプログラムは何らかの折り合いをつけていかなくてはならない。意図的に進行中のプログラムが中止

著者注

❺ 先行介入策に関する情報のプーリング

　［文献407：p.158］。モデルプログラムをもっとまねしてよいのだ，という情熱的で魂のこもった主張，かつ説得力もある主張がある。さらにベスト・プラクティスを引き出そうとして，こつこつと，遅いペースで実施される無作為化対照試験にはあまり頼らないようにしようという主張でもある。以下を参照のこと［文献1469］。特に，60-64ページの「成功するための模倣の要素」を参照。

されない限り，同じ対象集団に対してそのプログラムは続けられる。統合されない場合，新しいプログラムと同時進行で続けていくことになる。2つのプログラム間のいさかいや重複を避けるためにも，進行中のプログラムが存在するかどうかの確認を十分しておかなくてはならない。新旧のプログラム評価の際にも，相互の影響を無視してはいけない。

こういう場合，企画の際に協力機関や住民の参加があると助けになる。多くの企画モデルはコミュニティ・パートナーシップにおける協調機能が大事であると言っている。他には，新しいプログラムを支援するために，他機関からの資源を動員するための連携をより重視するものもある。コミュニティのなかにある既存のプログラムや活動は，他の場所で過去になされた介入策以上に有用な情報源となりうる。その多くは土着のものである。過去に他でなされた介入と違って，まさに同じような状況のなかで，同じ対象集団に対してなされているからである。こういうことがあるので，Precede-Proceed モデルにも PATCH を導入したいと思ったのである。

オンラインで「既存のコミュニティ・プログラムと政策マトリックス」が手に入る。その第5章をダウンロードするとよい[6]。PATCH ツールキットの表2にはチェックリストが載っている。その一覧表のなかに進行中のプログラム，介入策がどの活動領域(学校，職場，保健医療施設など)でなされているかを記入できる[6]。詳細は文献に譲り，本章では次のテーマに移っていきたい。

学術研究や過去の介入策やアプローチについて，またそれを新しいプログラムにどのように取り込んでいけばよいのかについて示したガイドラインやチェックリストがある。例えば，米国がん協会，麻薬・精神保健サービス機関による，「Research-tested Intervention Programs (RTIPS)」というウェブサイトに行ってみたらよい。ただし欠点もある。すでに試行された介入策を使えるように意図されているにもかかわらず，ガイドラインのなかでは，まだ正式に使われていない介入策も同様に紹介されてしまっている，という点である❻。

2) 調整2：形成的評価と介入策を，包括的なプログラムのなかに組み込むこと

介入策の選択やデザイン，プログラムをつくるための介入策の追加などのために，これまでとってきたステップは形成的評価のステップの一部である。これから踏むことになるステップもまた，形成的評価のステップに含まれる。形成的評価については以前にも定義した。「ニーズを系統的に分析し，ニーズに即した目的達成のために，既存の介入策，使える可能性の高い介入策，あるいはプログラムを見出そうとすること」，というものである。

Sussman はプログラム形成のための別のガイドラインを紹介してい

著者注

❻研究によって実証された，先行介入策を選択・適用するための介入プログラム・ガイドライン

栄養，運動，タバコ・コントロール，日光曝露，さまざまながん検診介入のモデルプログラムについては，[ウェブサイト http://cancercontrol.cancer.gov/rtips/]を参照。

これらの適用例や，それ以前の介入プログラムについては[http://cancercontrol.cancer.gov/rtips/adaptation_guidelines.pdf.]を参照。模倣や適用をするように推奨されたプログラムや介入プログラムは，さまざまな観点から採点される。「普及能力度」(再現可能性，適用性)，それぞれの民族グループへの文化的適合性，各年齢区分への年齢適合性，ジェンダー適合性，整合性，実用性などである。

このウェブサイトのプログラム解説欄には，活動領域，対象者，必要とされる資源など，個々の適合性について示されている。プログラムの採点や解説の基となった論文も掲載されている。例えば，運動に多くの時間を費やすことによって，女性の禁煙を目指す Commit to Quit (禁煙宣言)プログラムは，適度な運動の効果を評価するための第2試行段階にある[文献1050]。

る。それは，Precede-Proceed モデル，MAPP, PATCH, MATCH, 既存の介入策のプーリングを統合させたものと重複しているところもある。一方，足りない部分を補ってくれている要素もある。Sussman が提唱しているのは，「プログラム形成のための6ステップモデル」である。まず始めに，健康によい行動，あるいは悪い行動の前例を検討するために理論を用いる。Precede モデルの第3段階(4章)と同様の作業である。次いで，前例と実際に起こっている行動との間に何があるのか，そのメディエーターについての検討を行う[7]。

メディエーターについては MATCH の第2b の段階でも述べた。しかし，メディエーターの特徴は何なのか，前例や原因とメディエーターとの区別をどうやってつけるのか，についての答えは，選択した理論によって異なってくる。メディエーターの定義によっても異なったものとなる。MATCH では，「メディエーターとはターゲットとなる行動と因果関係のある要因である」[8]。一方，Sussman によれば，「メディエーター変数とは，成果変数に影響をもたらす原因変数を強めたり弱めたりするものである」[9]。一般に，メディエーターとは仲介となるチャネルで，人と活動領域の間にあるものでもある。あるいは，影響力のある効果の流れを修正したり，強めたり，弱めたりする人々や活動領域の特徴のことでもある。このとらえ方は，むしろ，Sussman のモデレーター変数の考え方と一致している。モデレーターとは，ある原因によって効果が生じる際，原因と結果の間にある関連を加減するものである。モデレーターそのものは効果を示す変数(行動や健康の改善)に影響力をもっても，もたなくとも，どちらでもよい[10]。

本章ではメディエーターとモデレーターを分けてとらえたい。**メディエーター**とは，原因としての役割，あるいは介在的な役割を果たす変数である。そして直接的に結果に影響を及ぼす。一方，**モデレーター**とは個人，活動領域，チャネル，状況などの特徴を持っている。プログラムの効果を加減して，まずはメディエーターとなる変数に影響を及ぼし，最終的には成果変数に間接的に影響を及ぼす。ここではメディエーターに焦点を当てる。一方，3章でも見たように，行動や環境が健康に影響を及ぼすとき，遺伝が果たす役割は，モデレーターとしての役割であると思ってもよい。この関係は**図 5-5** に示した。

上に示したメディエーターとモデレーターの定義は，本章の冒頭に取り上げた「介入特異性の原則」とも関係してくる。メディエーターが準備要因，実現要因，強化要因なのであれば，これらはいずれも行動と環境を変えるために影響をもたらさなくてはならない要因である。かつ最終的には健康改善にも影響力をもつ。それだからこそ，4章で特定した最優先の準備要因，実現要因，強化要因に対しては，介入していかなくてはならない。

しかしながら介入効果は，年齢，性，民族，社会経済要因，活動領

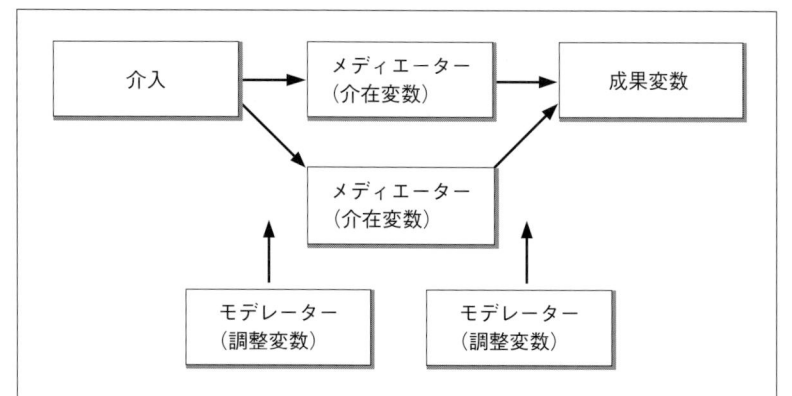

> メディエーター（介在変数）とは介入やプログラムが成果に影響をもたらす際の原因となる中間レベルでの変数である．
> モデレーター（調整変数）とは介入やメディエーターに関係する人の性格や，活動領域，状況である．これによって介入がメディエーターに及ぼす効果やメディエーターの成果に及ぼす効果がよくなったり悪くなったりする．

図5-5 メディエーターとモデレーター

域，あるいはその他のモデレーター変数によって異なってくる．そこで，第3のレベルの介入マッピングが必要となる．エコロジカルなレベルに介入策を振り分けて調整し（図5-2の2a），影響力を及ぼそうとしているメディエーター変数（2b）に注目するだけではなく，対象集団や活動領域や状況の特徴に応じた変動をも考慮するのである（2c）．

図5-2の2bに示したチャネルとメディエーター（コミュニティリーダーなど）は，それぞれ1つに対応して1セットの準備要因，実現要因，強化要因を持つことになる．3つの要因は，時には行動の原因となり，時には行動を変えるための潜在力となる．エコロジカルにも強靭なプログラムを確保するためには，4つのレベルに示した対象者や対象集団の行動に影響を及ぼすようにすべきである．ただし，臨床患者のみを対象とするような，きわめて特殊な活動領域においては，必ずしもそこまでやる必要はない．個々のレベル内において，個人や集団の行動の準備要因，実現要因，強化要因は最終成果にも影響を及ぼしうる．そこで，3つの要因は，介入マッピングのこのステージにおいてはメディエーター変数となる．2cの列は介入策と，統合された包括的プログラムの要素からなる．ここで介入策選択の際にガイドとして使える3つの情報源を示しておく．

- ベスト・プラクティス：目的とする変化をなしえたか否かに関する過去の研究・評価に基づいている．
- ベスト・エクスペリエンス（最善の経験）：過去のプログラム実施経験に基づく．十分にコントロールされた評価はなされていない．
- ベスト・プロセス：理論，記述データ（分析は弱い），現地の知恵に基づいている．

2. プログラム要素のなかの優先項目の調整

(1) ベスト・プラクティス

いくつかの介入策は，特定されたメディエーターによって目的に影響力を及ぼすことができる。その影響力に関する研究が広範囲でなされ，強い根拠を示すような場合は，さらに系統レビューや研究成果に基づいたガイドラインに，成果を盛り込むことができる。これらのガイドラインは，鍵となる準備要因，実現要因，強化要因のための介入策をつくる際に，役に立つ詳しい情報を提供してくれる。ガイドラインは定期的にアップデートされ，ウェブサイト上でも見ることができる。以下，その例を示す。

- コミュニティ予防サービス・ガイド[11]
- 米国予防サービス・タスクフォースレポート
- 予防的保健ケアに関するカナダ・タスクフォース
- コクレン系統レビュー集
- 臨床ガイドのための全国ガイドライン広報機関
- その他公開されてはいるが，必ずしもアップデートされていないオンライン情報[12]

「ベスト・プラクティス」ガイドラインのなかには，人口統計学的変数や他のモデレーター変数を集団によって異なっている状況に対応させて，適切な介入策を選び取れるようにしているものもある。ただし，研究規模が大きく，集団格差に対応したサンプリングができている場合に限る。例えば，介入効果は男女でよく異なる。高等教育を受けた者とそうでない者の間にも差が出やすい。若者と老人でも同様である。地域社会レベルでは，メディエーターによって介入効果が強く出たり弱く出たりする。メディエーターの種類としては，例えば，地域社会資源，ソーシャル・キャピタル，民族構成などがそれにあたる。

(2) ベスト・エクスペリエンス

対象集団や特定の個人に対してある介入策を使う際には，それを使ってよいのか悪いのか，裏づけとなる根拠が必要である。ところが，既存の学術文献だけでは不十分な根拠しか入手できない健康問題と取り組まなくてはならないときがある。行動変容，準備要因，実現要因，強化要因についても同様である。わずかしか根拠がないこともある。そんなとき比較的役に立つのは，過去の経験である。他の実践家による過去の経験であってもよい。共通の問題を取り扱った地域社会や州，国レベルでのプログラム経験であってもよい。

ベスト・エクスペリエンスのためには，過去のプログラム経験だけではなく，進行中のプログラムを参考にしてもよい。プログラムが実施された地域社会の土着の知恵を活用してもよい。Sussmanは先に紹介した「プログラム形成のための6ステップモデル」のステップ2で以下のような提言をしている。「うまく使えそうな活動を系統的にプールしている情報源にあたること。……複数の情報源からの活動をプールしておく

こと。自分自身の活動もそのなかに取り込むこと。そしていつでもプールしておいた活動を試行できるように備えておくとよい」[13]。

介入経験をプールした後は，実際に使えそうな介入策を手に入れる必要がある。そのためにはスクリーニングを行う。Sussmanのステップ3である。「主観的にでも有効性が認められたという一連の研究成果を用い，うまく使えそうな活動のスクリーニングをする，……そしてその結果をプログラムづくりに役立てていく」のである[14]。

主観的有効性は「概念評価」と定義されることもある。コミュニティのための「プレテスト」とか，ソーシャル・マーケティングにおける「製品とマーケットの適合」などと呼ばれることもある[15]。より一般的には形成的評価ということである。

AyalaとElderは**主観的有効性**を次のように定義している。「主観的有効性とは以下の3点を知るプロセスである。プログラムやその要素は既存のサービス構造にどれだけうまく適合しうるか？ そのプログラムはどれだけ対象集団に快く受け入れられるか？ 新しいプログラムは，どの程度地域社会のニーズにかなったものとなりうるか？」[16]。最初の2つは，ベスト・プラクティスの先をいく目的である。現地の地域社会の仕組みや制度にどれだけ適合しうるのか，対象者にどれだけ受け入れられ得るかを検討しているからである。それゆえ，根拠に基づくベスト・プラクティスの裏づけが学術研究によって確かめられている場合でも，この方法を推奨したい。特にベスト・プラクティスが異なる対象集団，活動領域，状況から得られた場合，この方法は貴重である。

では，主観的有効性のために，ベスト・エクスペリエンスをプレテストするには，どうしたらよいのであろうか？ いくつかの「言葉を用いた方法」を紹介したい。関心のある対象集団との話し合いによって情報を得る方法である。半構造的インタビューやインフォーマル・インタビュー。キーインフォーマント・インタビュー。コミュニティ・フォーラム。ロール・プレイ。フォーカス・グループなどである。これらは参加型研究といってもよい。対象集団のメンバーが情報収集の際，共通の望みや目的を分かち合うからである。

集められたデータを基にベスト・エクスペリアンスや介入策の一覧リストができる。それが文書であれば，読みやすさや理解しやすさをチェックすべきである。リストの中身がコミュニケーションのチャネルであったなら，それが望ましいものかどうかをチェックしたほうがよい。さらにリストの項目についての賛否両論や課題にマッチした内容かどうかを調べ上げる。また，この先，論議の種とならないか，感情を刺激しないか，誤解を招かないか，摩擦を起こす原因にならないか，などについても検討すべきである。最終的には，プールされたいくつかの介入策は捨てられる。そして，残ったもののなかからさらに優先度の高い介入策を選び取っていく。

このようにベスト・エクスペリアンス・アプローチでは，介入前にプレテストが済んでいる経験をプールしたり，パッチ（修正）したりする。その他にも，「比較」がこのアプローチに使われることもある。自分のプログラムのために役立ちそうな成果が記されているデータを比較検討するのである。例えば，他の地域社会や州単位でのサーベイランス・データがある。ある特定の健康問題（例えば禁煙対策）に対して，これらの地域社会や州が異なるプログラムや政策をもって，同じような成果を出していたとしよう。その場合，一種の自然実験がなされていると思ってよい。異なる活動をやっているのに，共通成果が出ているのであるから。このようなデータ比較の結果もまた，経験の1つとして役立てられる。

例を1つ示そう。米国のタバコ企業は数十年にわたってタバコ推進の活動を実施してきた。結果として，タバコ関連疾患が増え，州のメディケイドの出費もかさんだ。企業責任が法的に追求された後，企業は州の司法長官との合意に達し，莫大な額の補償金を支払うことになった。そのとき，州の議員と公衆衛生行政官は大急ぎで，「たなぼた」式に支払われたお金を，いかにタバコ・コントロールのために使うべきかを決めなくてはならなかった。そこでCDCの「喫煙と健康」対策室（OSH）は，「ベスト・プラクティス」マニュアルを編集した。タバコ・コントロール・プログラムの諸要素に最も望ましい形で予算が配分されるよう，各州に指針を示すためである。

ところがこのマニュアルは，通常の「ベスト・プラクティス」マニュアルとはちょっと違っていた。十分にコントロールされ，査読審査を受けて受理された，根拠のしっかりした論文に基づくというよりは，むしろ，2つの州のベスト・エクスペリアンスに基づいて予算配布の提言がなされたからである。2つの州とはカリフォルニア州とマサチューセッツ州である。いずれの州も1999年の時点で，残りの48州に比べるとはるかにタバコ対策が進んでいた。第1にタバコ・コントロールに対する課税。第2に積極的なマスコミ対策，地域社会，学校，職場における禁煙プログラムの実施，禁煙政策の推進，である。

行動リスクファクター・サーベイランス・システムによってルーチンに全州から集められたデータが，州や国からの他のデータと一緒にCDCによって編集された。そしてOSHが，包括的なプログラムの異なる要素ごとに，1人当たりの支出額として目安を提言した。異なる州の対象集団にこの提言をあてはめてみると，当然，州によって異なった額が算出されることになった[17]。

根拠に基づくベスト・プラクティスを手に入れるためには，よくコントロールされた条件下でそれが試行されなくてはならない。それに比べてベスト・エクスペリアンスとは，上に述べたような内容のものである。しかし，経験だからといって，ベスト・エクスペリアンスの価値が下がるわけではない。単に，処方箋に書かれただけの実践活動をするの

ではなく，経験に基づいた実践というものがいかに大事であるかをここでは強調しておきたい。

　自分自身が置かれている活動領域などに他の人たちが置かれているとしよう。そこで，その人たちがどのような経験をするのか，を頭に浮かべてみるとよい。もし，実践活動，介入策，プログラムの要素が，Cameronらによって提案された以下の「整合性の基準」を1つかそれ以上満たしているようであれば，より学術的な検討を加えればベスト・プラクティスとなったかもしれない実践活動に，より大きな整合性と確実性をもたらしてくれるであろう。

- ●評価特性
- ●形成的評価とパイロットテストがなされ，以下の点が調べられていること：関連の妥当性，包括性，活動内容，材料，方法などが満足のいくものであること。
- ●これまでの経験に関するプロセス評価が実施され，以下の点が調べられていること：プログラムの実施内容，対象地域からの反応，実践家からの反応，参加者からの反応，介入策の実施担当者の実行能力。
- ●内容特性
- ●目的とプログラムの内容が適合していること：例えば，プログラムによって実現したい望ましい行動や環境の変化の内容が，これまで経験したプログラムの目的と，1つかそれ以上一致していること。
- ●行動変容の原則が過去の経験のなかに盛り込まれていること：例えば，積極的な参加，スキルの構築，セルフ・モニタリング，ソーシャル・サポート，他の強化要因に関すること[18]。

　Cameronらは，「プロセス特性」もこれに追加している。それによって，私たちがいうところのベスト・エクスペリアンスの確実性も高くできる。うまくコントロールされた実験的データがない状況下では特にそうである。しかしながら，この項目は，介入マッピングとパッチングのための第3の要素，ベスト・プロセスの解説のなかで再度取り扱うことにする。

(3) ベスト・プロセス

　コントロールされた実験的研究成果を基に得られた，議論の余地がないほどの根拠に基づくベスト・プラクティスは存在する。しかし，それをもってしても，対象集団の変化目標の達成のためには使えない場合がある。過去の経験や現在進行中のプログラムのベスト・エクスペリアンスだけでは，ぴたりと目標に合わせた活動ができない場合もある。

　そのような場合は，もっと別の方法をとってギャップを埋めていかなくてならない。実際，よくあることでもある。そこで，これまで述べてきたベスト・プラクティスとベスト・エクスペリアンスに関する2つのガイドラインに第3のガイドラインを追加し，3つを組み合わせていく必要がある。介入策やプログラムの要素をメディエーター変数や目的と

うまくマッチさせるためである。

　この第3の要素をベスト・プロセスと称す。まさに企画のプロセスを強調しているからである。詳細はこれまでの章にも示してきたが，介入のための方法，メッセージ，介入チャネルとも参加を重視している。理論にも基づいている。そしてこれらを組み合わせてプログラムをつくりあげていくのである。

　マッピングとパッチングを行うこの段階で求めているのは以下の3点である。①これまでの章で取り扱ってきた，プログラムの理論とロジックモデルを注意深く見直すこと。②教育/エコロジカル・アセスメントからの理論を大いに利用すること。最も重要な準備要因，実現要因，強化要因に関連した介入策の理論的前提をうまく位置づけるためである。③最も重要な準備要因，実現要因，強化要因と，そのための介入策との間に残されたすべてのギャップを，イノベーションと評価をもとに埋め合わせていくこと。

①これまでのアセスメント段階で築きあげてきたロジックモデルを見直すこと：地域社会からの最初のきっかけ，関心，要求，願望をレビューする。それがあったからこそ，プログラムを企画しようという思いを抱くようになったのである。どのような社会の側面に関心があったのか？　QOL獲得のためにどのような点に関心をもっていたのか？そこに立ち返ることによって，新たなメッセージやアピールを思いつくことができる。また，これらのメッセージと最終的に到達したいゴールや価値観とをうまくリンクする方法を見出すことができるようになる。そうやって立ち返ることによって，プログラムが対象者に求める変化と対象者が最終的に目指すゴールとが，いかにつながってくるのかを特定できるようにもなる。両者の関係を知ることによって，プログラムが目指す変化と変化後に得られる成果とを関係づけるメッセージが理解され，満足のいくものとなる。PATCHのプロセスで，頼みの綱となる活動は，健康問題とリスクファクターに関する現地データをパッケージにしてうまく提示することである。健康問題を解決するためには，リスクファクターに関するデータが必要である。両者の関係をはっきりと示すようにするためである（**ボックス5-2参照**）。

②4章でレビューした理論に立ち返ること：行動，環境を変えていくためには，準備要因，実現要因，強化要因を変えていかなくてはならない。そこに立ち返ることによって企画者は，どのような変化が必要かという点についてマッピングできる。3つの要因の必要に応じて，保健信念，態度，行動意図，変化のステージ，スキル，ソーシャル・サポート，実現要因，強化要因のための政策などを振り分けていく。理論やモデルのなかにはきわめて明快なものがある。具体的な介入策，方法，メッセージを示し，それによってどのようなイノベーションや評価が必要であるかを示してくれる場合がある[19]。

ボックス5-2　アイオワ州パトロールのための介入策の開発

　過体重の警察官に健康データを返し，また，その企画を依頼した州のハイウェー・パトロール局の事務官にもデータを返してあげることはきわめて重要なことである。その重要性を認識したRameyらは，警察官の心血管系疾患（CVD）への罹患とそのリスクファクターを減らすための介入リストを，以下に示すように，Precede-Proceedモデルを参考にしてつくりあげた。なお，（　）のなかは，個々の行動，環境目的に関連があると思われる準備要因，実現要因，強化要因を，私たちが示したものである。

行動目的
- CVDリスク・サーベイの結果を警察官に知らせること（CVDになるのではないかという脆弱性に関する信念，気づきのための準備要因）。
- グループ分けをし，グループごとに10年間のCVDのリスクを計算し，その結果を知らせること（上と同じ準備要因）。
- CVDと糖尿病に共通したリスクファクターと，2つの疾病との関係にどのようなパターンが見られるのかを知らせること（上と同じ準備要因）。
- アイオワ州立大学と州の人事サービス課との連携を強化すること（実現要因）。
- 局内にフィットネス・プログラムをつくること（内容によって準備要因と実現要因に分かれる）。
- 警察官の会議やイン・サービス・トレーニングの場を使って，栄養とストレスに関する情報を提供すること（セルフケアのための実現要因としてのスキル）。
- 警察官のためにフォーラムを開催すること。仕事関連の健康問題について発言の機会を提供すること（強化要因）。
- 毎年実施している健診結果を題材にした対話の機会を設けること（実現要因と強化要因）。
- 1人ひとりの警察官に対してリスク・アセスメントをすること。10年後の成果を予測すること（強化要因）。

環境目的
- 社会アセスメントにおいて，健康をどのように定義したか再確認すること。それが局のミッションと一致するかどうか調べること（局のミッションと健康の定義との調整に関する，マネジメントのための準備要因と強化要因）。
- アイオワ州パトロール局内において，単なるフィットネスから健康全般へと関心が向くようにすること（環境条件を整えて，警察官の行動変容を強化する）。
- 過去20年におけるフィットネスのデータをさらに分析して，リスクファクターの動向についての理解を深めること（組織-環境の変化のためにマネジメントを強化する）。
- 医学的な問題が原因で障害をもった人の数や有病率を調べ，ベースライン・データを構築し，評価にも備えること。
- リスクファクターやリーダーシップなどに関するトレーニングや役に立つウェブサイトの情報を提供すること（組織-環境の変化を可能にする）。
- 4つの主観的ストレス・スケールの測定を毎月，しかも6～12か月間，実施すること（モニタリングによって，組織調整できるようにする）。

　中西部の9州を対象にしたプログラムのためにこの一連の提言を開発した。担当者にとってうれしかったのは，アイオワ州ハイウェー・パトロール局がこの案を採用してくれたことである。しかし，他の8州では類似プログラムが企画されており，残念ながらこの案は採用されなかった。これらの州の財政難が，新しいプログラムが採用されなかった1つの大きな原因であるとも思われた（そのために，機能していないプログラムを取り去ることもできないでいた）。財政を含む運営，組織，政策関連の問題については，本章の後半で取り扱うことになる[20]。

③この第3のベスト・プロセスのレベルは，何が本当にうまく作用するのかという点で，最もあいまい，かつ不確実性の強いレベルである。きわめて重要ではあるが，変わりにくいレベルでもある。優先度設定のための2×2表の図を思い起こしてほしい。第3のレベルは，第2分画に相当するのである。ロジックモデルで描き上げてきた変化のプロセスを完成させるために残されているギャップ，すなわちアセスメントの結果と介入策の間にあるギャップはきわめて重要なものである。そして，そのギャップを乗り越えて，介入しないわけにはいかない。とはいうものの，変わりやすさに関する十分な根拠はない。そこで，イノベーションと評価に期待するしかない，ということになる。

(4) イノベーションと評価

イノベーションと評価に求められているのは，新しいプログラムの介入のために埋めなくてはならないギャップを埋めることである。プログラムに欠けているこの部分を発展させ，評価するためには特徴的なアプローチを必要とする。その際，十分気をつけておくべきことは，なぜ特徴的なアプローチによる介入策が，無作為化対照試験を経てベスト・プラクティスとならなかったのか，その理由を答える必要があるということである。1つの理由は，そのような介入策は特殊な領域や人口集団や状況にしか適合できない，というものである。介入策がユニークであればあるほど，一般化は難しい。そこで予算の問題が出てくる。評価のために多額の予算を使えるのは，評価コストがもともと，きわめて高価な場合か，介入策が長期間使われる場合である。

ある介入策が，特殊な領域や人口集団や状況を超えて適合でき，他の領域や人口集団や状況にも一般化して使えるようになるためには，以下の点に注目する必要がある。①介入策がすべての対象集団に行き渡ること。②異種の集団にもうまく適合すること。③他の集団にもその介入策が採用される可能性があること。④必要なコストや資源を把握すること。⑤プログラムの持続が可能であること。⑥生み出された変化の持続が可能であること，である[21]。

(5) イノベーションとは何か

準備要因，実現要因，強化要因を変えるための過去の努力をさらに向上させることは可能である。以前実施した介入の対象を増やしたり，介入の質を高めればよい。評価研究には量的アプローチと質的アプローチがある。量的アプローチとしてなされるのは以下のようなことである。①量反応関係をみること。②曝露時間を増やすこと。③介入をより集中的に行うこと，である❻。質的アプローチにおいては，準備要因，実現要因，強化要因を変えたり，その先にくるプログラムの成果を変えるために必要な介入策やプログラムが，以前に試みたときよりも，より効果的になるように努める。

本章におけるイノベーションの定義は，後者の質的アプローチに近

著者注

❻ 成果に影響を与える量的アプローチ

Resnicowらは，Precedeモデルと社会学習理論に基づいてつくられた「自分の身体を知ろう（Know Your Body）」プログラムに学生が参加する「度合い」や「曝露時間」を意図的に変えてみた［文献 1375］。その結果，プログラムの効果は，学生のカリキュラムへの曝露レベルが高いほど成果も高くなるというものであった。また，両者には，量反応効果もみられた。

同様なものとして，マスコミを利用した禁煙のための「依存習慣断絶」自助プログラムがある。これは，さらに広い対象者への影響を目指したプログラムである。確かに，行動カウンセリングのような集中プログラムよりも効果は低い。しかしながら，より広い一般集団に効果をもたらすことが可能なプログラムである［文献 1502：p.337］。本書第3版［文献 670：p.223］の表7-1も参照。

い。すなわち，できればコストを増やすことなく，前回試したときよりも質を高めて効果もあげる，というものである。コストは，量的アプローチにおいては主要な制限要因である。しかし，質を向上させるために，1人当たりに到達するサービスや影響力（あるいは効果のみられた準備要因，変化の生じた行動要因や環境要因など）への単位当たりのコストがかかるようでは，それほどうま味はない。イノベーションとは，介入によって質的な変化をもたらすということである。そのための介入策は単位当たりのサービス提供にかかるコストを固定させたままで，効果を増すものでなくてはならない。あるいは，図5-6が示すように，より低いコストで，単位当たりのサービス提供に同じ効果をもたらせるようでなくてはならない。

図5-6に示した2つの曲線は，縦軸にコスト，横軸に効果を設定して作成した仮想図である。この図からわかるように，イノベーションの曲線は同じ効果をもたらすときに，より低いコストで成し遂げている。A点とC点の差は，縦軸の「単位当たりのコスト」のスケールとして測定できる。

このようなコストや能率の改善を成し遂げた例をあげよう。外部の専門家に依頼するのではなく，現地職員が同じような仕事を成し遂げた例である。現地職員をうまく活用すれば，あまりコストはかからない。技術的な知識は劣るかもしれないが，その分，十分に文化的配慮ができる。クライエントの態度に気をつかい，彼らのニーズの把握も上手に行うこともできる❶。人材がらみのイノベーションができると，大幅なコ

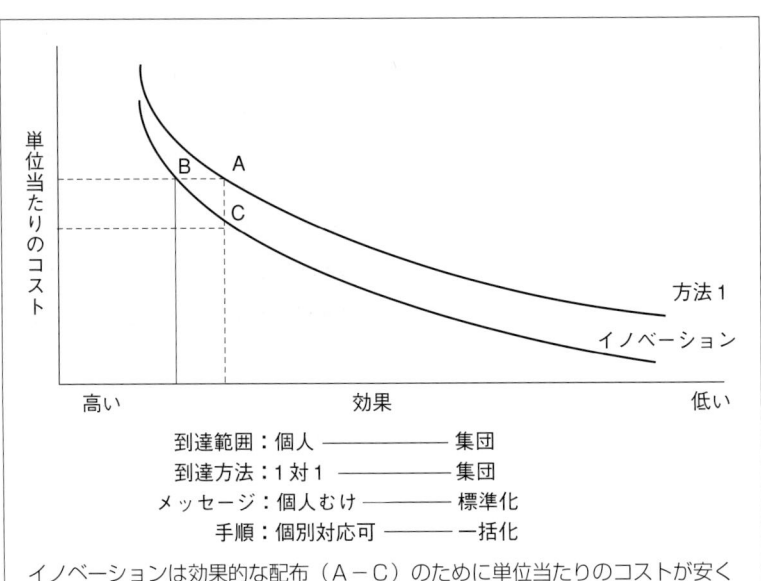

著者注

❶効果を損ねずにコストを下げるイノベーション

対象者を熟知し，地域社会と一体感のある現地の人材を採用することで，効果を損ねずに1サービス当たりにかかるコストを下げることができる。こうした工夫により，技術的な資格不足を相殺できる[文献616,622]。この分野の代表的な研究としてCuskeyとPremkumanによるものがある[文献340]。その事例では，約1000人の麻薬常用者にサービスを提供している麻薬患者治療センターで，大学レベルのトレーニングを受けた専門のカウンセラーの代わりに，元麻薬常用者のカウンセラーを設置した。その結果，年間10万ドル（約1100万円）削減することができるようになった。

Fisher[文献503,504]はこの論理を一歩進めた。実験的に，家族計画クリニックの患者に無報酬で，友人にはがきを配ってもらったのである。その結果，この方法の次に費用効果の高い方法に比べ，新規予約1件当たり約1/3の費用で患者数を増やせることを示した。

Flecherらの研究もある[文献512,513]。緊急治療室の事務員が緊急受診した患者に電話をかけることによって，次回の予約について念を押し，予約破棄を減らすことができるようになった。それによって費用効果も上がることを示したのである。しかしながら，治療継続性の増加が長期的に見て治療の質の改善につながるかどうかを知るためには，ほかの介入を待たねばならなかった[文献513]。

保健分野での介入やプログラムの刷新を目的とする現地人材の採用に関する最近の例に関しては，以下を参照[文献1576]。

到達範囲：個人 ──── 集団
到達方法：1対1 ──── 集団
メッセージ：個人むけ ──── 標準化
手順：個別対応可 ──── 一括化

イノベーションは効果的な配布（A−C）のために単位当たりのコストが安くなるようにすべきである．あるいは単位当たりのコストで，より効果的に配布するようにすべきである（A−B）

図5-6　イノベーションの効果

スト削減ができる。たいてい，人材コストがプログラム予算の大部分を占めているからである。

もう1つのイノベーションは技術である。**図5-6**の下のほうに記載したようなさまざまな効果が，技術革新によって得られる可能性が高い。近年最も強い関心を呼んでいるのは，コンピュータ技術に基づいて，個人のニーズに合わせてオーダーメイド化した健康情報の提供である。マスコミ・キャンペーンなどによって得られるものと同じような情報伝達効果をもつ一方で，別の利点がそこにはある。マスコミは万人向けのメッセージを流す。しかし，この技術革新では同時に，個人向けのオーダーメイド・メッセージも提供するのである。その点において，マスコミよりもこの方法のほうが効果的である。マスコミは，より多くの人に情報を発信できると同時に，規模の経済（economies of scale：生産規模の拡大に伴ってコストが下がり，効率が上昇すること）も達成しているが，個人化された情報に関してはたいしたことができないでいるからである❶。

最後に，すべてのなかで最も費用効果の高い介入策を紹介したい。政策の変更である。全人口集団に対して統一的に影響力をもたらすことができるからである。もう1つ，全人口集団の健康や行動に影響を及ぼすような環境条件を変えるという介入策もある。

(6) 包括的なプログラムをつくりあげるためのプロセスの要約

プログラムの介入策をつくり上げていくステップを要約することによって，重要な目標を包括的にレビューできる。この要約作業をすることによって，包括的なプログラムのなかに複数の介入策を取り込むという，最終段階のステップを踏むことにもなる。もちろん，そのプログラムではこれまでの章のなかで特定してきた重要な準備要因，実現要因，強化要因を取り扱っている。

最初のステップは，介入のための主要カテゴリーのマッチングである。個人や家族から地域社会や州のレベルまで，さまざまなエコロジカル・レベルに合わせて，介入策をマッチさせていくステップである。マッチングの参考になるように，本書では系統的なアプローチの1つとして，MATCHモデルを紹介した。とはいうものの本書のアセスメントの段階で，さまざまなレベルに応じた決定要因に関しては，すでに述べてきたことでもある。6章以降ではさらに，活動領域別に適切な戦略を示すようにする（この邦訳では省略）。

第2のステップは介入策のマッピングである。個々のレベルや活動領域ごとに，準備要因，実現要因，強化要因に合わせた介入を行う。その際，学術論文が手に入るのであれば，論文に示されたベスト・プラクティスを活用するようにする。

第3のステップは，ベスト・エクスペリアンスのプーリングである。最も重要な準備要因，実現要因，強化要因を取り扱った過去のプログラ

著者注

❶マスコミがカバーする範囲を拡大し，経済利益をあげつつ個人に対応し，文化的にも適切なコミュニケーションの効果をあげるための方法としてのオーダーメイドの方法

［文献211］を参照。
現地の人々の手助けとテープに録音した標準化したメッセージとを組み合わせて使った代表的な研究が，健康教育分野で最初に行われた真の無作為化臨床試験であると言われている［文献1399］。
Kreuterら［文献917］は，本章と次章以降に紹介される方法によって開発されたアプローチと比べると，オーダーメイド式の介入は，次第にその威力をなくすであろうと予想している。「オーダーメイド化されていない資料によって，健康行動変容理論の重要なコンストラクトが取り扱われる機会が増えてくれば，そうした資料とオーダーメイド化されてきている行動面でのコンストラクトによって開発された資料との違いは，より小さなものとなっていくだろう」（［文献917：p.314］より引用）。

> **ボックス 5-3　オーダーメイドのカレンダー：子どもの予防接種キャンペーン**
>
> 　セントルイス大学(SLU)の Matthew Kreuter らは，赤ん坊の予防接種率を上げるための，個人向けオーダーメイド・カレンダーの効果判定を試みた。カレンダーはコンピュータでつくられ，そこには赤ん坊の写真を盛り込んだ。カレンダーには，予防接種の予定日についてお知らせの言葉を入れるだけでなく，親からの情報に基づき，子どもの関心を呼ぶ内容のものとした。
>
> 　研究がなされたのは，ミズーリ州セントルイスにある，国立の保健センター 2 か所である。この研究への参加者の 99% は黒人家庭であり，ほとんどすべてが，WIC プログラムに登録された。
>
> 　9 か月間の登録期間終了時，オーダーメイド・カレンダーを受け取った家庭の赤ん坊の 82% が，予定どおり予防接種を受けていた。同じ保健センターに通ってきてはいるが，カレンダーを受け取らなかった家庭の赤ん坊(性と年齢をマッチさせてある)は，65% だけが，予定どおり予防接種を受けていた。
>
> 　24 か月児に関して言えば，カレンダーを受け取った家庭の赤ん坊のうち 66% が予定どおり予防接種を受けていた。一方，カレンダーを受け取っていない家庭の赤ん坊の場合は，47% であった。この研究がなされる前の 10 年間のセントルイス市の予防接種率は 26〜50% の範囲であった。
>
> 　対象者に対する質的研究分析を行った結果，赤ん坊のカラー写真を入れたということが，カレンダーの大きな特徴であることがわかった。多くの参加者は，それまでプロのカメラマンに赤ん坊の写真を撮ってもらったことがなく，予約のときに毎回プロに撮ってもらった写真を喜んでいた。参加者は受診のたびに新しいカラー写真を撮ってもらい，新しいカレンダーのページももらい，そして予防接種を受けたのである。
>
> 　2000 年にプログラム・コストが推定された。固定コストとして，コンピュータ，プリンター，デジタル・カメラ，照明器具のコストなど。変動コストとしては，労賃，紙代，トナー・カートリッジ，カレンダーを持ち帰るための筒のコストなど。その 2 つを組み合わせて計算した。
>
> 　オーダーメイド・プログラムは SLU の研究チームが開発し，クリニックに対してもその他のすべての利用者にも無料で提供された。これらすべてを合わせ，このプログラムに一度でも参加した家族数(約 1000 家族)で割ってやると，子ども 1 人当たりの年間コストは 10 ドルか，それを下回るくらいの額となった(Dr. Matthew Kreuter からの直接情報による)。
>
> 　　　　　　　　　　　　　　　　　　　　　　　　　　　　　　　　　　　　　　［文献 916 より］

ムや進行中のプログラムから得られる経験を蓄積する。

　第 4 のステップでは，介入策をプログラムに取り込む際にまだ残されているギャップを埋める。次いでその介入策にさらに磨きをかけるためのパッチングを行う。その際，社会アセスメントの結果を見直す。これまでの章で用いた理論の再確認を行う。最後に，なおも残っているギャップを埋めるためのイノベーションの導入と評価を行う。

(7) ベスト・プラクティスに固執するのか，それとも対象集団や状況に合わせていくのか？

　これから述べることは 1 つの仮定の上に立っている。準備要因，実現要因，強化要因を取り扱う際には，根拠に基づくベスト・プラクティスだけでは十分ではない。そこで経験や理論に基づいて，対象集団にうまくベスト・プラクティスを適合させる工夫をしたり，イノベーションを取り入れていかなくてはならないという仮定である。

　学術論文は確かに科学的根拠に基づいたベスト・プラクティスを提供する。しかしながら，ベスト・プラクティスとして示された介入策を，

いかなる状況においても隅から隅までそのまま使ってよいものであろうか？　それとも現場の状況に合わせるように工夫したり，新しいイノベーションを取り込んだりすべきなのであろうか？

　このように迷うのは，以下のような前提があるからである。「根拠に基づいたベスト・プラクティスが実際に役に立つのは，それが実験的に試された研究で用いたプロトコールどおりに実施されたときである」。この前提に立った場合，ベスト・プラクティスを実践することになった担当者を徹底的にトレーニングして，厳しい監視下で実践しようということになる。しかしプログラムの成功のために，同じくらい重要な点は，担当者へのトレーニングの際，担当者がベスト・プラクティス，ベスト・エクスペリアンス，ベスト・プロセスをうまく組み合わせて，適切なプログラムに仕上げていけるようになる方法を教えることである。対象地域の状況や対象人口の特徴にうまく合ったプログラムを開発することは，「地に足をつけて」活動する実践家の，プロとしての判断の発揮どころである[22]。

　新しい問題に直面したとき，プロとしての判断を下したり，自由裁量で意思決定するということは，プロフェッショナリズムのホールマークでもある。そこがプロと単なる技術屋との違いでもある。トレーニングと監督指導によって，きわめてやっかいな状況のなかにいる現場担当者が適切な意見決定をできるように支援し励ましてやるべきである。また根拠に基づくベスト・プロセスを実施するためには，少なくとも実験段階で成功をとげたときの特色について理解を深め，実施のためのスキルを提供することも重要である。

3）調整3：形成的評価からプロセス評価へ：実現可能性，受け入れ可能性，適合性のためのプログラム諸要素のプレテスト

　これまで述べてきたステップの中身は形成的評価といってもよい。形成的評価のなかの，最終ステップの活動の1つは**プロセス評価**を開始することである。このステップを踏むことによって，PRECEDEはPROCEEDに移行する。

　プレテストはプロセス評価の最初のステップである。同時に形成的評価をさらに一歩前進させるためのステップでもある。プレテストでは介入策の候補やアイデアをテストする。そして，プログラムのなかに介入策を組み込んでしまう前に，現場の状況のなかで実現できるのか，受け入れできるのか，適合しうるのか，を調べる。その後で，実際に典型的な介入の最終的な受け手を選び出して，プログラムの要素を実施してみる。実現可能であり，受け入れられると想定したことが，実際に対象集団でそのようになっているかどうかを確認するのである。

　以上より，プレテストは介入実施の実現可能性確認のためのパイロットテストでもあるといってよい。また介入の最終的な受け手となる住民

の代表が，介入を受け入れてよいという反応を示してくれるかどうかを調べるためのパイロットテストでもある。しかし，プレテストは，目的達成度を知るために，介入の効果や効率を測るものではない。それをやるのは，もっと後になってからである。プログラムの実施目的や組織目的に対するプロセス評価の後半，評価，教育・エコロジーの目的，行動・環境目的に対する影響評価，健康・社会目的に対する成果評価のときにやることである。

Burhansstipanov らは，プレテストの例を紹介している。先住アメリカ人を対象としたプログラムの例である。先住部族が，がん治療薬の臨床治験に関して，インフォームド・チョイス❷をできるようにするために，健康教育プログラムを実施した。そのときに行ったプレテストは，プログラム開発担当企画者に多くの教訓をもたらしてくれた。

「十分な時間と資源を用意すること。これは多様性に富み，部族やワークショップ参加者が内容をよく理解できるようにするために必要である。文化的に受け入れられるような適切なやり方で，臨床治験参加についての阻害要因と取り組むこと。参加の意向に関しては，十分に情報を与え，得られた情報を基に対象者が意思決定できるようにすること。事例や交流経験の記載のときには，文化的な幅の広さを反映させるために誰かが代表するのではなく，チームとして書くこと」[23]。

プロセス評価を始めるためのこのステップは，測定のためのツールをプレテストする時期でもある。例えば，サーベイ，質問用紙，観察のためのツール，記録のための道具，などである。いずれも実施のプロセスを評価するために必要なものである。ツールには，これまでのアセスメントの段階でベースラインを測定する際にまだ開発されていなかった測定ツールも含まれる[24]。

形成的評価やプロセス評価をするときは，プログラムをいくつもの要素に分けて評価する。これらとプログラム全体の評価とを・ご・ち・ゃ・ま・ぜにしてはいけない。2つのタイプの評価の違いは，明確にしておくべきである。ここに至るまでの評価のステップで取り扱ってきたのは，開発途上のプログラムの要素や介入策である。プログラム全体そのものではない。おそらく，プログラムの全体像はまだ出来上がっていない。プログラムの要素である介入策はいまだ完成途上である。そして全体のなかにうまく組み込まれようとしている。

さらにもう一段階，必要なプロセスがある。本章の次のセクションで取り扱うことになるが，後援組織や対象地域のパートナーの実行能力を調べる段階である。プログラムを実施するために必要な資源を提供できるのかどうか，を調べるのである。これまでのさまざまな段階を経て，形をなしてきたプログラムが実施可能なのかどうか？ それを確認するための決定的なときを，まさに今，迎えようとしている❶。

訳者注

❷インフォームド・チョイス
治療法などについて十分に説明を受けた後に，自分が納得のいく方法（治療法など）を選択すること。

著者注

❶資源を最後に考慮することは本末転倒か？
共著者として私たちは，以下の議論をした。プログラムの介入策は一種の荷車である。それを牽引するのは資源である。荷車を引くための資源にきちんと目を向ける前に，本章や前章で示してきたように，プログラムの開発に力を注ぐべきなのであろうか？

私たちのうち一方は，最初に運営上の作業や資源のアセスメントをすべきと主張した。他方は，「（理想的と言えないまでも）最善の」プログラム・プロポーザルをまずはつくり，それから資源を割り振ってくれる人に，プロポーザルを売り込めばよいではないか，と主張した。結局のところ，いずれが正しいでもなく誤っているでもなく，両者はトレードオフの関係にある，つまり，よい点と悪い点がある，という結論となった。

こうした議論は，医療資源の割り当てをめぐって実際になされるようになっている。すなわち，医療資源の割り当ての判断が，どの程度，科学的根拠に基づいた「ベスト・プラクティス」によって導かれるべきか，もしくは決定されるべきか，についての社会的決断をする際に，この種の議論がなされているのである。

Mooney[文献 1223]は，科学的根拠に基づいて何かを実践しようとしても，そこそこの根拠しか手に入らないときには，最終的に以下の判断が必要であると言っている。「価値判断を行使せよ。……これは，根拠を過信して，完全な根拠が出るまで待ちすぎることが，どれだけ危ないことかを警告する言葉でもある。」
（[文献 1223：p.65]より引用）

3. 運営アセスメントとプロセス評価

　4章の教育/エコロジカル・アセスメントで特定した決定要因を基に作成した目的を達成するためには，本章の前半で議論してきたように，プログラムの要素である介入策によって，必要な変化をもたらさなくてはならない。そのために，これからは介入策を実際に運用するために必要な資源，かつ手に入る資源のアセスメントを行う。まずはこれまでの段階で選択された方法や戦略を実施する際に必要な，時間と物的資源のアセスメントを行う。

　その他に必要な事項は，活動領域別の活動例を示した章で詳しく述べる（この邦訳では省略）。活動領域やチャネルが決まると，それに伴って対象集団も特定され，最善の方法や戦略が決まってくるためである。包括的なプログラムには，いくつもの活動領域が含まれるものである。おそらく6～8章に示すすべての活動領域が含まれるのではなかろうか。これらの活動領域の代表例が，理想的には，これまで示してきた企画プロセスのなかにも含まれているとよい。

　しかしながら，ここにきて初めて，今まで検討してこなかった活動領域が，プログラムのチャネルとして必要である，とわかることもある。この企画段階に参加することによって，そのような活動領域に必要な資源について検討することも可能になる。

1）ステップ1：必要な資源のアセスメント[25]

　運営アセスメントの第一歩は，提案されたプログラム方法や戦略を実施するために必要な資源をレビューすることである。それには目的達成までに要する期間やプログラムの実施に必要な職種やスタッフの人数を調べなければならない。

(1)時間

　最初に考えるべき最も重要な資源は時間である。時間は新しくすることができないからである。一度使ったら，時間は取り戻せない。また使いたいだけ使えるものでもない。そのうえ，時間はその他のすべての資源の使い勝手やコストにも影響を及ぼす。Precedeモデルの計画段階では，目的設定の際に必要な時間量を推測してきた。目的には期限が明記されている。個々の目的を達成した後，さらに高いレベルの目的に向かうためでもある。教育・エコロジー目的は行動・環境目的が実現する以前に達成されていなければならない。行動・環境目的は健康状態やQOLに何らかの成果がみられる前に成し遂げられていなければならない。

　例えば，以下のような準備要因に関する目的を掲げたときのことを考えてほしい。

　「麻疹の予防接種プログラム開始後，最初の4か月以内に，対象集団である

親の集団において，①麻疹ワクチンが手に入るという知識が60％増加し，②自分の子どもも麻疹に罹るかもしれない，という信念をもつ親も50％増加する」

この目的を実現させるためにはいくつかの活動が必要である。例えば，4か月目の目標として，予防接種用移動ステーションを60か所に配置すること。場所は対象地域の各学校，ショッピングセンターに1つずつである。また，3か月目の目標としては，50か所の学校の校長と10か所のショッピングセンターの経営者から同意を得ること。これらすべての目的は，タイムテーブルに沿って達成されなければならない。それによって，麻疹の予防接種を受ける学童数を6か月後に4％増加させる（子どもの予防接種率を90％から94％に引き上げる）という行動目的を達成するためである。なお，これは1回きりの行動である。強化要因に関する目的については考慮しなくてもよい。

これらの目的は明確に期限を設定しており，期限内に複数の活動が実施されなければならない。そのために役に立つのはタイムテーブルや，図5-7に示すようなガントチャート（Gantt chart）である。ガントチャートをつくることで，1つひとつの活動の開始日と終了日が一目でわかる。活動項目の順番や重なり，同じ期間内に同時進行で実施される活動項目の数なども，一目でわかる[26]。

図5-7に示したガンチャートを用いることにより，各活動に必要な時間を明確に示し，他の活動に必要な時間との比較もできる。各活動に必要な時間量の分析だけではない。列を縦に読むことによって，期間ごとに必要な活動量の分析もできる。いくつかの活動は連続性がない。1

活動内容	2月	3月	4月	5月	6月	7月	8月	9月
教材の準備		▆▆▆						
教材の予備テスト			▆					
教材の作成				▆				
配布				▆				
学校との接触			▆					
学校とのフォローアップ				▆				
マネジャーとの接触		▆						
マネジャーとのフォローアップ				▆				
学校とマネジャーのプログラム参加					▆			
予防接種センターの組織化						▆		
幼稚園児の予防接種							▆▆	
評価とフォローアップ			▆▆▆▆▆▆▆▆▆▆▆▆▆▆					

このようにして，いつどのような活動が実施されなければならないかを図に示すことができる

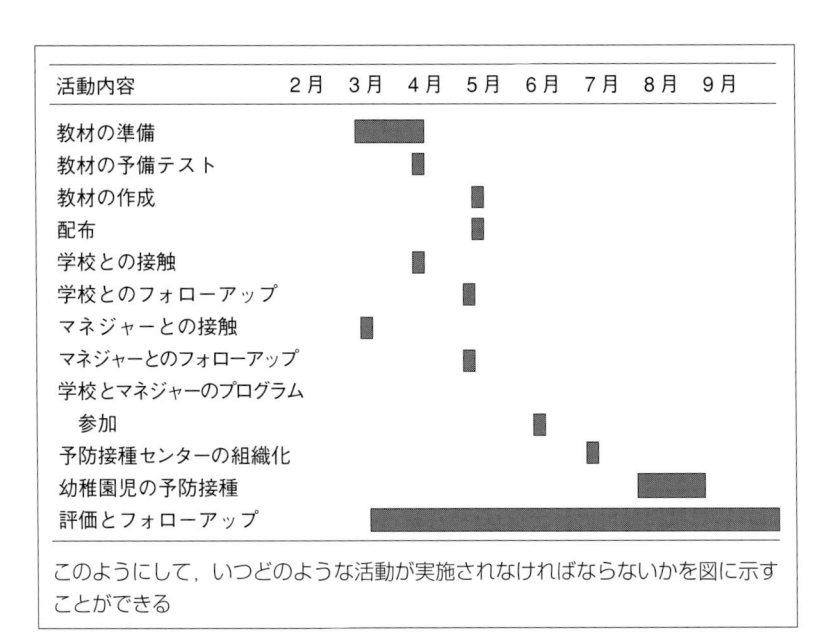

図5-7　ガントチャートによる学校入学予防接種プログラムのための時間割り当て

か月未満で終わるものもある．図5-7に示した最初と最後の2つの活動のように，2か月以上にわたるものある（ここでは1か月が時間の単位となっている．これは日，週，月，3か月ごと，年などでもよい）．運営アセスメントに必要な資源として，2番目にくるのは，人的資源である．

(2)人的資源

資源分析の際，必要なスタッフの検討は予算の検討より優先する．多くの場合，予算のなかで人件費の占める割合は最も大きく，また最も制約の大きい項目だからである．人件費は他の資源よりもコストがかかる．設備や資料などに比べて，適所への配置が難しい資源でもある．人種差別撤廃を推進するための公務員雇用政策，組合との契約，人事異動の手続き．これらの制約があると，プログラムに必要な人を選ぼうとしても，なかなか柔軟かつ自由にできるものではない．スタッフの採用に関しては，個人の才能，スキル，性格，仕事に対する個人の好き嫌いや態度など，細かいことを考えに入れるとさらに難しくなる．組織内で働く人々と組織との相互作用を分析する際に，組織のアセッツとして最も重要とされているのは以下の点である．すなわち，組織で働く人々のスキル，洞察力，アイデア，エネルギー，そしてコミットメントである[27]．

ガントチャートが時間量の分析に使えることは，すでに示した（図5-7）．これは，人的資源の必要量の分析にも使える．例えば，異なる時期の活動には，異なる職種の人の才能とスキルが必要になる．現職員のなかから適当な人を選んでもよい．しかし実際には，必要に応じて専門職，技術職，管理職，事務職を配置したほうがより適切である．その際，ガントチャートをより詳細な時間単位に分けるとよい．例えば週，日，時間，といった具合である．どの程度細かく分けるかは計画の期間や範囲によって異なる．こうして人的資源の量的評価を行った結果を表5-1に示した．

図5-7に示した活動の中身は，いくつかのより細分化された活動を含んでいる．異なる職種の人によってなされる活動である．ガントチャートから離れて，より具体的に，職種やそれ以外のコストについてよく知るためには，個々の活動に内在する作業（ステップ）の中身をよく検討

表5-1 図5-7で示した6か月予防接種プログラムのための仕事の例

人材	週	1	2	3	4	5	6	7	8	9	…24	全時間
行政管理官		20	20	20	20	20	20	20	20	20	…	480
健康教育者		40	40	40	40	40	40	40	40	40	…	960
医療コンサルタント		8	8	8	4	4					30	62
グラフィックデザイナー		8		8								16
看護師											800	800
秘書		20	20	20	20	20	20	20	20	20	…	480

個々の人材について週ごとと全体仕事量を示している．

しなくてはならない。例えば，資料を揃えるためには，以下の作業（ステップ）が必要である。
- 資料に含むべき内容の検討。
- 専門家へのインタビュー。
- 第1ドラフトの作成。
- 第1ドラフトのレビュー。
- 最終ドラフトの準備。

次の活動はプレテストである❻。これにはまた別の作業が必要となる。
- プレテストのためのロジステックスの調整。場所，スケジュール，サンプリング。
- プレテストの参加者との接触。
- プレテストの結果報告書作成。
- ドラフト資料の改訂。

最終的に出来上がってきたものは，プリンターにかけ，最終コピーの校正をし，印刷にかけることになる。

週ごとの人的資源の必要時間量のめどがたてば，人件費の分析も可能になる。時間配置分析もできるようになる。つまり，次の段階で，新たに人を雇わずに，現職員を活用して仕事を新たに割り当て，どの活動にどれだけ時間を使えばよいかを決められるようになる。人材資源チャートは，プロジェクトの効果的な運営のために重要な2種類の前提をもとにしている。①どのような職種が求められているのか？　②個々の活動をうまく成し遂げるためには個々のスタッフにつき，どれだけの時間が必要なのか？

図5-1に示した例に戻ってみよう。プログラム実施の全期間を通じて必要な人的資源量には，ハーフタイムの行政管理官やフルタイムの健康教育者が含まれている。行政管理官は健康教育の修士号をもち，地域社会での現場経験もある人を選ぶのがよい。もう1人は，対象者との交流や情報伝達を担当する健康教育者である。学士号をもち，行政管理官ほどではないが，多少の現場経験のある人がよい。このような人的資源の分析は，前章で概説した段階ごとの目的によって決まってくる，運営，教育，技術，組織の必要に見合ったものでなければならない。

(3) 予算

必要な時間量と人的資源量がわかれば，人材資源チャートに示したスタッフの労働時間に職種ごとの平均給与をかけあわせて，容易にコストを算出できる。人を雇うときには，同じ組織内の他のプログラムから人を借りる場合がある。コンサルタント（例：プログラム開発段階における医療コンサルタントやグラフィック・アーティストの雇用，最後の10週間に活躍する2人のフルタイムの看護師）として契約する場合もある。支払い方法がどのようであれ，この段階ではいずれの場合も，時間

著者注

❻ 資料の準備とプレテスト

資料の準備やプレテストは，介入策のデザインや選択時の最終段階ですでに行われているかもしれない。実施段階の最初のステップとしている場合もあるだろう。メディアを選択するときの評価はたいてい，いい加減である。チェックリストで質を確認するだけで，科学的にプレテストや評価をすることはほとんどない。

GilbertとSawyer［文献565］は「必要な評価がほとんどなされていないということは……この種の資料が今日どれだけ頻繁に使われているかということを思うと，嘆かわしい限りである」と述べている。そこで，プログラム企画者に，さまざまなチェックリストを用い，資料をしっかりと批判的に見るよう，注意を呼びかけている［文献106］。

視聴覚資料の製造者や供給元に対しても公正を期すために言うならば，両者ともしっかり検証された，変化に富むメッセージを含む，複数のパンフレットやビデオテープなどを掲載したカタログを発行している。変化に富むメッセージは，年齢別，民族別など，異なる対象者にアピールできる根拠が十分にある理論や，すでに立証されている一般モデルに基づいてデザインされ，作成されている。

資料は新鮮かつ現代的でなくてはならない。そのため，個々のバリエーションにつき，科学的な評価を期待することは非現実的である。しかし，新たな活動領域や新しい対象集団相手にプレテストをするくらいのことはしたほうがよい。

単位のコストを予算案に書き込むべきである。両方とも，どうしても必要なコストであり，実際そのように使われると思われるからである。とはいうものの，コストが高すぎて後援組織による調達が難しいこともある。そのようなときは，人事異動，他の機関からの人材の出向，ボランティア募集，他の機関からの寄付金によるサービスなど，別の可能性を探ることができる。組織や地域社会連合との交渉の末，上記のいずれかが可能になり，ボランティアなどに仕事の責任も割り振られることがある。その場合，組織や地域社会連合は，現物支給としてプロジェクトに貢献したとみなしてよい。プログラムに対するこのような現物支給の資源が多ければ多いほど，そのプログラムは多くの組織が真のコミットメントをした地域社会主導型のプログラムであるということになる。

他にも予算に取り入れなければならないことがある。職員への人事手当（専門職の場合，通常は給料の20～25％），資料，消耗品，印刷，切手，コピー，電話料金，備品，データ処理，旅費などのコストである。加えて，多くの組織は一定のオーバーヘッド（一般事務コスト）または間接コストをとる。20％とか50％とかいった具合である。直接算出したコストにこのオーバーヘッドを上乗せすることによって，本部の運営費，ビルやオフィスの賃貸料や維持費，実用品，時には電話料金や，特別な企画が持ち込まれたときにかかるコストなどを賄っている。例えば，あるプログラムのために直接算出した人件費および資料費が1万ドルであるとしよう。経験上，予想されるオフィス維持に必要な20％の一般コストを補うため，予算としては1万2000ドルが計上される。準備段階の予算の例を**表5-2**に示した。

(4) 詳細への注目

予算は自分の属する組織のためにたてることもある。自分たちのプログラムを支援してもらうために，外部の財団へのグラントを応募しようとして書くこともある。いずれの場合も企画者は，財団が何を要求しているのかに，よく注目しなくてはならない。例えば，財団によっては，間接コストを認めないところがある。**表5-2**ではプロジェクトに要する時間を項目ごとに示している。しかしその代わりに，担当者1人ひとりが，プロジェクトのために年間の何％の時間を割けるのか，ということを見たがる財団もある。それによって，関係者が実際どの程度プロジェクトにコミットできるかを知るためである。その2つを求める財団もある。つまり，プロジェクトに使える時間の割合と仕事の課題ごとに要する時間の2つである。

予算表の個々の項目については，裏づけをとって詳細を記載した書類を用意しておくべきである。説明もあったほうがよい。財団などに提出する必要がないとしても，重要なことである。例えば旅費について見てみよう。プロジェクト予算の要約には総額しか書かれないことが多い。しかし実際は，航空運賃，食費，車やバス代，宿泊費など，いくつもの

表 5-2　当初の予算見積書

項目	全時間	時間給（ドル）	予算（ドル）
人件費			
行政管理官	480	35	16,800
健康教育者	960	28	26,880
看護師	800	25	20,000
秘書	480	17	8,160
小計			71,840
諸手当て（給料の 20%）			14,368
人件費総額			**86,208**
消耗品			
パンフレット印刷代			2,000
郵便代（20,000×0.37 ドル）			7,400
事務用品代			500
予防接種関係費（800×3 ドル）			2,400
消耗品総額			**12,300**
サービス費			
電話			500
コピー			400
コンサルタントデータ処理	25	20	500
医療コンサルタント	62	75	4,650
グラフィックデザイナー	16	25	400
サービス費総額			**6,450**
旅費			
地域内（400 マイル×0.31 ドル）			124
州会議（航空運賃 650 ドル：日当 150 ドル）			800
旅費総計			**924**
直接経費総額			**105,882**
間接経費（直接経費の 20%）			21,176
全予算見積もり額			**127,058**

当初の予算見積書は，以前要求に応じて行った分析に基づいて行ってよい（ここでは 1998 年のコストに基づいている）。

要素から成り立っている。決して，どんぶり勘定であってはいけない。予算書の読み手の視点に立って，プロジェクト予算を常に見直すこと。そしてどんな記事についても言えるように，次の問いを発することである。「この内容は，つじつまがあっているか？」「なじみのない項目は十分に説明されているか？」「個々の推定額の裏づけとなる資料は揃っているか？」

　Lotus1-2-3 や Excel などの表計算ソフトは，予算案をつくったり，改訂していく上で役に立つ。さまざまなシナリオを想定し，もし何かが起こったら，それは予算にどう反映されるかを知るのに便利である。例えば，もう 1 人スタッフが加わった場合，パンフレットの量を減らしたとき，旅費が増えたときなど，いずれの場合も簡単に対応できる。加えて，表計算プログラムは早くて正確である。計算機に何度も数字を入力するよりはるかにすぐれている。しかしながら，データ入力は注意深く行うべきである。総額やサブトータルなども，常にダブルチェックすべきである。プロジェクト経験が増すにつれて，当初の推定予算と実際の支出額とを比べてみるとよい。それによって，どの項目がいつも低めに

見積もられているか，高めに見積もられているかがわかる。それがわかれば，将来また予算計画を立てるときに，より正確な見積もりができるようになる。

2) ステップ2：利用可能な資源のアセスメント，増加，プロセス評価

これまでのセクションでは，教育/エコロジカル・アセスメントの段階において得られた目的を達成するために必要な方法，資料，介入策，プログラムの要素を特定する方法を示してきた。表5-2に示した予算表にあるように，麻疹に関する情報を対象地域全体に行き渡らせるためには，パンフレットを開発して印刷しなくてはならない。小学校入学前には麻疹の予防接種を済ませておく必要があるが，このような方法や資料は，ゼロから開発されなくてはならないことがある。時には，かつて実施されたプログラムで開発された資料や国や州の機関が開発した資料が手に入ることもある。その場合，わずかな経費あるいは無料で資料を手に入れられる。中央機関やほかのプログラムによって開発された資料を使うことができれば，確かに経費を大いに削減できる。しかし，これらの資料は対象地域の状況や現状には即していないかもしれない。経費を削るか，理想的な資料を開発するかという問いは，運営・政策アセスメントをするとき，常に出てくる問題である。

(1)人材

多くのヘルスプロモーション・プログラムには，共通した前提がある。現職のスタッフがいれば，十分，プログラムを実施できるということである。しかし，これまでのアセスメントに基づいて作成したプログラムを実施する際に，後援機関から必要数のスタッフが得られなかった場合には，次のような選択肢を検討するとよい。

①同じ組織内のほかの部署からパートタイムで仕事を担当してもらえる人材がいないかどうか探す。パートタイムで働くことについての決定権が当人にない場合は，上司からの許可も必要になる。他の部署も共通の目標をもっている場合，こういった一時的異動はよく行われる。その場合，必要とされる人材もいることが多いからである。

②普段の責任範囲を越えて仕事をしてもらえるような人材を，自分の部署内から確保する。

③住民からボランティアを募る。特に短期のプログラムで，その目的が価値あるものならば，ボランティアの能力とやる気を活用できる[28]。ある評価研究によれば，アウトリーチ，フォローアップ，情報の伝達のための素人の保健ワーカーの活動は，専門職にお金を払って仕事をしてもらった場合よりも費用効果が高いという[29]。

④同じ対象地域にある他の組織，機関に協力を求める。そこから，人材を派遣してもらい，スタッフの不足を補う。いつか将来，そのお返しをすることも忘れずにいること。

⑤助成金のためのグラント申請書をつくる。資金の全額負担，一部負担またはプログラムに合った負担をしてくれる政府機関，慈善団体，協力団体を見つける。Precede モデルの企画プロセスで行った作業は，ロジックに裏づけられている。多くの機関はそのようなロジックで書かれた申請書を期待しているものである。さらに評価計画や最終的な予算案を加えることによって，グラント申請書を手中にしたことになる。

⑥一般住民に，直接寄付を募る。

⑦サービスを受けるすべての人，もしくはその一部に，必要なコストに応じた受益者負担をしてもらう。選択肢の⑥と⑦を選択する際は以下の点に気をつけるべきである。負担可能な金額であること。市場価格の範囲内であること。最もサービスを受けてほしい対象者に対しては，金銭の負担なしにサービスを受けられるような手段を残しておくこと。

⑧上にあげたいずれの選択肢も適切でなかったり，実現不可能であったり，十分でないことがある。それでも，なおかつそのプログラムを行うことが組織の永続的な，また長期にわたる責任である場合は，政策変更を求めてもよい。そのためには，プログラム実施前に，抜本的な組織再編や資源の再配分をして，自分の部署により資源がくるようにすることが必要となる。ただし，それによって，かつてその機関で中核と思われていたサービスやプログラムは，必然的に止めざるを得なくなるかもしれない。

(2)その他の予算上の制約

上に示した人材増員の選択肢は，他のいくつかの資源についても適用可能である。他の部署や機関から，プログラムへの財政支援や現物支給として手に入るものは手に入れるとよい[30]。理想的なプログラムを実施しようとしても，プログラムに必要な資源とそのために自分の所属する組織内で手に入る資源との間にはギャップがあることが多い。それを補う方法として上に示した方法は役に立つ。単独で，もしくはいくつかを組み合わせて用いたらよい。

それでも資源確保が不可能となった場合はどうするか？　当然プログラムの規模を小さくしなくてはらない。目的のレベルを下げる，介入方法のレベルを下げるなどの変更を加えなくてはなるまい。妥協の際は，計画の統合性が確保されるよう十分配慮すべきである。予算を抑えるために，計画の多くの部分を取りやめたり，介入レベルを下げることにもなるであろう。しかし，その前にいくつか問い直してほしいことがある。

①資源の閾値レベル

資源を削減した場合でも，目的達成のために最低限十分なインパクトを与えられるような介入は可能であろうか？　資源の閾値レベルという

のは，そのレベルを下回るような資源では，有益な結果を出しうるプログラムをつくれないというレベルのことである[31]。閾値レベルに関する研究は最低限の有効投薬量を確立するための臨床治験では一般的な方法である。ビタミンやミネラルの一日最低必要量を確立するための栄養学研究においても一般的である。しかし，保健プログラムにおける資源の閾値レベルについて，この理論的概念を記載した論文の数はきわめて少ない[32]。

②投資効果が目減りするレベル

ある一定レベル以上の資源を投入しても，それに見合うだけのインパクトや成果が得られなくなるレベルがあるのではないであろうか。もしそうならば，投資の少なさが利益獲得の妨げとなっているとはいえない。「投資効果が目減りするレベル」は保健プログラムにおける理論上の概念である[33]。前項で引用した同じ論文のなかに，この「投資効果の目減りするレベル」に関する資料が一部，掲載されている。

③重要な構成要素

プログラムの目的を達成するために必要不可欠な要素はないか？　もしあるならば，予算削減や資源の不足が，目的の達成やその要素の取り込みを不可能にしていないだろうか？　看護師の腰痛軽減プログラムを例にとってみよう。そこでは，勤務から離れて，健康教育プログラムや運動プログラムに参加する休憩時間がとれるかどうかに，プログラムの成否がかかっている。もし病院側が休憩時間を割り当てることができないのであれば，プログラムは進めないほうが賢明である。

④重要な見通し

プログラムの統合性や，プログラムに対する有権者，スポンサーの期待を犠牲にすることなしに，目的の達成レベルを下げることは可能だろうか？　麻疹の大流行を招くことなしに，児童の予防接種率の目標を94％から92％に下げられるとしたら，アウトリーチのための資源をかなり削減できる。前述の普及理論で取り上げたように，（サービスにあまり関心がなく）サービスの受け入れが遅い人ほど手間と時間がかかるからである。逆に，プログラム開始直後に，14％から10％に目標を下げたとしても，下げた分に見合うだけの経費削減は期待できない。サービスを早く受けたいと思っている早期採用者に，サービスを届けるのは容易なことだからである。

⑤重要な「時期とお金の流れ」

時間をかけてでも，プログラムを対象者全体に行き渡らせるために，目的達成の期日を延ばすことは可能であろうか？　期日を延ばすこと自体にコスト節減効果はない。しかし経費の一部を先送りすることによって，初年度の経費を減らすことはできる。会計のシステムが十分機能するためには時間がかかるため，初年度経費というのは予算上大きな障害を抱えているものである。プログラム実施のペースを落とすことによっ

て，いくつかの経費について，適当な予算をつける時期を引き延ばすこともできる。これが「お金の流れ」の調整である。

⑥重要な対象集団の区分

対象集団を再度選び直し，サービス提供が困難な対象者の優先順位を下げることができないだろうか？　これは資金不足の場合，最も使いたくなる調整方法である。プログラムを最も必要とする集団にサービスを届けるときこそ最もコストがかかるものだからである。受益者負担料金を賄いきれない集団であることも多い。プログラム予算が少ない場合は，時として早い者勝ち式に，先に来た者を優先したくなることがある。しかしこの方法は最後の手段にすべきである。本来の長期的な目的が損なわれてしまうかもしれないからである。格差を減らし，より平等なサービス提供をする，といった目的である。貧困で孤立した集団であればあるほど，単位当たりのサービス提供にコストはかかる。しかし，うまくいけば，より大きな健康の向上につながる。もともと健康レベルが低いため，効果的にサービスが行き届けば，それだけ改善成果が目立つからである。

3）ステップ3：プログラム実施に影響を及ぼす要因のアセスメント，修正，プロセス評価

資源の調達や制約の他にも，プログラムを円滑に進めようとする際には，さまざまな促進要因や阻害要因と出くわす。表5-3に昔からよく知られているプログラム実施の際の促進要因と阻害要因のリストを示した。項目は，表にあるように大きく4つのカテゴリーに分けてある。政策，実施組織，政治環境，一般的環境である。個々の変数は状況にもよるが，促進要因としてプラスに作用することもあれば，阻害要因としてマイナスに作用することもある。政策アセスメントは次のセクションで行う。ここで注目したいのは以下の点である。組織とスタッフ関連の問題としてどのようなものがあるか？　どのような特徴をもつ計画を，組織や地域社会は容易に受け入れるのか，あるいはなかなか受け入れてくれないのか？　同様に，吸収できるのか？　あるいはそれが難しいのか？　プログラム実施にあたって質を確保するためにはどこに気をつければよいのか？　これらについては，すでにPrecede-Proceedモデル実施中のプロセス評価やケーススタディでさまざまな検討がなされてきた[34]。よく練られた実施計画を完成させるためには，これらの要因を注意深く調べ上げる必要がある。加えて，アセッツや阻害要因は公的に記録しておいたほうがよい。確かに，いくつかの阻害要因は政治的なものである。関係者の心がけの問題のこともある。上下の力関係のゆがみからくる場合もあろう。こういうことは計画書のなかに公的記録としては書けないかもしれない。しかしこれを無視すると，プログラムは危うくなるだろう。

表5-3 政策，組織，政治要因がプログラムの実施に及ぼすプラス効果とマイナス効果

変数	プログラム実施の効果	
	プラス効果	マイナス効果
プログラムの計画または政策		
理論と根拠	広範囲でテスト済み	わずかな根拠
前提条件	明確	あいまい
ゴール	明確に記載	あいまい/存在しない
変化		
量	わずか	大きい
率	段階的	野心的
親しみやすさ	親しみやすい	親しみがたい
中央志向	中央志向	末端志向
複雑度	わずかなやり取り	複雑なやり取り
資源	入手可能	なし
特殊性への配慮	ある程度あり	なし
柔軟性	代替策がある	選択肢は1つのみ
影響力	初期段階から	後期段階から
実施組織		
構造		
ゴール	政策と合致	政策と不一致
課題	適切	不適切
規模	小規模	大規模
雰囲気	支援的	反発的
技術的キャパシティ		
技術的	適切	不適切
資源上の	入手可能	入手不可能
従業員の気質		
アプローチ	問題解決型	その場しのぎ的
動機	維持されている	低い
価値観	調和的	不一致
態度	好ましい	好ましくない
信念	政策に忠実である	政策に不忠実
従業員の行動	変化しうる	抵抗がある
政治環境		
権力		
強さ	強い	弱い
支援	ある	ない
(一般的)環境		
タイミング	適切	不適切
意図している受益者	ニーズがある	ニーズがない
他の組織	コントロール可能	コントロール不可能

出典 Ottoson JM and Green LW. (1987), "Reconciling Concept and Context: Theory of Implementation," in Ward WB and Becker MH (Eds.), Advances in Health Education and Promotion, vol. 2, Greenwich, CT: JAI Press.

⑴ スタッフのコミットメント，価値観，心構え

　計画を仕上げる前に，計画の実施担当者からコメントや意見を聞くための会議を設けることが必要である。担当者が計画の作成にこれまで直接携わっていない場合にはぜひとも必要である。実施機関のスタッフは，それぞれが役割を遂行する上でどんな障害が考えられるのか具体的に検討できる。また実施に移る前に，計画の落とし穴を指摘する機会を与えてもらえたということを，歓迎してくれるだろう。実施担当者がこ

れまで企画に参加していないのであれば，この時点で参加することは，プログラムの目的や方法を理解してもらうためのよい機会にもなる。こういう機会を設けたからといって，計画にコミットしてもらえるかどうかの保障はないが，参加の機会が与えられていなければ，プログラムに対するコミットメントや心構えはきわめて心もとないものになってしまう。

スタッフのコミットメントはプログラム実施前に確認されるべき基本的要素である。しかしながら，コミットメントが確かに確認できたからといって，それでプログラムがうまく実施されるかというと，そうではない。地域社会の実現要因とか組織の実行能力の方が，より確かに成功を予測してくれる。個人の保健行動とか組織やスタッフの「素質は必要ではある。しかし，プログラムの実施のためにはそれだけでは十分ではない。実行能力に関連した要因が，大きな制約となりうるからである」[35]。

(2) プログラムのゴール

一般的な手順を進めているときに変更が必要となった計画では，新しい計画のゴールや目的が問題になってくる。新旧の計画のゴールや目的の間に矛盾があれば，何を優先させるのかを明確にしたうえで，矛盾の解決を図らねばならない❶。Ross と Mico が述べているように，「ゴールは，サービスを受ける対象集団の既存の政策に一致していなければならない」[36]。ところがそのためには，ゴールを変えるか，政策を変えねばならない，かもしれないのである。この点については次のセクションで述べる。

第3の選択肢もある。現地の担当者やマネジャーにお願いして，実施機関のゴールとプログラムのゴールの調整を図ってもらうのである。これはきわめて重要なことである。プログラムの実施を実現させ強化させるためには，外部からさまざまな支援がなされる。ところが現場で働いている現地のプログラム実施担当者は，外からの支援に対して敵意にも似た感情をもつことがある。2つのゴールの食い違いを現地の実践家やマネジャーが調整することは，彼らの動機や能力を維持することにもつながる。そのような事例が，学校を基盤とした麻薬予防対策プログラムのなかで分析されている。事例では，学校内に麻薬予防の担当官が雇用され，保健機関からのトレーニングも受け，学校で働くようになった。しかしプロジェクトの目的と学校が目指している目的がうまくかみ合わなかった。そのため，両者の間に立たされたときの担当官のジレンマが，事例のなかで記載されている[37]。

(3) 変化の程度

過激，野心的，急激な変化よりも，徐々に段階を経ていく変化のほうが実施に移しやすい[38]。計画を細分化し，十分な管理のもとで実施できるようにすることも必要である。

著者注

❶ 協力組織間の相反するゴールの解決

この問題に関する代表的なフレームワークとして，Van Meter と Van Horn によるものがある[文献1653]。地域社会での事例については，Conway ら[文献306]を参照。この問題は，近年になって，以前より顕著に現れている。臨床医をはじめとする保健専門職は，マネジド・ケア組織や連邦ガイドラインによるコスト削減策に頭を抱えている。保健専門職としては，まずコストありきではなく，健康成果を最大化することを目的としたいのである[文献59, 1240, 1461]。

(4)手慣れた方法かどうか

実施手順や方法が，スタッフにとって馴染み深いものかどうか？　一般的な手法と大きくかけ離れてはいないか？　たとえ，たいしたスキルはいらないとしても，慣れない方法や手続きを用いる場合，紹介やオリエンテーションを十分に行う必要がある。スタッフから拒否されたり，無視されたり，手抜きされたりしないようにするためである[39)]。

(5)複雑さ

変化を起こすために処理すべきことが多い場合や多くの人との複雑な連携や協調を必要とする場合がある。そんなときは，1つの仕事を1人で処理するよりも実施しにくい⑩。

(6)スペース

事務所のスペースの確保は，多くの組織にとって最重要事項の1つである。企画の際，既存の事務所を他の目的に利用しようとしたり，スタッフの机を動かそうとしたりする場合，関係者の感情を害することになりかねない。スペースは1つの資源として扱われるべきである。しかも，人材やそのほかの予算事項に関して述べてきたのと同じ規則や手続きに従うべきである。

(7)地域社会の状況

計画に対する地域社会の反応はさまざまである。自分が属する組織の外に一歩出てみると，そのことがわかる。これまでの章でも住民参加の原則は強調してきた。企画プロセスを進めていく際には，地域社会のアセッツと障害を企画のなかにうまく取り込んでいくべきである。

企画に参加してきた人でさえ，参加者や参加者のこれまでのプログラムに新しいプログラムがどのような影響をもつかについて，懸念している場合がある。懸念は「協力しない」という抵抗を招く。プログラムを弱体化させることもある。不信感を募らせ，プログラムを妨害する場合もありうる。地域社会からの抵抗を避けるためには，教育活動や企画当初からの参加を求めるとよい。その他にも，プログラムが最も脅かすことになる最大の組織に協力者かまたはスポンサーになってもらうとよい。

理由はどうあれ，早い時期から参加が得られない場合，どうしたらよいのであろうか？　声をかけて参加してもらうことである。遅すぎるということはない。協力し合っていることが誰の目から見てもわかるようにしながら，支援を得るとよい。

どんなに注意深く検討された戦略プランであっても，おそらくすべてのアセッツ，可能性のある障害，プログラムへの反対者をすべて把握しきることはできない。そこでどうするか？　さらに調べる必要のある障害として残っているのは，おそらく広い意味での政治的障害か構造上の障害である。これらについては最後のアセスメントで取り上げる。そのいくつかは政治的な手段によってしか解決できないものである。自分の属する機関だけの力や官僚組織に組み込まれた企画者だけでは手に余る

著者注

⑩「複雑さ」もまた実施の予測因子

福祉サービス組織で検討された「複雑さ」に関する初期の研究には，BermanとMcLaughlinによるもの[文献117]がある[さらに文献269]。

モントリオールのProulxら[文献1340]は，Precede-Proceedモデルを使う際のイノベーションとして，EMPOWERソフトウェア利用の分析をした。Proulxらによれば，このモデルによる企画プロセスは，しっかりとした計画のために必要な複雑さをつくりだす。しかし，同時にこのプロセスをとることによって，その複雑さによってつくられた，実施に伴う諸問題に対して，企画者が準備することもできるようになる，ということを示した。「このモデルには4つの機能がある：方向性・連携・明瞭性・発信である。4つの機能の分析により，企画の際，モデルが機能する構造が明らかとなった」（[文献1340：p.23]より引用）。

EMPOWERを用いた際の，もう1つのプロセス評価がある。ChiassonとLovatoは，適合性・複雑性・試行可能性やイノベーションのその他の機能が，EMPOWER利用経験において，どのような役割をしているのかを評価するために，これらの要素の尺度を開発した[文献276, 277]。その結果，EMPOWERは複雑ではあるが，「少なくともテキストよりはシンプルである」と述べている（当時は本書第2版[文献667]が出ていた）。

問題であろうから。

(8) 質の保証，トレーニング，監督

飛行機に乗るとき，私たちはパイロットや他の乗組員を信頼している。十分な能力とスキルをもち，目的地に連れて行ってくれると思っている。その強い信頼感はどこからくるのか？　それは，飛行機会社が確かな水準を維持しているからである。また絶え間ないイン・サービス・トレーニングによって，飛行機の操縦と維持のために，質の高いパフォーマンスを確保しているからである。

同様に，ヘルスプロモーション・プログラムを効果的に実施するためには，プログラムの実施担当者の能力とスキルが必要である。ある「学校保健カリキュラム・プロジェクト」の評価分析研究結果を見てみたい。同プロジェクトでは，教師によって行われるはずであった教育/学習活動が，全体のうち，わずか34％しか実施されなかった[40]。Ottosonによれば，短期トレーニングが失敗するのは，新たに獲得された知識やスキルが使われるコンテキストを考慮しないからである[41]。このことからもわかるように，プロセス評価の第一歩は（介入策のプレテストが終わってからの第一歩である），実施プロセスのモニタリングである[42]。さらに政策やプログラムは，専門家の自由裁量によって微修正が加えられるような余地を残しておくべきである。地域の実情や状況の変化に適応させるためである。

人材を養成し，監督指導することは，プログラム実施の際の最も大きな保証となる。個々の人材養成プログラムはそれ自体教育プログラムである。Precede モデルのフレームワークにおける行動・環境アセスメントや教育/エコロジカル・アセスメントによる企画プロセスと同様のプロセスを当てはめてよい。監督指導もまた1つの教育的プロセスとしてアプローチできる。つまり，監督指導する側にもされる側にも，行動変容のゴールを設定するのである。期待する行動の準備要因，実現要因および強化要因は定期的に分析できる。スタッフ・ミーティング，トレーニング，文書類，あるいは成績のよい者に対する報酬などにより，プログラム実施への準備条件を整え，実現可能性を高め，さらにそれを強化していく計画を立てることもできる。Precede モデルを，活動対象別に，専門家のトレーニングやクオリティ・アセスメントに適用した例は6～8章にある。

4. 政策アセスメントと実行責任

4章では，優先順位の高い保健行動に影響を与えるさまざまな実現要因を明らかにした。行動を可能にするためにはスキルの習得が必要である。その習得のための教育に必要な資源を，どのように調べるかについても検討した。行動を開始する動機を持っているにもかかわらず，施設

の利用が困難なために計画倒れになっているような人がいる。その場合は，コミュニティ・オーガニゼーションの手法を用い，施設の利用を可能にしていくための資源をどのように調べるかについて検討した[43]。実現要因は他にもある。直接的な教育による努力や地域社会にアピールするだけでは改善が期待できないようなものである。法的，政治的条件，または，現在の政策や規制に多かれ少なかれ縛られている環境条件が，改善を阻んでいるからである。政策アセスメントではこの点に焦点を合わせる。

1) ステップ1：組織のミッション，政策，規制のアセスメント

　計画を実施する前に，それが既存の組織のミッション，政策，規制とどのように合致しているかを知る必要がある。運営アセスメントで確認した阻害要因を検討することにより，計画が，組織の任務と相入れないことが明らかになることもある。ただし多くの組織には型どおりの任務もあれば型をはずれた任務もある。たいていは融通が利くものである。協力機関や協力集団がある場合，政策上，見解の相違が生じることもある。その場合，3つの選択肢がある。①計画を組織のミッションや政策に合うように変更する。②政策や組織の任務の変更を求める。③その両方を行う。

　先のセクションでは，組織の方針とプログラムの計画との間でゴールが食い違い，調整がうまくとれない場合は，「日々そのジレンマに直面している現地の担当者やマネジャーに依頼して，調整してもらう」という選択も可能であることを示した。いずれにせよ，最終的には，現場の人たちも企画者も，プログラムのゴールをとるのか，それとも組織の方針に従うのかを決めなくてはならない。どちらの側につくかを決めなくてはならないのである。プログラムをデザインしているときは，このような大きな問題はなかった。せいぜい，対象住民の主観的ニーズを把握することによって，組織の政策がすでに時代遅れであるとか，住民の真のニーズとうまくかみ合っていない，ということを指摘する程度であった。本章の残りの部分では，この3つの選択肢のうち第2の選択肢に注目する。必要な政策変更が可能となるように，政策を解釈し，プログラムのゴールに順応させ，変えていく方法を探っていく。

(1)情報提供を受けること

　一連の行動を起こす前に，組織のミッションや気風を知っておくべきである。もし組織に入ってまだ新しい新人であれば，ある種の一次予防だと思って，新任の従業員向けのオリエンテーションに参加したほうがよい。年次報告書も読むべきである。組織のビジョンやミッションもよくわきまえておいたほうがよい。組織のことを古くから知っているベテランスタッフの話も聞くことである。計画が既存の政策や組織の任務と合致している場合は，計画をより効果的に強化できる。計画と関係して

いる具体的な政策や，計画と政策が相互にサポートし合えるような点について話し合ったり，文書にして報告するのである。

新規にプログラムが始まる多くの場合，計画書の序文に組織の政策を持ち出して，計画を権威づけたり，正当化するものである。例えば，政府の新しい計画書や規制文書の前書きでは，計画の基になった，あるいはそれを可能にした法令などを引用することが多い。しかも，序文やカバーレターには，たいてい，組織長や部局長がサインをする。計画を法的な力や政策によってバックアップするだけでなく，主任行政官による権威づけを行うのである。

(2)懸念事項

計画の中身が組織のミッションと一致していても，ステークホルダーや影響力の大きな組織の政策や立場と食い違っていることがある。暴力の予防，包括的学校保健，HIV/AIDS教育，タバコ・コントロールの保健専門家は，企画プロセスの最初の段階でステークホルダーの反応を確認することがいかに重要かを学んできた。政策面で意見が対立するグループの懸念事項を取り上げなかった場合，それがもとで予算をカットされることがある。鍵を握っている意思決定者や議員ともめたりすることもある。事後になって初めてそのような状況が話題になった場合，ほぼ間違いなくいさかいは激化する。争いの火種にはよく注意しておくことである。期待どおりの成果を得るべく，企画者は，交渉やコミュニケーションのスキル，政治的洞察力を大いに発揮し，科学的にも理論的にもしっかりとした計画を実施していかねばならない。

例えば，学校保健教育の要素を含むHIV/AIDS予防プロジェクトを想定してほしい。その地域には超保守的な集団がいる。キャンペーンによって，これまで学校における，ありとあらゆるセクシュアリティに関するプログラムに反対してきた集団である。集団のメンバーの数は少ないが，組織力があり，発言力も強い。学校のセクシュアリティに関連したプログラムに対しては，確証のない，時には誤った，非難の矛先を向ける。例えば，「学校を基盤としたHIV/AIDS予防プログラムは，参加者の性的な活動を活発にする」と主張する。企画者は，そのような非難を懸念して，企画の初期段階から，地域社会の住民を教育できる。資料としては，ニューヨークとシカゴで思春期のHIV感染を減らすために学校で実施したプログラムの評価報告書が使える。Gutmacherらによれば，コンドームが簡単に手に入ることによって，性的に活発な10代の青年のコンドーム使用が有意に増加した。さらに同じ研究データによれば，「コンドームが簡単に手に入るようになったからといって，セックス経験のない学生が，性的により活発になるということはなかった」[44]。信頼のおける資料を基に，熟練した企画者は，地域住民との交流を続けながら，住民に警告できる。「特定の利害集団の誤った言いがかりに気をつけろ」と。そして，誤った非難がくる前に，それに対する

免疫を予めつけておくのである。
(3)柔軟性
　プログラムの計画と政策がうまくかみ合ってないと思われることがある。そんなときにまず問うべきことは，政策はどの程度柔軟かということである。多くのすぐれた政策は柔軟である。実施組織や計画が直面する問題や事態をすべて事前に予測することは無理だからである[45]。どの程度柔軟であるかを知るための最善の方法は，同じ政策の下で実施されたプログラムを見つけることである。そして，プログラムと政策とのずれを検討するのである。それによって政策の柔軟性がわかる。前例としても使える。政策のなかで例外規定を設けることなく，プログラムを進めていくためである。以前に実施した計画と政策の間にほとんどずれがなかった場合は，同じ政策をうまく行使してプログラムの実施に役立てることができる。しかしながら，柔軟であるということは逆に，同じ政策の下であっても，他のさまざまなプログラムが盛んに実施されている理由の1つでもある。

2) ステップ2：政治力のアセスメント
　政治的な力はどのようにヘルスプロモーション・プログラムの企画と実施に影響してくるのであろうか？　限界のある資源がいくつかのプログラムに割り当てられなければならない。時は満ちている。しかし意思決定者が，その割り当て方法に異議を唱えており，いまだに資源は手つかずのままである。政治力がものをいうのは，こういうときである。
　意思決定は，意思決定者が競合関係にあるプログラムのゴールや内容をどれだけ知っているか，あるいは知らないか，によって影響を受ける。意思決定者の友人や有権者が，提案されたプログラムの価値を評価しているかどうかにもよる。企画者はこれから示す原則をよく検討すべきである。いずれも，政策を形づくり，プログラムの形成にも影響力のある，本当の政治力に関するものである。
(1)分析レベル
　政治的環境は組織内[46]と組織間[47]の2つのレベルに分けて分析できる。組織内の分析や組織改変に関する提案は前項（ステップ1）で述べた。いずれも内部職員の合法的な活動として行えることである。他の組織に対して，部外者が改変を求める場合はどうであろうか？　そこでもし政治力を用いるとなると，本当にそれが必要なのか，それが正当化できることなのか，検討を要する。外部からの変革に対しては，内部からの抵抗が大きいからである。ヘルスプロモーションや環境保健に関しては，特に組織間分析が重要である。多くのプログラムや政策は，ライフスタイルや環境の変化を必要としている。そして，両者を変えるためには，複数の組織の関与が必要である。なかには保健とは全く関係のない組織が含まれる場合もある。

> **ボックス 5-4　プログラム実施の障害への危惧と克服：マネジド・ケアの実践例**
>
> 　プログラム実施の際の障害を知ることは重要なことである。もう1つ，それを克服するためのアクションをとることは，さらに重要なことである。米国でも最大の1つに数えられる保険維持機構（HMO）に勤務する一握りの臨床医や他の保健専門職が，臨床現場にふさわしいヘルスプロモーション・サービスのためのプログラムを開発し，それを実施したがっている場面を想定してほしい。企画を進め，以下に示すような，よくある障害も特定できたとしよう。
>
> 1) 保健医療制度もそれをとりまく文化も，臨床医がやりたいようにはやらせてくれない。患者を助けたいという想いだけでは，変化を引き起こすことはできない。
> 2) 時間的制約や患者の要求のため，臨床医の仕事は苦情引き受け係のようなものになっている。なかなか予防活動にまで手がまわらない。
> 3) 予防的ケアからのフィードバックは消極的か中立的なものである（例えば，臨床医は，「マンモグラフィーを推進していれば末期の乳がんが防げたはずだ」，という種類のフィードバックを受けることはない）。
>
> 　この3つは，ワシントン州のピュージェット湾地域のグループ保健生協（Group Health Cooperative: GHC）で，Thompson らが見出した障害である。1995年，GHC チームが臨床的なヘルスプロモーション予防活動を開始してから20年後，同チームは20年の経験に基づく成果を発表した。組織レベル，患者レベルで介入した際の概念基盤は，Precede-Proceed モデルによるものであった。Thompson らは以下のような成果を示している。末期の乳がんは 32% 減少した。2歳児の子どもの 89% がすべての予防接種を完了するようになった。成人の喫煙者の割合が 25% から 17% に減少した（1985〜1994年）。子どもの安全用自転車ヘルメットの利用率が，4% から 48% に増えた（1987〜1992年）。
>
> 　Thompson らによれば，上に述べた組織的障害のアセスメントを行い，それらを克服するための戦略を開発し，それを実施して初めて，これらの成果が達成された。戦略の鍵となったのは，企画プロセスの初期の段階で，GHC 全体をカバーできる予防委員会を設置したことであった。委員会には，GHC のなかで，この件に関心のあるグループほぼ全体からの代表者がメンバーとして参加した。委員会の主要目的は，「予防関連の議題について話し合いを行い，ガイドラインを開発し，プログラムを提案すること」とした。
>
> 　組織的な障害に直面した委員会は以下に示すような2つのことをうまく成し遂げた。第1は，GHC 全体にわたる代表者が積極的に委員会に参加して組織内での貢献度を高めたこと。第2は，疾病予防やヘルスプロモーションのガイドラインやスタンダード（基準事項）を開発して，このプログラムを正規のものとして位置づけたことである。
>
> 　ここに示した事例から，運営アセスメントがいかに実践的に使えるかということを知ることができる。もう1つ重要な点がある。ちょっと心に留めておいてほしい。熟練した企画者は，企画のかなり初期の段階からアンテナを張っておくものだ，ということである。何に対してか？　まだ目には見えないけれども，そのうち明らかになるかもしれない障害に対して。それから，今後必要となってくるであろう資源に対してである。
>
> 出典：Thompson らからの直接情報ならびに〔文献1617〕

　コミュニティ・オーガニゼーションに関する多くの文献は，保健セクター内における組織間協力の改善について述べている[48]。Murray Ross はコミュニティ・オーガニゼーションの定義のなかで，協力という要素を特に強調している。すなわちコミュニティ・オーガニゼーションとは，「地域社会が自らのニーズと目的を確定するプロセスである。次いでニーズと目的の優先順位も決める。そして自信と意欲を持って目的を目指した活動する。内外からは活動に必要な資源を探し出す。こうし

て，地域社会のなかで一緒に協力していくという姿勢を示し，協力活動を実践していくのである」[49]。

WHOには「すべての人に健康を」という戦略がある。世界規模での協力を促す典型的な例である。その戦略のなかではさまざまなセクターが保健政策と協調していくべきことを強調している[50]。ヘルスプロモーションにおいて，セクター間の協調がいかになされてきたかに関するケーススタディの多くは，栄養プログラムのなかに見出すことができる。オーストラリア[51]と米国[52]で行われた公的機関と私的機関の協力によるものである。

(2) ゼロ・サム・ゲーム

コミュニティ・オーガニゼーションの協力モデルに反して，政策上の対立が見られる場合がある。その場合は，ゴール，資源，活動をめぐって，複数の独立した組織の間に争いが生じている。優先順位，目標，関心の行方，利害関係，最終期限が，個々の立場を決定する[53]。そして，固定された資源の量を前に，政治的にどちらにつくかによって，資源は分配されるべきであると考える。結果として，一方が利益を得て，他方はそれを失う。それでは，ゼロ・サム・ゲームにおける勝ち負けと同じ事態に陥ってしまうだけである。

(3) システム論的なアプローチ

政策にシステム論的アプローチを導入してみよう。それによって，独自のゴールをもっている組織は，個々に独立しているわけではなく，依存関係にあることがわかる[54]。つまり，一方が利益を得るということは，もう一方が損失を被るということではない。なぜなら，地域社会やシステムが全体として機能するためには，両者の成功が不可欠だからである。実際，少数の例外を除いて，同一システム内の一方の損失は，もう一方の組織の損失でもある。

例外となるのは，複数の個人や組織が全く同じゴールを持ち，かつゴール追求のために，両者が限られた同一資源に依存している場合である。相手のことを考慮せず，もっぱら自分だけのゴールを最大限にしようとして，限られた共通資源を浪費すれば，他方は損害を被らざるをえない。それでは自由競争市場と変わりない。

フィットネスセンターに会員料や使用量を支払うことができる人は限られている。それなのに，会員を奪い合うように，近隣で2つのフィットネスセンターが競合しているのがその例である。この場合，フィットネスセンターのとりうる方法は，一方が競争相手のいない場所へ移ることである。あるいは，双方が近隣地区を超えたより広い地域で会員募集をしてもよい。それが無理な場合は，双方による，もっと大胆な経費節約，料金の値下げ，あるいは激しい会員の取り合い，いずれかがなされるであろう。一方が負ければ，負けたほうを勝ったほうが買収し，それで競合の終わり，ということもありうる。

競争市場はイノベーション（新製品）を生み出し，効率も高める。これは確かである。しかし，社会サービスや保健サービスにおいては，時に，的をはずすことがある。「市場」は，サービスを最も必要とする人よりも，支払い能力のある人によって成り立っているからである。

サービスのための資源が限られており，かつサービスを受けられないがために住民の健康に影響が出ているような場合，公的機関は，私的機関や市場誘導型のサービスではカバーできない部分へのサービスを行うべきである。民主的に計画され，政府からの協力をも得てつくられたシステム論的アプローチによって，限られた資源が少数者によって涸渇させられることを防ぐことができる[55]。システム論的アプローチでは，資源を最も平等かつ効率的に配分しようとする。市場やサービス地域の拡大も図る。サービス対象地域内で専門的サービスを提供し，重複するサービスを少なくすることをも目指す。

政界に足を踏み入れる人たちは，ある政策に直接関係しているからそうするのである。そして自らの政策を実現させるため，争いに巻き込まれる。時には争いを引き起こしもする[56]。

ここで政策の政治的側面について検討しているのは，プログラムの目的を達成するために必要な支援や，法規制，あるいは組織や環境の変化を可能にしてくれる政策を促進するために，いずれかの政治的立場，政治家につくのが有利か，あるいは政治的力関係がどうなっているのかを見きわめたいからである。

どちらにつくかが決まったならば，残された課題は，勝ち負けになるのではなく，どちらの政治的立場に立っても利益となるよう「win-win」の状況をもたらすような案をつくることである。それがうまくいかなかった場合は政治的な力をもつべく望み，また努力しなくてはならない。選挙によって票を獲得するのもよい。鍵を握っている意思決定者に味方についてもらうのもよい。真実であるとか，よい企画であるとか，そういうことだけでは対立する側の政治力には，太刀打ちできないと思ったほうがよい。

(4) **交換理論**

「組織や政策が個人個人のゴールの追求を認め，それを支援するとき，人は協力的になるものである」，という組織行動や政策行動に関する1つの理論がある。組織や政策が，何らかの形で自分たちのためになることをしてくれるという点に，安定性と将来の見通しが得られるようであれば，人はある程度の犠牲も喜んで受け入れるものである。このシステム論的アプローチや交換理論の次に実践的な政策分析のカギとなるのは，組織や政策を変えることによって「どのような利益」を得られるのかを捜し当てることである[57]。

(5) **力の均衡アプローチ**

交換理論によって得られる利益と強いられる犠牲は，複雑な組織やシ

ステム内では，残念ながら平等には配分されない。一方では利益のほうが大きくなり，他方では犠牲のほうが大きくなる。利益が大きくとも，犠牲がより大きければ，利益はわずかにしか見えない。政策アセスメントのこの時点においては，すべての人が幸せになるためにはどうしたらよいのか，ということは考えず，「何が共通の善なのか」を問うべきである。この点は，「最大限の幸福を最大限の人に」という政治哲学を唱えたジョン・スチュアート・ミル（John Stuart Mill）の功利主義的な理論に通じるものがある。

地域社会のなかで，権力は平等に配分されているわけではない。そこで多数者のほうが犠牲を払わねばならないことがある。少なくとも，手に入る可能性のある利益を捨てなくてはならないことがある。少数者の利益のために……。Garrett Hardin 著の『庶民の悲劇（The Tragedy of the Commons）』のなかで，この様子は，住民と環境との関係を描きながら，述べられている**Ⓝ**。健康などの基本的ニーズが多数者の犠牲になる場合，地域社会は少数の者が他人を食い物にしたり傷つけたりする勝手を制限する責務がある。保護するための法律がある場合は，法的にこのような制限を実行できる。公平を期して新しい法律や政策を承認させていこうとする強い意志があるならば，政治的手段をとることもある。

(6) 力の教育アプローチ

政策や組織を変えていくためにより好ましい方法は，地域社会や組織の指導者，他人の健康に害を及ぼしているような人々を教育することである。指導者たちに気づかせるのである。健康に悪影響を及ぼすようなことが現に行われているということを。そして，適切な対策をとることによって地域社会を好ましい状態に保つことは，長期的に見て利益であり，人道的にもふさわしいということを訴えるのである。この方法がうまくいかないときには，法的対抗手段，ボイコット，その他の政治的対抗手段を講じることもある。さらに，指導者の姿勢が自発的に変わらない場合，そのような指導者は，酷評を受けたり，法律や規則の改革を一掃されてしまうこともある[58]。

(7) 対抗的アプローチ

教育的アプローチが失敗した場合，政治問題化した課題に関して権力を平等に配分するためにただ1つ残された方法は，組織的な対抗策である。ストライキ，嘆願書の提出，ボイコット，ピケ，一般投票，法的な手段による対決へと持ち込み，政策，規則，組織の変革を実現しようとするのである。ロビー活動。社会活動を推進し，理解ある候補者を立てるための公共利益団体の組織化。問題に対する一般住民の意識を高めるための示威行動。これらの活動によっても同じような効果が期待できる。これらの方法自体をプログラムとしたり，プログラムの一部としたりすることもできる。ヘルスプロモーション戦術の一部とすることも可能である。

著者注

Ⓝ『庶民の悲劇』

公共の利益よりも自己の利益を優先させることで起こる環境破壊の比喩。Hardinは，公益を犠牲にして，共有資源をわがままに消費することへの前進的な原則を示した［文献731］。

最近の例としては，［文献313］を参照。人間はこのような「庶民の悲劇」を克服できるという根拠を示す対抗意見としては［文献480］を参照。

交換プロセスにおける，間接的な相互利益論「与えよ，さらば与えられん」の利用については以下を参照。このなかには，支援してあげることによって，評判や「好感イメージ」を確実に得るといった内容も含まれる［文献1125, 1713］。

ヘルスコミュニケーションにおける倫理問題への適用例は，［文献712］を参照。

⑻ アドボカシーと有権者教育

　企業や特定の利害団体によるロビー活動に対抗するアドボカシー・アプローチに関するヘルスプロモーション関連文献が近年増えている。特にタバコ，アルコール，地球環境分野においてである。肥満の流行に影響を受けた，食品産業関連文献も増えている[59]。

　文献のなかでは，政策提言のために保健職がとるべき，一般的な戦略やアプローチの方法が述べられている。保健専門職が，特定集団の問題やヘルスプロモーションに関する問題を，より直接的かつ効果的に政治的プロセスに取り込む方法，マスコミを使うためのさまざまなアプローチの方法，ガイドライン，資源，戦略が提案されている。例えば少数民族[60]や高齢者の問題[61]，特定集団の問題など[62]である。

⑼ エンパワメント教育とコミュニティ開発

　アドボカシーと有権者教育アプローチの1つの亜型として，古くからあるコミュニティ開発アプローチとセルフケア運動とを結合させる方法がある。いずれも地域社会のイニシアティブによるものである。

　アドボカシー・アプローチの場合，政治活動に関して熟練したスキルをもつ組織が，コミュニティや利益団体のためにアドボカシーの役割を引き受ける。

　有権者アプローチの場合，外部組織やその組織内の小グループが住民を教育し，組織や政策を変えるための政治的活動をとらせる役割を請け負う。

　エンパワメント教育アプローチにおいては，地域住民に全教育プロセスの主導権を引き渡す。住民自身が自らの問題を定義し，そのなかから優先度の高いものを選定する。そして，セルフヘルプ・プログラムを開発できるように奨励する。さらに必要なら，障害を取り除いたり，資源の利用が可能になるように，権力機構そのものに立ち向かうこともある[63]。ボックス5-5には，より最近の例を示しておいた。

⑽ 参加型研究と地域社会の実行能力（コミュニティ・キャパシティ）アプローチ

　エンパワメントとコミュニティ開発アプローチは最近になって別の形に進化してきている。地域社会の実行能力（これによって，エンパワメントを維持し，組織制度化する）や参加型研究アプローチ（研究結果の影響を受ける人たちと研究者が，力を分け合って，根拠を得るための準備や分析を行う）である。これに加えて，ソーシャル・キャピタルや連合形成の概念や方法もある。

　ただし，1つ注意しておきたいことがある。プログラムを支援してくるような政治力を調べたり，政治力を動員したり，政治力の向きを変えようとするこれらのアプローチは，どれ1つとっても，本来的に正しいとか間違っているとは言えない，ということである。最適のアプローチ，あるいはその組み合わせは，ニーズや状況を注意深く読み込むこと

> **ボックス 5-5　都市におけるケース・スタディ**
>
> 　再興してきた結核対策のための企画と政策の効果が，米国の2つの都市で比較分析された。このケース・スタディは政策アセスメントのセクションで解説した主要ポイントの要約としても使える。
>
> 　Anne Dievler は，ワシントン DC とニューヨーク市における結核対策を支援する政策の比較研究を行った。Dievler の分析によれば，1992～1996年の間に，ニューヨーク市では有意に結核の罹患率が下がった。その理由は，部分的にではあるにせよ，企画者が，企画の政治的側面や官僚的側面をよく認識していたからである。
>
> 　このケース・スタディの結果を基に，Dievler は以下のような提案をしている。政治アセスメントのセクションで私たちが述べてきたことと同じ要素が述べられている点に注目してほしい。
>
> - **コンセンサスの形成**
>
> 　プログラムの範囲と規模を定め，合意を得ておくことは重要である。ワシントン DC では，現状への合意が十分になされていなかった。結核が流行している，将来流行するかもしれない，全く問題ない，という3つの意見が対立していた。
>
> 　一方，ニューヨーク市では，問題点は明確に認識され，問題の規模に関しても内外から合意が得られていた(p.180)。
>
> - **戦略形成**
>
> 　企画プロセスにおいては，戦略形成に不可欠な政治要因を取り扱わなくてはならない。ワシントン DC では，政府の高官が自分たちのゴールや関心達成のための戦略を追求していた。また外部からのプレッシャーに応じていた。
>
> 　一方，ニューヨーク市では，プログラム・マネジャーやスタッフと協力して，リーダーが先を見越した行動をとることを心がけた。科学的根拠に満ちた戦略を推進する役割も果たした。まだ論議中の先進的な戦略をも推進しようとした。
>
> - **実施の阻害要因の克服**
>
> 　Dievler によれば，ワシントン DC の計画はさまざまな面から批判された。関係のない課題を含んでいる，仕事の中身が曖昧である，実施方法が欠如している，といった批判である。さらに……
>
> 　「ワシントン DC のユニークな政治状況を指摘することもできる……それがいくつかのプログラム実施の失敗原因ともなっているからである……しかしながら，結核対策費は米国政府から出ており，ワシントン DC の財源から出ているわけではない。また結核に関する政治的決断は，連邦議会の関与するところのものでもない……というわけで，ワシントン DC における政治的，官僚的障害の種類も規模も，他の大都市とそれほど異なってはいない。ワシントン DC では，企画プロセスにおいて，これらの障害はほとんど取り扱われなかった。しかし，ニューヨーク市では，いくつかの最も重要な，官僚に関係した障害事項が克服された。結果として出来上がった計画は，ニューヨーク市にぴったりとマッチするものとなった。その活動において。責任において。また実施のためのスケジュールにおいて」(pp.181-182)。
>
> 　　　　　　　　　　　　　　　　　　　　　　　　　　　　　　　　出典：［文献392］

によって見出すことができるようになるであろう。

5. 実施と評価

　保健プログラムやその要素を実施する際，いかに質の保証を得るかは重要なことである。質の保証は以下のように定義する。「系統的にプログラムを監査し，チェックし，手直しし，それによって，プログラムの

目的に関連のある戦略や方法が，最高の質をもたらしてくれることを確認すること」．

　この定義はいくつかの前提を含んでいる．第1に，プログラム実施のための質の高い戦略，技術，方法が存在することを前提としている．豊富な文献によって，さまざまな活動領域において効果的な事例が示されている．企画者はそのなかから効果的な戦略や実践方法を見出すことができる．第2の前提は，これらの戦略，技術，方法を実際に使う際の手順やプロトコールがすでに確立されているということである．最後になるが，第3の前提は，プログラム実施の際に，質のアセスメントをするための何らかのプロセスかシステムが存在するということである．Precede-Proceedモデルでは，運営・政策アセスメントの段階がそのようなプロセスにあてはまる．

　本章の前半にも示したように，運営・政策アセスメントにおいては人材資源に関して以下のような問いを発する．「計画どおりにプログラムを実施するための人材はいるのだろうか？　手に入れられるのであろうか？」これに次いでもう1つ重要な問いがある．「必要な人材を確保できたとしよう．彼らは効果的にプログラムを実施するための能力やスキルをもっているのだろうか？」この第2の問いは，普遍的現実をつきつけている．すなわち，効果的にプログラムを実施するためには，質の高いトレーニングが必要であるということと，注意深い監督指導が必要である，ということである．

　運営・政策アセスメントにおいて，トレーニングの必要性を確認することは，きわめて重要なポイントである．トレーニングの内容として，1つにはイン・サービス・トレーニングがあげられる．もう1つは，プログラムをうまく成し遂げるために，参加スタッフに必要となるスキルを習得させるトレーニングである．企画者はPrecede-Proceedモデルの最初の4つの段階に関与してきている．これまでのアセスメントの中身をもとに，イン・サービス・トレーニングで何を内容としてとりあげればよいかを示すことができるかもしれない．どのようなトレーニングが必要かを知るためのステップは，以前示したアセスメントの方法と似通っている．①スタッフが現在もっているスキルと，これから実施するプログラムで要求されるスキルとのギャップを示す．②どのギャップがもっとも大事か，についての合意を得る．③時間と資源の制約を念頭に置きながら，トレーニングによって，どのギャップを埋めることが最も簡単であるかを決める．

　トレーニング・プログラムはその定義からして，教育プログラムである．そこで，Precedeモデルのフレームワークにおける，行動・環境・教育アセスメントと同様のプロセスを当てはめてよい．監督指導もまた1つの教育的プロセスとしてアプローチできる．つまり，監督指導する側にもされる側にも，行動変容のゴールを設定してよい．期待する行動

の準備要因，実現要因および強化要因は定期的に分析できる。スタッフ・ミーティング，トレーニング，文書類，あるいは成績のよい者に対する報酬などにより，プログラム実施への準備条件を整え，実現可能性を高め，さらにそれを強化していく計画を立てることができる。地域社会，学校，職場，保健医療の現場で，Precede モデルを専門家のトレーニングに適用した例は 6～8 章にある（この邦訳では省略）。

最終分析のなかでは，以下のような実施の側面に関して，教科書は無力である。①よく練られた計画を改善すること。②予算を適切なものとすること。③しっかりとした組織支援，政策支援を得ること。④スタッフの役に立つトレーニングと監督を行い，⑤プロセス評価のステージで注意深くモニタリングすること（これについては本章の残りの部分で取り扱う）。これら 5 項目以外で，成功の鍵となるのは，経験の有無，住民のニーズに対する感性，状況の変化に対する柔軟な対応力，長期的なゴールを見据える視点，ユーモアのセンスである。

これらのことは，時間をかけ成功を少しずつ積み重ねていくことによって身についてくる。経験不足を補うためにはケーススタディを批判的に読むとよい。特に，プログラムをどのように適用したかについての解説はよく読んだほうがよい。例えば，効果的なコミュニティ・オーガニゼーション・プロジェクトについて。あるいは，ヘルスプロモーションのための組織間連携や協力ができていく過程を記した論文もある。さまざまな活動領域における保健プログラムのケーススタディからも実践のためのガイドラインや活動事例を学ぶことができる。地域社会を基盤としたヘルスプロモーション戦略や作戦を効果的に適用した事例についても読んでおくとよい[65]。

インターネットによって，プログラムの実施を含むヘルスプロモーションの企画プロセスのすべての側面に関して，最善かつ最新の情報が実質的に誰にでも手に入るようになった。以下に示す組織はたいていウェブサイトを持っている。国，州，市町村レベルにおける自治機関。慈善団体。ボランティアによる保健機関。民間の保健医療機関。ほとんどすべての大学。多くの専門的保健機関，学会。

これらの機関のウェブサイトから手に入る資料はさまざまである。例えば，保健状態を示すデータベース。プログラム紹介。予算公募用ガイドラインと基準。評価レポート。技術的支援資料などである。例えば，http://www.lgreen.net に行ってみるとよい。著者別，活動領域別，対象集団別，健康問題別に 950 以上の Precede-Proceed モデルの適用例を見ることができる。参加型研究のガイドラインや，本書にとって鍵となる最新文献，ニュースなどもダウンロードできる。

6. プログラムのインプットとアウトプットを予測すること，計算すること

1) プログラム実践の際に遭遇する現実

「プログラムはうまくいっていますか？」「どれだけお金がかかっていますか？」「私たちの予算は役に立っていますか？」

ビジネスセクターであれ，パブリックセクターであれ，ボランティアセクターであれ，この3つの質問は，組織の役員会がプログラム責任者によく聞く質問である。コストに関するすべての質問に関して，専門の経済学者や公認会計士へ相談しなくてはならない，ということはない。日常やっているような計算方法で十分解決できることもある。

以下の場面を想定してほしい。家からかなり離れたゴミ捨て場に，急いでゴミを車で運んで捨てなければならなくなった。まずは1台，車を選ばなくてはならない。レンタルのバン。お隣さんがもっている小型のピックアップ・トラック（これはときどき故障する）。手押しの一輪車。兄が持っている1955年製のコルベット（シボレーの乗用車）。

まず一輪車は論外である。小さすぎるし，距離も遠すぎる。兄とはよい関係でいたいから，ゴミで車を汚さないように，コルベットも使わないことにする。残ったのはレンタルのバンとピックアップ・トラックである。どちらも仕事には使えるが，バンの方が効率的である。1回でゴミを運びきることができるからだ。一方，ピックアップだと3回はかかる。バンを使うと，お金がかかる。しかし，それによって時間とエネルギーをセーブできるのであれば，多少のお金がかかってもかまわない。というわけで，意思決定には時間とか資源が手に入るかどうかが重要な要因となる。加えて，他者への責任も重要な要因である。

本書全体を通して，評価は企画プロセスのなかに組み込まれているということ，また，進行中の評価結果としての情報は，企画のフィードバックのための主要情報源であること，を主張してきた。そのフィードバックによって，①企画の中途段階での修正が可能になる。②また，ステークホルダーにプログラムの進み具合を知らせることも可能になる。

多くの保健プログラムにおいて，使える予算は限られている。その限界のなか，予算の多くはプログラムの実施のために通常使われる。評価に使えるお金は微々たるものである。そこで，介入戦略を選びプログラムを開始する前に，企画者には以下の問いに答えてほしい。

1）財団にプログラムの進み具合を示す際に，どのような指標が受け入れられるのか？
2）時間設定は適切か？
3）プログラムの影響や成果は，あとどのくらいたったら測定されるのか？ それに関連して，いつ頃であれば測定できると予想されるのか？

4) プログラムの対象集団にはどの程度簡単にアクセスできるのか？
5) 対象集団は評価に加わるのか？
6) プログラムの進み具合を調べ，中間成果を明らかにするためのシステムはあるのか？ ないとしたら，つくらなくてはならないのか？
7) 予定どおり評価を行うために必要な人とお金は適切か？
8) プログラムの介入策を選び，それを開始する前に，ここに示した質問をいくつか試しに使ってみることは可能か？

実際に答えを用意してみたところ，1番から6番目の問いまでは何とか答えられたとしよう。ところが7番目の予算がまだはっきりしない。そこで財団が聞いてくる。「あなたが検討しているそのアプローチには，予算をつけるだけの価値があるのでしょうか？」そこで質問8が重要になる。コストの見込みはつけられるのであろうか？ 現在，**ボックス5-6**にあるような，2つのアプローチの利点を検討しているとしよう。

ボックス5-6　見込みのある2つの戦略
1. 1000人の担任教師を対象とした禁煙プログラム
2. 100人の校長を対象とした禁煙プログラム

表5-4は，あるヘルスプロモーション・プログラム全体の分析結果

表5-4　2つのプログラムの計算結果の比較

	計算のタイプ	プログラム1（教師）	プログラム2（校長）
A	必要数（推定対象人口）	10,000	100
B	対象範囲（参加者数）	1,000	50
C	カバー率 $[(B/A) \times 100]$	10%	50%
D	影響（直接効果）	100	40
E	有効性 $[(D/B) \times 100]$	10%	80%
F	効果 $[(D/A) \times 100]$	1%	40%
G	プログラム・コスト	10,000ドル	200ドル
H	効率（G/B）	10ドル/教師	4ドル/校長
I	費用効果（G/D）	100ドル/効果	5ドル/効果
J	便益（D×バリュー）	100,000ドル	4,000ドル
K	費用便益（J/G比）	10/1	20/1
L	収入	6,000ドル	0
M	純益（または損失額）（L−G）	(-4,000ドル)	(-200ドル)
N	立ちあげコスト	1,000ドル	100ドル
O	運用コスト（G−L−N）	3,000ドル	100ドル
P	運用上の費用効果（O/D）	30ドル/効果	2.50ドル/効果
Q	運用上の費用便益（J/D）	33ドル/1ドル	40ドル/1ドル

対象集団の必要性，対象範囲，カバー率，影響，有効性と効果，効率，便益との間でのトレード・オフの関係を示している。

出典　Green LW. & Lewis FW. (1986). Measurement and Evaluation in Health Education and Health Promotion, Palo Alto, CA: Mayfield; reprinted with permission of Mayfield Publishing Co.

を示したものである．プログラムの必要数，インプット，アウトプットについて 13 種類の計算を行っている．**ボックス 5-6** に示したような，2 つの禁煙プログラムを仮定して，計算したものである．このプロセスをとることにより企画者は段階を踏んで，プログラムに関連したコスト関係の問題点をモデル化できる．

表 5-4 に要約した計算項目には，最初の 12 の計算項目からとった 17 の概念が含まれている．12 の計算項目とは以下のとおりである．必要数．対象範囲．カバー率．影響．有効性，効果，プログラム・コスト．効率．費用効果，便益．費用便益．収入，である．標準的な計算方法を示しながら，個々の概念を定義していく．分析の際，評価担当者は以下の問いに対する答えがほしくなるであろう．

1) 100 校を対象とした 2 つのプログラムのうち，どちらのほうが高いカバー率を示すだろうか？
2) どちらのプログラムが，介入の目指す保健行動の採用率が高いであろうか？
3) プログラムのコスト，費用効果を比べたとき，どちらがよりすぐれているか？
4) プログラムの便益，費用便益を比べたとき，どちらがよりすぐれているか？

2) 人口学的指標
(1) 必要数 (need)

必要数とは，プログラムを必要としている集団，またはプログラムへの参加資格がある集団のことである．**表 5-4** にあるように，必要数に相当するのはプログラム 1 では 100 校に所属する 1 万人の担任教師である．一方，プログラム 2 においては，100 人の校長である．理想的には，喫煙予防プログラムの利益を受ける参加者数を必要数と定義したい．例えば，生徒である．タバコを吸わない教師をロールモデルとして，喫煙しようとしない生徒はいる．ところが，その数はわからない．無数にいるかもしれないのである．こういうことがあるために，必要数を，プログラムを受ける資格のある集団と定義しているのである．

プログラムを必要としている集団は，通常，世論調査のデータから推定される．あるいは，かつてなされた推定対象人口の記録を用いることもある．これらの推定値は，スクリーニングや除外基準に基づき，必要に応じて修正したほうがよい．例えば，**表 5-4** で対象となる教師と校長は，現在毎日 2 箱以上のタバコを吸っている人だけかもしれない．必要数の推定値は市町村，地域，国のデータなどから内挿してよい．そのあとで，入手可能なデータやスクリーニングの基準に基づいて，新たな推定値をつくりあげていくのである．

必要数の推定値は，その後必要になる計算の分母となる．対象集団の

何％にプログラムが到達したか，プログラム全体の効果はどの程度か，といった計算である。

(2)対象範囲(reach)

第2に必要なのは，評価対象となるプログラムで実際に対象となった，あるいは対象となりうる人の数である。これがプログラムの対象範囲である。この値は過去の経験に基づいて推定されることがある。プログラムに対象者を参加させるための規則や市場分析による場合もある。もしそのような分析がプログラムの実施が始まった後で終わった場合は，対象範囲は，1か月とか1年といった一定の期間内にそのプログラムに参加した人の数を数えるだけでもよい。マスコミ・キャンペーンなどのプログラムの場合は，対象範囲を把握するのは容易なことではない。

表5-4で，プログラム1の対象範囲は1000人の担任教師と推定される。プログラム2では50人の校長が対象となる。

(3)カバー率(coverage)

カバー率は必要数に相当する数のうち，何％にプログラムが行き渡るかということである。プログラム1では10％(1000/10000)。プログラム2では50％である(50/100)。カバー率は対象範囲の数と必要数の数を標準化する。それによって，プログラム1とプログラム2の比較ができるようになる。標準化によって他のこともできる。今期の会計年度や学期のカバー率と過去のカバー率との比較などである。

(4)影響(impact)

影響とは，ヘルスプロモーション・プログラムの直接効果，短期効果，あるいは中間効果のことである。評価担当者が影響指標を手に入れようとするのは，たいていの場合，評価予定期間内に必要なデータが得られるからである。最終的に期待される成果に関するデータはまだなくとも，この影響指標があれば，プログラムの進み具合を示す根拠が得られる。影響指標は変化した保健行動の測定結果であることが多い。プログラムの効果を示す根拠として，実現要因，準備要因，強化要因の指標よりも，はるかに説得力があるからである。

表5-4は，2つのプログラムの影響指標を示している。プログラム1では，1000人中100人の教師がプログラム終了後，半年経ったのになお禁煙を持続している。一方，プログラム2では50人中40人の校長が，プログラム修了半年後も禁煙を持続している。

(5)有効性(efficacy)

有効性とはプログラムに実際参加した人への影響(直接効果)があったかどうかということである。プログラムの有効性の推定値を得るためには，影響があった数を対象範囲の数で割ればよい(D/B)。そして100をかけて，割合を％に転換する。

表5-4より，プログラム1が教師に及ぼした影響の度合いはプログ

ラム2で校長に影響が及んだ度合いに比べて大きい。しかしプログラム2の有効性は，対象範囲である50人の校長の80%である。一方，プログラム1ではそれが10%でしかない。

有効性の指標は直接プログラムの対象となった人だけに対する影響の度合いを見ている。では，対象人口（必要数）の一部なのに，プログラムには直接参加しなかった人については，どうなのであろうか？

(6)**効果（effectiveness）**

効果とは，必要数のうち，実際にプログラムの影響（直接効果）が見られた人の割合である。公衆衛生プログラムにおいては，プログラムの対象となりうる人全体に対する変化のレベルに関心をもっている。実際，プログラムに参加した人だけに変化が見られればそれでよしという判断はしない。

ところが，有効性と効果は，評価レポートのなかではっきり区別されていないことが多い。プログラムの効果を評価する際，私たちは直接対象となった参加者からのデータをもとに評価する傾向がある。その場合はプログラムの有効性を見ているのであって，効果を見ているのではない。

表5-4を見てみよう。プログラム2はプログラム1よりも効果的である。必要数のうち高い割合で行動が変化しているからである。プログラム1では1%の効果，プログラム2では40%の効果となっている。

3) 経済指標の測定項目

納得のいくコストで影響を及ぼし，有効性も効果も達成できた，ということを，いつかは自分でも納得したいし，他人にもそう思ってほしいものである。そのためには，別の測定が必要である。コスト，効率，費用効果，コストに対する便益，である。

(1)**プログラム・コスト（program cost）**

コストは評価コストとは別のもので，プログラム実施のための支出推定額である。コスト推定額にはデータ収集費とか，その他の評価関連のコストを入れるべきではない。コストのデータがあると，それだけでも政策アドバイスが可能なことがある。特に，2つ以上の競合プログラムがあって，影響分析においてどちらも同じ程度の効果をもたらしているような場合，コストのデータを用いて，どちらがより好ましいかを決めることができる。

プログラムの実施や他の要素との一貫性を得るためにどうしても必要というのであれば，記録の作成費をコスト推定額に含めてよい。もしプレテストとポストテストが，評価のためだけではなく，全体プログラムの一要素として位置づけられるのであれば，そのコストも含めてよい。バイアスのかかっていないプログラム・コスト推定額を手に入れるためには，プログラム開始のときからコスト台帳を用い，支出を正確に記録

しておくべきである。補助スタッフも含めたスタッフの給料は比例配分し，コストの推定額に含めるべきである。表5-4では，プログラム1にかかるコストは1万ドルであり，プログラム2では200ドルである。

(2)効率(efficiency)

効率は，対象範囲に要するプログラム・コストの割合である。プログラムに実際参加した人，1人当たりの単位コストと言ってもよい。

表5-4では，プログラム1の効率は1人の教師当たり10ドルである（\$10000/1000）。一方，プログラム2では1人の校長当たり4ドルである。

効率を計算する際は，プログラムにかかる実際のコストを，対象範囲を示す対象者数で割ってやり，プログラム参加者1人当たりいくらかかったかという，比較しやすい形にもっていく。プログラム1のコストは1万ドルである。プログラム2より50倍も高い。しかしながら，効率を計算すると，プログラム2に比べて2.5倍だけ高い，ということがわかる。

(3)費用効果(cost-effectiveness)

費用効果とは，観察された影響または効果1単位当たりのコストである。この尺度はある特定の効果あたりのコストを標準化する。計算結果は，1効果あたりのコスト（ここではドル）として表示される。表5-4より，プログラム1において禁煙に成功した担任教師は100人だったので，費用効果は1人当たり100ドル（\$10000/100）となる。一方，プログラム2で校長は40人禁煙に成功したので，費用効果は1人当たり5ドル（\$200/40）となる。その結果，担任教師に比べて校長は20倍安いコストで同じ効果を得たと考えられる。表5-4のA,B,Dの欄を見ていると，プログラム1のほうが2に比べてすぐれているように見えるが，ここに示した費用効果のデータがあると，それとは逆の議論を展開できる。

(4)便益(benefits)

便益は，プログラムの効果として，社会，組織，後援者が獲得する最終的な利益である。効率や費用効果のデータにとどまらず，便益の計算結果もまた，納税者や社会プログラムに予算を投入した人々にとって，重要な指標である。皆，どれだけプログラムの効果があったかを知りたがっている。特にQOLがどう変わったか，ということについて。資源が効率的にプログラムに使われた，とか，プログラムの実施によって行動や環境要因が変わったということ以上に，QOLに関心をもっているのである。

保健プログラムの最終的な価値をうまく判断するために，効率や費用効果の尺度を上回る分析をするためにはどうしたらよいのであろうか？

残念ながら，経済学者，政治家，一般住民，保健専門職とも，共通のものさしでそのような価値を測ろうとはしない。今ここでとろうとして

いるアプローチは，実体のあるいくつかの成果をもとにした，便益の計算である。純粋に医学的な成果のみからなる指標を超えてはいる。しかし，ここで予測するお金の額を実際に将来そのまま追跡でき，測定もできるかというと，その保証はない。

学校の生徒の健康のためになるモデルを示すという観点に立つと，プログラム1の担任教師はプログラム2の校長よりも影響力が強い。教師がうまく禁煙できれば，生徒の喫煙予防や禁煙行動にもプラスの影響が及ぶことであろう。学校のなかでも課外時間でも，教師は校長よりも，より身近に生徒に接する。このことを私たちは前提としている。加えて，担任教師は，教室環境や教育環境により目に見える影響力をもっている。直接禁煙行動を支援することもできる。

過去の研究成果や，控えめに見積もった情報から，教師や校長の行動をお金に換算することが可能である。費用便益の計算時によくやるように，きわめて控えめな見積もりをたてると以下のようになる。

1) プログラム1の教師は1人当たり，年間10人の生徒の禁煙や喫煙予防に直接影響力をもつ。1年間，1人の生徒を喫煙から守ったということには100ドルの価値がある。禁煙に成功した教師は，年間10人の喫煙しない生徒を生み出すということで，それは1000ドルの利益を得たことに相当する。

2) プログラム2の校長は1人当たり，年間1人の生徒の禁煙や喫煙予防に直接影響力をもつ。1年間，1人の生徒を喫煙から守ったということには100ドルの価値がある。禁煙に成功した校長は，100ドルの利益を得たことになる。

プログラムの影響(D)があった教師の数(100)と校長の数(40)に，上の教師の1000ドルと校長の100ドルをかけあわせて得られた結果を便益として**表 5-4**に示した。参照されたい。

(5) 費用便益（cost-benefit）

費用便益はプログラム・コストに対する便益の比である。慣例では，費用便益はプログラムに投入された金額の単位当たりの便益として表現される。**表 5-4**に示した計算結果から察するに，プログラム1よりもプログラム2を薦めたほうがよいと思われる。校長を対象としたプログラムのほうが，単位当たりに換算すると，2倍の便益が戻ってくると予測できるからである。

こうして2つを比較すると，どうしても聞きたくなる問いがある。どちらの費用便益比のほうがすぐれているのか？　という問いである。しかし，このように2つを比べた後で1つを選び出すという方法は，常に必要というわけではない。政治や運営上の現実，例えば健康教育資源へのアクセスの問題をふまえ，よい結果が出るようにさまざまな要素をうまく組み合わせていったほうがよい。

例えば，**表 5-4**に示された根拠を見ると，投入に対してかなりの額

の見返りがあることがわかる。費用便益比が10対1ということは，預金の利子が1000％ついたということである。株の価値が10倍に跳ね上がったと言ってもよい。その見返り額はかなりのものであり，それだけでプログラム1の価値を保証している。必ずしもプログラム2と比較する必要はない。

(6)収入(income)

収入計算値は，プログラムがどれだけの収入を生み出せるか，の推定額である。プログラムを持続させたいと思うとき，この種の計算はきわめて重要である。1つには，このプログラムは確かにうまくいっているという根拠になる。もう1つには，投入のための資源があると確認できる。収入源はいろいろある。財団からのグラント。寄付。親組織からの運営補助金。サービス提供時の料金。これらは，どれ1つとっても，不安定な収入である。このまま単独でプログラムを続けていけるのか？　収入を生み出すことはできないのか？　ということを常に問うべきである。

表5-4では，禁煙プログラムへの参加費として教師1人当たり6ドル支払うものと仮定した。一方，校長は1セントも払いそうにない。ということは，プログラム1は6000ドルの収入を得るが，プログラム2はゼロということになる。

(7)純益(net gain)

純益や正味の損失額は，収入とプログラム・コストとの差額である。表5-4の費用便益比を示したKの値を基に計算できる，将来得られるかもしれない収入の額は，そこには含まれない。もしその額を含みたいのなら，それは将来の収入額に追加すればよい。例えば，プログラム1からの教師による便益10万ドルがプログラム担当機関に実際貯金されるようであれば，担当機関の1年後の純益は9万6000($10万-4000)ドルとなる。4000ドルの損失ということにはならない。たいていの場合，このような費用便益分析によって得られた貯金額は，全額とは言えないまでも，一部，担当機関に集まってくるものである。

7. まとめ

本章はPRECEDEからPROCEEDへの曲がり角となる章である。企画のためのアセスメントの最終ステップを踏み，プログラム実施のための最初のステップを踏む段階である。形成的評価からプロセス評価へと移行する段階でもある。本章でさらに形を成すことになるプログラムの計画の中身は，これまでのアセスメントの段階で出来上がってきたプログラム理論，あるいはロジックモデルに基づいたものである。そしてプログラム理論に従って介入策をマッチさせ，割り振っていく。次いで，計画に必要な資源，組織，政策を確認する。プログラムの実施環境にそ

の3つが整っているかどうかの確認も行う。さらに本章では，プログラムのために資源を動員し，組織を変え，政策を支援するための種々のアプローチも紹介した。

本章の冒頭には，根拠と参加に基づく企画に必要な定義と原則を示した。最初のセクションでは，これまでの企画段階におけるニーズのアセスメントによって得られたベースライン・データを，いかに介入策へとつなげていくかを論じた。ニーズをかなえるために選び，また開発しなくてはならない介入策である。

最初のステップは，プログラムの焦点となるエコロジカル・レベルに合わせて，介入策をマッチさせていくステップである。例えば，地域社会レベル全体に行き渡るマスコミ活動。組織レベルで必要なトレーニング。個人レベルで必要なカウンセリングや親の監督指導，といった具合である。

第2のステップは介入策のマッピングである。優先度の高い準備要因，実現要因，強化要因に，具体的かつ根拠のしっかりした介入策を割り振っていくステップである。

ベスト・プラクティスをマッピングしたあとは，プーリングとパッチングのステップに移る。ベスト・プラクティスと言われている介入策であっても，実際，対象としている一般集団や状況に，うまくそぐわない場合がある。そのギャップを埋めるために，まだベスト・プラクティスと言えるほど十分に試行されてはいない介入策を導入するのである。

すべての方法を駆使しても，優先度の高い準備要因，実現要因，強化要因に対する適切な介入策がうまく見つからないことがある。そこで残されたギャップを埋めるために，プログラム開発と形成的評価の最終ステップを踏む。ギャップを埋めるためのイノベーションの導入と評価を行うステップである。

運営アセスメントにおいては，具体的に出来上がったプログラムに必要な資源の分析を行う。組織や地域社会のなかで，手に入る資源の分析もする。プログラム実施の障害事項に関する分析も行う。政策アセスメントにおいては，政治的，規制的，組織的支援要因と阻害要因を，いかに変えていけばプログラムを前進させていけるかを検討する。またそれらをいかに変えていけば，地域社会活動のための教育支援や環境支援をうまくやっていけるかについても検討する。

保健プログラムにおいて企画と政策は，プログラムに対する目的，資源，保護の方法を明確に示してくれる。しかしプログラムの運営担当者はすべての実施のステップに注意を払っているわけではない。それをやりだしたら，せっかく支援している住民の歩みを遅らせてしまうことになってしまう。計画も政策も，対象地域の状況，プログラム担当者の人柄，機会，評価によって得られたフィードバック情報に基づいて，柔軟に対応できるだけの余裕があったほうがよい。

PRECEDEの段階では，プログラムが個人や集団のニーズや状況にうまく合っている(appropriate)ことを確認する。一方，PROCEEDでは，プログラムが手に入り(available)，アクセスでき(accessible)，受け入れ可能で(acceptable)，責任能力もある(accountable)ことを，確認する。状況にうまく合ったプログラムだけが実施に値する。しかしそのようなプログラムであっても，手に入りにくく，アクセスできず，受け入れがたく，責任能力もなければ，プログラムは失敗に終わる。PROCEEDの段階では，プログラムの入手に必要な資源を調べる。アクセスのために組織の変化が必要かどうかを調べる。受け入れやすさのために，政治的，規制的変化が必要かどうかも調べる。そして最後に，評価とトレーニングによって質の保証を行う。それによって，プログラムが政策決定者，運営担当官，消費者，クライエント，その他のステークホルダーに対して満足のいくものとなるようにする。誰もが，プログラムが容認水準を満たしているかどうか，知りたがっているからである。

　スタッフのトレーニングと監督指導は，人事評価と合わせて，プログラムの実施責任能力を高める際の鍵である。プログラム実施の際の質の保証を得るためにも，最も重要な要素である。このコンテキストにおいて，トレーニングニーズとは，企画されたプログラム遂行に必要なスタッフの役割を果たすための，イン・サービス・トレーニングやスキルの習得のことである。個々のトレーニング・プログラムは，Precedeフレームワークと同様の企画プロセスを踏んだほうがよい。監督指導は，指導者にとっても，それを受ける側にとっても，一種の教育プロセスとしてとらえることができる。スタッフやボランティアに期待する行動の準備要因，実現要因および強化要因は定期的に分析できる。介入策はプログラムの実施を基礎づけ，実現可能とし，強化すべく，計画することができる。

　評価は，Precede-Proceedモデルの第1段階から始まった。そして各段階で評価は論じられ，ここにたどり着いた。本章に至るまでに，評価の指標としてのベースライン尺度を一般集団のニーズを基につくりあげてきた。この最終段階においては，後期の形成的評価の段階から初期のプロセス評価の段階へと移行する。プロセス評価においては，資料，方法，介入策，プログラムの要素の実現可能性や受け入れ可能性を知るためのプレテストを実施する。しかし，行動，環境目的に対する影響や，健康改善，QOLに与えた成果を知る段階ではない。

　本章の最後に示したのは，プログラムの実施に伴って，期待されていた結果を実際のデータで置き換えていく際に使われる一連の尺度や，いくつかの尺度のための計算方法である。プログラムを実施するためには，いくつもの要素が必要である。よく練られた計画，十分な予算，組織や政策による確かな支援，建設的なスタッフのトレーニングと監督指

導，プロセス評価の段階におけるきめ細かなモニタリング，さらにプログラムの実施が成功するか否かは，以下の要因によって決まってくる。経験の有無，住民のニーズに対する感性，状況の変化に対する柔軟な対応力，長期的なゴールを見据える視点，ユーモアのセンスである。

8. 演習

1) 最も優先度の高い準備要因，実現要因，強化要因に対してそれぞれ，少なくとも1つの介入策を含むプログラムをつくり，その特徴を述べなさい。またその介入策をどのようにして選び出したのか，あるいはデザインしたのか，情報源を示しなさい。

2) 1)でつくったプログラムに必要な資源を特定しなさい。予算，時間をガントチャートで示しなさい。

3) 自分のプログラムが，同一の機関で現在実施しているプログラムにどのような影響を及ぼすか，あるいはそのプログラムからどのような影響を受けると思われるか，分析しなさい。自分のプログラムが支援を受けるためには，組織の変更や政策の変更が必要になるかどうか，検討しなさい。

4) 自分のプログラム実施のために必要となるであろう，組織内やセクター間の協力体制について述べなさい。

5) 当初の予算サイクルが終わった後で，自分のプログラムを持続的に実施するために必要なアプローチについて述べなさい。

6) 4章で示した準備要因，実現要因，強化要因のなかからそれぞれ，少なくとも1つの要因を取り出しなさい。次いで，あなた自身の専門的な判断力と手元にある根拠をもとに，**表5-4**に示した指標を参考に以下の2つに答えなさい。

- 3つの目的の1つひとつについて，個々の目的が目指す影響力を得るための必要数，対象範囲，カバー率を予測しなさい。それに従って予算も調整しなさい。
- 3つの目的にかなった影響を獲得できたとして，有効性，効果，コスト(調整後，それらの目的に使われる予算があると見込んでよい)，効率，費用効果を計算しなさい。

●注と文献(エンドノート)

1) エコロジカル・マッチング：Simons-Morton が開発した地域保健のためのマルチレベルアプローチ(MATCH)［文献1518］。以下の文献に最も詳細に説明されている［文献1515：pp.152-184］。以下も参照［文献207：pp.279-283］。

2) 公衆衛生，地域保健，一般集団の保健のためのエコロジカル・アプローチのルネサンス［文献133, 685, 878, 1097, 1569, 1570］。

3) 保健ゴールを推定するための市や州の平均値や動向を活用すること：常に統計データを更新しているサイトのアドレスは，本章のエンドノートを載せた以下のサイトにある［http://www.lgreen.net/hpp/Endnotes/Chapter5Endnotes.htm］。例：① CDC による122市における死亡率レポートシステム。毎週発表されているMMWRのテーブルⅢに

掲載。②州別の25年間の動向を示すがんファイル。50州すべてとワシントンDCのがんの死亡率と罹患率の5年間ごとの動向，11か所のがんの部位別，年齢，性別，人種，民族グループ別の分類。③致命外傷レポート。年度別，外傷のタイプ，外傷の原因，年齢別，人種/民族グループ別，性別。外傷による損失余命別。④喘息。1999年以降の州別。報告のある成人の生涯における率と最近の率。⑤HIV/AIDS統計。州別，国別，曝露の分類別，年齢，人種，民族別。⑥口腔衛生指標。⑦栄養指標。⑧アルコール関連の保健指標，その他。ほとんどの州保健局のホームページは，州内の保健データを年齢，性，郡，地区，もしくは主要都市別にして公開している。

4) 公共サービスや社会活動プログラムの評価における，介在変数の初期の概要説明［文献1579］。
5) 先行介入策のプーリングに関する情報源［文献407］。
6) 地域保健計画アプローチ(PATCH)における既存の地域社会プログラムと政策マトリックス［文献245：第4・5章の表2参照］。全文は，以下のサイトからダウンロード可能［http://www.cdc.gov/nccdphp/patch/00binaries/PATCHCh5.pdf］。
7) Sussmanの6ステップ・プログラム開発連鎖モデル［文献1584］。
8) 介入策と行動変容との間にある原因変数や介在変数としてのメディエーター［文献1515：p.170］。
9) 原因変数の影響を調整するメディエーター変数［文献1586］。
10) 他の変数の影響を強化したり弱めたりする，外在変数や独立変数としてのモデレーター変数［文献1586：p.81］。表5-4に示された単純な関係の追加例［文献405：pp.473-493］。
11) コミュニティ予防サービスのためのタスクフォースが行った「ベスト・プラクティス」の系統的レビューとガイドライン：継続的にアップ・デートされているレビューについては以下を参照［http://www.thecommunityguide.org.］。その背景と手法［文献1598］。いくつかのベスト・プラクティスのレビュー［文献1218, 1359］。
12) 大規模研究の系統的レビューに基づいた「ベスト・プラクティス」の情報源［文献54］。
13) Sussmanモデルのステップ2である「使えそうな介入策のプーリングと作り方」：(Sussmanより引用)プーリングについては，D'onofrioの7章を参照［文献407］。セクシュアリティに関するプログラムや，思春期に関する資料のプーリングと保管の例［文献1208］。
14) 最も効果があり，適切であったと思われるプログラムを特定するために行う，これまで培った実施経験のスクリーニング：(Sussmanより引用)。その方法論の詳細と分類については，9章を参照［文献60］。10-12章には事例も掲載されている［文献1584］。
15) コミュニケーション研究とソーシャル・マーケティングの概念評価と「製品とマーケットの適合」アプローチ。全国栄養プログラムであるLEANプロジェクトのケース・スタディ［文献901］。保健分野での他の適用例［文献173］。
16) 主観的有効性の定義［文献60, 775］。
17) 成果の比較に基づいた州や地域社会のベスト・エクスペリアンスを，包括的プログラムの構成要素に推奨する根拠とすることについて［文献1301］。タバコ・コントロール・プログラムのために，国が準備したタバコ和解資金(ほとんど期待はずれ)の配分結果について［文献17］。タバコ和解の結果，各州に支払われる年額については以下参照。全米州司法長官会議による各州政府への年額を載せている［http://www.naag.org］。
18) まだ正式に検証されていない先行プログラムや現行のプログラムの「ベスト・エクスペリアンス」を適用するための「整合性の基準」［文献1215］。整合性のある実践方法は「有望な実践方法」としても紹介されている［文献936］。以下のサイトでも入手可能［http://www.samhsa.gov］
19) Bartholomewらによる著書には，準備要因・実現要因・強化要因のギャップを埋めるために必要な介入策を割り当てるためのマッピング理論の手順5段階が，詳細にまとめられている［文献83］。
20) プログラムの介入策を構成するためのアセスメント・データとロジックモデルを遡って調べた例［文献1357］。
21) RE-AIM評価フレームワーク：［文献577］のなかのほとんどの要素を取り扱っている以下のサイトを参照［http://www.re-aim.org/a99-gr-ajph.html］。RE-AIMとは，5つの考慮すべき要素の略語である。①Reach：対象者に届くこと，②EfficacyもしくはEffectiveness：介入の成果，③Adoption：活動領域や地域社会における介入策の採用，④Implementing：介入プログラムの実施の方法，⑤Maintenance：行動変容もしくは行動変容プログラムの維持。以下のサイトも参照［http://www.pitt.edu/~super1/lecture/lec6851/index.htm］。
22) 実施段階における専門家の判断の必要性［文献1261］。

23) 形成的評価の最終ステップ，プロセス評価の第1ステップとしての介入策のプレテストの例［文献198］。その他のPrecede-Proceedモデルの企画の適用例［文献305, 395］。
24) 測定ツールのプレテスト［文献94］。Precede-Proceedモデルの適用例［141, 258, 698, 727, 770］。
25) 運営・政策アセスメントと分析に関するステップについては，「EMPOWER: Expert Methods of Planning and Organizing Within Everyone's Reach（誰にでもできる企画と組織化の専門技術）」CD-ROM プログラムとマニュアルのモジュール参照。穴埋め式問題とチェックリストがある。以下のテーマに関するまとめも参照のこと。既存の資源のアセスメント（p.68），資金調達（pp.68-71），ガントチャートの作成（pp.71-72），スタッフのコミットメントと態度の評価（pp.72-74）。政策要因と組織要因のアセスメント（pp.74-75）。政治要因のアセスメント（pp.76-77）。「まとめ」のサンプルは，マニュアルの78ページに掲載されている［文献585］。
26) ガントチャートをコンピュータで作成するためのソフトウェアや，プログラム活動の流れと費用を計画するためのツールは市販されている。Precede-Proceedモデルのコスト分析の適用例［文献119, 224, 315, 532, 585, 692, 738, 1456］。
27) 保健プログラム予算において，人件費は通常，最も費用のかかる項目である。しかし，人件費は同時に微妙な問題を抱えている。技術，組織，地域社会の実行能力に関連した問題である［148, 157, 1129, 1302, 1325］。新たな課題に対しても同様である［文献507, 560］。
28) ボランティア・ヘルス・ワーカーの採用：Precede-Proceedモデルの適用例［文献122, 380, 721, 944, 1487, 1709］。Franciscoら［文献523］は，地域社会連合のモニタリング・評価ツールである8つの重要尺度の1つに，「ボランティア」をあげている。Steillら［文献1565］は，「市民へのCPR」によって，病院の外での心停止から生存した患者のQOLがよくなったという成果を報告している。
29) 非専門家（素人）のヘルスワーカーの評価：Precede-Proceedモデルの適用例が多い［文献137, 395, 396, 398, 428, 447, 733, 884, 935, 1295, 1492］。
30) 他組織の資源の利用とプーリング：Precede-Proceedモデルの地域社会での適用について，6章でも示した組織間の情報交換，地域社会連合の形成・維持・管理についてさらに掘り下げていく。ここでは，組織間での資源の譲渡に関する重要な参考文献を紹介する［文献113, 166, 210, 266, 476, 596, 928, 1549］。地域社会における協力の媒体としての地域社会連合に関する注意点［文献647, 671, 722］。
31) これ以上予算を切りつめると，手に触ってわかるようなプログラムの効果を期待できなくなるという予算上の閾値について［文献619］。
32) 保健プログラムにおける上記のような閾値に関する研究は少ない［文献127, 284, 303, 789］。特にHoltgrave［文献789］の14章「AIDSアウトリーチ・介入プログラムの閾値分析」を参照［文献1394］。
33) プログラムへの投資効果が目減りするレベル［文献490, 619, 1696］。
34) 実施に影響を及ぼす要因［文献1261］。Precede-Proceedモデル適用時の，プログラムの実施に関する具体的な事例分析について，本書の6〜8章でも検討する（この邦訳では省略）。関節炎のセルフ・ケア・プログラム［文献189］。喘息［文献506］。囊胞性線維症［文献80］。環境の持続性［文献151］。心血管系疾患のリスク予防プログラム［文献204, 206, 441, 1158, 1276, 1593, 1602, 1603, 1698］。薬物乱用予防プログラム［文献991, 1017］。HIV予防［文献213］。スタッフによる企画ツールの採用（EMPOWERソフトウェア・インフォメーションテクノロジー）［文献276, 925, 960, 961, 1004］。外傷予防［文献331, 1781］。臨床における予防サービスを支援する実践家のための組織・行動変容［文献337, 453, 598, 932, 992, 1024, 1037, 1534, 1613, 1614, 1615, 1617］。乳がん・マンモグラフィー検診［文献393, 394, 395, 447, 1024］。子宮頸がん検診［文献1121］。運動プログラム［文献793］。職場プログラム［文献122, 608, 1288, 1341］。大学でのヘルスプロモーションプログラム［文献1718］。複数要因を含むコミュニティ・ヘルスプロモーション［文献668, 678, 749, 1588, 1733］。その他の適用例［文献176, 1259］。
35) 実施のためには必要ではあるが十分ではない，準備要因としてのスタッフの姿勢：カナダの「心臓と健康プログラム」が行なったプログラム実施経験に関するサーベイと分析にもPrecedeモデルが適用された［文献1602, 1603, 1653］。
36) 政策に合わせるようにプログラムのゴールを変更するか，それともゴールに合わせるように政策を変更するか？［文献1418］
37) 組織のゴールとプログラムのゴールに一貫性がないようなプログラムを実施しなければならないスタッフを力づけたり・強化すること［文献1017］。
38) 変化の程度。少しずつ増加する変化か急激な変化か。「試行の可能性」：企画者や政策決定者が予測した変化の割合と，組織内での実際に実施して得られた変化に関する代表的

な研究として，Smith によるものがある［文献 1535］。しかし，変化の割合はイノベーションの特徴とも関連している。これは，「試行可能性」とも呼ばれている。試行可能性とは，実施担当者がイノベーションを徐々に段階を踏むように分割できるかどうかということである。これは農業改良普及と農村社会学の伝統的な普及理論研究の一環として，何年も前に農業分野でのイノベーションの特徴の1つとして Gross らによって研究された［文献 700, 1434, 1435］。この研究方法は，1995 年（最初に発表されたのは 1962 年だったが），Rogers ら［文献 1402］によって，公衆衛生におけるイノベーションとして華々しく紹介された。その後 Coleman ら［文献 298］によって，医療現場でのイノベーションとして紹介され，臨床医にも使われるようになった。Marshall Becker は，公衆衛生担当者によるイノベーションの実施に関する研究に取り入れた［文献 97, 98］。Green は，家族計画と心血管系疾患予防のためのイノベーションとして取り入れた［文献 613, 616］。これらの研究が，近年いかに開発され，保健プログラムに適用されているかについては，Oldenburg と Parcel らのレビューを参照のこと［文献 1239］。変化の割合は，普及理論では，「試行可能性」として訳されている。これまで述べてきたスタッフのコミットメントとプログラムのゴールは，普及理論で言うところの「適合性（compatibility）」に相当する。

39） 「手慣れた方法かどうか」は，実施の予測因子でもある：Precede-Proceed モデルが適用された保健政策や企画に，この「手慣れた方法かどうか」ということが検討された例［文献 608, 1017］。

40） 学校保健における実施の範囲：教師によって行われるはずであった教育/学習活動が，その全体のうち，わずか 34％ しか実施されなかった［文献 88］。その他の例は以下を参照［779, 1017, 1370, 1733, 1763］。プライマリ・ケアの領域でプログラムを実施する際に，発生しうる同じような問題のアセスメントに Precede-Proceed モデルを適用した例［文献 1534］。

41） トレーニングと実施の仕分け［文献 1258, 1259］。

42） 質を確保するための実施プロセスのモニタリング：Resnicow ら［文献 1375］は，教師の介入の度合いを実験的に変えてみた。そしてその度合いによって，実験上のプロトコールをどれだけ順守するかをモニターした。その結果，Precede-Proceed モデルに基づいてつくられたプログラムによって測定された行動結果と保健成果には，はっきりとした違いが出た。本章の著者注❻と「注と文献（エンドノート）」の 34）も参照。

43） 政策は新たにつくられたり，必要に応じて変更されなければならない。そして，プログラムの計画を支援するために資源を動員し再配分したり，プログラムの目的を支援するために環境を変えていかなくてはならない。Bastani ら［文献 90］は，子宮がんの検査（Pap テスト）を受ける気になった女性が，必要な検査受診資源にアクセスするための実現要因の研究を行った。その結果，情報だけを提供するプログラムに比べ，移動式の検診車を増やすことによって，子宮がん検診の受診率を高められることを見出した。

44） プログラムや政策変更に対する地域社会の抵抗を駆りたてるような口うるさい少数派と対抗する際に使える根拠の例［文献 711］。

45） 柔軟性は，すぐれた政策の第 1 の特色である：プログラムの実施に関する政策の柔軟性についての代表的な研究として，Rein と Rabinovits によるものがある［文献 1368］。保健政策の反応性と柔軟性に関する検討についての最近の例［文献 1115, 1397］。

46） 組織内の政策分析：この課題についての代表的な研究としては，Bolman と Deal によるものがある［文献 148］。保健関連のイノベーションや政策の実施促進のための，組織内での適応例については以下を参照。このなかには，イノベーションや政策の「再利用」も含む［文献 131, 357, 422, 458］。Grol［文献 699］は，臨床医が新しい臨床技術を受け入れたり拒絶したりする際に，主な原因となる個人・個人間・組織要因の分析において，Precede-Proceed モデルを利用した。

47） 組織間の政策分析：保健分野におけるこの課題の代表的な研究の 1 つに，Levine らの研究がある［文献 971］。組織間の政策，管理，情報交換に関する最近の検討例については，このような連携の側面に関して最近とみに増え続けている文献を参照。本章「注と文献（エンドノート）」の 30）も参照［文献 166, 210, 476, 928］。

48） 保健分野におけるコミュニティ・オーガニゼーション関連の最近の文献［文献 164, 168, 975, 1136, 1137, 1138, 1139］。

49） Murry Ross によるコミュニティ・オーガニゼーションの代表的な定義［文献 1419］。コミュニティ・オーガニゼーションに関して強い影響力をもつ Ross のテキストの初版は 1955 年に出版された。

50） WHO による保健セクターを越えたセクター間連携の重視［文献 1775］。

51） オーストラリアで行われた栄養に関する官民両セクター間のパートナーシップの例［文献 259］。

52) 米国で行われた栄養に関する官民両セクター間のパートナーシップの例［文献1445, 1446］。
53) コミュニティ・オーガニゼーションの論争モデル［文献21, 261, 1307］。
54) 地域社会へのシステム・アプローチは，パートナーシップによる相互依存関係を促す［文献133, 210, 912, 913］。
55) 官民両セクター間のパートナーの協力により，サービス格差を埋め，乏しい資源の枯渇も防ぐことができる［文献971］。
56) 気になるから政治に関わるのである。また，気にしすぎると，ほとんどそれしか選択肢がなくなるので政治に関わるのである［文献537, 775, 1092, 1269, 1298, 1547, 1578, 1674］。
57) 協力・変化・妥協のためのアプローチとしての交換理論［文献133, 1795, 1805］。
58) 力の教育アプローチは，その力を公益のために方向修正する必要のある人々の，賢明な利己心に訴える［文献237, 1003］。
59) メディア・アドボカシーと有権者教育アプローチ：例えばAsbridgeは，カナダの地域大気汚染防止法案通過のために，1970～1995年に行われた，メディア，アドボカシー，議会討論，科学研究成果の効果を分けて検討してみた［文献51］。BiglanとMrazekは，メディア・アドボカシーによって，研究成果がもっと実践に活用されていくということを予測した［文献136］。PuskaはWHOを代弁し，食物の栄養価を改善するためには，食品業界と政府のアドボカシーの間に立って，WHOの果たす役割が増えていくと述べた［文献1346］。戦略については以下を参照［文献39, 781, 1555, 1672, 1673］。公衆衛生における特定の分野への適用については，以下の文献と本章「注と文献（エンドノート）」の56)を参照［文献145, 471, 590］。
60) 少数人口に代わって，メディア・組織・政策との連携をした例［文献166, 483, 1610］。PRECEDE-PROCEEDモデルの適用例［文献428, 511, 805, 979］。
61) 老年人口に代わって，メディア・組織・政策と連携をした例［文献1132, 1133］。PRECEDE-PROCEEDモデルの適用例［文献1086, 1715］。
62) その他の問題に関して，有権者を教育するためにメディアや組織との連携をとること［文献537, 1431］。
63) エンパワメント教育アプローチ［文献225, 625, 949, 1132, 1505］。
64) 都市で企画がうまくいかなかった事例［文献392］。
65) ケース・スタディの情報源，プログラムの例，事例としてのストーリー［ウェブサイトhttp://www.lgreen.net］参照。この注釈と関連のある資源センター，情報センター，文献やケース資料のデータベースにリンクできる。事例としてのストーリー［文献914］。EMPOWERソフトウェアのなかにも，各スクリーンに"Consult on Tap"というメニューがある。そのメニューのなかに事例がある。実例のこともあれば，仮想的な事例の場合もある。Precede-Proceedモデルの各段階に対応したスクリーンに，これらの事例が紹介されている［文献585］。

文献一覧

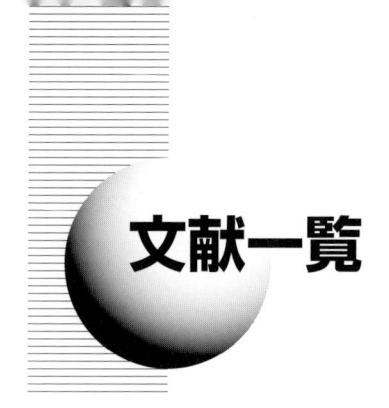

アステリスク・マークをつけた文献がある。これらは，PrecedeモデルやPrecede-Proceedモデルを，少しでも含んでいる文献である。文献の要約を見たいときは以下のウェブサイトを参照のこと。www.lgreen.net/precedeapps/preapps.htm あるいは以下のサイトにいってもよい。アステリスク・マークのない文献にもリンクしている。www.lgreen.net/hpp/Endnotes/endnotes.htm

1. Abelson, R. P., Aronson, E., McGuire, W. J., et al. (1968). *Theories of cognitive consistency: A sourcebook.* Chicago, IL: Rand McNally College.
2. Abrams Weintraub, T., Saitz, R., & Samet, J. H.. (2003). Education of preventive medicine residents: alcohol, tobacco, and other drug abuse. *American Journal of Preventive Medicine, 24,* 101–5.
3. Acevedo-Garcia, D., Lochner, K. A., Osypuk, T. L., & Subramanian, S. V. (2003). Future directions in residential segregation and health research: a multilevel approach. *American Journal of Public Health, 93,* 215–21.
4. Ackerknecht, E. (1953). *Rudolph Virchow: Doctor, statesman, anthropologist.* Madison, Wis: University of Wisconsin Press.
5. *Ackerman, A., & Kalmer, H. (1977). Health education and a baccalaureate nursing curriculum—Myth or reality (paper presented at the 105th annual meeting of the American Public Health Association, Washington, DC, 1 Nov).
6. Aday, L. A. (2001). *At risk in America: The health and health care needs of vulnerable populations in the United States.* 2nd ed. San Francisco: Jossey-Bass.
7. *Adeyanju, O. M. (1987–88). A community-based health education analysis of an infectious disease control program in Nigeria. *International Quarterly of Community Health Education, 8,* 263–79.
8. Agency for Healthcare Research and Quality. (2000.) *Efficacy of interventions to modify dietary behavior related to cancer risk.* Summary, Evidence Report/Technology Assessment: Number 25. Rockville, MD: Agency for Healthcare Research and Quality, AHRQ Publication No. 01-E028.
9. Agha, S. (2003). The impact of a mass media campaign on personal risk perception, perceived self-efficacy and on other behavioural predictors. AIDS Care, 15, 742–62.
10. Aguirre-Molina, M., Molina, C. W., & Zambrana, R. E. (Eds.). (2001). *Health issues in the Latino community.* San Francisco: Jossey-Bass.
11. *Airhihenbuwa, C. (1995). *Health and culture: Beyond the Western paradigm.* Thousand Oaks: Sage Publications, Inc.
12. Airhihenbuwa, C., Kumanyika, S., & Lowe, A. (1995). Perceptions and beliefs about exercise, rest and health among African-Americans. *American Journal of Health Promotion, 9,* 426–29.
13. Airhihenbuwa, C., Kumanyika, S., Agurs, T. D., et al. (1996). Cultural aspects of African American eating patterns. *Ethnicity & Health, 1,* 245–60.

14. Ajzen, I., & Madden, J. T. (1986). Prediction of goal-directed behavior: Attitudes, intentions, and perceived behavioral control. *Journal of Experimental Social Psychology, 22,* 453–74.
15. Albarracin, D., Johnson, B. T., Fishbein, M., & Muellerleile, P. A. (2001). Theories of reasoned action and planned behavior as models of condom use: A meta-analysis. *Psychological Bulletin, 127,* 142–61.
16. Albright, T. A., Binns, H. J., & Katz, B. Z. (2002). Side effects of and compliance with malaria prophylaxis in children. *Journal of Travel Medicine, 9,* 289–92.
17. Albuquerque, M., Pechacek, T. F., & Kelly, A. (2001). *Investment in tobacco control: State highlights—2001.* Atlanta: U.S. Department of Health and Human Services, Centers for Disease Control and Prevention, National Center for Chronic Disease Prevention and Health Promotion, Office on Smoking and Health.
18. Aldana, S. G. (2003). Financial impact of health promotion programs: A comprehensive review of the literature. *American Journal of Health Promotion, 15,* 296–320.
19. Alderman, M., Green, L. W., & Flynn, B. S. (1980). Hypertension control programs in occupational settings. *Public Health Reports, 90.* Also in R. S. Parkinson & Associates (Eds.), *Managing health promotion in the workplace: Guidelines for implementation and evaluation* (pp. 162–72). Palo Alto, CA: Mayfield.
20. Ali, N. S. (2002). Prediction of coronary heart disease preventive behaviors in women: A test of the Health Belief Model. *Women and Health, 35,* 83–96.
21. Alinsky, S. D. (1972). *Rules for radicals: A pragmatic primer for realistic radicals.* New York: Vintage Books.
22. *Allegrante, J. P., Kovar, P. A., MacKenzie, C. R., Peterson, M. G., & Gutin, B. (1993). A walking education program for patients with osteoarthritis of the knee: Theory and intervention strategies. *Health Education Quarterly, 20,* 63–81.
23. Allegrante, J. P., & Sloan, R. P. (1986). Ethical dilemmas in workplace health promotion. *Preventive Medicine* 15: 313–20.
24. Allen, B., Jr., Bastani, R., Bazargan, S., et al. (2002). Assessing screening mammography utilization in an urban area. *Journal of the National Medical Association, 94,* 5–14.
25. Allen, J., & Allen, R. F. (1990). A sense of community, a shared vision and a positive culture: Core enabling factors in successful culture-based change. In R. D. Patton & W. B. Cissel (Eds.), *Community organization: Traditional principles and modern applications* (pp. 5–18). Johnson City, TN: Latchpins Press.
26. Allen, J., Lowman, C., & Miller, W. R. (1996). Introduction: Perspectives on preciptitants of relapse. *Addiction, 91* (Suppl.), S3–S5.
27. *Allen, K. D. (1992). Predisposing, enabling and reinforcing factors associated with women's reported Pap smear screening behaviour (Master's thesis). Toronto, ON: University of Toronto, Graduate Department of Nursing Science.
28. Allensworth, D., & Kolbe, L. J. (Eds.). (1987). The comprehensive school health program: Exploring an expanded concept. *Journal of School Health, 57,* 409–73 (whole issue).
29. Allison, K. R. (1991) Theoretical issues concerning the relationship between perceived control and preventive health behaviour. *Health Education Research, 6,*141–51.
30. Allott, R., Paxton, R., & Leonard, R. (1999). Drug education: a review of British government policy and evidence on effectiveness. *Health Education Research, 14,* 491–505.
31. *Alteneder, R. R. (1994). Use of an educational program on HIV/AIDS with junior high students. *International Conference on AIDS, 10(2),* 355 (abstract no. PD0601).
32. *Alteneder, R. R., Price, J. H., Telljohann, S. K., Didion, J., & Locher, A. (1992). Using the PRECEDE model to determine junior high school students' knowledge, attitudes, and beliefs about AIDS. *Journal of School Health, 62,* 464–70.
33. Altman, D. G. (1995). Sustaining interventions in community systems: On the relationship between researchers and communities. *Health Psychology, 14,* 526–36.

34. Altman, D. G., & Green, L. W. (1988). Area review: Education and training in behavioral medicine. *Annals of Behavioral Medicine, 10*, 4–7.
35. Altpeter, M., Earp, J., Bishop, C., & Eng, E. (1999). Lay health advisor activity levels: Definitions from the field. *Health Education & Behavior, 26*, 495–512.
36. Amaro, F., Frazao, C., Pereira, M. E., & da Cunha Teles, L. (2004). HIV/AIDS risk perception, attitudes and sexual behaviour in Portugal. *International Journal of STD and AIDS, 15*, 56–60.
37. American Dietetic Association, Society for Nutrition Education, American School Food Service Association. (2003). Position of the American Dietetic Association, Society for Nutrition Education, and American School Food Service Association: Nutrition services: an essential component of comprehensive school health programs. *Journal of Nutrition Education & Behavior, 35*, 57–67.
38. American Physical Education Association. (1935). Health education section, committee report, American Physical Education Association. *Journal of Health and Physical Education, 6*, 204–9.
39. American Public Health Association. (2000). *APHA advocate's handbook: A guide for effective public health advocacy.* Washington, D.C.: American Public Health Association.
40. Andersen, R. M. (1968). *A behavioral model of families' use of health services.* Chicago: University of Chicago, Center for Health Administration Studies, Research Series No. 25, University of Chicago Press.
41. Andersen, S., Keller, C., & McGowan, N. (1999). Smoking cessation: The state of the science. *Online Journal of Knowledge Synthesis in Nursing, 22*, 6–9.
42. Anderson, C. (2003). Evolving out of violence: an application of the transtheoretical model of behavioral change. *Research & Theory for Nursing Practice, 17*, 225–40.
43. Anderson, P. M., Butcher, K. F., & Levine, P. B. (2003). Maternal employment and overweight children. *Journal of Health Economics, 22*, 477–504.
44. Andersson, C. M., Bjaras, G. E. M., & Ostenson, C.-G. (2002). A stage model for assessing a community-based diabetes prevention program in Sweden. *Health Promotion International, 17*, 317–27.
45. *Antoniadis, A., & Lubker, B. B. (1997). Epidemiology as an essential tool for establishing prevention programs and evaluating their impact and outcome. *Journal of Communication Disorders, 30*, 269–83; quiz 283–84; review.
46. *Arbeit, M. L., Johnson, C. C., Mott, D. S., et al. (1992). The heart smart cardiovascular school health promotion: Behavior correlates of risk factor change. *Preventive Medicine, 21*, 18–21.
47. Arkin, E. B. (1989). *Making health communication programs work: A planner's guide.* Bethesda, MD: Office of Cancer Communications, National Cancer Institute, NIH–89–1493.
48. Arkin, E. B. (1990). Opportunities for improving the nation's health through collaboration with the mass media. *Public Health Reports, 105*, 219–23.
49. Armbruster, P. (2002). The administration of school-based mental health services. *Child & Adolescent Psychiatric Clinics of North America, 11*, 23–41; review.
50. Armitage, C. J., & Conner, M. (2001). Efficacy of the theory of planned behaviour: A meta-analytic review. *British Journal of Social Psychology, 40* (Pt. 4), 471–99.
51. Asbridge, M. (2004). Public place restrictions on smoking in Canada: Assessing the role of the state, media, science and public health advocacy. *Social Science & Medicine, 58*, 13–24.
52. *Ashley, N. (1993). *King county regional domestic violence public education campaign.* Seattle: Human Services Roundtable.
53. Assendelft, W. J., Morton, S. C., Yu, E. I., Suttorp, M. J., & Shekelle, P. G. (2003). Spinal manipulative therapy for low back pain. A meta-analysis of effectiveness relative to other therapies. *Annals of Internal Medicine, 138*, 871–81.
54. Atkins, D., Best, D., & Shapiro, E. N. (Eds.). (2001). The third U.S. preventive services task force: Background, methods, and first recommendations. *American Journal of Preventive Medicine, 20* (Suppl. 3S), 1–108.

55. Atkins, L. A., Oman, R. F., Vesely, S. K., Aspy, C. B., & McLeroy, K. (2002). Adolescent tobacco use: The protective effects of developmental assets. *American Journal of Health Promotion, 16*, 198–205.
56. Ausems, M., Mesters, I., van Breukelen, G., & De Vries, H. (2003). Do Dutch 11–12 years olds who never smoke, smoke experimentally or smoke regularly have different demographic backgrounds and perceptions of smoking? *European Journal of Public Health, 13*, 160–7.
57. Austin, L. T., Ahmad, F., McNally, M. J., & Stewart, D. E. (2002). Breast and cervical cancer screening in Hispanic women: A literature review using the Health Belief Model. *Women's Health Issues, 12*, 122–28.
58. Australian Health Ministers' Advisory Council. (1994). *The health of young Ausralians.* Canberra: Australian government Printing Service.
59. Avorn, J. (2003). Balancing the cost and value of medications: The dilemma facing clinicians. *Pharmacoeconomics, 20* (Suppl. 3), 67–72.
60. Ayala, G. X., & Elder, J. P. (2001). Verbal methods in perceived efficacy work. In S. Sussman (Ed.), *Handbook of program development for health behavior research and practice.* Thousand Oaks, CA: Sage.
61. Azeredo, R., & Stephens-Stidham, S. (2003). Design and implementation of injury prevention curricula for elementary schools: Lessons learned. *Injury Prevention, 9*, 274–78.
62. *Bailey, P. H., Rukholm, E. E., Vanderlee, R., & Hyland, J. (1994). A heart health survey at the worksite: The first step to effective programming. *AAOHN Journal, 42*, 9–14.
63. *Bailey, W. C., Kohler, C. L., Richards, J. M., Jr., et al. (1999). Asthma self-management: Do patient education programs always have an impact? *Archives of Internal Medicine, 159*, 2422–28.
64. *Bailey, W. C., Richards J. M., Jr., Manzella, B. A., et al. (1987). Promoting self-management in adults with asthma: An overview of the UAB program. *Health Education Quarterly, 14*, 345–55.
65. *Bakdash, M. B. (1983). The use of mass media in community periodontal education. *Journal of Public Health Dentistry, 43*, 128–31.
66. *Bakdash, M. B., Lange, A. L., & McMillan, D. G. (1983). The effect of a televised periodontal campaign on public periodontal awareness. *Journal of Periodontology, 54*, 666–70.
67. *Balch, G. I., Loughrey, K. A., Weinberg, L., Lurie, D., & Eisner, E. (1997). Probing consumer benefits and barriers for the national 5 A Day Campaign: Focus group findings. *Journal of Nutrition Education, 29*, 178–83.
68. Bandura, A. (1977). *Social Learning Theory.* Englewood Cliffs, NJ: Prentice Hall.
69. Bandura, A. (1982). Self-efficacy mechanisms in human agency. *American Psychologist, 37*, 122–47.
70. Bandura, A. (1986). *Social foundations of thought and action: A social cognitive theory.* Englewood Cliffs, NJ: Prentice-Hall.
71. Bandura, A. (2001). Social cognitive theory: An agentic perspective. *Annual Review of Psychology, 52*, 1–26.
72. Bandura, A. (2002). Social cognitive theory. In L. Breslow, et al., *Encyclopedia of public health,* Vol. 4 (pp. 1121–22). New York: Macmillan Reference USA.
73. Bandura, A. (2004). Health promotion by social cognitive means. *Health Education and Behavior, 31*, 143–64.
74. Baranowski, T., Perry, C. L., & Parcel, G. S. (2002). How individuals, environments, and health behavior interact: Social Cognitive Theory. In K. Glanz, F. M. Lewis, & B. K. Rimer (Eds.), *Health behavior and health education: Theory, research, and practice* (pp. 165–84). 3rd ed. San Francisco: Jossey-Bass.
75. Barkin, S. L., Balkrishnan, R., Manuel, J., Andersen, R. M., & Gelberg, L. (2003). Health care utilization among homeless adolescents and young adults. *Journal of Adolescent Health, 32*, 253–56.

76. *Barner, J. C., Mason, H. L., & Murray, M. D. (1999). Assessment of asthma patients' willingness to pay for and give time to an asthma self-management program. *Clinical Therapeutics, 21*, 878–94.
77. *Barnhoorn, F., & Adriaanse, H. (1992). In search of factors responsible for noncompliance among tuberculosis patients in Wardha District, India. *Social Science & Medicine, 34*, 291–306.
78. Baranowski, T., Perry, C. L., & Parcel, G. S. (2002). How individuals, environments, and health behavior interact: Social Cognitive Theory. In K. Glanz, F. M. Lewis, and B. K. Rimer (Eds.). *Health behavior and health education: Theory, research, and practice.* 3rd edition (pp. 165–84). San Francisco: Jossey-Bass.
79. *Bartholomew, L. K., Czyzewski, D. I., Parcel, G. S., et al. (1997). Self-management of cystic fibrosis: Short-term outcomes of the cystic fibrosis family education program. *Health Education and Behavior, 24*, 652–66.
80. *Bartholomew, L. K., Czyzewski, D. I., Swank, P. R., McCormick, L., & Parcel, G. S. (2000). Maximizing the impact of the cystic fibrosis family education program: Factors related to program diffusion. *Family and Community Health, 22*, 27–47.
81. *Bartholomew, L. K., Koenning, G., Dahlquist, L., & Barron, K. (1994). An educational needs assessment of children with juvenile rheumatoid arthritis. *Arthritis Care and Research, 7*, 136–43.
82. *Bartholomew, L. K, Parcel, G. S., & Kok, G. (1998). Intervention mapping: A process for developing theory- and evidence-based health education programs. *Health Education and Behavior, 25*, 545–63.
83. *Bartholomew, L. K, Parcel, G. S., Kok, G., & Gottlieb, N. H. (2001). *Intervention mapping: Designing theory- and evidence-based health promotion programs.* Mountain View, CA: Mayfield (now McGraw-Hill).
84. *Bartholomew, L. K., Seilheimer, D. K., Parcel, G. S., Spinelli, S. H., & Pumariega, A. J. (1989). Planning patient education for cystic fibrosis: Application of a diagnostic framework. *Patient Education and Counseling, 13*, 57–68.
85. *Bartlett, E. E. (1982). Behavioral diagnosis: A practical approach to patient education. *Patient Counseling and Health Education, 4*, 29–35.
86. Basch, C. E. (1984). Research on disseminating and implementing health education programs in schools. *Journal of School Health, 54*, 57–66.
87. Basch, C. E. (1987). Focus group interview: An underutilized research technique for improving theory and practice in health education. *Health Education Quarterly, 14*, 411–48.
88. Basch, C. E., Sliepcevich, E. M., Gold, R. S., et al. (1985). Avoiding type III errors in health education program evaluations: A case study. *Health Education Quarterly, 12*, 315–31.
89. Bashford, K. (2003). Going green more easily. *Health Estate, 57*(6), 27–30.
90. Bastani, R., Berman, B. A., Belin, T. R., et al. (2002). Increasing cervical cancer screening among underserved women in a large urban county health system: Can it be done? What does it take? *Medical Care, 40*, 891–907.
91. *Battista, R. N., Williams, J. L., & MacFarlane, L. A. (1986). Determinants of primary medical practice in adult cancer prevention. *Medical Care, 24*, 216–24.
92. Bauman, A., Smith, B., Stoker, L., et al. (1999). Geographical influences upon physical activity participation: Evidence of a "coastal effect." *Australia and New Zealand Journal of Public Health, 23*, 322–24.
93. Beaglehole, R. (2002). Overview and framework (for section on "Determinants of health and disease"). In R. Detels, J. McEwen, R. Beaglehole, & H. Tanaka (Eds.), *Oxford Textbook of public health:* Vol. 1: *The scope of public health* (pp. 83–87). 4th ed. New York: Oxford University Press.
94. Beaman, P. E., Reyes-Frausto, S., & Garcia-Pena, C. (2003). Validation of the health perceptions questionnaire for an older Mexican population. *Psychological Reports, 92* (3 Pt. 1), 723–34.

95. Beaulieu, M. D., Hudon, E., Roberge, D., et al. (1999). Practice guidelines for clinical prevention: Do patients, physicians and experts share common ground? *Canadian Medical Association Journal, 161,* 519–23.
96. Becker, H., Hendrickson, S. L., & Shaver, L. (1998). Nonurban parental beliefs about childhood injury and bicycle safety. *American Journal of Health Behavior, 22,* 218–27.
97. Becker, M. H. (1969). Predictors of innovative behavior among local health officers. *Public Health Reports, 84,* 1063–68.
98. Becker, M. H. (1970). Factors affecting diffusion of innovations among health professionals. *American Journal of Public Health, 60,* 294–304.
99. Becker, M. H., & Joseph, J. (1988). AIDS and behavioral change to reduce risk: A review. *American Journal of Public Health, 78,* 394–410.
100. Belik, K. (2003). *The occupational stress index: An approach derived from cognitive ergonomics and brain research for clinical practice.* Cambridge, UK: Cambridge International Science Publishing.
101. Bellingham, R. (1994). *Critical issues in worksite health promotion.* New York: Macmillan Publishing Co.
102. Belloc, N. B. (1973). Relationship of health practices and mortality. *Preventive Medicine, 3,* 125–35.
103. Belloc, N. B., & Breslow, L. (1972). Relationship of physical health status and health practices. *Preventive Medicine, 1,* 409–21.
104. Bengel, J., Belz-merk, M., & Farin, E.(1996). The role of risk perception and efficacy cognitions in the prediction of HIV-related preventive behavior and condom use. *Psychology and Health, 11,* 505–25.
105. *Bennett, B. I. (1977). A model for teaching health education skills to primary care practitioners. *International Journal of Health Education, 20,* 232–39.
106. Bensberg, M., & Kennedy, M. (2002). A framework for health promoting emergency departments. *Health Promotion International, 17,* 179–88.
107. Bensing, J. M., Roter, D. L., & Hulsman, R. L. (2003). Communication patterns of primary care physicians in the United States and the Netherlands. *Journal of General Internal Medicine, 18,* 335–42.
108. Benson, P. L. (1997). *All kids are our kids.* San Francisco: Jossey-Bass.
109. *Benson, R., & Taub, D. E. (1993). Using the PRECEDE model for causal analysis of bulimic tendencies among elite women swimmers: Predisposing, reinforcing, and enabling causes in educational diagnosis. *Journal of Health Education, 24,* 360–68.
110. *Berenson, G. S., Harsha, D. W., Hunter, S. M., et al. (1998). *Introduction of comprehensive health promotion for elementary schools: The Health Ahead/Heart Smart Program* (esp. Chapters 3 and 6). New York: Vantage Press.
111. Berkman, L. F., & Breslow, L. (1983). *Health and ways of living: The Alameda County study.* New York: Oxford University Press.
112. Berkman, L. F., & Kawachi, I. (2000). *Social epidemiology.* New York: Oxford University Press.
113. Berkowitz, B. (2001). Studying the outcomes of community-based coalitions, *American Journal of Community Psychology, 29,* 213–27.
114. Berkowitz, B., Fawcett, S. B., Francisco, V. T., et al. (2003). *An Internet-based textbook for promoting community health development.* Lawrence, KS: University of Kansas.
115. *Berland, A., Whyte, N. B., & Maxwell, L. (1995). Hospital nurses and health promotion. *Canadian Journal of Nursing Research, 27,* 13–31.
116. Berlin, X., Barnett, W., Mischke, G., & Ocasio, W. (2000). The evolution of collective strategies among organizations. *Organization Studies, 21,* 325–54.
117. Berman, P., & McLaughlin, M. (1976). Implementation of educational innovation. *The Educational Forum, 40,* 347–70.

118. Bertakis, K. D., Azari, R., Helms, L. J., Callahan, E. J., & Robbins, J. A. (2000). Gender differences in the utilization of health care services. *Journal of Family Practice, 49,* 147–52.
119. *Bertera, E. M., & Bertera, R. L. (1981). The cost-effectiveness of telephone vs. clinic counseling for hypertensive patients: A pilot study. *American Journal of Public Health, 71,* 626–29.
120. *Bertera, R. L. (1981). *The effects of blood pressure self-monitoring in the workplace using automated blood pressure measurement.* Unpublished doctoral dissertation. Baltimore: Johns Hopkins University, School of Hygiene and Public Health.
121. *Bertera, R. L. (1990a). The effects of workplace health promotion on absenteeism and employment costs in a large industrial population. *American Journal of Public Health, 80,* 1101–105.
122. *Bertera, R. L. (1990b). Planning and implementing health promotion in the workplace: A case study of the Du Pont Company experience, *Health Education Quarterly, 17,* 307–27.
123. *Bertera, R. L. (1991). The effects of behavioral risks on absenteeism and health-care costs in the workplace. *Journal of Occupational Medicine 33,* 1119–24.
124. *Bertera, R. L. (1993). Behavioral isk factor and illness day changes with workplace health promotion: Two-year results. *American Journal of Health Promotion, 7,* 365–73.
125. Bertera, R. L. (1999). Worksite health promotion. In B. Poland, L. W. Green, & I. Rootman (Eds.), *Settings approaches to health promotion.* Thousand Oaks, CA: Sage.
126. *Bertera, R. L., & Cuthie, J. C. (1984). Blood pressure self-monitoring in the workplace. *Journal of Occupational Medicine, 26,* 183–88.
127. Bertera, R. L., & Green, L. W. (1979). Cost-effectiveness of a home visiting triage program for family planning in Turkey. *American Journal of Public Health, 69,* 950–53.
128. *Bertera, R. L., Levine, D. M., & Green, L. W. (1982). Behavioral effects of blood pressure self-monitoring in the workplace using automated measurements. *Preventive Medicine, 11,* 158–63.
129. *Bertera, R. L., Oehl, L. K., & Telepchak, J. M. (1990). Self-help versus group approaches to smoking cessation in the workplace: eighteen-month follow-up and cost analysis. *American Journal of Health Promotion, 4,* 187–92.
130. *Bertram, D. A., & Brooks-Bertram, P. A. (1977). The evaluation of continuing medical education: A literature review. *Health Education Monographs, 5,* 330–62.
131. Berwick, D. M. (2003). Disseminating innovations in health care. *Journal of the American Medical Association, 289,* 1969–75.
132. Best, J. A. (1989). Intervention perspectives on school health promotion research. *Health Education Quarterly, 16,* 299–306.
133. *Best, J. A., Stokols, D., Green, L. W., et al. (2003). An integrative framework for community partnering to translate theory into effective health promotion strategy. *American Journal of Health Promotion, 18,* 168–76.
134. Bibeau, D. L., Mullen, K. D., McLeroy, K. R., et al. (1988). Evaluations of workplace smoking cessation programs: A critique. *American Journal of Preventive Medicine, 4,* 87–95.
135. Biglan, A., Ary, D. V., Smolkowski, K., Duncan, T., & Black, C. (2000). A randomised controlled trial of a community intervention to prevent adolescent tobacco use. *Tobacco Control, 9,* 24–32.
136. Biglan, A., Mrazek, P. J., Carnine, D., & Flay, B. R. (2003). The integration of research and practice in the prevention of youth problem behaviors. *American Psychology, 58,* 433–40.
137. *Bird, J. A., Otero-Sabogal, R., Ha, N.-T., & McPhee, S. J. (1996). Tailoring lay health worker interventions for diverse cultures: lessons learned from Vietnamese and Latina communities. *Health Education and Behavior, 23* (Suppl.), S105–S122.
138. Birketvedt, G. S., Thom, E., Bernersen, B., & Florholmen, J. (2000). Combination of diet, exercise and intermittent treatment of cimetidine on body weight and maintenance of weight loss: A 42 month follow-up study. *Medical Science Monitor, 6,* 699–703.
139. Bjaras, G., Haglund, B., & Rifkin, S. (1991). A new approach to community participation assessment. *Health Promotion International, 6,* 199–206.

140. Black, D. R., Tobler, N., & Sciacca, J. P. (1998). Peer helping/involvement: An efficacious way of meeting the challenge of reducing illicit drug use? *Journal of School Health, 68,* 87–93.
141. *Black, M. E. A., Stein, K. F., & Loveland-Cherry, C. J. (2001). Older women and mammography screening behavior: Do possible selves contribute? *Health Education and Behavior, 28,* 200–16.
142. Blake, S. M., Caspersen, C. J., Finnegan, J., et al. (1996). The shape up challenge: A community-based worksite exercise competition. *American Journal of Health Promotion, 11,* 23–34.
143. Blake, V. A., Allegrante, J. P., Robbins, L., et al. (2002). Racial differences in social network experience and perceptions of benefit of arthritis treatments among New York City Medicare beneficiaries with self-reported hip and knee pain. *Arthritis & Rheumatism, 47,* 366–71.
144. Blankertz, L., & Hazem, D. (2002). Assessing consumer program needs: Advantages of a brief unstructured format. *Community Mental Health Journal, 38,* 277–86.
145. Blum, R., & Samuels, S. E. (Eds.). (1990). Television and teens: Health implications. *Journal of Adolescent Health Care, 11,* 1–92 (whole issue no. 1).
146. Bly, J. L., Jones, R. C., & Richardson, J. E. (1986). Impact of worksite health promotion on health care costs and utilization. *Journal of the American Medical Association, 256,* 3235–40.
147. Boekeloo, B. O., Bobbin, M. P., Lee, W. I., et al. (2003). Effect of patient priming and primary care provider prompting on adolescent-provider communication about alcohol. *Archives of Pediatric & Adolescent Medicine, 157,* 433–39.
148. Bolman, L., & Deal, T. (1991). *Reframing organizations: Artistry, choice, and leadership.* San Francisco: Jossey-Bass, Inc.
149. *Bonaguro, J. A. (1981). PRECEDE for wellness. *Journal of School Health, 51,* 501–6.
150. *Bonaguro, J. A., & Miaoulis, G. (1983). Marketing: A tool for health education planning. *Health Education, 14* (Jan/Feb), 6–11.
151. Boothroyd, P., Green, L. W., Hertzman, C., et al. (1994). Tools for sustainability: Iteration and implementation. In C. Chu & R. Simpson (Eds.), *Ecological public health: From vision to practice* (chap. 10, pp. 111–21). Toronto: Centre for Health Promotion, University of Toronto.
152. Borgers, R., Mullen, P. D., Meertens, R., et al. (1993). The information-seeking behavior of cancer outpatients: A description of the situation. *Patient Education and Counselling, 22,* 35–46.
153. Boston, P., MacNamara, S. J. E., Karne, K., et al. (1997). Using participatory action research to understand the meanings Aboriginal Canadians attribute to the rising incidence of diabetes. *Chronic Diseases in Canada, 18,* 5–12.
154. Botes, A., & Otto, M. (2003). Ethical dilemmas related to the HIV-positive person in the workplace. *Nursing Ethics, 10,* 281–94.
155. Botvin, G. J., Baker, E., Dusenbary, L., Botvin, E., & Diaz, T. (1995). Long-term follow-up results of a randomized drug abuse prevention trial in a white middle-class population. *Journal of the American Medical Association, 273,* 1106–12.
156. *Boulet, L-P., Chapman, K. R., Green, L. W., & FitzGerald, J. M. (1994). Asthma education. *Chest, 106* (Suppl. 4), 184–96.
157. Boulton, M. L., Malouin, R. A., Hodge, K., & Robinson, L. (2003). Assessment of the epidemiologic capacity in state and territorial health departments—United States, 2001. *MMWR Morbidity & Mortality Weekly Reports, 52,* 1049–51.
158. Bowler, M. H., & Morisky, D. E. (1983). Small group strategy for improving compliance behavior and blood pressure control. *Health Education Quarterly, 10,* 57–69.
159. *Bowler, M. H., Morisky, D. E., & Deeds, S. G. (1980). Needs assessment strategies in working with compliance issues and blood pressure control. *Patient Counselling and Health Education, 2,* 22–27.

160. *Boyd, C. (1993). Up in smoke: Teens 'n' tobacco. Tobacco-Free Canada: First National Conference on tobacco or Health, Toronto. Ottawa: Health Promotion Directorate, Health Canada.
161. Boyd, G. M., & Glover, E. D. (1989). Smokeless tobacco use by youth in the U.S. *Journal of School Health, 59*, 189–94.
162. Boykin, A., Schoenhofer, S. O., Smith, N., St. Jean, J., & Aleman, D. (2003). Transforming practice using a caring-based nursing model. *Nursing Administration Quarterly, 27,* 223–30.
163. Bozzini, L. (1988). Local community services centers (LCSC) in Quebec: Description, evaluation, perspectives. *Journal of Public Health Policy, 9,* 346–75.
164. Bracht, N. F. (Ed.). (1998). *Health promotion at the community level: New advances.* 2nd ed. New York: Sage.
165. Brailey, L. J. (1986). Effects of health teaching in the workplace on women's knowledge, beliefs, and practices regarding breast self-examination. *Research in Nursing and Health, 9,* 223–31.
166. Braithwaite, R. L., Taylor, S., & Austin, J. (2000). *Building health coalitions in the Black community.* Thousand Oaks, CA: Sage.
167. Braun, S. (2003). The history of breast cancer advocacy. *Breast Journal, 9* (Suppl. 2), S101–3.
168. Breckon, D. J., Harvey, J. R., & Lancaster, R. B. (1994). *Community health education: Settings, roles, and skills for the 21st Century.* 4th ed. Rockville, MD: Aspen.
169. Brehm, B. J., Rourke, K. M., & Cassell, C. (1999). Training health professionals: A multidisciplinary team approach in a university-based weight-loss program. *Journal of Allied Health, 28,* 226–29.
170. Brener, N. D., Everett Jones, S., Kann, L., & McManus, T. (2003). Variation in school health policies and programs by demographic characteristics of U.S. schools. *Journal of School Health, 73,* 143–49.
171. Breslow, L. (2003). An interview with Dr. Lester Breslow [interview by JoAna Stallworth and Jeffery L. Lennon]. *American Journal of Public Health, 93,* 1803–5.
172. Breslow, L., & Engstrom, J. D. (1980). Persistence of health habits and their relationship to mortality. *Preventive Medicine, 9,* 469–83.
173. *Brieger, W. R., Nwankwo, E., Ezike, V. I., et al. (1996). Social and behavioral baseline for guiding implementation of an efficacy trial of insecticide impregnated bed nets for malaria control at Nsukka, Nigeria. *International Quarterly of Community Health Education, 16,* 47–61.
174. Brieger, W. R., Onyido, A. E., & Ekanem, O. J. (1996). Monitoring community response to malaria control using insecticide-impregnated bed nets, curtains and residual spray at Nsukka, Nigeria. *Health Education Research, 11,* 133–46.
175. Brieger, W. R., Ramakrishna, J., & Adeniyi, J. D. (1986–87). Community involvement in social marketing: Guineaworm control. *International Quarterly of Community Health Education, 7,* 19–31.
176. *Brink, S. G., Simons-Morton, D., Parcel, G., Parcel, G., & Tiernan, K. (1988). Community intervention handbooks for comprehensive health promotion programming. *Family and Community Health, 11,* 28–35.
177. British Columbia Ministry of Health, Community Health Division. (1994). *School-based prevention model handbook.* Victoria: BC Ministry of Health.
178. *Brosseau, L. M., Parker, D. L., Lazovich, D., Milton, T., & Dugan, S. (2002). Designing intervention effectiveness studies for occupational health and safety: The Minnesota Wood Dust Study. *American Journal of Industrial Medicine, 41,* 54–61.
179. Brown, E. R. (1984). Community organization influence on local public health care policy: A general research model and comparative case study. *Health Education Quarterly, 10,* 205–34.

180. Brown, T. M., & Fee, E. (2002). "Palliatives will no longer do": The deep roots and continuing dynamic of community-oriented primary care. *American Journal of Public Health, 92,* 1711–12.
181. Brown, W. B., Williamson, N. B., & Carlaw, R. A. (1988). A diagnostic approach to educating Minnesota dairy farmers in the prevention and control of bovine mastitis. *Preventive Veterinary Medicine, 5,* 197–211.
182. Brown, W. J., Basil, M. D., & Bocarnea, M. C. (2003). The influence of famous athletes on health beliefs and practices: Mark McGwire, child abuse prevention, and Androstenedione. *Journal of Health Communication, 8,* 41–57.
183. Brownson, C. A., Dean, C., Dabney, S., Brownson, R. C. (1998). Cardiovascular risk reduction in rural minority communities: The Bootheel Heart Health Project. *Journal of Health Education, 29,* 158–65.
184. Brownson, R. C., Hopkins, D. P., & Wakefield, M. A. (2002). Effects of smoking restrictions in the workplace. *Annual Review of Public Health, 23,* 333–48.
185. Brownson, R. C., Smith, C. A., Pratt, M., et al. (1996). Preventing cardiovascular disease through community-based risk reduction: The Bootheel Project. *American Journal of Public Health, 86,* 206–12.
186. *Bruce, S., & Grove, S. K. (1994). The effect of a coronary artery risk evaluation program on serum lipid values and cardiovascular risk levels. *Applied Nursing Research, 7,* 67–74.
187. *Bruerd, B., Kinney, M. B., & Bothwell, E. (1989). Preventing baby bottle tooth decay in American Indian and Alaska Native communities: A model for planning. *Public Health Reports, 104,* 631–40.
188. Brugge, D., Bagley, J., & Hyde, J. (2003). Environmental management of asthma at top-ranked U.S. managed care organizations. *Journal of Asthma, 40,* 605–14.
189. *Brunk, S. E., & Goeppinger, J. (1990). Process evaluation: Assessing re-invention of community-based interventions. *Evaluation and the Health Professions, 13,* 186–203.
190. Bryant, C. A., Forthofer, M. S., McCormack Brown, K. R., Landis, D. C., & McDermott, R. J. (2000). Community-based prevention marketing: The next steps in disseminating behavior change. *American Journal of Health Behavior, 24,* 61–68.
191. Buchanan, D. R. (2000). *An ethic for health promotion: Rethinking the sources of human well-being.* New York: Oxford University Press.
192. *Buller, D., Modiano, M. R., Guernsey de Zapien, J., et al. (1998). Predictors of cervical cancer screening in Mexican American women of reproductive age. *Journal of Health Care for the Poor and Underserved, 9,* 76–95.
193. Bullock, K. (1999). Dental care of patients with substance abuse. *Dental Clinics of North America, 43,* 513–26.
194. Bunker, J. P. (2001). The role of medical care in contributing to health improvements within societies. *International Journal of Epidemiology, 30,* 1260–63.
195. Burdine, J. N., Felix, M. R., Abel, A. L., Wiltraut, C. J., & Musselman, Y. J. (2000). The SF-12 as a population health measure: An exploratory examination of potential for application. *Health Services Research 35,* 885–904.
196. Burdine, J. N., Felix, M. R., Wallerstein, N., et al. (1999). Measurement of social capital. *Annals of the New York Academy of Science, 896,* 393–95.
197. *Burglehaus, M. J., Smith, L. A., Sheps, S. B., & Green, L. W. (1997). Physicians and breastfeeding: Beliefs, knowledge, self-efficacy and counselling practices. *Canadian Journal of Public Health, 88,* 383–87.
198. Burhansstipanov, L., Krebs, L. U., Bradley, A., et al. (2003). Lessons learned while developing "Clinical Trials Education for Native Americans" curriculum. *Cancer Control, 10* (5 Suppl.), 29–36.
199. Burke, V., Mori, T., A., Giangiulio, N., et al. (2002). An innovative program for changing health behaviours. *Asia Pacific Journal of Clinical Nutrition, 11* (Suppl. 3), S586–97.

200. Burnet, D., Plaut, A., Courtney, R., & Chin, M. H. (2002). Practical model for preventing type 2 diabetes in minority youth. *Diabetes Educator, 28,* 779–95.
201. Burns, D. M., Shanks, T. G., Major, J. M., Gower, K. B., & Shopland, D. R. (2000). Restrictions on smoking in the workplace. In *Population based smoking cessation: Proceedings of a conference on what works to influence cessation in the general population.* Smoking and Tobacco Control Monograph No. 12. Bethesda, MD: U.S. Department of Health and Human Services, National Institutes of Health, National Cancer Institute, NIH Pub. No. 00-4892.
202. *Burr, R., & Johanson, R. (1998). Continuing medical education: An opportunity for bringing about change in clinical practice. *British Journal of Obstetrics & Gynecology, 105,* 940–45.
203. Burton, W. N., Chen, C. Y., Conti, D. J., Schultz, A. B., & Edington, D.W. (2003). Measuring the relationship between employees' health risk factors and corporate pharmaceutical expenditures. *Journal of Occupational Environmental Medicine, 8,* 793–802.
204. *Bush, P. J., Downey, A. M., Frank, L. S., & Webber, L. S. (1987). Implementation of "Heart Smart": Cardiovascular school health promotion program. *Journal of School Health, 57,* 98–104.
205. *Bush, P. J., Zuckerman, A. E., Taggart, V. S., et al. (1989). Cardiovascular risk factor prevention in black school children: The 'Know Your Body' evaluation project. *Health Education Quarterly, 16,* 215–27.
206. *Bush, P. J., Zuckerman, A. E., Theiss, P. K., Peleg, E. O., & Smith, S.A. (1989). Cardiovascular risk factor prevention in black school children—2-year results of the Know Your Body Program. *American Journal of Epidemiology, 129,* 466–82.
207. Butler, J. T. (2001). *Principles of health education and health promotion.* 3rd ed. Belmont, CA: Wadsworth/Thomson Learning.
208. Butler, M. O., Abed, J., Goodman, K., et al. (1996). *A case-study evaluation of the Henry J. Kaiser Family Foundation's community health promotion grants program in the southern states: Phase 2 final report.* Arlington, VA, Menlo Park, CA, and Atlanta, GA: Battelle Centers for Public Health Research and Evaluation, Henry J. Kaiser Family Foundation, and Centers for Disease Control.
209. Butterfoss, F. R., Goodman, R. M., Wandersman, A., Valois, R. F., & Chinman, M. (1996). The Plan Quality Index: An empowerment evaluation tool for measuring and improving the quality of plans. In D. Fetterman, S. Kaftarian, & A. Wandersman (Eds.), *Empowerment evaluation: Knowledge and tools for self-assessment and accountability* (pp.304–31). 2nd ed. Thousand Oaks, CA: Sage.
210. Butterfoss, F. R., & Kegler, M. C. (2002). Toward a comprehensive understanding of community coalitions: Moving from practice to theory. In R. J. DiClementi, R. A. Crosby, & M. C. Kegler (Eds.), *Emerging theories in health promotion practice and research: Strategies for improving public health* (pp. 157–93). San Francisco: Jossey-Bass.
211. Caburnay, C. A., Kreuter, M. W., & Donlin, M. J. (2001). Disseminating effective health promotion programs from prevention research to community organizations. *Journal of Public Health Management & Practice, 7,* 81–89.
212. *Cadman, R. (1996). *Ski injury prevention: An epidemiological investigation of the social, behavioural, and environmental determinants of injury.* Unpublished doctoral dissertation, University of British Columbia, Vancouver.
213. *Cain, R. E., Schyulze, R. W., & Preston, D. B. (2001). Developing a partnership for HIV primary prevention for men at high risk for HIV infection in rural communities. *Promotion and Education: International Journal of Health Promotion and Education, 8,* 75–78.
214. *Calabro, K., Weltge, A., Parnell, S., Kouzekanani, K., & Ramirez, E. (1998). Intervention for medical students: Effective infection control. *American Journal of Infection Control,* 26: 431–36.
215. Cameron, R., Jolin, M. A., Walker, R., McDermott, N., & Gough, M. (2001). Linking science and practice: Toward a system for enabling communities to adopt best practices for chronic disease prevention. *Health Promotion Practice, 2,* 35–42.

216. Campbell, M. K., Demark-Wahnefried, W., Symons, M., et al. (1999). Fruit and vegetable consumption and prevention of cancer: The Black Churches United for Better Health Project. *American Journal of Public Health, 89,* 1390–96.
217. *Canadian Council of Cardiovascular Nurses. (1993). *Standards for cardiovascular health education.* Ottawa: Heart and Stroke Foundation of Canada.
218. Canadian Task Force on the Periodic Health Examination. (1979). The periodic health examination. *Canadian Medical Association Journal, 121,* 1193–254.
219. *Candeias, N. M. F. (1991). Evaluating the quality of health education programmes: Some comments on methods and implementation. *Hygie: International Journal of Health Education, 10*(2), 40–44.
220. Candel, M. (2001). Consumers' convenience orientation towards meal preparation: Conceptualization and measurement. *Appetite, 36,* 15–28.
221. Cannuscio, C., Block, J., & Kawachi, I. (2003). Social capital and successful aging: The role of senior housing. *Annals of Internal Medicine, 139* (5 Pt. 2), 395–99.
222. *Canto, M. T., Drury, T. F., & Horowitz, A. M. (2001). Maryland dentists' knowledge of oral cancer risk factors and diagnostic procedures. *Health Promotion Practice, 2*(3), 255–62.
223. *Canto, M. T., Goodman, H. S., Horowitz, A. M., Watson, M. R., & Duran-Medina C. (1998). Latino youths' knowledge of oral cancer and use of tobacco and alcohol. *American Journal of Health Behavior, 22,* 411–20.
224. *Cantor, J. C., Morisky, D. E., Green, L. W., et al. (1985). Cost-effectiveness of educational interventions to improve patient outcomes in blood pressure control. *Preventive Medicine, 14,* 782–800.
225. Cargo, M., Grams, G. D., Ottoson, J. M., Ward, P., & Green, L. W. (2003). Empowerment as fostering positive youth development and citizenship. *American Journal of Health Behavior, 27* (Suppl. 1), S66–79.
226. *Carlaw, R. W., Mittlemark, M., Bracht, N., & Luepker, R. (1984). Organization for a community cardiovascular health program: Experiences from the Minnesota Heart Health Program. *Health Education Quarterly, 11,* 243–52.
227. Carnegie Council on Adolescent Development, Task Force on Education of Young Adolescents. (1989). *Turning points: Preparing American youth for the 21st century.* Washington, DC: Carnegie Council on Adolescent Development, Carnegie Corporation of New York.
228. Carolina, M. S. & Gustavo, L. F. (2003). Epidemiological transition: Model or illusion? A look at the problem of health in Mexico. *Social Science and Medicine, 57,* 539–50.
229. Carpenter, C. (2003). Seasonal variation in self-reports of recent alcohol consumption: Racial and ethnic differences. *Journal of Studies in Alcoholism, 64,* 415–18.
230. Carr, M. (2000). Social capital, civil society, and social transformation. In R. F. Woollard & A. S. Ostry (Eds.). *Fatal consumption: Rethinking sustainable development* (pp. 69–97). Vancouver, BC: UBC Press.
231. Carter, W. B., Beach, L. R., Inui, T. S., et al. (1986). Developing and testing a decision model for predicting influenza vaccination compliance. *Health Service Research, 20,* 897–932.
232. Casebeer, L. L., Strasser, S. M., Spettell, C. M., et al. (2003). Designing tailored web-based instruction to improve practicing physicians' preventive practices. *Journal of Medical Internet Research, 5,* e20.
233. Cashman, S. B., & Stenger, J. (2003). Healthy communities: A natural ally for community-oriented primary care. *American Journal of Public Health, 93,* 1379–80.
234. *Castilla y Leon, Junta de (1993). *Plan sectorial de educacion para la salud.* Madrid: Graficas Don Bosco, Arganda del Rey.
235. *Castro, F. G., Cota, M. K., & Vega, S. C. (1999). Health promotion in Latino populations: A sociocultural model for program planning, development, and evaluation. In R. M. Huff & M. V. Kline (Eds.), *Promoting Health in Multicultural Populations: A Handbook for Practitioners* (pp. 137–68). Thousand Oaks, CA: Sage.

236. Catalano, R., Libby, A., Snowden. L., & Cuellar, A. E. (2000). The effect of capitated financing on mental health services for children and youth: The Colorado experience. *American Journal of Public Health, 90,* 1861–65.
237. Cataldo, M. F., & Coates, T. J. (Eds.). (1986). *Health and industry: A behavioral medicine perspective.* New York: Wiley.
238. Center for Health Promotion and Education (1987). *Smoking control among women: A CDC community intervention handbook* (145 pp.). Atlanta, GA: Centers for Disease Control and Prevention, Department of Health and Human Services.1987.
239. *Centers for Disease Control. (1987). *Information/education plan to prevent and control AIDS in the United States.* Washington, DC: U.S. Public Health Service, Department of Health and Human Service.
240. Centers for Disease Control. (1988). Guidelines for effective school health education to prevent the spread of AIDS. *Morbidity and Mortality Weekly Report, 37* (suppl. No. S–2.), 1–14. Also in *Health Education, 19*(3), 6–13.
241. Centers for Disease Control and Prevention. (1999a). *Best practices for comprehensive tobacco control programs*—August 1999. Atlanta, GA: U.S. Department of Health and Human Services, Centers for Disease Control and Prevention, National Center for Chronic Disease Prevention and Health Promotion, Office on Smoking and Health.
242. Centers for Disease Control and Prevention. (1999b). *CDCynergy content and framework workbook.* Atlanta, GA: Office of Communication, Centers for Disease Control and Prevention, U.S. Department of Health and Human Services.
243. Centers for Disease Control and Prevention. (1999c). Neighborhood safety and the prevalence of physical inactivity—selected states. *Morbidity and Mortality Weekly Report, 48,* 143–6.
244. Centers for Disease Control and Prevention. (2000). *Measuring healthy days: Population assessment of health-related quality of life.* Atlanta, GA: Health Care and Aging Studies Branch, Division of Adult and Community Health, National Center for Chronic Disease Prevention and Health Promotion, CDC.
245. Centers for Disease Control and Prevention. (2001). Increasing physical activity: A report on recommendations of the Task Force on Community Preventive Services. *Morbidity and Mortality Weekly Reports, 50, RR18,* 1–16. Atlanta, GA: U.S. Government Printing Office.
246. Centers for Disease Control and Prevention. (2002). *Smoking-attributable mortality, morbidity, and economic costs (SAMMEC): Adult SAMMEC and maternal and child health (MCH) SAMMEC software.* Atlanta: Office on Smoking and Health, National Center from Chronic Disease Prevention and Health Promotion, Centers for Disease Control and Prevention.
247. Centers for Disease Control and Prevention. (2003). *Guidance for comprehensive cancer control planning: Guidelines,* Vol. 1. CDC: http://www.cdc.gov/cancer/ncccp/guidelines/index.htm.
248. Centers for Disease Control and Prevention. (2003). Physical activity levels among children aged 9–13 years: United States, 2002. *MMWR Morbidity and Mortality Weekly Reports, 52,* 785–88.
249. Centers for Disease Control and Prevention. (2004). Declining prevalence of no known major risk factors for heart disease and stroke among adults—United States, 1991–2001. *Morbidity and Mortality Weekly Reports, 53,* 4–7.
250. Centers for Medicare and Medicaid Systems. (2002). *U.S. health care system.* Chapter 1 slides at http://cms.hhs.gov/charts/default.asp, accessed December 7, 2003.
251. Center for Substance Abuse Prevention. (2002). *A practitioner's guide to science-based interventions: A handbook of promising, effective, and model programs.* Washington, DC: CSAP, Substance Abuse and Mental Health Services Administration, U. S. Department of Health and Human Services.

252. Cervero, R. M. (2003). Place matters in physician practice and learning. *Journal of Continuing Education and the Health Professions, 23* (Suppl 1), S10–8.
253. Chaloupka, F. J. (1999). Macro-social influences: The effects of prices and tobacco-control policies on the demand for tobacco products. *Nicotine Tobacco Research, 1* (Suppl. 1), S105–9.
254. Champion, V. L., & Skinner, C. S. (2003). Differences in perceptions of risk, benefits, and barriers by stage of mammography adoption. *Journal of Women's Health, 12*, 277–86.
255. Chan, B. T., & Austin, P. C. (2003). Patient, physician, and community factors affecting referrals to specialists in Ontario, Canada: A population-based, multi-level modelling approach. *Medical Care, 41*, 500–11.
256. *Chaney, J. D., Hunt, B. P., & Schulz, J. W. (2000). An examination using the precede model framework to establish a comprehensive program to prevent school violence. *American Journal of Health Studies, 16*, 199–204.
257. Chang, L., McAlister, A. L., Taylor, W. C., & Chan, W. (2003). Behavioral change for blood pressure control among urban and rural adults in Taiwan. *Health Promotion International, 18*, 219–28.
258. *Chang M. W., Brown, R. L., Nitzke, S., & Baumann, L. C. (2004). Development of an instrument to assess predisposing, enabling, and reinforcing constructs associated with fat intake behaviors of low-income mothers. *Journal of Nutrition Education and Behavior, 36*, 27–34.
259. Chapman, S. (1990). Intersectoral action to improve nutrition: The roles of the state and the private sector. A case study from Australia. *Health Promotion International, 5*, 35–44.
260. Chapman, S., & Dominello, A. (2001). A strategy for increasing news media coverage of tobacco and health in Australia. *Health Promotion International, 16*, 137–43.
261. Chapman, S., & Lupton, D. (1995). *The fight for public health: Principles and practice of media advocacy.* London: BMJ Publishing Group.
262. Chapman, S., & Wakefield, M. (2001). Tobacco control advocacy in Australia: Reflections on 30 years of progress. *Health Education and Behavior, 28*, 274–89.
263. Charter, W., & Jones, J. (1973). On the risk of appraising non-events in program evaluation. *Educational Research, 2*(11), 5–7.
264. Chase, G. (1979). Implementing a human services program: How hard can it be? *Public Policy, 27*, 385–435.
265. Chaskin, R. J., Brown, P., Venkatesh, S., & Vidal, A. (2001). *Building community capacity.* New York: Aldine de Gruyter.
266. Chavis, D. M. (2001). The paradoxes and promise of community coalitions. *American Journal of Community Psychology, 29*, 309–20.
267. Chavis, D. M., & Wandersman, A. (1990). Sense of community in the urban environment: A catalyst for participation and community development. *American Journal of Community Psychology, 18*, 55–81.
268. Cheadle, A., Psaty, B., Wagner, E., et al. (1990). Evaluating community-based nutrition programs: Assessing the reliability of a survey of grocery store product displays. *American Journal of Public Health, 80*, 709–11.
269. Cheadle, A., Wickizer, T. M., Franklin, G., et al. (1999). Evaluation of the Washington State Workers' Compensation Managed Care Pilot Project II: Medical and disability costs. *Medical Care, 37*, 982–93.
270. Checkland, P. (1999). *Systems thinking, systems practice: A 30-year retrospect.* Chichester: John Wiley & Sons.
271. Chenet, L., & McKee, M. (1998). Down the road to deregulation. *Alcohol and Alcoholism, 33*, 337–40.
272. Cheng, T. L., DeWitt, T. G., Savageau, J. A., & O'Connor, K. G. (1999). Determinants of counseling in primary care pediatric practice. *Archives of Pediatrics and Adolescent Medicine, 153*, 629–35.

273. Chenoweth, D. (1994). Positioning health promotion to make an economic impact. In J. P. Opatz (Ed.), *Economic impact of worksite health promotion,* Chap. 2 (pp. 33–49). Champaign, IL: Human Kinetics.
274. Chew, F., Palmer, S., Slonska, Z., & Subbiah, K. (2002). Enhancing health knowledge, health beliefs, and health behavior in Poland through a health promoting television program series. *Journal of Health Communication, 7,* 179–96.
275. *Chiang, L., Huang, J., & Lu, C. (2003). Educational diagnosis of self-management behaviors of parents with asthmatic children by triagulation based on PRECEDE-PROCEED model in Taiwan. *Patient Education and Counseling, 49,* 19–25.
276. *Chiasson, M. W., & Lovato, C. Y. (2000). The health planning context and its effect on a user's perceptions of software usefulness. *Canadian Journal of Public Health, 91,* 225–28.
277. *Chiasson, M. W., & Lovato, C. Y. (2001). Contextual factors influencing the formation of a user's perceptions of a software innovation. *Database for Advances in Information Sciences, 32*(3), 16–35.
278. Chie, W. C., & Chang, K. J. (1994). Factors related to tumor size of breast cancer at treatment in Taiwan. *Preventive Medicine, 23,* 91–97.
279. *Chiou, C. J., Huang, Y. H., Ka, J. K., Chun, F. J., & Huang, H. Y. (1998). Related factors contributing to the healthy lifestyle of urban employees through the PRECEDE model. (Chinese). *Kaohsiung Journal of Medical Sciences (Kao-Hsiung i Hsueh Ko Hsueh Tsa Chih), 14,* 339–47.
280. Cho, H. (2003). Communicating risk without creating unintended effects. *American Journal of Health Studies, 18,* 104–10.
281. Christoffersen, M. N., & Soothill, K. (2003). The long-term consequences of parental alcohol abuse: A cohort study of children in Denmark. *Journal of Substance Abuse Treatment, 25,* 107–16.
282. Chu, C., & Simpson, R, (Eds.). (1994). *Ecological public health: From vision to practice.* Toronto: Centre for Health Promotion, University of Toronto.
283. Church, J., Saunders, D., Wanke, M., et al. (2002). Citizen participation in health decision-making: Past experience and future prospects. *Journal of Public Health Policy, 23,* 12–32. www.hc-sc.gc.ca/hppb/healthcare/Building.htm.
284. *Chwalow, A. J., Green, L. W., Levine, D. M., & Deeds, S. G. (1978). Effects of the multiplicity of interventions on the compliance of hypertensive patients with medical regimens in an inner-city population. *Preventive Medicine, 7,* 51.
285. Clark, J. M. (1939). *The social control of business.* New York: McGraw-Hill.
286. Clark, N. M. (1987). Social learning theory in current health education practice. In W. B. Ward, S. K. Simonds, P. D. Mullen, & M. H. Becker (Eds.), *Advances in Health Education and Promotion,* Vol. 2 (pp. 251–75). Greenwich, CT: JAI Press.
287. *Clarke, V., Frankish, C. J., & Green, L. W. (1997). Understanding suicide among indigenous adolescents: A review using the PRECEDE model. *Injury Prevention, 3,* 126–34.
288. Clarke-Tasker, V. A., & Wade, R. (2002). What we thought we knew: African American males' perceptions of prostate cancer and screening methods. *ABNF Journal, 13,* 56–60.
289. Clayton, R. R., Cattarello, A. M., & Johnstone, B. M. (1996). The effectiveness of Drug Abuse Resistance Education (project DARE): 5–year follow-up results. *Preventive Medicine, 25,* 307–18.
290. *Clearie, A. F., Blair, S. N., & Ward, W. B. (1982). The role of the physician in health promotion: Findings from a community telephone survey. *The Journal of the South Carolina Medical Association, 78,* 503–5.
291. *Cockburn, J., Hennrikus, D., Scott, R., & Sanson-Fisher, R. (1989). Adolescent use of sun-protection measures. *Medical Journal of Australia, 151,* 136–40.
292. *Cockburn, J., Tompson, S. C., Marks, R., Jolley, D., Schofield, P., & Hill, D. (1997). Behavioural dynamics of a clinical trial of sunscreens for reducing solar keratoses in Victoria, Australia. *Journal of Epidemiology and Community Health, 51,* 716–21.

293. Cohen, H., Harris, C., & Green, L. W. (1979). Cost-benefit analysis of asthma self-management educational programs in children. *Journal of Allergy and Clinical Immunology, 64*, 155–56.

294. Cohen, J. E., de Guia, N. A., Ashley, M. J., et al. (2001). Predictors of Canadian legislators' support for public health policy interventions. *Canadian Journal of Public Health, 92*, 188–89.

295. Cohen, J. E., de Guia, N. A., Ashley, M. J., et al. (2002). Predictors of Canadian legislators' support for tobacco control policies. *Social Science and Medicine, 55*, 1069–76.

296. Cokkinides, V. E., Johnston-Davis, K., Weinstock, M., et al. (2001). Sun exposure and sun-protection behaviors and attitudes among U.S. youth, 11 to 18 years of age. *Preventive Medicine, 33*, 141–51.

297. Coleman, E. A., Lord, J., Heard, J., et al. (2003). The Delta Project: Increasing breast cancer screening among rural minority and older women by targeting rural healthcare providers. *Oncology Nursing Forum, 30*, 669–77.

298. Coleman, J. S., Katz, E., & Menzel, H. (1957). The diffusion of an innovation among physicians. *Sociometry, 20*, 253–70.

299. Collings, G. H., Jr. (1982). Perspectives of industry regarding health promotion. In R. S. Parkinson and Associates, *Managing health promotion in the workplace: Guidelines for implementation and evaluation* (pp. 119–26). Palo Alto, CA: Mayfield.

300. Collins, R. L., Schell, T., Ellickson, P. L., & McCaffrey, D. (2003). Predictors of beer advertising awareness among eighth graders. *Addiction, 98*, 1297–306.

301. Commission on Risk Assessment and Risk Management. (1996). *Risk assessment and risk management in regulatory decision-making.* Washington, DC: Author.

302. Conn, V. S., Minor, M. A., Burks, K. J., Rantz, M. J., & Pomeroy, S. H. (2003). Integrative review of physical activity intervention research with aging adults. *Journal of the American Geriatric Society, 51*, 1159–68.

303. Connell, D. B., Turner, R. R., & Mason, E. F. (1985). Summary of findings of the School Health Education Evaluation: Health promotion effectiveness, implementation, and costs. *Journal of School Health, 55*, 316–21.

304. *Conrad, K. M., Campbell, R. T., Edington, D. W., Faust, H. S., & Vilnius, D. (1996). The worksite environment as a cue to smoking reduction. *Research in Nursing and Health, 19*, 21–31.

305. *Contento, I. R., Kell, D. G., Keiley, M. K., & Corcoran, R. D. (1992). A formative evaluation of the American Cancer Society *Changing the Course* nutrition education curriculum. *Journal of School Health, 62*, 411–16.

306. Conway, T., Hu, T.-C., & Harrington, T. (1997). Setting health priorities: Community boards accurately reflect the preferences of the community residents. *Journal of Community Health, 22*, 57–68.

307. Cooke, B. E. M. (1995). Health promotion, health protection, and preventive services. *Primary Care, 22*, 555–64.

308. Cooke, B., & Kothari, U. (Eds.). (2001). *Participation: The new tyranny?* London, New York: Zed Books.

309. Cooper, L. A., & Roter, D. L. (2003). Patient-provider communication: The effect of race and ethnicity on process and outcomes of health care. In B. D. Smedley, A. Y. Stith, & A. R. Nelson (Eds.), *Unequal treatment: Confronting racial and ethnic disparities in health care* (pp. 552–93). Committee on Understanding and Eliminating Racial and Ethnic Disparities in Health Care. Washington, DC: National Academies Press.

310. Cooper, L. A., Roter, D. L., Johnson, R. L., et al. (2003). Patient-centered communication, ratings of care, and concordance of patient and physician race. *Annals of Internal Medicine1, 39*, 907–15.

311. *Corcoran, R. D., & Portnoy, B. (1989). Risk reduction through comprehensive cancer education: The American Cancer Society Plan for Youth Education. *Journal of School Health, 59*, 199–204.
312. Cornacchia, H. J., Olsen, L. K., & Nickerson, C. J. (1988). *Health in elementary schools.* 7th ed. St. Louis: Times Mirror/Mosby College Publishing.
313. Corral-Verdugo, V., Frias-Armenta, M., Perez-Urias, F., Orduna-Cabrera, V., & Espinoza-Gallego, N. (2002). Residential water consumption, motivation for conserving water and the continuing tragedy of the commons. *Environmental Management, 30*, 527–35.
314. *Costanza, M. E. (1992). Physician compliance with mammography guidelines: Barriers and enhancers. *Journal of the American Board of Family Practice, 5*(2), x1–x10.
315. Cote, I., Gregoire, J. P., Moisan, J., Chabot, I., & Lacroix, G. (2003). A pharmacy-based health promotion programme in hypertension: Cost-benefit analysis. *Pharmacoeconomic, 21*, 415–28.
316. Cottrell, L. S. (1976). The competent community. In B. H. Kaplan, R. N. Wilson, & A. H. Leighton (Eds.), *Further exploration in social psychiatry* (pp. 195–209). New York: Basic Books.
317. *Cottrell, R. R., Capwell, E., & Brannan, J. (1995). A follow-up evaluation of non-returning teams to the Ohio Comprehensive School Health Conference. *Journal of Wellness Perspectives, 12*(1), 1–6.
318. *Covington, D. L., Peoples-Sheps, M. D., Buescher, P. A., Bennett, T. A. & Paul, M.V. (1998). An evaluation of an adolescent prenatal education program. *American Journal of Health Behavior, 22*, 323–33.
319. Cowling, D. W., Kwong, S. L., Schlag, R., Lloyd, J. C., & Bal, D. G. (2000). Decline in lung cancer rates—California, 1988–1997. *Morbidity and Mortality Weekly Reports, 49*, 1066–99.
320. Cox, K. L., Gorely, T. J., Puddey, I. B., Burke, V., & Beilin, L. J. (2003). Exercise behaviour change in 40– to 65–year-old women: The SWEAT Study (Sedentary Women Exercise Adherence Trial). *British Journal of Health Psychology, 8*, 477–95.
321. Craig, C. L., Brownson, R. C., Craig, S. E., & Dunn, A. L. (2002). Exploring the effect of the environment on physical activity: A study examining walking to work. *American Journal of Preventive Medicine, 23* (Suppl. 2), 36–43.
322. *Cramer, J. A. (1994). Quality of life and compliance. In M. R. Trimble and W. E. Dodson (Eds.), *Epilepsy and quality of life*, Chap. 4 (pp. 49–63). New York: Raven Press.
323. *Cramer, J. A., & Spilker, B. (Eds.). (1991). *Patient compliance in medical practice and clinical trials.* New York: Raven Press.
324. Crenson, M. A., & Ginsberg, B. (2002). *Downsizing democracy: How America sidelined its citizens and privatized it public.* Baltimore: Johns Hopkins University Press.
325. Creswell, W., Jr., & Newman, I. M. (1997). *School health practice.* 10th Ed. St. Louis: Times Mirror/Mosby.
326. *Cretain, G. K. (1989). Motivational factors in breast self-examination: Implications for nurses. *Cancer Nursing, 12*, 250–56.
327. Crisp, B. R., Swerissen, H., & Duckett, S. J. (2000). Four approaches to capacity building in health: Consequences for measurement and accountability. *Health Promotion International, 15*, 99–107.
328. Croghan, I. T., O'Hara, M. R., Schroeder, D. R., et al. (2001). A community-wide smoking cessation program: Quit and win 1998 in Olmsted county. *Preventive Medicine, 33*, 229–38.
329. Crone, M. R., Reijneveld, S. A., Willemsen, M. C., et al. (2003). Prevention of smoking in adolescents with lower education: A school based intervention study. *Journal of Epidemiology and Community Health, 57*, 675–80.
330. Crosby, R.A., Kegler, M.C., & DiClemente, R. J. (2002). Understanding and applying theory in health promotion practice and research. In R. J. DiClemente, R. A. Crosby, & M. C.

Kegler (Eds.), *Emerging theories in health promotion practice and research: Strategies for improving public health* (pp. 1–15). San Francisco: Jossey-Bass.

331. *Cross, D., Hall, M., & Howat, P. (2003). Using theory to guide practice in children's pedestrian safety education. *American Journal of Health Education, 34* (5 Suppl.), S42–S47.

332. *Cross, D., Stevenson, M., Hall, M., et al. (2000). Child pedestrian injury prevention project: Student results. *Preventive Medicine, 30,* 179–87.

333. Crow, R., Blackburn, H., Jacobs, D., et al. (1986). Population strategies to enhance physical activity: The Minnesota Heart Health Program. *Acta Medica Scandinavica, 711* (Suppl.), 93–112.

334. Cuca, R., & Pierce, C. S. (1977). *Experiments in family planning: Lessons from the developing world.* Baltimore: The Johns Hopkins University Press, for the World Bank.

335. Cullen, M. R. (1999). Personal reflections on occupational health in the twentieth century: Spiraling to the future. *Annual Review of Public Health, 20,* 1–13.

336. Cummings, K. M., Hellmann, R., & Emont, S. L. (1988). Correlates of participation in a worksite stop-smoking contest. *Journal of Behavioral Medicine, 11,* 267–77.

337. *Curry, S. J. (1998). Building effective strategies to decrease tobacco use in a health maintenance organisation: Group Health Cooperative of Puget Sound. *Tobacco Control, 7* (Suppl.), S21–3; discussion S24–5.

338. Curry, S. J., & Emmons, K. M. (1994). Theoretical models for predicting and improving compliance with breast cancer screening. *Annals of Behavioral Medicine, 16,* 302–16.

339. Curry, V. J., & Cole, M. (2001). Applying social and behavioral theory as a template in containing and confining VRE. *Critical Care Nursing Quarterly, 24,* 13–9; review.

340. Cuskey, W. R., & Premkumar, T. (1973). A differential counselor role model for the treatment of drug addicts. *Health Services Reports, 88,* 663–68.

341. *Dabbagh, L., Green, L. W., & Walker, G. M. (1991–92). Case study: Application of PRECEDE and PROCEED as a framework for designing culturally sensitive diarrhea prevention programs and policy in Arab countries. *International Quarterly of Community Health Education, 12,* 293–315.

342. Dahl, S., Gustafson, C., & McCullagh, M. (1993). Collaborating to develop a community-based health service for rural homeless persons. *Journal of Nursing Administration, 23,* 41–45.

343. *Daltroy, L. H., Iversen, M. D., Larson, M. G., et al. (1993). Teaching and social support: Effects on knowledge, attitudes, and behaviors to prevent low back injuries in industry. *Health Education Quarterly, 20,* 43–62.

344. *Danforth, N., & Swaboda, B. (1978). *Agency for International Development Health Education Study.* Washington, DC: Westinghouse Health Systems, March 17.

345. *Daniel, M. (1997). Effectiveness of community-directed diabetes prevention and control in a rural Aboriginal population. Vancouver, BC: University of British Columbia, Faculty of Medicine and Faculty of Graduate Studies.

346. *Daniel, M., & Green, L. W. (1995). Application of the Precede-Proceed model in prevention and control of diabetes: A case illustration from an Aboriginal community. *Diabetes Spectrum, 8,* 80–123.

347. *Daniel, M., Green, L. W., Marion, S. A., et al. (1999). Effectiveness of community-directed diabetes prevention and control in a rural Aboriginal population in British Columbia, Canada. *Social Science & Medicine, 48,* 815–832.

348. Daniels, N., Kennedy, B., & Kawachi, I. (2000). Justice is good for our health. *Boston Review,* February/March.

349. *Danigelis, N. L., Roberson, N. L., Worden, J. K., et al. (1995). Breast screening by African-American women: Insights from a household survey and focus groups. *American Journal of Preventive Medicine, 11,* 311–17.

350. Dannenberg, A. L., Jackson, R. J., Frumkin, H., et al. (2003). The impact of community design and land-use choices on public health: A scientific research agenda. *American Journal of Public Health, 93,* 1500–8.
351. Danzon, P. M., & Towse, A. (2003). Differential pricing for pharmaceuticals: Reconciling access, R&D and patents. *International Journal of Health Care, Finance & Economics, 3,* 183–205.
352. *Davis, D. A., Thomson, M. A., Oxman, A. D., & Haynes, R. B. (1992). Evidence for the effectiveness of CME: A review of 50 randomized controlled trials. *Journal of the American Medical Association, 268,* 1111–17.
353. *Davis, D. A., Thomson, M. A., Oxman, A. D., & Haynes, R. B. (1995). Changing physician performance: A systematic review of the effect of continuing medical education strategies. *Journal of the American Medical Association, 274,* 700–5.
354. Davis, T. C., Fredrickson, D. D., Arnold, C. L., et al. (2001). Childhood vaccine risk/benefit communication in private practice office settings: A national survey. *Pediatrics, 107*(2), E17.
355. de Almeida, I. M., Binder, M. C., & Fischer, F. M. (2000). Blaming the victim: Aspects of the Brazilian case. *International Journal of Health Services, 30,* 71–85.
356. Dean, K., & Hancock, T. (1992). *Supportive environments for health: Major policy and research issues involved in creating health promoting environments.* Copenhagen: World Health Organization, Regional Office for Europe.
357. Dearing, J. W., Larson, R. S., Randall, L. M., & Pope, R. S. (1998). Local reinvention of the CDC HIV prevention community planning initiative. *Journal of Community Health, 23,* 113–26.
358. *Dedobbeleer, N., & Desjardins, S. (2001). Outcomes of an ecological and participatory approach to prevent alcohol and other drug abuse among multiethnic adolescents. *Substance Use and Misuse, 36,* 1959–91.
359. *Dedobbeleer, N., & German, P. (1987). Safety practices in construction industry. *Journal of Occupational Medicine, 29,* 863–68.
360. *Deeds, S. G., Apson, J. R., & Bertera, R. (1979). *Steps to lung health education programming.* Baltimore: Johns Hopkins Health Services Research and Development Center and School of Public Health, Division of Health Education, for American Lung Association.
361. *Deeds, S. G., & Gunatilake, S. (1989). Behavioural change strategies to enhance child survival. *Hygie* (now *Promotion & Education*), *8,* 19–22.
362. DeFrancesco, S., Bowie, J. V., Frattaroli, S., et al. (2002). From the schools of public health. The Community Research, Education, and Practice Consortium: Building institutional capacity for community-based public health. *Public Health Reports, 117,* 414–20.
363. *de Haes, W. (1990). Can prevention be achieved through health education? [La prévention par l'éducation sanitaire est-elle possible?] In N. Job-Spira, B. Spencer, J. P. Maalti, & E. Bouvel (Eds.), *Santé Publique et Maladies à Transmission Sexuelle* (pp. 217–33). Paris: John Libby Eurotext.
364. DeJoy, D. M. (1986a). Behavioral-diagnostic model for self-protective behavior in the workplace. *Professional Safety, 31,* 26–30.
365. DeJoy, D. M. (1986b). Behavioral-diagnostic analysis of compliance with hearing protectors. *Proceedings of the 30th meeting of the Human Factors Society,* Vol. II (pp. 1433–37). Santa Monica, CA: Human Factors Society.
366. DeJoy, D. M. (1986c). A behavioral-diagnostic model for fostering self-protective behavior in the workplace. In Karwowski (Ed.), *Trends in Ergonomics and Human Factors III.* Amsterdam: Elsevier Science Publishers.
367. DeJoy, D. M. (1990) Toward a comprehensive human factors model of workplace accident causation. *Professional Safety, 35,* 11–16.
368. DeJoy, D. M. (1996). Theoretical models of health behavior and workplace self-protective behavior. *Journal of Safety Research, 27*(2), 61–72.

369. *DeJoy, D. M., Murphy, L. R., & Gershon, R. M. (1995). The influence of employee, job/task, and organizational factors on adherence to universal precautions among nurses. *International Journal of Industrial Ergonomics, 16,* 43–55.
370. DeJoy, D. M., Searcy, C. A., Murphy, L. R., & Gershon, R. R. (2000). Behavioral-diagnostic analysis of compliance with universal precautions among nurses. *Journal of Occupational Health Psychology, 5,* 127–41.
371. *DeJoy, D. M., & Southern, D. J. (1993). An integrative perspective on work-site health promotion. *Journal of Occupational Medicine, 35,* 1221–30.
372. *DeJoy, D. M., & Wilson, M. G. (2003). Organizational health promotion: Broadening the horizon of workplace health promotion. *American Journal of Health Promotion, 17,* 337–41.
373. de Lange, A. H., Taris, T. W., Kompier, M. A., Houtman, I. L., & Bongers, P. M. (2003). The very best of the "millennium": Longitudinal research and the demand-control-(support) model. *Journal of Occupational Health Psychology, 8,* 282–305.
374. Delbecq, A. L. (1983). The Nominal Group as a technique for understanding the qualitative dimensions of client needs. In R. A. Bell, et al. (Eds.), *Assessing health and human service needs* (pp. 191–209). New York: Human Sciences Press.
375. Dement, J., Pompeii, L., Lipkus, I. M., & Samsa, G. P. (2003). Cancer incidence among union carpenters in New Jersey. *Journal of Occupational & Environmental Medicine, 45,* 1059–67.
376. De Moura S. L., Harpham, T., & Lyons, M. (2003). The social distribution of explanations of health and illness among adolescents in Sao Paulo, Brazil. *Journal of Adolescence, 26,* 459–73.
377. de Nooijer, J., Lechner, L., & de Vries, H. (2001). A qualitative study on detecting cancer symptoms and seeking medical help: An application of Andersen's model of total patient delay. *Patient Education and Counseling, 42,* 145–57.
378. de Nooijer, J., Lechner, L., & de Vries, H. (2003). Social psychological correlates of paying attention to cancer symptoms and seeking medical help. *Social Science and Medicine, 56,* 915–20.
379. De Pietro, R. (1987). A marketing research approach to health education planning. In W. B. Ward & S. K. Simonds (Eds.), *Advances in Health Education and Promotion,* Vol. 2 (pp. 93–118). Greenwich, CT: JAI Press Inc.
380. DePue, J. D., Wells, B. L., Lasater, T. M., & Carleton, R. A. (1987). Training volunteers to conduct heart health programs in churches. *American Journal of Preventive Medicine, 3,* 51–57.
381. DePue, J. D., Wells, B. L., Lasater, T. M., & Carleton, R. A. (1990). Volunteers as providers of heart health programs in churches: A report on implementation. *American Journal of Health Promotion, 4,* 361–66.
382. *Deren, S., Kang, S.-Y., Rapkin, B., Robles, R. R., Andia, J. F., & Colon, H. M. (2003). The utility of the PRECEDE Model in predicting HIV risk behaviors among Puerto Rican injection drug users. *AIDS and Behavior, 7,* 405–12.
383. *Desnick, L., Taplin, S., Taylor, V., Coole, D., & Urban, N. (1999). Clinical breast examination in primary care: Perceptions and predictors among three specialties. *Journal of Women's Health, 8,* 389–97.
384. Deuson, R. R., Hoekstra, E., Sedjo, R., et al. (1999). The Denver school-based adolescent hepatitis B vaccination program: A cost analysis with risk simulation. *American Journal of Public Health, 89,* 1722–27.
385. Deutsch, C. (1998). The university and the health of children. *Promotion and Education, 5,* 5–8.
386. Devine, E. C., & Cook, T. D. (1983). A meta-analytic analysis of effects of psycho-educational interventions on length of postsurgical hospital stay. *Nursing Research, 32,* 267–74.
387. *DeVries, H., Dijkstra, M., & Kok, G. (1992). A Dutch smoking prevention project: An overview. *Hygie, 11,* 14–18.

388. *DeVries, H., Dijkstra, M., & Kuhlman, P. (1988). Self-efficacy: The third factor besides attitude and subjective norm as a predictor of behavioral intentions. *Health Education Research, 3*, 273–82.
389. *DeVries, H., & Kok, G. J. (1986). From determinants of smoking behaviour to the implications for a prevention programme. *Health Education Research, 1*, 85–94.
390. Dewar, A., White, M., Toros, P. S., & Dillon, W. (2003). Using nominal group technique to assess chronic pain patients' perceived challenges and needs to enhance better targeted services in a community health region. *Health Expectations, 6*, 44–52.
391. DiClemente, C. C., & Prochaska, J. O. (1982). Self-change and therapy change of smoking behavior: A comparison of process of change in cessation and maintenance. *Addictive Behaviors, 7*, 133–42.
392. Dievler, A. (1997). Fighting tuberculosis in the 1990s: How effective is planning in policy making? *Journal of Public Health Policy, 18*, 167–87.
393. *Dignan, M., Bahnson, J., Sharp, P., et al. (1991). Implementation of mass media community health education: The Forsyth County Cervical Cancer Prevention Project. *Health Education Research, 6*, 259–66.
394. *Dignan, M., Beal, P. E., Michielutte, R., Sharp, P. C., et al. (1990). Development of a direct education workshop for cervical cancer prevention in high risk women: The Forsyth County project. *Journal of Cancer Education, 5*, 217–23.
395. *Dignan, M., Sharp, P., Blinson, K., et al. (1995). Development of a cervical cancer education program for native American women in North Carolina. *Journal of Cancer Education, 9*, 235–42.
396. *Dignan, M., Michielutte, R., Blinson, K., et al. (1996). Effectiveness of health education to increase screening for cervical cancer among eastern-band Cherokee Indian women in North Carolina. *Journal of the National Cancer Institute, 88*, 1670–76.
397. *Dignan, M., Michielutte, R., Wells, H. B., & Bahnson, J. (1994). The Forsyth County Cervical Cancer Prevention Project—I. Cervical cancer screening for black women. *Health Education Research, 9*, 411–20.
398. *Dignan, M., Michielutte, R., Wells, H. B., et al. (1998). Health education to increase screening for cervical cancer among Lumbee Indian women in North Carolina. *Health Education Research, 13*, 545–56.
399. Dijkstra, A., & Borland, R. (2003). Residual outcome expectations and relapse in ex-smokers. *Health Psychology, 22*, 340–6.
400. *Division of Health Education, Center for Health Promotion and Education, Centers for Disease Control. (1988). *Reference manuals: Planned approach to community health.* Atlanta: Centers for Disease Control.
401. Dobalian, A., Andersen, R. M., Stein, J. A., et al. (2003). The impact of HIV on oral health and subsequent use of dental services. *Journal of Public Health Dentistry, 63*, 78–85.
402. Docherty, B. (2001). Education campaigns in coronary heart disease. *Professional Nurse, 16*, 1048–51.
403. Dodek, P., & Ottoson, J. M. (1996). The implementation link between clinical practice guidelines and continuing medical education. *Journal of Continuing Education in the Health Professions, 16*, 82–93.
404. Doll, L., Bartenfeld, T., & Binder, S. (2003). Evaluation of interventions designed to prevent and control injuries. *Epidemiological Reviews, 25*, 51–59.
405. Donaldson, S. I. (2001). Mediator and moderator analysis in program development. In S. Sussman (Ed.), *Handbook of program development for health behavior research and practice* (pp. 470–96). Thousand Oaks, CA: Sage Publications, Inc.
406. Donaldson, S. I., Graham, J. W., Piccinin, A. M., et al. (1995). Resistance-skills training and onset of alcohol use: Evidence for beneficial and potentially harmful effects in public schools and in private Catholic schools. *Health Psychology, 14*, 291–300.

407. D'Onofrio, C. N. (2001). Pooling information about prior interventions: A new program planning tool. In S. Sussman (Ed.), *Handbook of program development for health behavior research and practice* (pp. 158–203). Thousand Oaks, CA: Sage Publications, Inc.
408. *Donovan, C. L. (1991). Factors predisposing, enabling and reinforcing routine screening of patients for preventing fetal alcohol syndrome: A survey of New Jersey physicians. *Journal of Drug Education, 21*, 35–42.
409. Donovan, R. J., & Jalleh, G. (2000). Positive versus negative framing of a hypothetical infant immunization: The influence of involvement. *Health Education and Behavior, 27*, 82–95.
410. *Dovell, R. (2001). *Cigarette smoking by adolescents: Exploring a hypothesis of social marginalization*. Vancouver, BC: University of British Columbia, Institute of Health Promotion Research, unpublished doctoral dissertation.
411. *Downey, A. M., Butcher, A. H., Frank, G. C., Webber, L. S., Miner, M. H., & Berenson, G. S. (1987). Development and implementation of a school health promotion program for reduction of cardiovascular risk factors in children and prevention of adult coronary heart disease: "Heart Smart." In B. Hetzel & G. S. Berenson (Eds.), *Cardiovascular risk factors in childhood: Epidemiology and prevention* (pp. 103–121). Amsterdam, NY & Oxford: Elsevier Science Publishers B.V.
412. *Downey, A. M., Cresanta, J. L., & Berenson, G. S. (1989). Cardiovascular health promotion in "Heart Smart" and the changing role of physicians. *American Journal of Preventive Medicine, 5*, 279–95.
413. *Downey, A. M., Frank, G. C., Webber, L. S., et al. (1987). Implementation of "Heart Smart": A cardiovascular school health promotion program. *Journal of School Health, 57*, 98–104.
414. *Downey, A. M., Virgilio, S. J., Serpas, D. C., et al. (1988). Heart Smart—A staff development model for a school-based cardiovascular health intervention. *Health Education, 19*(5), 64–71.
415. *Doyle, E. I., Beatty, C. F., & Shaw, M. W. (1999). Using cooperative learning groups to develop health-related cultural awareness. *Journal of School Health, 69*, 73–6.
416. *Doyle, E. I., & Feldman, R. H. L. (1997). Factors affecting nutrition behavior among middle-class adolescents in urban area of northern region of Brazil. *Revista de Saude Publica, 31*, 342–50.
417. Doyle, E., Smith, C. A., & Hosokawa, M. C. (1989). A process evaluation of a community-based health promotion program for a minority target population. *Health Education, 20*(5), 61–64.
418. Dubos, R. (1958, 1987). *Mirage of health: Utopias, progress, and bological health*. Garden City, NY: Doubleday, Inc.
419. Duhl, L. (1986). The healthy city: Its function and its future. *Health Promotion, 1*, 55–60.
420. *Duke, S. S., McGraw, S. A., Avis, N. E., & Sherman, A. (2000). A focus group study of DES daughters: Implications for health care providers. *Psychooncology, 9*, 439–44.
421. Durrant, R., Wakefield, M., McLeod, K., Clegg-Smith, K., & Chapman, S. (2003). Tobacco in the news: An analysis of newspaper coverage of tobacco issues in Australia, 2001. *Tobacco Control, 12* (Suppl. 2), II75–II81.
422. Dusenbury, L., Brannigan, R., Falco, M., & Hansen, W. B. (2003). A review of research on fidelity of implementation: Implications for drug abuse prevention in school settings. *Health Education Research, 18*, 237–56.
423. Dwore, R. B., & Kreuter, M. W. (1980). Update: Reinforcing the case for health promotion. *Family and Community Health, 2*, 103–19.
424. Dwyer, T., Pierce, J. P., Hannam, C. D., & Burke, N. (1986). Evaluation of the Sydney "Quit. For Life" anti-smoking campaign (Part II: Changes in smoking prevalence). *Medical Journal of Australia, 144*, 344–47.
425. Dye, C. J., Haley-Zitlin, V., & Willoughby, D. (2003). Insights from older adults with type 2 diabetes: Making dietary and exercise changes. *Diabetes Educator, 29*, 116–27.

426. Eades, S. J., Read, A. W., & the Bibbulung Gnarneep Team. (1999). The Bibbulung Gnarneep Project: Practical implementation of guidelines on ethics in indigenous health research. *Medical Journal of Australia, 170,* 433–36.
427. Eakin, J. M. (2000). Commentary. In B. D. Poland, L. W. Green, & I. Rootman (Eds.), *Settings for health promotion: Linking theory and practice* (pp. 166–74). Thousand Oaks, CA: Sage Publications.
428. *Earp, J. A., Eng, E., O'Malley, M. S., et al. (2002). Increasing use of mammography among older, rural African American women: Results from a community trial. *American Journal of Public Health, 92,* 646–54.
429. *Earp, J. A., Ory, M. G., & Strogatz, D. S. (1982). The effects of family involvement and practitioners home visits on the control of hypertension. *American Journal of Public Health, 72,* 1146–54.
430. *Eastaugh, S. R., & Hatcher, M. E. (1982). Improving compliance among hypertensives: A triage criterion with cost-benefit implications. *Medical Care, 20,* 1001–17.
431. Easton, A., Husten, C., Malarcher, A., et al. (2001). Smoking cessation counseling by primary care women physicians: Women Physicians' Health Study. *Women's Health, 32,* 77–91.
432. *Edet, E. E. (1991). The role of sex education in adolescent pregnancy. *Journal of the Royal Society of Health, 111*(1), 17–18.
433. Edmondson, R. (2003). Social capital: A strategy for enhancing health? *Social Science and Medicine, 57,* 1723–33.
434. Edwards, R., Burns, J. A., McElduff, P., Young, R. J., & New, J. P. (2003). Variations in process and outcomes of diabetes care by socio-economic status in Salford, UK. *Diabetologia, 46,* 750–59. Epub 2003 May 23.
435. Egan, B. M., & Lackland, D. T. (1998). Strategies for cardiovascular disease prevention: The importance of public and community health programs. *Cardiovascular Disease Prevention, 8,* 228–39.
436. Ekeh, H. E., & Adeniyi, J. D. (1989). Health education strategies for tropical disease control in school children. *Journal of Tropical Medicine and Hygiene, 92*(2), 55–59.
437. Elbel, R., Aldana, S., Bloswick, D., & Lyon, J. L. (2003). A pilot study evaluating a peer led and professional led physical activity intervention with blue-collar employees. *Work, 21,* 199–210.
438. Elder, J. P., Schmid, T. L., Dower, P., & Hedlund, S. (1993). Community heart health programs: Components, rationale, and strategies for effective interventions. *Journal of Public Health Policy, 14,* 263–79.
439. Elder, J. P., Talavera, G. A., Gorbach, P. M., & Ayala, G. X. (2003). Theories and structures of public health behavior. In F. D. Scutchfield & C. W. Keck (Eds.), *Principles of public health practice* (pp. 253–72). 2nd ed. Clifton Park, NY: Delmar Learning.
440. Elder, R. W., & Shults, R. A. (2002). Involvement by young drivers in fatal alcohol-related motor-vehicle crashes—United States, 1982–2001. *Morbidity and Mortality Weekly Report, 651*(48), 1089–91.
441. *Elliott, S. J., Taylor, S. M., Cameron, R., & Schabas, R. (1998). Assessing public health capacity to support community-based heart health promotion: The Canadian Heart Health Initiative, Ontario Project (CHHIOP). *Health Education Research, 13,* 607–22.
442. Elmore, R. (1976). Follow through planned variation. In W. Williams & R. Elmore (Eds.), *Social program implementation.* New York: Academic Press.
443. Elnicki, D. M., Kolarik, R., & Bardella, I. (2003). Third-year medical students' perceptions of effective teaching behaviors in a multidisciplinary ambulatory clerkship. *Academic Medicine, 78,* 815–19.
444. Elovainio, M., Kivimaki, M., Vahtera, J., et al. (2003). Social support, early retirement, and a retirement preference: A study of 10,489 Finnish adults. *Journal of Occupational and Environmental Medicine, 45,* 433–39.

445. Emery, J., Crump, C., & Bors, P. (2003). Reliability and validity of two instruments designed to assess the walking and bicycling suitability of sidewalks and roads. *American Journal of Health Promotion, 18,* 38–46.

446. Employee Assistance Professionals Association. (1999). *EAPA standards and professional guidelines—1999.* Arlington, VA: Employee Assistance Professionals Association. http://www.eapassn.org/store/, accessed December 8, 2003.

447. *Eng, E. (1993). The save our sisters project: A social network strategy for reaching rural black women. *Cancer, 72* (3, Suppl.), 1071–77.

448. Eng, E., Parker, E. A., & Harlan, C. (Eds.). (1997). Lay health advisors: A critical link to community capacity building (Special issue). *Health Education and Behavior, 24,* 407–510.

449. *Engelstad, L., Bedeian, K., Schorr, K., & Stewart, S. (1996). Pathways to early detection of cervical cancer for a multiethnic, indigent, emergency department population. *Health Education and Behavior, 23* (Suppl.), S89–S104.

450. Entman, R. M. (1993). Framing: Toward clarification of a fractured paradigm. *Journal of Communication, 43,* 41–58.

451. Eriksen, M. P. (1986). Workplace smoking control: Rationale and approaches. *Advances in Health Education and Promotion,* Vol. 1, Pt. A (pp. 65–103). Greenwich, CT: JAI Press.

452. Eriksen, M. P., & Gielen, A. C. (1983). The application of health education principles to automobile child restraint programs. *Health Education Quarterly, 10,* 30–55.

453. *Eriksen, M. P., Green, L. W., & Fultz, F. G. (1988). Principles of changing health behavior. *Cancer, 62,* 1768–75.

454. Espy, K. A., & Senn, T. E. (2003). Incidence and correlates of breast milk feeding in hospitalized preterm infants. *Social Science and Medicine, 57,* 1421–28.

455. *Estey, A. L., Tan, M. H., & Mann, K. (1990). Follow-up intervention: Its effect on compliance behavior to a diabetes regimen. *Diabetes Education, 16,* 291–95.

456. Ettinger, B., Grady, D., Tosteson, A. N., Pressman, A., & Macer, J. L. (2003). Effect of the Women's Health Initiative on women's decisions to discontinue postmenopausal hormone therapy. *Obstetrics and Gynecology, 102,* 1225–32.

457. Evans, R. G., Barer, M. L., & Marmor, T. L. (Eds.). (1994). *Why are some people healthy and others not?* Hawthorne, NY: Aldine De Guyter.

458. Everett Jones, S., Brener, N. D., & McManus, T. (2003). Prevalence of school policies, programs, and facilities that promote a healthy physical school environment. *American Journal of Public Health, 93,* 1570–75.

459. Everly, G. S., & Feldman, R. H. (Eds.). (1985). *Occupational health promotion: Health behavior in the workplace.* New York: Wiley.

460. Ewing, R., Schmid, T., Killingsworth, R., Zlot, A., & Raudenbush, S. (2003). Relationship between urban sprawl and physical activity, obesity, and morbidity. *American Journal of Health Promotion, 18,* 47–57.

461. Eyler, A. A., Matson-Koffman, D., & Macera, C. (Eds.). (2003). Physical activity in women from diverse racial/ethnic groups: Environmental, policy, and cultural factors. *American Journal of Preventive Medicine, 25* (Whole issue 3, Suppl. 1), 1–105.

462. Fadiman, A. (1998). *The spirit catches you and you fall down.* New York: Farrar, Straus, & Giroux.

463. Fan, D. P. (1996). News media framing sets public opinion that drugs is the country's most important problem. *Substance Use and Misuse, 31,* 1413–21.

464. *Farley, C. (1997). Evaluation of a four-year bicycle helmet promotion campaign in Quebec aimed at children ages 8 to 12: Impact on attitudes, norms and behaviours. *Canadian Journal of Public Health, 88,* 62–66.

465. *Farley, C., Haddad, S., & Brown, B. (1996). The effects of a 4–year program promoting bicycle helmet use among children in Quebec. *American Journal of Public Health, 86,* 46–51.

466. *Farley, C., Laflamme, L., & Vaez, M. (2003). Bicycle helmet campaigns and head injuries among children. Does poverty matter? *Journal of Epidemiology and Community Health, 57*(9), 668–72.
467. Farquhar, J. W. (1978). The community-based model of life style intervention trials. *American Journal of Epidemiology, 108,* 103–11.
468. Farquhar, J. W., Fortmann, S. P., Flora, J. A., et al. (1990). Effects of community-wide education on cardiovascular disease risk factors—the Stanford 5-city Project. *Journal of the American Medical Association, 264,* 359–65.
469. Farquhar, J. W., Fortman, S. P., Wood, P. D., & Haskell, W. L. (1983). Community studies of cardiovascular disease prevention. In N. M Kaplan & J. Stamler (Eds.), *Prevention of coronary heart disease: Practical management of risk factors.* Philadelphia: W.B. Saunders.
470. *Farr, L. J., & Fisher, L. J. (1991). "Bring your body back to life": The 1990 Western Australian Quit Campaign. *Health Promotion Journal of Australia, 1,* 6–10.
471. Farrant, W., & Taft, A. (1988). Building healthy public policy in an unhealthy political climate: A case study from Paddington and North Kensington. *Health Promotion International, 3,* 287–92.
472. Farrar, S., Ryan, M., Ross, D., & Ludbrook, A. (2000). Using discrete choice modelling in priority setting: An application to clinical service developments. *Social Science and Medicine 50,* 63–75.
473. *Farthing, M. (1994). Health education needs of a Hutterite colony. *The Canadian Nurse/L'Infirmiere Canadienne, 90,* 20–26.
474. Faucett, J., & McCarthy, D. (2003). Chronic pain in the workplace. *Nurses' Clinic of North America, 38*(3), 509–23.
475. Fawcett, S. B., Francisco, V. T., Schultz, J. A., et al. (2000). The community tool box: An Internet-based resource for building healthier communities. *Public Health Reports, 115,* 274–78.
476. *Fawcett, S. B., Lewis, R. K., Paine-Andrews, A., et al. (1997). Evaluating community coalitions for prevention of substance abuse: The case of project freedom. *Health Education and Behavior, 24,* 812–28.
477. Fawcett, S. B., Schultz, J. A., Carson, V. L., Renault, V. A., & Francisco, V. T. (2003). Using Internet based tools to build capacity for community based participatory research and other efforts to promote community health and development. In M. Minkler & N. Wallerstein (Eds.), *Community-based participatory research for health* (pp. 155–78). San Francisco: Jossey-Bass.
478. *Fedder, D. O. (1982). Managing medication and compliance: Physician-pharmacist-patient interactions. *Journal American Geriatric Society, 11* (Suppl.), 113–17.
479. *Fedder, D. O., & Beardsley, R. (1979). Preparing pharmacy patient educators. *American Journal of Pharmacy Education, 43,* 127–29.
480. Feeny, D., Berkes, F., Mccay, B. J., & Acheson, J. M. (1990). The tragedy of the commons: Twenty-two years later. *Human Ecology, 18,* 1–19.
481. Feldman, R. H. (1984). Increasing compliance in worksite health promotion: Organizational, educational, and psychological strategies. *Corporate Commentary, 1*(2), 45–50.
482. Fellows, J. L., Trosclair, A., Adams, E. K., & Rivera, C. C. (2002). Annual smoking-attributable mortality, years of potential life lost, and economic costs—United States, 1995–1999. *Morbidity and Mortality Weekly Report, 51,* 300–3.
483. Fernandez-Esquer, M. E., Espinoza, P., Torres, I., Ramirez, A. G., & McAlister, A. L. (2003). A su salud: A quasi-experimental study among Mexican American women. *American Journal of Health Behavior, 27,* 536–45.
484. Fernando, D., Schilling, R. F., Fontdevila, J., & El-Bassel, N. (2003). Predictors of sharing drugs among injection drug users in the South Bronx: Implications for HIV transmission. *Journal of Psychoactive Drugs, 35,* 227–36.

485. Ferrans, C. E. (1996). Development of a conceptual model of quality of life. *Scholarly Inquiry for Nursing Practice,10,* 293–304.
486. Ferrie, J. E., Shipley, M. J., Stansfeld, S. A., & Marmot, M. G. (2002). Effects of chronic job insecurity and change in job security on self reported health, minor psychiatric morbidity, physiological measures, and health related behaviours in British civil servants: The Whitehall II study. *Journal of Epidemiology and Community Health, 56,* 450–54.
487. Festinger, L. (1957). *A theory of cognitive dissonance.* Stanford, CA: Stanford University Press.
488. Fetterman, D. M. (2000). Foundations of empowerment evaluation: Step by step. Thousand Oaks, CA: Sage.
489. Fichtenberg, C. M., & Glantz, S. A. (2000). Association of the California Tobacco Control Program with declines in cigarette consumption and mortality from heart disease. *New England Journal of Medicine, 343,* 1772–77.
490. Fielding, J. E. (1982). Effectiveness of employee health improvement programs. *Journal of Occupational Medicine, 24,* 907–16.
491. Fielding, J. E. (1990). Worksite health promotion programs in the United States: Progress, lessons, and challenges. *Health Promotion International, 5,* 75–84.
492. Fielding, J. E., Luck, J., & Tye, G. (2003). Reinvigorating public health core functions: Restructuring Los Angeles county's public health system. *Journal of Public Health Management & Practice, 9,* 7–15.
493. Fiese, B. H., & Wamboldt, F. S. (2003). Tales of pediatric asthma management: Family-based strategies related to medical adherence and health care utilization. *Journal of Pediatrics, 143,* 457–62.
494. Fink, A. (Ed.). (2002). *The survey kit: Ten volume set.* 2nd ed. Thousand Oaks, CA: Sage.
495. Fiore, M. C., Bailey, W. C., Cohen, S. J., et. al. (2000). *Treating tobacco use and dependence*: Quick reference guide for clinicians. Rockville, MD: U.S. Department of Health and Human Services. Public Health Service.
496. Fiorentine, R., & Hillhouse, M. P. (2003). Replicating the addicted-self model of recovery. *Addictive Behavior, 28,* 1063–80.
497. *Fireman, P., Friday, G. A., Gira, C., Vierthaler, W. A., & Michaels, L. (1981). Teaching self-management skills to asthmatic children and their parents in an ambulatory care setting. *Pediatrics, 68,* 341–48.
498. First International Conference on Health Promotion. (1986). The Ottawa Charter for Health Promotion. *Health Promotion* (now *Health Promotion International*), *1*(4), iii–v.
499. Fiscella, K., Franks, P., Gold, M. R., & Clancy, C. M. (2000). Inequality in quality: Addressing socioeconomic, racial, and ethnic disparities in health care. *Journal of the American Medical Association, 283,* 2579–84.
500. Fishbein, M. (Ed.). (1967). *Readings in attitude theory and measurement.* New York: Wiley.
501. Fishbein, M. (1996). Great expectations, or do we ask too much from community level interventions? *American Journal of Public Health, 86,* 1075–76.
502. Fishbein, M., & Ajzen, I. (1975). *Belief, attitude, intention, and behavior: An introduction to theory and research.* Reading, MA: Addison-Wesley.
503. Fisher, A. A. (1974). *The characteristics of family planning opinion leaders and their influence on the contraceptive behavior of others.* Doctor of Science dissertation. Baltimore: Johns Hopkins University School of Public Health.
504. Fisher, A. A. (1975). The measurement and utility of the opinion leadership concept for family planning programs. *Health Education Monographs, 3,* 168–80.
505. Fisher, A., Green, L. W., McCrae, A., & Cochran, C. (1976). Training teachers in population education institutes in Baltimore. *Journal of School Health, 46,* 357–60.
506. *Fisher, E. B., Strunk, R. C., Sussman, L. K., et al. (1995). Acceptability and feasibility of a community approach to asthma management: The Neighborhood Asthma Coalition (NAC). *Journal of Asthma, 33,* 367–83.

507. Fitch, J. P., Raber, E., & Imbro, D. R. (2003). Technology challenges in responding to biological or chemical attacks in the civilian sector. *Science, 302,* 1350–54.
508. Fitzner, K., Caputo, N., Trendell, W., et al. (2003). Recent tax changes may assist treatment of obesity. *Managed Care Interface, 16,* 47–51, 55.
509. Flay, B. R. (1986). Efficacy and effectiveness trials in the development of health promotion programs. *Preventive Medicine, 15,* 451–74.
510. Flay, B. R. (1987). Social psychological approaches to smoking prevention: Review and recommendations. In W. B. Ward & P. D. Mullen (Eds.), *Advances in health education and promotion,* Vol. 2 (pp. 121–80). Greenwich, CT: JAI Press.
511. *Fleisher, L., Kornfeld, J., Ter Maat, J., et al. (1998). Building effective partnerships: A national evaluation of the Cancer Information Service Outreach Program. *Journal of Health Communication, 3* (Suppl.), 21–35.
512. Fletcher, S. W. (1973). *A study of effectiveness of a follow-up clerk in an emergency room.* Master of Science thesis. Baltimore: Johns Hopkins University, School of Public Health.
513. Fletcher, S. W., Appel, F. A., & Bourgois, M. (1974). Improving emergency-room patient follow-up in a metropolitan teaching hospital. Effect of a follow-up check. *New England Journal of Medicine, 291,* 385–88.
514. Fletcher, S. W., Appel, F. A., & Bourgois, M. (1975). Management of hypertension. Effect of improving patient compliance for follow-up care. *Journal of the American Medical Association, 233,* 242–44.
515. Flood, R. L. (2001). The relationship of "systems thinking" to action research. In P. Reason & H. Bradbury (Eds.), *Handbook of action research: Participative inquiry and practice* (pp. 133–44). Thousand Oaks, CA: Sage.
516. Flottorp, S., & Oxman, A. D. (2003). Identifying barriers and tailoring interventions to improve the management of urinary tract infections and sore throat: A pragmatic study using qualitative methods. *BMC Health Services Research, 3,* 3.
517. Flynn, B. (1995). Measuring community leaders' perceived ownership of health education programs: Initial tests of reliability and validity. *Health Education Research, 10,* 27–36.
518. Flynn, B. S., Worden, J. K., Secker-Walker, R. H., et al. (1992). Prevention of cigarette smoking through mass media intervention and school programs. *American Journal of Public Health, 82,* 827–34.
519. Fors, S. W., Owen, S., Hall, W. D., et al. (1989). Evaluation of a diffusion strategy for school-based hypertension education. *Health Education Quarterly, 16,* 255–61.
520. Foshee, V. A., Linder, F., MacDougall, J. E., & Bangdiwala, S. (2001). Gender differences in the longitudinal predictors of adolescent dating violence. *Preventive Medicine, 32,* 128–41.
521. Foster-Fishman, P., Berkowitz, S., Lounsbury, D., Jacobson, S., & Allen, N. (2001). Building collaborative capacity in community coalitions: A review and integrative framework. *American Journal of Community Psychology, 29,* 241–57.
522. Fowler, F. J., Jr. (2001). *Survey research methods.* 3rd ed. Thousand Oaks, CA: Sage.
523. *Francisco, V. T., Paine, A. L., & Fawcett, S. B. (1993). A methodology for monitoring and evaluating community health coalitions. *Health Education Research, 8,* 403–16.
524. Frank, A. L. (2002). Occupational safety and health. In L. Breslow, B. Goldstein, L. W. Green, C. W. Keck, J. M. Last, & M. McGinnis (Eds.), *Encyclopedia of public health* (pp. 849–55). New York: Macmillan Reference USA.
525. *Frank, G. C., Vaden, A., & Martin, J. (1987). School health promotion: Child nutrition. *Journal of School Health, 57,* 451–60.
526. Frank, J. W. (1995). Why "population health"? *Canadian Journal of Public Health, 86,* 162–64.
527. *Frankish, C. J., Lovato, C. Y., & Shannon, W. J. (1999). Models, theories, and principles of health promotion with multicultural populations. In R. M. Huff & M. V. Kline (Eds.), *Promoting health in multicultural populations: A handbook for practitioners* (pp. 41–72). Thousand Oaks, CA: Sage.

528. Franks, M. M., Pienta, A. M., & Wray, L. A. (2002). It takes two: Marriage and smoking cessation in the middle years. *Journal of Aging and Health, 14,* 336–54.
529. Franzini, L., Ribble, J. C., & Keddie, A. M. (2002). Understanding the Hispanic paradox. In T. A. LaVeist (Ed.), *Race, ethnicity, and health: A public health reader* (pp. 280–310). San Francisco: Jossey-Bass.
530. Fraser, W., Maunsell, E., Hodnett, E., & Moutquin, J-M. (1997). Childbirth alternatives post-Cesarean study group: Randomized controlled trial of a prenatal vaginal birth after cesarean section education and support program. *American Journal of Obstetrics and Gynecology, 176,* 419–25.
531. Frauenknecht, M., & Black, D. R. (2003). *Social problem-solving inventory for adolescents (SPSI-A): A manual for application, interpretation and psychometric evaluation.* Morgantown, WV: PNG Publications.
532. *Frauenknecht, M., Brylinsky, J. A., & Zimmer, C. G. (1998). "Healthy Athlete 2000": Planning a health education initiative using the PRECEDE model. *Journal of Health Education, 29,* 312–18.
533. *Frazier, P. J., & Horowitz, A. M. (1990). Oral health education and promotion in maternal and child health—A position paper. *Journal of Public Health Dentistry, 50* (NSI), 390–95.
534. *Freed, G. L., Bordley, W. C., & Defriese, G. H. (1993). Childhood immunization programs: An analysis of policy issues. *The Milbank Quarterly, 71*(1), 65–96.
535. Freire, P. (1970). *Pedagogy of the oppressed.* New York: The Seabury Press.
536. French, S. A., Story, M., & Jeffrey, R. W. (2001). Environmental influences on eating and physical activity. *Annual Review of Public Health, 22,* 309–35.
537. Freudenberg, N. (1984). *Not in our backyards! Community action for health and the environment.* New York: Monthly Review Press.
538. *Freudenberg, N. (1989). *Preventing AIDS: A guide to effective education for the prevention of HIV infection.* Washington, DC: American Public Health Association.
539. Freudenberg, N., & Golub, M. (1987). Health education, public policy and disease prevention: A case history of the New York City Coalition to End Lead Poisoning. *Health Education Quarterly, 14,* 387–401.
540. Friedmann, P. D., McCullough, D., Saitz, R. (2001). Screening and intervention for illicit drug abuse: A national survey of primary care physicians and psychiatrists. *Archives of Internal Medicine, 161,* 248–51.
541. Fries, J. F., & Crapo, L. M. (1981). *Vitality and aging.* San Francisco: W. H. Freeman.
542. Froguel, P., & Boutin, P. (2001). Genetics of pathways regulating body weight in the development of obesity in humans. *Experimental Biology and Medicine, 226,* 991–96.
543. *Fulmer, H. S., Cashman, S., Hattis, P., Schlaff, A., & Horgan, D. M. (1992). Bridging the gap between medicine, public health and the community: PATCH and the Carney Hospital experience. *Journal of Health Education, 23,* 167–70.
544. *Furst, G. P., Gerber, L. H., & Smith, C. B. (1985). *Rehabilitation through learning: Energy conservation and joint protection—A workbook for persons with rheumatoid arthritis.* Washington, D.C.: U.S. Govt. Printing Office, GPO Stock No. 017–045–00107–4, NIH Publ. No. 85–2743, and *Rehabilitation through learning . . . : Instructor's guide.* Washington, DC: GPO Stock No. 017–045–00103–9, NIH Publication No. 85–2743.
545. *Furst, G. P., Gerber, L. H, Smith, C. C., Fisher, S., & Shulman, B. (1987). A program for improving energy conservation behaviors in adults with rheumatoid arthritis. *American Journal of Occupational Therapy, 41,* 102–11.
546. Galambos, N. L., Barker, E. T., & Almeida, D. M. (2003). Parents do matter: Trajectories of change in externalizing and internalizing problems in early adolescence. *Child Development, 74,* 578–94.
547. Galvin, D. M. (2000). Workplace managed care: Collaboration for substance abuse prevention. *The Journal of Behavioral Health Services & Research, 27,* 125–30.

548. Garfield, S. A., Malozowski, S., Chin, M. H., et al. (2003). Considerations for diabetes translational research in real-world settings. *Diabetes Care, 26,* 2670–74.
549. Garrett, J., Landau-Stanton, J., Stanton, M. D., Stellato-Kabat, J., & Stellato-Kabat, D. (1997). ARISE: A method for engaging reluctant alcohol- and drug-dependent individuals in treatment. Albany-Rochester Interventional Sequence for Engagement. *Journal of Substance Abuse Treatment, 14,* 235–48.
550. *Garvin, T. (1995). "We're strong women": Building a community-university research partnership. *Geoforum, 26,* 273–86.
551. *Gary, T. L., Bone, L. R., Hill, M. N., et al. (2003). Randomized controlled trial of the effects of nurse case manager and community health worker interventions on risk factors for diabetes-related complications in urban African Americans. *Preventive Medicine, 37,* 23–32.
552. Gary, T. L., Genkinger, J. M., Guallar, E., Peyrot, M., & Brancati, F. L. (2003). Meta-analysis of randomized educational and behavioral interventions in type 2 diabetes. *Diabetes Education, 29,* 488–501.
553. *Gauthier-Gagnon, C., Grise, M.-C., & Potvin, D. (1998). Predisposing factors related to prosthetic use by people with a transtibial and transfemoral amputation. *Journal of Prosthetics and Orthotics, 10,* 99–109.
554. *Gayle, J. A. (1987). Health as the universal language: International students as teaching resources. *Health Education, 18*(2), 29.
555. Geiger, H. J. (2002). Community-oriented primary care: A path to community development. *American Journal of Public Health, 92,* 1713–16.
556. Geller, A. C., Emmons, K., Brooks, D. R., et al. (2003). Skin cancer prevention and detection practices among siblings of patients with melanoma. *Journal of the American Academy of Dermatology, 49,* 631–38.
557. George, M. A., Daniel, M., & Green, L. W. (1998–99). Appraising and funding participatory research in health promotion. *International Quarterly of Community Health Education, 18,* 181–97.
558. Gerstein, D., & Green, L. W. (Eds.). (1993). *Preventing drug abuse: What do we know?* Washington, DC: National Academy Press.
559. Getliffe, K. A., Crouch, R., Gage, H., Lake, F., & Wilson, S. L. (2000). Hypertension awareness, detection and treatment in a university community: Results of a worksite screening. *Public Health, 114*(5), 361–66.
560. Gewin V. (2003). With the United States on high alert over the possibility of bioterror attacks, epidemiologists are in huge demand. *Nature, 423,* 784–85.
561. *Gielen, A. C. (1992). Health education and injury control: Integrating approaches. *Health Education Quarterly, 19,* 203–18.
562. *Gielen, A. C., & McDonald, E. M. (2002). Using PRECEDE/PROCEED to apply health behavior theories in health promotion program planning. In K. Glanz, B. K. Rimer, & F. M. Lewis (Eds.), *Health behavior and health education: Theory, research and practice.* 3rd ed. San Francisco: Jossey-Bass.
563. *Gielen, A. C. & Radius, S. (1984). Project KISS (Kids in Safety Belts): Educational approaches and evaluation measures. *Health Education, 15,* 43–47.
564. *Gielen, A. C., & Sleet, D. (2003). Application of behavior-change theories and methods to injury prevention. *Epidemiologic Reviews, 25,* 65–76.
565. *Gilbert, G., & Sawyer, R. (2000). *Health education: Creating strategies for school and community health.* 2nd ed. Boston: Jones and Bartlett Publishers.
566. *Gilmore, G. D., & Campbell, M. D. (2003). *Needs assessment strategies for health education and health promotion.* 2nd ed. Sudbury, MA: Jones & Bartlett.
567. Glanz, K. (1999). Progress in dietary behavior change. *American Journal of Health Promotion, 14,* 112–17.

568. Glanz, K. (2000). Health promotion planning: An educational and ecological approach. 3rd ed. *American Journal of Preventive Medicine, 18,* 104–5 (book review).
569. *Glanz, K., Carbone, E., & Song, V. (1999). Formative research for developing targeted skin cancer prevention programs for children in multiethnic Hawaii. *Health Education Research, 14,* 155–66.
570. Glanz, K., Grove, J., Lerman, C., Gotay, C., & Le Marchand, L. (1999). Correlates of intentions to obtain genetic counseling and colorectal cancer gene testing among at-risk relatives from three ethnic groups. *Cancer Epidemiology Biomarkers & Prevention, 8,* 329–36.
571. Glanz, K., & Oldenburg, B. (1997). Relevance of health behavior research to health promotion and health education. In D. S. Gochman (Ed.), *Handbook of health behavior research IV: Relevance for professionals and issues for the future,* Chap. 8 (pp. 143–61). New York: Plenum Press.
572. *Glanz, K., & Rimer, B. (1995). *Theory at a glance: A guide for health promotion practice.* Bethesda, MD: National Cancer Institute, NIH Pub. No. 95–3896, Public Health Service, U.S. Dept. of Health and Human Services, July.
573. Glanz, K., Rimer, B. K., & Lewis, F. M. (Eds.). (2002). *Health behavior and health education: Theory, research, and practice.* 3rd ed. San Francisco: Jossey-Bass.
574. Glasgow, R. E., Klesges, R., Mizes, J., & Pechacek, T. (1985). Quitting smoking: Strategies used and variables associated with success in a stop-smoking contest. *Journal of Consulting and Clinical Psychology, 53,* 905–12.
575. Glasgow, R. E., Lichtenstein, E., & Marcus, A. C. (2003). Why don't we see more translation of health promotion research to practice? Rethinking the efficacy-to-effectiveness transition. *American Journal of Public Health, 93,* 1261–67.
576. Glasgow, R. E., Schafer, L., & O'Neill, H. K. (1981). Self-help books and amount of therapist contact in smoking cessation programs. *Journal of Consulting and Clinical Psychology, 49,* 659–67.
577. Glasgow, R. E., Vogt, T. M., & Boles, S. M. (1999). Evaluating the public health impact of health promotion interventions: The RE-AIM framework. *American Journal of Public Health, 89,* 1323–27.
578. Glasser, M., Holt, N., Hall, K., et al. (2003). Meeting the needs of rural populations through interdisciplinary partnerships. *Family and Community Health, 26,* 230–45.
579. *Glenn, M. K. (1994). Preparing rehabilitation specialists to address the prevention of substance abuse problems. *Rehabilitation Couseling, 38,* 164–79.
580. Glik, D., Gordon, A., Ward, W., et al. (1987–88). Focus group methods for formative research in child survival: An ivoirian example. *International Quarterly of Community Health Education, 8,* 297–316.
581. Glynn, T. J. (1989). Essential elements of school-based smoking prevention programs. *Journal of School Health, 59,* 181–88.
582. Godin, G., & Kok, G. (1996). The theory of planned behavior: A review of its applications to health-related behaviors. *American Journal of Health Promotion, 10,* 467–68.
583. Goksen, F. (2002). Normative vs. attitudinal considerations in breastfeeding behavior: Multifaceted social influences in a developing country context. *Social Science and Medicine, 54,* 1743–53.
584. Golaszewski, T. (2000). The limitations and promise of health education in managed care. *Health Education and Behavior, 27,* 402–16.
585. *Gold, R. S., Green, L. W., & Kreuter, M. W. (1998). *EMPOWER: Enabling methods of planning and organizing within everyone's reach.* Sudbury, MA: Jones and Bartlett Publishing Co. [CD–ROM disk and manual, International Ver 2.25].
586. Gold, R. S., Miner, K. R., Fiori, F., et al. (2001). Report of the 2000 Joint Committee on Health Education and Health Promotion Terminology. *American Journal of Health Education, 32,* 89–104.

587. Goldenhar, L. M., LaMontagne, A. D., Katz, T., Heaney, C., & Landsbergis, P. (2001). The intervention research process in occupational safety and health: An overview from the national occupational research agenda intervention effectiveness research team. *Journal of Occupational and Environmental Medicine, 43,* 616–22.
588. *Goldrick, B. A., & Larson, E. (1992). Assessing the need for infection control programs: A diagnostic approach. *Journal of Long Term Care Administration, 20,* 20–23.
589. Goldsmith, J. R. (1969). Air pollution epidemiology. A wicked problem, an informational maze, and a professional responsibility. *Archives of Environmental Health, 18,* 516–22.
590. Goldstein, M. S. (1992). *The health movement: Promoting fitness in America.* New York: Twayne Publishers.
591. Goodman, R. M. (2001). Community-based participatory research: Questions and challenges to an essential approach. *Journal of Public Health Management and Practice* 7(5), v–vi.
592. *Goodman, R. M., Spears, M. A., McLeroy, K. L., et al. (1998). An attempt to identify and define the dimensions of community capacity to provide a basis for measurement. *Health Education and Behavior, 25,* 258–78.
593. Goodman, R. M., & Steckler, A. B. (1989a). A framework for assessing program institutionalization. *Knowledge in Society, 2,* 57–71.
594. Goodman, R. M., & Steckler, A. B. (1989b). A model for the institutionalization of health promotion programs. *Family and Community Health, 11*(4), 63–78.
595. *Goodman, R. M., Steckler, A. B., Hoover, S., & Schwartz, R. (1993). A critique of contemporary community health promotion approaches: Based on qualitative review of xsx programs in Maine. *American Journal of Health Promotion, 7,* 208–20.
596. Goodman, R. M., & Wandersman, A. (1994). FORCAST: A formative approach to evaluating community coalitions and community-based initiatives. *Journal of Community Psychology,* 6–25 (special issue).
597. Goodman, R. M., Wandersman, A., Chinman, M., Imm, P., & Morrisey, E. (1996). An ecological assessment of community-based interventions for prevention and health promotion: Approaches to measuring community coalitions. *American Journal of Community Psychology, 24,* 33–61.
598. *Goodson, P., Gottlieb, N. H., & Radcliffe, M. (1999). Put prevention into practice: Evaluation of program initiation in nine Texas clinical sites. *American Journal of Preventive Medicine, 17,* 73–78.
599. Goodwin, R., & Andersen, R. M. (2002). Use of the behavioral model of health care use to identify correlates of use of treatment for panic attacks in the community. *Social Psychiatry and Psychiatric Epidemiology, 37,* 212–19.
600. Gordon, A. J. (1988). Mixed strategies in health education and community participation: An evaluation of dengue control in the Dominican Republic. *Health Education Research, Theory and Practice, 3,* 399–419.
601. Gordon, G. H., Joos, S. K., Byrne, J. (2000). Physician expressions of uncertainty during patient encounters. *Patient Education and Counseling, 40*(1), 59–65.
602. Gordon-Larsen, P., Mullan Harris, K., Ward, D. S., & Popkin, B. M. (2003). Acculturation and overweight-related behaviors among Hispanic immigrants to the US: The National Longitudinal Study of Adolescent Health. *Social Science and Medicine, 57,* 2023–34.
603. Gortmaker, S. L., Peterson, K., Wiecha, J., et al. (1999). Reducing obesity via a school-based interdisciplinary intervention among youth. *Archives of Pediatric and Adolescent Medicine, 153,* 409–18.
604. Gossop, M., Stephens, S., Stewart, D., et al. (2001). Health care professionals referred for treatment of alcohol and drug problems. *Alcohol and Alcoholism, 36,* 160–64.
605. *Gottlieb, N. H., Eriksen, M. P., Lovato, C. Y., et al. (1990). Impact of a restrictive work site smoking policy on smoking behavior, attitudes, and norms. *Journal of Occupational Medicine, 32,* 20–23.

606. *Gottlieb, N. H., & Green, L. W. (1984). Life events, social network, life-style, and health: An analysis of the 1979 National Survey of Personal Health Practices and Consequences. *Health Education Quarterly, 11,* 91–105.
607. Gottlieb, N. H., & Green, L. W. (1987). Ethnicity and lifestyle health risk: Some possible mechanisms. *American Journal of Health Promotion, 2,* 37–45.
608. *Gottlieb, N. H., Lovato, C. Y., Weinstein, R., Green, L.W., & Eriksen, M. P. (1992). The implementation of a restrictive worksite smoking policy in a large decentralized organization. *Health Education Quarterly, 19,* 77–100.
609. Gottlieb, N. H., Mullen, P. D., & McAlister, A. L. (1987). Patients' substance abuse and the primary care physician: Patterns of practice. *Addictive Behavior,* 1223–32.
610. *Gottlieb, N. H., & Nelson, A. (1990). A systematic effort to reduce smoking at the worksite. *Health Education Quarterly, 17,* 99–118.
611. Gray, B., Morgan, G. T., & Shirer, R. (2001). Condom use and partner characteristics among young adult males in urban Ghana, aged 15–24. *Social Biology, 48,* 234–55.
612. Green, L. W. (1970a). Identifying and overcoming barriers to the diffusion of knowledge about family planning. *Advances in Fertility Control, 5,* 21–29.
613. Green, L. W. (1970b). Should health education abandon attitude-change strategies? Perspectives from recent research. *Health Education Monographs* 1(30), 25–48.
614. Green, L. W. (1970c). *Status identity and preventive health behavior.* Berkeley: Pacific Health Education Reports No. 1, University of California School of Public Health.
615. *Green, L. W. (1974). Toward cost-benefit evaluations of health education: Some concepts, methods, and examples. *Health Education Monographs, 2* (Suppl. 1), 34–64.
616. *Green, L. W. (1975). Diffusion and adoption of innovations related to cardiovascular risk behavior in the public. In A. Enelow & J. B. Henderson (Eds.), *Applying behavioral sciences to cardiovascular risk.* New York: American Heart Association.
617. *Green, L. W. (1976a). Change process models in health education. *Public Health Reviews, 5,* 5–33.
618. *Green, L. W. (1976b). Site- and symptom-related factors in secondary prevention of cancer. In J. Cullen, B. Fox, & R. Isom (Eds.), *Cancer: The behavioral dimensions* (pp. 45–61). New York: Raven Press.
619. Green, L. W. (1977). Evaluation and measurement: Some dilemmas for health education. *American Journal of Public Health, 67,* 155–61.
620. *Green, L. W. (1978a). Determining the impact and effectiveness of health education as it relates to federal policy. *Health Education Monographs, 6,* 28–66.
621. Green, L. W. (1978b). The oversimplification of policy issues in prevention. *American Journal of Public Health, 68,* 953–54.
622. Green, L. W. (1979). Health promotion policy and the placement of responsibility for personal health care. *Family and Community Health, 2,* 51–64.
623. *Green, L. W. (1980). Healthy people: The Surgeon General's report and the prospects. In W. J. McNerney (Ed.), *Working for a healthier America* (pp. 95–110). Cambridge, MA: Ballinger.
624. Green, L. W. (1981). The objectives for the nation in disease prevention and health promotion: A challenge to health education training. Keynote address for *National Conference for Institutions Preparing Health Educators: Proceedings* (pp. 61–73). Washington, DC: US Office of Health Information and Health Promotion, DHHS Publication No. 81–50171.
625. *Green, L. W. (1983). New policies in education for health. *World Health* (April–May), 13–17.
626. *Green, L. W. (1984a). Health education models. In J. D. Matarazzo, S. M. Weiss, et al. (Eds.), *Behavioral health: A handbook of health enhancement and disease prevention* (pp. 181–98). New York: Wiley.
627. *Green, L. W. (1984b). Modifying and developing health behavior. *Annual Review of Public Health, 5,* 215–36.

628. Green, L. W. (1985a). Behavior is an inescapable product, whether we call it an objective or not. *The Eta Sigma Gamma Monograph Series, 4*, 37–39.
629. Green, L. W. (1985b). Some challenges to health services research on children and elderly. *Health Service Research, 19*, 793–815.
630. Green, L. W. (1986a). Evaluation model: A framework for the design of rigorous evaluation of efforts in health promotion. *American Journal of Health Promotion, 1*(1), 77–9.
631. Green, L. W. (1986b). The theory of participation: A qualitative analysis of its expression in national and international health policies. In W. B. Ward (Ed.), *Advances in health education and promotion*, Vol. 1, Pt. A (pp. 211–36). Greenwich, CT: JAI Press Inc. Reprinted in Patton, R. D. & Cissell, W. B. (Eds.). (1989). *Community organization: Traditional principles and modern application.* Johnson City, TN: Latchpins Press.
632. Green, L. W. (1987a). How physicians can improve patients' participation and maintenance in self-care. *Western Journal of Medicine, 147*, 346–49.
633. *Green, L. W. (1987b). *Program planning and evaluation guide for lung associations.* New York: American Lung Association.
634. Green, L. W. (1988a). Bridging the gap between community health and school health. *American Journal of Public Health, 78*, 1149.
635. Green, L. W. (1988b). The trade-offs between the expediency of health promotion and the durability of health education. In S. Maes, C. D. Spielberger, P. B. Defares, & I. G. Sarason (Eds.), *Topics in health psychology* (pp. 301–12). New York: Wiley.
636. Green, L. W. (1989). Comment: Is institutionalization the proper goal of grantmaking? *American Journal of Health Promotion, 3*, 44.
637. Green, L. W. (1990). The revival of community and the obligation of academic health centers to the public. In R. J. Bulger, S. J. Reiser, & R. E. Bulger (Eds.), *Institutional values and human environments for teaching, inquiry and healing* (pp. 148–164). Des Moines: University of Iowa Press.
638. Green, L. W. (1991). Preface. In *Healthy People 2000: National health promotion and disease prevention objectives* (pp. vii–xi). Sudbury, MA: Jones and Bartlett Publishing, Inc.
639. *Green, L. W. (1992). The health promotion research agenda revisited. *American Journal of Health Promotion, 6*, 411–13.
640. *Green, L. W. (1993). Modifying lifestyle to improve health. In W. D. Skelton & M. Osterweis (Eds.). *Promoting community health: The role of the academic health center* (pp. 54–69). Washington, DC: The Association of Academic Health Centers..
641. Green, L. W. (1994). Refocusing health care systems to address both individual care and population health. *Clinical and Investigative Medicine, 17*, 133–41.
642. *Green, L. W. (1995). Health promotion in the worksite: Theory and practice. *Japan Health and Culture Promotion Center newsletter, 3*, 2–13 (in Japanese).
643. Green, L. W. (1996). Commentary. In *Healthy People 2000 mid-decade review and revised objectives.* Boston: Jones and Bartlett Publishers.
644. *Green, L. W. (1998). Prevention and health education in clinical, school, and community settings. In R. B. Wallace (Ed.), *Maxcy-Rosenau-Last preventive medicine and public health* (pp. 889–904). 14th ed. Stamford, CT: Appleton & Lange.
645. Green, L. W. (1999a). Health education's contributions to public health in the twentieth century: A glimpse through health promotion's rear-view mirror. *Annual Review of Public Health, 20*, 67–88.
646. *Green, L. W. (1999b). What can we generalize from research on patient education and clinical health promotion to physician counseling on diet? *European Journal of Clinical Nutrition, 53* (Suppl. 2), S9–S18.
647. Green, L. W. (2000). In praise of partnerships: Caveats on coalitions. *Health Promotion Practice, 1*, 64–65.
648. Green, L. W. (2001a). Foreword. In S. Sussman (Ed.), *Handbook of program development for health behavior research and practice* (pp. xiii–xiv). Thousand Oaks, CA: Sage.

649. Green, L. W. (2001b). From research to "best practices" in other settings and populations (American Academy of Health Behavior Research Laureate address). *American Journal of Health Behavior, 25,* 165–78.
650. Green, L. W. (2003). Tracing federal support for participatory research in public health. In M. Minkler & N. Wallerstein (Eds.), *Community-based participatory research.* San Francisco: Jossey-Bass.
651. Green, L. W. (2004). Introduction of Albert Bandura for the Healthtrac Foundation Prize in Health Education. *Health Education and Behavior, 31,* 141–142.
652. Green, L. W., & Cargo, M. (1994). The changing context of health promotion in the workplace. In M. P. O'Donnell & J. S. Harris (Eds.), *Health promotion in the workplace* (pp. 497–524). 2nd ed. Albany, NY: Delmar Publishers.
653. *Green, L. W., Cargo, M., & Ottoson, J. M. (1994). The role of physicians in supporting lifestyle changes. *Medicine, Exercise, Nutrition and Health, 3,* 119–30. Also in *Proceedings of the twenty-ninth annual meeting of the Society of Prospective Medicine* (pp. 89–129). St. Louis, Missouri, Indianapolis, IN: Society of Prospective Medicine, Publishers.
654. *Green, L. W., Costagliola, D., & Chwalow, A. J. (1991). Diagnostic éducatif et évaluation de stratégies éducatives (modèle PRECEDE): Méthodology pratique pour induire des changements de comportements et d'état de santé. *Journées Annuelles de Diabétologie de l'Hotel Dieu* (pp. 227–40). Paris: Flammarion Médecine-Sciences.
655. Green, L. W., Daniel, M., & Novick, L. (2001). Partnerships and coalitions for community based research. *Public Health Reports, 116,* 15–26.
656. *Green, L. W., Eriksen, M. P., & Schor, E. L. (1988). Preventive practices by physicians: Behavioral determinants and potential interventions. *American Journal of Preventive Medicine, 4* (Suppl. 4), 101–7. Reprinted in R. N. Battista & R. S. Lawrence (Eds.), *Implementing preventive services* (pp. 101–7). New York: Oxford University Press.
657. *Green, L. W., Fisher, A., Amin, R., & Shafiullah, A. B. M. (1975). Paths to the adoption of family planning: A time-lagged correlation analysis of the Dacca Experiment in Bangladesh. *International Journal of Health Education, 18,* 85–96.
658. *Green, L. W., & Frankish, C. J. (1994). Theories and principles of health education applied to asthma. *Chest, 106* (Suppl.), 195–205.
659. Green, L. W., & Frankish, C. J. (1996). Implementing nutritional science for population health: Decentralized and centralized planning for health promotion and disease prevention. In *Beyond nutritional recommendations: Implementing science for healthier populations.* Ithaca, NY: Cornell University.
660. Green, L. W., & Frankish, C. J. (2001). Health promotion, health education, and disease prevention. In C. E. Koop, C. E. Pearson, & M. R. Schwarz (Eds.), *Critical issues in global health* (pp. 321–30). San Francisco: Jossey-Bass.
661. Green, L. W., George, A., Daniel, M., et al. (2003). Guidelines for participatory research, reproduced from *Study of participatory research in health promotion in Canada.* Ottawa, Royal Society of Canada, 1996. In M. Minkler & N. Wallerstein (Eds.), *Community-based participatory research for health* (pp. 135–54). San Francisco: Jossey-Bass.
662. Green, L. W., Glanz, K., Hochbaum, G. M., et al. (1994). Can we build on, or must we replace, the theories and models in health education? *Health Education Research, 9,* 397–404.
663. Green, L. W., Gottlieb, N. H., & Parcel, G. S. (1991). Diffusion theory extended and applied. In W. Ward & F. M. Lewis (Eds.), *Advances in health education and promotion,* Vol. 3. London: Jessica Kingsley Publishers.
664. Green, L. W., & Jan, Y. (1964). Family planning knowledge and attitude surveys in Pakistan. *Pakistan Development Review, 4,* 332–55.
665. Green, L. W., & Johnson, J. L. (1996). Dissemination and utilization of health promotion and disease prevention knowledge: Theory, research and experience. *Canadian Journal of Public Health, 87* (Suppl. 1), S17–S23.

666. *Green, L. W., & Kreuter, M. W. (1990). Health promotion as a public health strategy for the 1990s. *Annual Review of Public Health, 11*, 319–34.
667. *Green, L. W., & Kreuter, M. W. (1991). *Health promotion planning: An educational and environmental approach.* 2nd ed. Mountain View, CA: Mayfield.
668. *Green, L. W., & Kreuter, M. W. (1992). CDC's Planned Approach to Community Health as an application of PRECEDE and an inspiration for PROCEED. *Journal of Health Education, 23*, 140–47.
669. Green, L. W., & Kreuter, M. W. (1999a). Health education's contributions to public health in the 20th century: A glimpse through health promotion's rear-view mirror. *Annual Review of Public Health*, Vol. 20 (pp. 67–88). Palo Alto, CA: Annual Reviews Inc.
670. *Green, L. W., & Kreuter, M. W. (1999b). *Health promotion planning: An educational and ecological approach.* 3rd ed. Mountain View, CA: Mayfield.
671. Green, L. W., & Kreuter, M. W. (2002). Fighting back, or fighting themselves? Community coalitions against substance abuse and their use of best practices. *American Journal of Preventive Medicine, 23*, 303–6.
672. *Green, L. W., Kreuter, M. W., Deeds, S. G., & Partridge, K. B. (1980). *Health education planning: A diagnostic approach.* Palo Alto, CA: Mayfield.
673. Green, L. W., & Krotki, K. J. (1968). Class and parity biases in family planning programs: The case of Karachi. *Social Biology, 15*, 235–51.
674. *Green, L. W., Levine, D. M., & Deeds, S. G. (1975). Clinical trials of health education for hypertensive outpatients: Design and baseline data. *Preventive Medicine, 4*, 417–25.
675. *Green, L. W., Levine, D. M., Wolle, J., & Deeds, S. G. (1979). Development of randomized patient education experiments with urban poor hypertensives. *Patient Counseling and Health Education, 1*, 106–11.
676. *Green, L. W., & Lewis, F. M. (1986). *Measurement and evaluation in health education and health promotion.* Palo Alto, CA: Mayfield.
677. Green, L. W., Lewis, F. M., & Levine, D. M. (1980). Balancing statistical data and clinician judgments in the diagnosis of patient educational needs. *Journal of Community Health, 6*, 79–91.
678. *Green, L. W., & McAlister, A. L. (1984). Macro-intervention to support health behavior: Some theoretical perspectives and practical reflections. *Health Education Quarterly 11*, 323–39.
679. Green, L. W., & Mercer, S. L. (2001). Participatory research: Can public health researchers and agencies reconcile the push from funding bodies and the pull from communities? *American Journal of Public Health, 91*, 1926–29.
680. Green, L. W., & Mercer, S. L. (2004). Participatory research. In N. Anderson (Ed.), *Encyclopedia of health and behavior* (pp. 650–653). Vol 2. Thousand Oaks, CA: Sage Publications.
681. Green, L. W., Mullen, P. D., & Friedman, R. (1986). An epidemiological approach to targeting drug information. *Patient Education & Counseling, 8*, 255–68.
682. Green, L. W., Mullen, P. D., & Stainbrook, G. L. (1986). Programs to reduce drug errors in the elderly: Direct and indirect evidence from patient education. *Journal of Geriatric Drug Therapy, 1*, 3–16.
683. Green, L. W., Murphy, R. L., & McKenna, J. W. (2002). New insights into how mass media works for and against tobacco. *Journal of Health Communications, 7*, 245–48.
684. Green, L. W., & Ottoson, J. M. (1999). *Community and population health.* 8th ed. New York and Toronto: WCB/McGraw-Hill.
685. Green, L. W., Poland, B. D., & Rootman, I. (2000). The settings approach to health promotion. In B. D. Poland, L. W. Green, & I. Rootman (Eds.), *Settings in health promotion: Linking theory and practice* (pp. 1–43). Thousand Oaks, CA: Sage.
686. Green, L. W., & Potvin, L. (2002). Education, health promotion, and social and lifestyle determinants of health and disease. In R. Detels, J. McEwen, R. Beaglehole, & H. Tanaka

(Eds.), *Oxford textbook of public health: The scope of public health,* Vol. 1. (pp. 113–30). 4th ed. New York: Oxford University Press.

687. Green, L. W., & Raeburn, J. (1990). Contemporary developments in health promotion: Definitions and challenges. In N. Bracht (Ed.), *Health promotion at the community level* (pp. 29–44). Newbury Park, CA: Sage.

688. Green, L. W., Richard, L., & Potvin, L. (1996). Ecological foundations of health promotion. *American Journal of Health Promotion, 10,* 270–81.

689. Green, L. W., & Shoveller, J. A. (2000). Local versus central influences in planning for community health. In R. F. Woollard & A. S. Ostry (Eds.), *Fatal consumption: Rethinking sustainable development* (pp. 166–96). Vancouver, BC: UBC Press.

690. Green, L. W., & Simons-Morton, D. (1988). Denial, delay and disappointment: Discovering and overcoming the causes of drug errors and missed appointments. In D. Schmidt & I. E. Leppik (Eds.), *Compliance in epilepsy* (Epilepsy Research, Suppl. 1, pp. 7–21). Amsterdam: Elsevier Science Publishers B.V.

691. *Green, L. W., Wang, V. L., Deeds, S. G., et al. (1978). Guidelines for health education in maternal and child health programs. *International Journal of Health Education, 21* (Suppl.), 1–33.

692. Green, L. W., Wang, V. L., & Ephross, P. (1974). A three-year longitudinal study of the effectiveness of nutrition aides on rural poor homemakers. *American Journal of Public Health, 64,* 722–24.

693. *Green, L. W., Werlin, S. H., Shauffler, H. H., & Avery, C. H. (1977). Research and demonstration issues in self-care: Measuring the decline of medicocentrism. *Health Education Monographs, 5,* 161–89; also in J. G. Zapka (Ed.), *The SOPHE heritage collection of Health Education Monographs,* Vol. 3 (pp. 40–69). Oakland, CA: Third Party Publishing.

694. Green, L. W., Wilson, A. L., & Lovato, C. Y. (1986). What changes can health promotion achieve and how long do these changes last? The tradeoffs between expediency and durability. *Preventive Medicine, 15,* 508–21.

695. *Green, L. W., Wilson, R. W., & Bauer, K. G. (1983). Data required to measure progress on the Objectives for the Nation in Disease Prevention and Health Promotion. *American Journal of Public Health, 73,* 18–24.

696. Gregory, S. (2002). *Guidelines for comprehensive programs to promote healthy eating and physcial activity.* Champaign, IL: Human Kenetics.

697. Griffin, K. W., Botvin, G. J., Nichols, T. R., & Doyle, M. M. (2003). Effectiveness of a universal drug abuse prevention approach for youth at high risk for substance use initiation. *Preventive Medicine, 36,* 1–7.

698. *Grisé, M-C. L., Gauthier-Gagnon, C., & Martineau, G. G. (1993). Prosthetic profile of people with lower extremity amputation: Conception and design of a follow-up questionnaire. *Archives of Physical Medicine and Rehabilitation, 74,* 862–70.

699. *Grol, R. (2002). Changing physicians' competence and performance: Finding the balance between the individual and the organization. *Journal of Continuing Education in the Health Professions, 22,* 244–51.

700. Gross, N. C. (1942). *The diffusion of a culture trait in two Iowa townships.* Master of Science thesis. Ames: Iowa State College.

701. Grubbs, L. M., & Tabano, M. (2000). Use of sunscreen in health care professionals: The Health Belief Model. *Cancer Nursing, 23,* 164–67.

702. *Grueninger, U. J. (1995). Arterial hypertension: Lessons from patient education. *Patient Education and Counseling, 26,* 37–55.

703. *Grueninger, U. J., Duffy, F. D., & Goldstein, M. G. (1995). Patient education in the medical encounter: How to facilitate learning, behavior change, and coping. In M. Lipkin, Jr., S. M. Putnam, & A. Lazare (Eds.), *The medical interview: Clinical care, education, and research* (pp. 122–33). Bern: Mack Lipkin, Jr., MD.

704. *Grunbaum, J. A., Gingiss, P., Orpinas, P., Batey, L. S., & Parcel, G. S. (1995). A comprehensive approach to school health program needs assessments. *Journal of School Health. 65,* 54–59.
705. Grunbaum, J. A., Rutman, S. J., & Sathrum, P. R.. (2001). Faculty and staff health promotion: results from the School Health Policies and Programs Study 2000. *Journal of School Health, 71,* 335–39.
706. Guevara, J.,Wolf, F. M., Grum, C. M., & Clark, N. M. (2003). Effects of educational interventions for self management of asthma in children and adolescents: Systematic review and meta-analysis. *British Medical Journal, 326,* 1308–9.
707. Gullette, D. L., & Turner, J. G. (2003). Pros and cons of condom use among gay and bisexual men as explored via the internet. *Journal of Community Health Nursing, 20,* 161–77.
708. Gunter, M. J., Beaton, S. J., Brenneman, S. K., et al. (2003). Management of osteoporosis in women aged 50 and older with osteoporosis-related fractures in a managed care population. *Disease Management, 6,* 83–91.
709. Gupta, M. C., Mehrotra, M., Arora, S., & Saran, M. (1991). Relation of childhood malnutrition to parental education and mother's nutrition related KAP. *Indian Journal of Pediatrics, 58,* 269–74.
710. *Gutierrez English, J., & Le, A. (1999). Assessing needs and planning, implementing, and evaluating health promotion and disease prevention programs among Asian American population groups. In R. M. Huff & M. V. Kline (Eds.), *Promoting health in multicultural populations: A handbook for practitioners* (pp. 357–73). Thousand Oaks, CA: Sage.
711. Guttmacher, S., Lieberman, L., Ward, D., Freudenberg, N., Radosh, A., & Des Jarlais, D. (1997). Condom availability in New York City public high schools: Relationships to condom use and sexual behavior. *American Journal of Public Health, 87,* 1427–33.
712. Guttman, N., & Ressler, W. H. (2001). On being responsible: Ethical issues in appeals to personal responsibility in health campaigns. *Journal of Health Communications, 6,* 117–36.
713. *Haber, D. (1994). Medical screenings and health assessments. In D. Haber (Ed.), *Health promotion and aging* (pp. 41–76). New York: Springer Publishing Company.
714. Habib, S., Morrissey, S. A., & Helmes, E. (2003). Readiness to adopt a self-management approach to pain: Evaluation of the pain stages of change model in a non-pain-clinic sample. *Pain, 104,* 283–90.
715. Hackam, D. G., & Anand, S. S. (2003). Commentary: Cardiovascular implications of the epidemiological transition for the developing world: Thailand as a case in point. *International Journal of Epidemiology, 32,* 468–69.
716. Hackbarth, D. P., Schnopp-Wyatt, D., Katz, D., et al. (2001). Collaborative research and action to control the geographic placement of outdoor advertising of alcohol and tobacco products in Chicago. *Public Health Reports, 116,* 558–67.
717. Haley, N., Maheux, B., Rivard, M., & Gervais, A. (2000). Lifestyle health risk assessment. Do recently trained family physicians do it better? *Canadian Family Physician, 46,* 1609–16.
718. Haley, S. M., Jette, A. M., Coster, W. J., et al. (2002). Late life function and disability instrument: II. Development and evaluation of the function component. *Journal of Gerontology: A, Biological Science & Medical Science, 57,* M217–22.
719. Halfon, N., & Hochstein, M. (2002). Life course health development: An integrated framework for developing health, policy, and research. *The Milbank Quarterly, 80,* 433–79.
720. Hall, J. A., & Roter, D. L. (2002). Do patients talk differently to male and female physicians? A meta-analytic review. *Patient Education & Counseling, 48,* 217–24.
721. *Hall, N., & Best, J. A. (1997). Health promotion practice and public health: Challenge for the 1990s. *Canadian Journal of Public Health, 88,* 409–15.
722. Hallfors, D., Cho, H., Livert, D., & Kadushin, C. (2002). How are community coalitions "Fighting Back" against substance abuse, and are they winning? *American Journal of Preventive Medicine, 23,* 237–45.

723. Halperin, A. C., & Rigotti, N. A. (2003). U.S. public universities' compliance with recommended tobacco-control policies. *Journal of American College Health, 51,* 181–88.

724. Haltiwanger, K. A., Hayden, G. F., Weber, T., Evans, B. A., & Possner, A. B. (2001). Antibiotic-seeking behavior in college students: What do they really expect? *Journal of American College Health, 50,* 9–13.

725. Halverson, P., & Mays, G. P. (2001). Public health assessment. In L. F. Novick & G. P. Mays (Eds.), *Public health administration: Principles for population-based management* (pp. 266–99). Gaithersburg, MD: Aspen Publishers, Inc.

726. Hamilton, J. L., James, F. W., & Bazargan, M. (2003). Provider practice, overweight and associated risk variables among children from a multi-ethnic underserved community. *Journal of the National Medical Association, 95,* 441–48.

727. *Han, Y., Baumann, L. C., & Cimprich, B. (1996). Factors influencing registered nurses teaching breast self-examination to female clients. *Cancer Nursing, 19,* 197–203.

728. Hancock, L., Sanson-Fisher, R. W., Redman, S., et al. (1997). Community action for health promotion: A review of methods and outcomes 1900–1995. *American Journal of Preventive Medicine, 13,* 229–39.

729. Hanewinkel, R., & Asshauer, M. (2004). Fifteen-month follow-up results of a school-based life-skills approach to smoking prevention. *Health Education Research, 19,* 125–37.

730. *Hanson, P. (1988–89). Citizen involvement in community health promotion: A rural application of CDC's PATCH Model. *International Quarterly of Health Education, 9,* 177–86.

731. Hardin, G. (1968). The tragedy of the commons. *Science, 143,* 1243–46.

732. Harrison, J. A., Mullen, P. D., & Green, L. W. (1992). A meta-analysis of studies of the Health Belief Model. *Health Education Research, 7,* 107–16.

733. *Harrison, R. L., Li, J., Pearce, K., & Wyman, T. (2003). The community dental facilitator project: Reducing barriers to dental care. *Journal of Public Health Dentistry, 63,* 126–28.

734. Hart, A. R., Glover, N., Howick-Baker, J., & Mayberry, J. F. (2003). An industry based approach to colorectal cancer screening in an asymptomatic population. *Postgraduate Medical Journal, 79,* 646–49.

735. Hart, N. (2002). Social, economic, and cultural environment and human health. In R. Detels, J. McEwen, R. Beaglehole, & H. Tanaka (Eds.), *Oxford textbook of public health:* Vol. 1: *The scope of public health* (p. 89). 4th ed. New York: Oxford University Press.

736. Harvey, H. D., Fleming, P., & Patterson, M. (2002). Ethical dilemmas and human rights considerations arising from the evaluation of a smoking policy in a health promoting setting. *International Journal of Environmental Health Research, 12,* 269–75.

737. Hash, R. B., Munna, R. K., Vogel, R. L., & Bason, J. J. (2003). Does physician weight affect perception of health advice? *Preventive Medicine, 36,* 41–44.

738. *Hatcher, M. E., Green, L. W., Levine, D. M., & Flagle, C. E. (1986). Validation of a decision model for triaging hypertensive patients to alternate health education interventions. *Social Science and Medicine, 22,* 813–19.

739. Haugland, S., & Wold, B. (2001). Subjective health complaints in adolescence—reliability and validity of survey methods. *Journal of Adolescence, 24,* 611–24.

740. Haugland, S., Wold, B., Stevenson, J., Aaro, L. E., & Woynarowska, B. (2001). Subjective health complaints in adolescence: A cross-national comparison of prevalence and dimensionality. *European Journal of Public Health, 11,* 4–10.

741. Haveman, R., Holden, K., Wilson, K., & Wolfe, B. (2003). Social security, age of retirement, and economic well-being: Intertemporal and demographic patterns among retired-worker beneficiaries. *Demography, 40*(2), 369–94.

742. Hawe, P. (1996). Needs assessment must become more needs focused. *Australian and New Zealand Journal of Public Health, 20,* 473–78.

743. Hawe, P., Noort, M., King, L., & Jordens, C. (1997). Multiplying health gains: The critical role of capacity-building within health promotion programs. *Health Policy, 39,* 29–42.

744. Hawe, P., & Shiell, A. (2000). Social capital and health promotion: A review. *Social Science and Medicine, 51*, 871–85.
745. Haynes, R. B., Taylor, D. W., & Sackett, D. L. (Eds.). (1979). *Compliance in health care.* Baltimore: Johns Hopkins University Press.
746. Health and Welfare Canada. (1992). *Health promotion in the workplace: A sampling of company programs and initiatives.* Ottawa: Minister of Supply and Services.
747. *Health Education Center. (1977). *Strategies for health education in local health departments.* Baltimore: Maryland State Department of Health and Mental Hygiene.
748. *Healthy People 2000: National health promotion and disease prevention objectives.* (1991). Washington, DC: Public Health Service, U.S. Department of Health and Human Services; and reprinted in Sudbury, MA: Jones and Bartlett Publishers.
749. *Hecker, E. J. (2000). Feria de Salud: Implementation and evaluation of a communitywide health fair. *Public Health Nursing, 17*, 247–56.
750. Heffner, J. E., & Ellis, R. (2003). The guideline approach to chronic obstructive pulmonary disease: How effective? *Respiratory Care, 48*, 1257–68.
751. Heller, R. G., & Page, J. (2002). A population perspective to evidence based medicine: "Evidence for population health." *Journal of Epidemiology and Community Health, 56*, 45–47.
752. Helmes, A. W. (2002). Application of the protection motivation theory to genetic testing for breast cancer risk. *Preventive Medicine, 35*, 453–62.
753. *Hendrickson, S. G., & Becker, H. (1998). Impact of a theory-based intervention to increase bicycle helmet use in low income children. *Injury Prevention, 4*, 126–31.
754. *Herbert, C. P. (1999). Editorial: Should physicians assess lifestyle risk factors routinely? *Canadian Medical Association Journal, 160*, 1849–50.
755. Herbert, C. P., & Paluck, E. (1997). Can primary care physicians be a resource to their patients in decisions regarding alternative and complementary therapies for cancer? *Patient Education and Counseling, 31*, 179–80.
756. *Herbert, R., & White, R. (1996). Healthy hearts at work: Prince Edward Island Heart Health Program CSC Worksite Pilot Project. *Canadian Journal of Cardiovascular Nursing 7*(2), 12–18.
757. Herreria, J. (1998). "Let's Take It Outside" campaign raises awareness, changes attitudes. Kansas Health Foundation. *Profiles in Healthcare Marketing, 14*(5), 19–24.
758. Hertzman, C., Power, C., Matthews, C., & Manor, O. (2001). Using an interactive framework of society and lifecourse to explain self-rated health in early adulthood. *Social Science and Medicine, 53*, 1575–85.
759. Heslin, K. C., Andersen, R. M., & Gelberg, L. (2003a). Case management and access to services for homeless women. *Journal of Health Care for the Poor and Underserved, 14*, 34–51.
760. Heslin, K. C., Andersen, R. M., & Gelberg, L. (2003b). Use of faith-based social service providers in a representative sample of urban homeless women. *Journal of Urban Health, 80*, 371–82.
761. Hewitt-Taylor, J. (2003). Developing and using clinical guidelines. *Nursing Standards, 18*, 41–44.
762. *Heywood, A., Firman, D., Sanson-Fisher, R., & Mudge, P. (1996). Correlates of physician counseling associated with obesity and smoking. *Preventive Medicine, 25*, 268–76.
763. *Hiatt, R. A., Pasick, R. J., Perez-Stable, E. J., et al. (1996). Pathways to early cancer detection in the multiethnic population of the San Francisco Bay area. *Health Education Quarterly, 23* (Suppl.), S10–S27.
764. Hickman, D. E., Stebbins, M. R., Hanak, J. R., & Guglielmo, B. J. (2003). Pharmacy-based intervention to reduce antibiotic use for acute bronchitis. *The Annals of Pharmacotherapy, 37*, 187–91.
765. *Hiddink, G. J., Hautvast, J. G. A. J., van Woerkum, C. M. J., Fieren, C. J., & van't Hof, M. A. (1995). Nutrition guidance by primary-care physicians: Perceived barriers and low involvement. *European Journal of Clinical Nutrition, 49*, 842–51.

766. *Hiddink, G. J., Hautvast, J. G. A. J., van Woerkum, C. M. J., Fieren, C. J. & van't Hof, M. A. (1997a). Consumers' expectations about nutrition guidance: The importance of primary care physicians. *American Journal of Clinical Nutrition, 65* (Suppl.), 1974S–1995S.
767. *Hiddink, G. J., Hautvast, J. G. A. J., van Woerkum, C. M. J., Fieren, C. J., & van't Hof, M. A. (1997b). Driving forces for and barriers to nutrition guidance practices of Dutch primary care physicians. *Journal of Nutrition Education, 29*(1), 36–41.
768. *Hiddink, G. J. , Hautvast, J. G. A. J., van Woerkum, C. M. J., Fieren, C. J., & van't Hof, M. A. (1997c). Information sources and strategies of nutrition guidance used by primary care physicians. *American Journal of Clinical Nutrition, 65* (Suppl.), 1996S–2003S.
769. *Hiddink, G. J., Hautvast, J. G. A. J., van Woerkum, C. E. J., Fieren, C. J. & van't Hof, M. A. (1997d). Nutrition guidance by primary-care physicians: LISREL analysis improves understanding. *Preventive Medicine, 26,* 29–36.
770. *Hiddink, G. J., Hautvast, J. G. A. J., van Woerkum, C. M. J., van't Hof, M. A., & Fieren, C. J. (1999). Cross-sectional and longitudinal analyses of nutrition guidance by primary care physicians. *European Journal of Clinical Nutrition, 53* (Suppl. 2), S35–S43.
771. *Higgins, J. W., & MacDonald, M. (1992). *The school-based prevention model: A training handbook.* Victoria, BC: Alcohol and Drug Programs, British Columbia Ministry of Health.
772. *Hill, A. J. (1996). Predictors of regular physical activity in participants of a Canadian health promotion program. *Canadian Journal of Nursing Research, 28,* 119–41.
773. Hill, J. (1990). Patient education: What to teach patients with rheumatic disease. *Journal of the Royal Society of Health, 110,* 204–7.
774. *Hindi-Alexander, M., & Cropp, G. J. (1981). Community and family programs for children with asthma. *Annals of Allergy, 46,* 143–48.
775. Hinkle, S., Fox-Cardamone, L., Haseleu, J. A., Brown, R., & Irwin, L. M. (1996). Grass roots political action as an intergroup phenomenon. *Journal of Social Issues, 52,* 39–51.
776. Hochbaum, G. M. (1956). Why people seek diagnostic X-Rays. *Public Health Reports, 71,* 377–80.
777. Hochbaum, G. M. (1959). *Public participation in medical screening programs: A social-psychological study.* Washington, DC: Public Health Service, PHS–572.
778. Hoehner, C. M., Brennan, L. K., Brownson, R. C., Handy, S. L., & Killingsworth, R. (2003). Opportunities for integrating public health and urban planning approaches to promote active community environments. *American Journal of Health Promotion, 18,* 14–20.
779. Hoelscher, D. M., Kelder, S. H., Murray, N., Cribb, P. W., Conroy, J., & Parcel, G. S. (2001). Dissemination and adoption of the child and adolescent trial for cardiovascular health (CATCH): A case study in Texas. *Journal of Public Health Management and Practice, 7,* 90–100.
780. Hoenig, C. (2000). *The problem solving journey,* Cambridge, MA: Perseus Publishing.
781. Hoffman, L. M. (1989). The politics of knowledge: Activist movements in medicine and planning. Albany: State University of New York Press.
782. *Hofford, C. W., & Spelman, K. A. (1996). The community action plan: Incorporating health promotion and wellness into alcohol, tobacco and other drug abuse prevention efforts on the college campus. *Journal of Wellness Perspectives, 12,* 70–79.
783. Holden, C. (2003). Ecology: "Tragedy of the commons" author dies. *Science, 302,* 32.
784. Holder, H. D., Gruenewald, P. J., Ponicki, W. R., et al. (2000). Effect of community-based interventions on high-risk drinking and alcohol-related injuries. *Journal of the American Medical Association, 284,* 2341–7.
785. Holder, H. D., & Treno, A. J. (1997). Media advocacy in community prevention: News as a means to advance policy change. *Addiction, 92,* S189–99.
786. Hollander, R. B., & Hale, J. G. (1987). Worksite health promotion programs: Ethical issues. *American Journal of Health Promotion, 2*(2), 37–43.
787. Holley, H. (Ed.). (1998). Quality of life measurement in mental health. *Canadian Journal of Community Mental Health* (Special Suppl. No. 3), Ottawa, Health Canada.

788. Holm, K., Kremers, S. P., & de Vries, H. (2003). Why do Danish adolescents take up smoking? *European Journal of Public Health, 13,* 67–74.
789. Holtgrave, D. (1998). *Handbook of economic evaluation of HIV prevention programs.* New York: Plenum Publishing Corp.
790. Holtzman, D. (2003). Analysis and interpretation of data from the U.S. Behavioral Risk Factor Surveillance System (BRFSS). In D. V. McQueen & P. Puska (Eds.), *Global behavioral risk factor surveillance* (pp. 35–46). New York: Kluwer Academic/Plenum Publishers.
791. Hopkins, D. P., Briss, P. A., Ricard, C. J., et al. (2001). Task force on community preventive services: Reviews of evidence regarding interventions to reduce tobacco use and exposure to environmental tobacco smoke. *American Journal of Preventive Medicine, 20* (2 Suppl.), 16–66.
792. Hopkins, D. P., & Fielding, J. E. (Eds.). (2001). The guide to community preventive services: Tobacco use prevention and control, reviews, recommendations, and expert commentary. *American Journal of Preventive Medicine, 20* (Suppl. 2S), 1–88.
793. *Hopman-Rock, M. (2000). Towards implementing physical activity programmes: The health promotion approach. *Science and Sports, 15,* 180–86.
794. Horey, D., Weaver, J., & Russell, H. (2004). Information for pregnant women about Caesarean birth. *Cochrane Database Syst Rev,* (1), CD003858.
795. *Horowitz, A. M. (1998). Response to Weinstein: Public health issues in early childhood caries. *Community Dentistry and Oral Epidemiology, 26* (Suppl. 1), 91–95.
796. House, J. S. (1981). *Work stress and social support.* Reading MA: Addison-Wesley.
797. House, J. S., & Williams, D. R. E. (2000). Understanding and reducing socioeconomic and racial/ethnic disparities in health. In Committee on Capitalizing on Social Science and Behavioral Health to Improve the Public's Health, Institute of Medicine, *Promoting health: Intervention strategies from social and behavioral research.* Washington, DC: National Academy Press.
798. *Howat, P., Cross, D., Hall, M., et al. (2001). Community participation in road safety: Barriers and enablers. *Journal of Community Health, 26,* 257–69.
799. *Howat, P., Jones, S., Hall, M., Cross, D., & Stevenson, M. (1997). The PRECEDE-PROCEED model: Application to planning a child pedestrian injury prevention program. *Injury Prevention, 3,* 282–87.
800. Howse, J. D. (1991). *Lessons learned from the Babies and You Program.* White Plains, NY: March of Dimes Birth Defects Foundation.
801. Huang, G. H., Palta, M., Allen, C., LeCaire, T., & D'Alessio, D. (2004). Self-rated health among young people with type 1 diabetes in relation to risk factors in a longitudinal study. *American Journal of Epidemiology, 159,* 364–72.
802. *Huang, Y. W., Green, L. W., & Darling, L. F. (1997). Moral education and health education for elementary school and preschool children in Canada. *Journal of the National School Health Association* (Taiwan), *30,* 23–35.
803. *Hubball, H. (1996). *Development and evaluation of a worksite health promotion program: Application of critical self-directed learning for exercise behaviour change.* Unpublished doctoral dissertation. Vancouver, BC: University of British Columbia, Faculty of Graduate Studies, Institute of Health Promotion Research.
804. Hubbard, L., & Ottoson, J. M. (1997). When a bottom-up innovation meets itself as a top-down policy: The AVID untracking program. *Science Communication, 19,* 41–55.
805. *Huff, R. M., & Kline, M. V. (1999). The cultural assessment framework. In R. M. Huff & M. V. Kline (Eds.), *Promoting health in multicultural populations: A handbook for practitioners.* Thousand Oaks, CA: Sage.
806. Hughes, L. C., Hodgson, N. A., Muller, P., Robinson, L. A., & McCorkle, R. (2000). Information needs of elderly postsurgical cancer patients during the transition from hospital to home. *Journal of Nursing Scholarship, 32,* 25–30.
807. Hughes, S. (2003). The use of non face-to-face communication to enhance preventive strategies. *Journal of Cardiovascular Nursing, 18,* 267–73.

808. Hulscher, M. E., Wensing, M., van Der Weijden, T., & Grol, R. (2001). Interventions to implement prevention in primary care. *Cochrane Database of Systematic Reviews, 1,* CD000362.
809. Hunnicutt, D. M., Perry-Hunnicutt, C., Newman, I. M., Davis, J. M., & Crawford, J. (1993). Use of the Delphi Technique to support a comprehensive campus alcohol abuse initiative. *Journal of Health Education, 24,* 88–96.
810. Hunt, M. K., Lederman, R., Stoddard, A., et al. (2000). Process tracking results from the Treatwell 5–a-Day Worksite Study. *American Journal of Health Promotion, 14,* 179–87.
811. Hunt, M. K., Lefebvre, C., Hixson, M. L., et al. (1990). Pawtucket Heart Health Program point-of-purchase nutrition education program in supermarkets. *American Journal of Public Health, 80,* 730–31.
812. Hutubessy, R. C., Baltussen, R. M., Torres-Edejer, T. T., & Evans, D. B. (2002). Generalised cost-effectiveness analysis: An aid to decision making in health. *Applied Health Economics and Health Policy, 1,* 89–95.
813. Hyman, I., & Guruge, S. (2002). Review of theory and health promotion strategies for new immigrant women. *Canadian Journal of Public Health, 93,* 183–87.
814. Hymowitz, N., Schwab, J., & Eckholdt, H. (2001). Pediatric residency training on tobacco: Training director tobacco survey. *Preventive Medicine, 33,* 688–98.
815. Ikeda, R., & Dodge, K. A. (Eds.). (2001). Youth violence prevention: The science of moving research to practice. *American Journal of Preventive Medicine, 20* (Suppl. 1S), 1–71.
816. Iliffe, S., & Lenihan, P. (2003). Integrating primary care and public health: Learning from the community-oriented primary care model. *International Journal of Health Services, 33,* 85–98.
817. Institute of Medicine. (1997). *Improving health in the community: A role for performance monitoring.* Washington, DC: National Academy Press.
818. Institute of Medicine. (2001). *Health and behavior: The interplay of biological behavioral, and societal influences.* Washington, DC: National Academy Press.
819. Institute of Medicine. (2002). *Unequal treatment: Confronting racial and ethnic disparities in health care.* Washington, DC: National Academies Press.
820. Institute of Medicine. (2003a). *The future of public health in the 21st century.* Washington, DC: The National Academies Press.
821. Institute of Medicine. (2003b). *Who will keep the public healthy?* Washington, DC: The National Academies Press.
822. *Integration of Risk Factor Interventions.* (1986). Washington, DC: ODPHP Monograph Series, U.S. Department of Health and Human Services.
823. Inui, T. S., Carter, W. B., Kukull, W. A., & Haigh, V. H. (1982). Outcome-based doctor-patient interaction anaylsis: I. Comparison of techniques. *Medical Care, 20,* 535–49.
824. Iscoe, I. (1974). Community psychology and the competent community. *American Psychologist, August,* 607–13.
825. Israel, B. A. (1985). Social networks and social support: Implications for natural helper and community level interventions. *Health Education Quarterly, 12,* 65–80.
826. *Iverson, D. C., & Scheer, J. K. (1982). School-based cancer education programs: An opportunity to affect the national cancer problem. *Health Values: Achieving High Level Wellness, 6*(3), 27–35.
827. Jacobs, L.A. (2002). Health beliefs of first-degree relatives of individuals with colorectal cancer and participation in health maintenance visits: A population-based survey. *Cancer Nursing, 25,* 251–65.
828. Jacobs, R. J., Saab, S., & Meyerhoff, A. S. (2003). The cost effectiveness of hepatitis immunization for US college students. *Journal of American College Health, 51,* 227–36.
829. Jacobsen, P. D., Lantz, P. M., Warner, K. E., Wasserman, J., Pollack, H. A., & Ahlstrom, A. A. (2001). *Combating teen smoking: Research and policy strategies.* Ann Arbor: The University of Michigan Press.

830. Jamner, M., & Stokols, D. (Eds.). (2000). *Promoting human wellness: New frontiers for research, practice, and policy.* Berkeley, CA: University of California Press.

831. Janz, N. K., Champion, V. L., & Strecher, V. J. (2002). The health belief model. In K. Glanz, B. K. Rimer, & F. M. Lewis (Eds.), *Health behavior and health education: Theory, research, and practice* (pp. 45–66). 3rd ed. San Francisco: Jossey-Bass.

832. Jardine, C. G. (2003). Development of a public participation and communication protocol for establishing fish consumption advisories. *Risk Analysis, 23,* 461–71.

833. *Jenny, J. (1993). A future perspective on patient/health education in Canada. *Journal of Advanced Nursing, 18,* 1408–14.

834. *Jensen, K. L. (1999). *Lesbian and bisexual epiphanies: Identity deconstruction and reconstruction.* PhD dissertation, Union Institute Graduate School, Cincinnati, Ohio, September 1997, published as *Lesbian Epiphanies: Women Coming Out Later in Life.* Binghamton, NY: Haworth Press, 1999.

835. Jette, A. M. (1993). Using health related quality of life measures in physical therapy outcomes research, *Physical Therapy 73:* 528–537.

836. Jette, A. M., & Keysor, J. J. (2002). Uses of evidence in disability outcomes and effectiveness research. *Milbank Quarterly, 80,* 325–45.

837. *Johnson, C. C., Powers, C. R , Bao, W., Harsha, D. W., & Berenson, G. S. (1994). Cardiovascular risk factors of elementary school teachers in a low socio-economic area of a metropolitan city: The Heart Smart Program. *Health Education Research, 9,* 183–91.

838. Johnson, L. M., Mullick, R., & Mulford, C. L. (2002). General versus specific victim blaming. *Journal of Social Psychology, 142,* 249–63.

839. *Jones, C. S., & Macrina, D. (1993). Using the PRECEDE Model to design and implement a bicycle helmet campaign. *Wellness Perspectives: Research, Theory and Practice, 9,* 68–95.

840. Jones, R. C., Bly, J. L., & Richardson, J. E. (1990). A study of a work site health promotion program and absenteeism. *Journal of Occupational Medicine, 32,* 95–99.

841. *Jones, S. C., & Donovan, R. J. (2004). Does theory inform practice in health promotion in Australia? *Health Education Research, 19,* 1–14.

842. Jungers, E. A., Guenthner, S. T., Farmer, E. R., & Perkins, S. M. (2003). A skin cancer education initiative at a professional baseball game and results of a skin cancer survey. *International Journal of Dermatology, 42,* 524–29.

843. Kahan, B., & Goodstadt, M. (2001). The interactive domain model of best practices in health promotion: Developing and implementing a best practices approach to health promotion. *Health Promotion Practice, 2,* 43–67.

844. Kahn, E. B., Ramsey, L. T., Brownson, R. C., et al.. (2002). The effectiveness of interventions to increase physical activity: A systematic review. *American Journal of Preventive Medicine, 22* (4S), 73–107.

845. Kahn, J. A., Goodman, E., Slap, G. B., Huang, B., & Emans, S. J. (2001). Intention to return for Papanicolaou smears in adolescent girls and young women. *Pediatrics, 108* (2, Pt. 1), 333–41.

846. *Kaiser Family Foundation. (1989). *Strategic plan for the health promotion program, 1989–1991.* Menlo Park, CA: The Henry J. Kaiser Family Foundation.

847. Kalnins, I., Hart, C., Ballantyne, P., Quartaro, G., Love, R., Sturis, G., & Pollack, P. (2002). Children's perceptions of strategies for resolving community health problems. *Health Promotion International, 17,* 223–33.

848. Kann, L. K., Collins, J. L., Pateman, B. C., et al. (1995). The School Health Policies and Programs Study (SHPPS): Rationale for a nationwide status report on school health programs. *Journal of School Health, 65,* 291–94.

849. Kannel, W. B., et al. (1984). Report of the inter-society commission for heart disease resources: Optimal resources for primary prevention of atherosclerotic diseases. *Circulation, 70,* 155A–205A.

850. Kaplan, C. P., Bastani, R., Belin, T. R., er al. (2000). Improving follow-up after an abnormal pap smear: Results from a quasi-experimental intervention study. *Journal of Women's Health & Gender Based Medicine, 9,* 779–90.

851. Karanek, N., Sockwell, D., Jia, H., & CDC. (2000). Community indicators of health-related quality of life—United States, 1993–1997. *Morbidity and Mortality Weekly Report, 49,* 281–85.

852. Karasek, R., & Theorell, T. (1990). *Healthy work: Stress, productivity, and the reconstruction of working life.* New York: Basic Books.

853. Karpati, A., Galea, S., Awerbuch, T., & Levins, R. (2002). Variability and vulnerability at the ecological level: Implications for understanding the social determinants of health. *American Journal of Public Health, 92,* 1768–72.

854. Kasper, M. J., Peterson, M. G., & Allegrante, J. P. (2001). The need for comprehensive educational osteoporosis prevention programs for young women: Results from a second osteoporosis prevention survey. *Arthritis & Rheumatism, 45,* 28–34.

855. Kass, D., & Freudenberg, N. (1997). Coalition building to prevent childhood lead poisoning: A case study from New York City. In M. Minkler (Ed.), *Community organizing and community building for health.* New Brunswick, NJ: Rutgers University Press.

856. Kass, L. R. (1980). Medical care and the pursuit of health. In C. Lindsay (Ed.), *New directions in public health care* (pp. 16–17). 3rd ed. San Francisco: Institute for Contemporary Studies.

857. *Kaukiainen, A. (2000). *Promotion of the health of construction workers.* Tampere, Finland: Finnish Institute of Occupational Health, Research Reports 35. (Esp. pp. 24–38, 60–62.)

858. Kawachi, I. (1999). Social capital and community effects on population and individual health. *Annals of the New York Academy of Sciences, 896,* 120–30.

859. Kawachi, I., Kennedy, B. P., Lochner, K., & Prothro-Stith, D. (1997). Social capital, income inequality, and mortality. *American Journal of Public Health, 87,* 1491–98.

860. Kawachi, I., Subramanian, S. V., & Almeida-Fillio, N. (2002). A glossary for health inequalities. *Journal of Epidemiology and Community Health, 56,* 647–52.

861. Kear, M. E.. (2002). Psychosocial determinants of cigarette smoking among college students. *Journal of Community Health Nursing, 19,* 245–57.

862. Keating, D. P., & Hertzman, C. (Eds.). (1999). *Developmental health and the wealth of nations: Social, biological and educational dynamics.* New York: Guilford Press.

863. Keefe, C. W., Thompson, M. E., & Noel, M. M. (2002). Medical students, clinical preventive services, and shared decision-making. *Academic Medicine, 77,* 1160–61.

864. Kegler, M. C., Crosby, R. A., & DiClemente, R. J. (2002). Reflections on emerging theories in health promotion practice. In R. J. DiClemente, R. A. Crosby, & M. C. Kegler (Eds.), *Emerging theories in health promotion practice and research* (pp. 386–95). San Francisco: Jossey-Bass.

865. Kegler, M. C., & Wyatt, V. H. (2003). A multiple case study of neighborhood partnerships for positive youth development. *American Journal of Health Behavior, 27,* 156–69.

866. *Keintz, M. K., Fleisher, L., & Rimer, B. K. (1994). Reaching mothers of preschool-aged children with a targeted quit smoking intervention. *Journal of Community Health, 19,* 25–40.

867. *Keintz, M. K., Rimer, B. K., Fleisher, L., & Engstrom, P. (1988). Educating older adults about their increased cancer risk. *Gerontologist, 28,* 487–90.

868. *Keintz, M. K., Rimer, B. K., Fleisher, L., Fox, L., & Engstrom, P. F. (1988). Use of multiple data sources in planning a smoking cessation program for a defined population. In P. F. Engstrom, P. N. Anderson, & L. E. Mortenson (Eds.), *Advances in cancer control: Cancer control research and the emergence of the oncology product line* (pp. 31–42). New York: Alan R. Liss, Inc.

869. Keith, M. M., Cann, B., Brophy, J. T., Hellyer, D., Day, M., Egan, S., Mayville, K., & Watterson, A. (2001). Identifying and prioritizing gaming workers' health and safety concerns using mapping for data collection. *American Journal of Industrial Medicine, 39,* 42–51.

870. *Keith, S. E., & Doyle, E. I. (1998). Using PRECEDE/PROCEED to address diabetes within the Choctaw Nation of Oklahoma. *American Journal of Health Behavior, 22,* 358–67.
871. *Kelly, G. R. (1990). Medication compliance and health education among outpatients with chronic mental disorders. *Medical Care, 28,* 1181–97.
872. Kemm, J. (2003). Health education: A case for resuscitation. *Public Health, 117,* 106–11.
873. *Kemper, D. (1986). The healthwise program: Growing younger. In K. Dychtwald (Ed.), *Wellness and health promotion for the elderly* (pp. 263–73). Rockville, MD: Aspen.
874. Kerlinger, F. N. (1986). *Foundations of behavioral research.* 3rd ed. New York: Holt, Rinehart & Winston.
875. *Kern, D. E., Thomas, P. A., Howard, D. M., & Bass, E. B. (1998). *Curriculum development for medical education: A six-step approach.* Baltimore: Johns Hopkins University Press.
876. Kernaghan S. G., & Giloth, B. E. (1988). *Tracking the impact of health promotion on organizations: A key to program survival.* Chicago, IL: American Hospital Association.
877. Key, M., & Kilian, D. (1983). Counseling and cancer prevention programs in industry. In G. R. Newell (Ed.), *Cancer prevention in clinical medicine.* New York: Raven Press.
878. Kickbusch, I. (1989). Approaches to an ecological base for public health. *Health Promotion, 4,* 265–68.
879. Killingsworth, R., Earp, J., & Moore, R. (2003). Supporting health through design: Challenges and opportunities. *American Journal of Health Promotion, 18,* 1–2.
880. Kim, D. Y., Ridzon, R., Giles, B., et al. (2003). A no-name tuberculosis tracking system. *American Journal of Public Health, 93,* 1637–39.
881. King, A. C., Stokols, D., Talen, E., Brassington, G. S., & Killingsworth, R. (2002). Theoretical approaches to the promotion of physical activity: Forging a transdisciplinary paradigm. *American Journal of Preventive Medicine, 23* (2 Suppl.), 15–25.
882. King, T. K., Marcus, B. H., Pinto, B. M., Emmons, K. M., & Abrams, D. B. (1996). Cognitive-behavioral mediators of changing multiple behaviors: Smoking and a sedentary lifestyle. *Preventive Medicine, 25,* 684–91.
883. Kirby, D. (1997). *No easy answers: Research findings on programs to reduce teen pregnancy.* Washington, DC: The National Campaign to Prevent Teen Pregnancy.
884. Kironde, S., & Bajunirwe, F. (2002). Lay workers in directly observed treatment (DOT) programmes for tuberculosis in high burden settings: Should they be paid? A review of behavioural perspectives. *African Health Sciences, 2,* 73–78.
885. Kirscht, J. P. (1974). The health belief model and illness behavior. *Health Education Monographs, 2,* 387–408.
886. Klein, J. D., Sesselberg, T. S., Gawronski, B., et al. (2003). Improving adolescent preventive services through state, managed care, and community partnerships. *Journal of Adolescent Health, 32* (6 Suppl.), 9–97.
887. Kline, M. W., & O'Connor, K. G. (2003). Disparity between pediatricians' knowledge and practices regarding perinatal human immunodeficiency virus counseling and testing. *Pediatrics, 112,* e367.
888. *Knazan, Y. L. (1986). Application of PRECEDE to dental health promotion for a Canadian well-elderly population. *Gerodontics, 2,* 180–85.
889. Kobus, K. (2003). Peers and adolescent smoking. *Addiction, 98* (Suppl. 1), 37–55.
890. Koffman, D. M., Lee, J. W., Hopp, J. W., & Emont, S. L. (1998). The impact of including incentives and competition in a workplace smoking cessation program on quit rates. *American Journal Health Promotion, 13,* 105–11.
891. *Koivula, M., & Paunonen, M. (1998). Smoking habits among Finnish middle-aged men: Experiences and attitudes. *Journal of Advanced Nursing, 27,* 327–34.
892. *Kok, F. J., Matroos, A. W., van den Ban, A. W., & Hautvast, J. G. A. J. (1982). Characteristics of individuals with multiple behavioral risk factors for coronary heart disease: The Netherlands. *American Journal of Public Health, 72,* 986–91.

893. Kok, G., van den Borne, B., & Mullen, P. D. (1997). Effectiveness of health education and health promotion: Meta-anayses of effect studies and determinants of effectiveness. *Patient Education and Counseling, 30,* 19–27.
894. Kolbe, L. J. (1989). Indicators for planning and monitoring school health programs. In S. B. Kar (Ed.), *Health promotion indicators and actions* (pp. 221–48). New York: Springer.
895. Kolbe, L., Jones, J., Nelson, G., et al. (1988). School health education to prevent the spread of AIDS: Overview of a national programme. *Hygie, 7,* 10–13.
896. Kolbe, L., Kann, L., Patterson, B., et al. (2004). Enabling the nation's schools to help prevent heart disease, stroke, cancer, COPD, diabetes, and other serious health problems. *Public Health Reports, 119,* 286–302.
897. Konu, A., & Rimpela, M. (2002). Well-being in schools: A conceptual model. *Health Promotion International, 17,* 79–87.
898. Korenbrot, C. C., & Moss, N. E. (2000). Preconception, prenatal, perinatal and postnatal influences on health. In *Promoting health: Intervention strategies from social and behavioral research* (pp. 125–69). Washington, DC: National Academy Press.
899. Kosinski, M., Kujawski, S. C., Martin, R., et al. (2002). Health-related quality of life in early rheumatoid arthritis: Impact of disease and treatment response. *American Journal of Managed Care, 8*(3), 231–40.
900. Kotchen, J. M., McKean, H. E., Jackson-Thayer, S., et al. (1986). Impact of a rural high blood pressure control program on hypertension control and cardiovascular mortality. *Journal of the American Medical Association, 255,* 2177–82.
901. *Kotler, P., & Roberto, E. L (1989). *Social marketing: Strategies for changing public behavior.* New York: The Free Press.
902. Kottke, T. E., Brekke, M. L., & Marquez, M. (1997). Will patient satisfaction set the preventive services implementation agenda? *American Journal of Preventive Medicine, 13,* 309–16.
903. Kottke, T. E., Puska, P., Solonen, J. T., et.al. (1985). Projected effects of high-risk versus population-based prevention strategies in coronary heart disease. *American Journal of Epidemiology, 121,* 697–704.
904. *Kovar, P. A., Allegrante, J. P. MacKenzie, R., et al. (1992). Supervised fitness walking in patients with osteoarthritis of the knee: A randomized, controlled trial. *Annals of Internal Medicine, 116,* 529–34.
905. *Kraft, D. P. (1988). The prevention and treatment of alcohol problems on a college campus. *Journal of Alcohol and Drug Education, 34,* 37–51.
906. Kreuter, M. W. (1984). Health promotion: The public health role in the community of free exchange. *Health promotion monographs,* no. 4. New York: Teachers College, Columbia University.
907. Kreuter, M. W. (1989). Activity, health, and the public. In *Academy Papers,* Chap. 15. Reston, VA: Academy of Physical Education, Alliance for Health, Physical Education, Recreation and Dance.
908. *Kreuter, M. W. (1992). PATCH: Its origin, basic concepts, and links to contemporary public health policy. *Journal of Health Education, 23*(3), 135–39.
909. Kreuter, M. W., Christenson, G. M., & DiVincenzo, A. (1982). The multiplier effect of the Health Education-Risk Reduction Grants Program in 28 states and 1 territory. *Public Health Reports, 97,* 510–15.
910. Kreuter, M. W., Christianson, G. M., Freston, M., & Nelson, G. (1981). In search of a baseline: The need for risk prevalence surveys. In *Proceedings of the annual National Risk Reduction Conference.* Atlanta, GA: Centers for Disease Control.
911. Kreuter, M. W., DeRosa, C. R., Howze, E., & Baldwin, G. (2004). Understanding wicked problems: A key to environmental health promotion. *Health Education and Behavior, 31,* (in press).
912. Kreuter, M. W., & Lezin, N. S. (2002). Social capital theory: Implications for community-based health promotion. In R. J. DiClementi, R. A. Crosby, & M. C. Kegler (Eds.), *Emerg-

ing theories in health promotion practice and research: Strategies for improving public health (pp. 228–54). San Francisco: Jossey-Bass.

913. Kreuter, M. W., Lezin, N., & Young, L. (2000). Evaluating community-based collaborative mechanisms: Implications for practitioners. *Health Promotion Practice, 1,* 49–63.
914. *Kreuter, M. W., Lezin, N., Kreuter, Matt. W., & Green, L. W. (2003). *Community health promotion ideas that work: A field-book for practitioners.* 2nd ed. Sudbury, MA: Jones and Bartlett.
915. Kreuter, M. W., Lezin, N., Young, L., & Koplan, A. N. (2001). Social capital: Evaluation implications for community health promotion. *WHO Registered Publication of European Service, 92,* 439–62.
916. Kreuter, Matt. W., Caburnay, C. A., Chen, J. J., & Donlin, M. J. (2004). Effectiveness of individually tailored calendars in promoting childhood immunization in urban public health centers. *American Journal of Public Health, 94,* 122–27.
917. Kreuter, Matt. W., Oswald, D. L., Bull, F. C., & Clark, E. M. (2000). Are tailored health education materials always more effective than non-tailored materials? *Health Education Research, 15,* 305–15.
918. Kreuter, Matt. W., Vehige, E., & McGuire, A. G. (1996). Using computer-tailored calendars to promote childhood immunization. *Public Health Reports, III,* 176–78.
919. Krieger, J. W., Cheadle, A. C., Higgins, D., Schier, J., Senturia, K., & Sullivan, M. (2002). Using community-based participatory research to address social determinants of health: Lessons learned from Seattle Partners for Healthy Communities. *Health Education and Behavior, 29,* 361–82.
920. Krieger, N. (1994). Epidemiology and the web of causation: Has anyone seen the spider? *Social Science and Medicine, 39,* 887–903.
921. *Kristal, A. R., Patterson, R. E., Glanz, K., Heimendinger, J., Herbert, J. R., Feng, Z., & Probart, C. (1995). Psychosocial correlates of healthful diets: Baseline results from the Working Well study. *Preventive Medicine, 24,* 221–28.
922. *Kroger, F. (1994). Toward a healthy public. *American Behavioral Scientist, 38,* 215–23.
923. Krueger, R. A., & Casey, M. A. (2000). *Focus groups: A practical guide for applied research.* 3rd ed. Newbury Park, CA: Sage.
924. Krumm, J. (2002). Genetic discrimination. Why Congress must ban genetic testing in the workplace. *Journal of Legislative Medicine, 23*(4), 491–521.
925. *Kukafka, R., Johnson, S. B., Linfante, A., & Allegrante, J. P. (2003). Grounding a new information technology implementation framework in behavioral science: A systematic analysis of the literature on IT use. *Journal of Biomedical Information, 36,* 218–27.
926. Kukafka, R., Lussier, Y. A., Eng, P., Patel, V. L., & Cimino, J. J. (2002). Web-based tailoring and its effect on self-efficacy: Results from the MI-HEART randomized controlled trial. *Proceedings of the AMIA Symposium,* 410–14.
927. Kurtz, N. Rk., Googins, B., & Howard, W. C. (1984). Measuring the success of occupational alcoholism programs. *Journal of Studies on Alcohol, 45,* 35–45.
928. Kwait, J., Valente, T. W., & Celentano, D. D. (2001). Interorganizational relationships among HIV/AIDS service organizations in Baltimore: A network analysis. *Journal of Urban Health, 78,* 468–87.
929. Kwon, E. H. (1971). Use of the agent system in Seoul. *Studies in Family Planning, 2,* 237–340.
930. Laatikainen, T., Delong, L., Pokusajeva, S., et al. (2002). Changes in cardiovascular risk factors and health behaviours from 1992 to 1997 in the Republic of Karelia, Russia. *European Journal of Public Health, 1,* 37–43.
931. *Lafontaine, G., & Bedard, L. (1997). La prevention des infections dans les services de garde a l'enfance: Les facteurs potentials d'influence (Prevention of infections in daycare centers: Potential factors to monitor). *Canadian Journal of Public Health, 88,* 250–54.
932. *Laitakari, J., Miilunpalo, S., & Vuori, I. (1997). The process and methods of health counseling by primary health care personnel in Finland: A national survey. *Patient Education and Counseling, 30,* 61–70.

933. Lakati, A., Binns, C., & Stevenson, M. (2003). Breast-feeding and the working mother in Nairobi. *Public Health Nutrition, 5,* 715–18.

934. LaLonde, M. A. (1974). *A new perspective on the health of Canadians.* Ottawa, Canada: Ministry of National Health and Welfare.

935. *Lam, T. K., McPhee, S. J., Mock, J., et al. (2003). Encouraging Vietnamese-American women to obtain Pap tests through lay health worker outreach and media education. *Journal of General Internal Medicine, 18,* 516–24.

936. Lambert, D., Donahue, A., Mitchell, M., & Strauss, R. (2003). *Rural mental health outreach: Promising practices in rural areas.* Rockville, MD: Substance Abuse and Mental Health Services Administration, U.S. Department of Health and Human Services.

937. Lancaster, T., & Stead, L. F. (2002). Self-help interventions for smoking cessation. *Cochrane Database of Systematic Reviews, 3,* CD001118.

938. Lando, H. A., Loken, B., Howard-Pitney, B., & Pechacek, T. (1990). Community impact of a localized smoking cessation contest. *American Journal of Public Health, 80,* 601–3.

939. Lando, H. A., McGovern, P. G., Barrios, F. X., & Etringer, B. D. (1990). Comparative evaluation of American Cancer Society and American Lung Association smoking cessation clinics. *American Journal of Public Health, 80,* 554–59.

940. *Langille, D. B., Mann, K. V., & Gailiunas, P. N. (1997). Primary care physicians' perceptions of adolescent pregnancy and STD prevention practices in a Nova Scotia county. *American Journal of Preventive Medicine, 13,* 324–30.

941. Larson, E. L. (2003). Status of practice guidelines in the United States: CDC guidelines as an example. *Preventive Medicine, 36,* 519–24.

942. *Larson, E. L., Bryan, J. L., Adler, L. M., & Blane, C. (1997). A multifaceted approach to changing handwashing behavior. *American Journal of Infection Control, 25,* 3–10.

943. *Larson, E. L., McGeer, A., Quraishi, Z. A., et al. (1991). Effect of an automated sink on handwashing practices and attitudes in high-risk units. *Infection Control and Hospital Epidemiology, 12,* 422–27.

944. *Lasater, T., Abrams, D., Artz, L., et al. (1984). Lay volunteer delivery of a community-based cardiovascular risk factor change program: The Pawtucket experiment. In J. D. Matarazzo, S. M. Weiss, J. A. Herd, et al., (Eds.), *Behavioral health: A handbook of health enhancement and disease prevention.* New York: Wiley.

945. Lasker, R., Weiss, E., & Miller, R. (2001). Parnership synergy: A practical framework for studying and strengthening the collaborative advantage. *Milbank Quarterly, 79,* 179–205.

946. Last, J. (2000). *Dictionary of epidemiology.* 4th ed. New York: Oxford University Press.

947. Last, J. (2002). Health. In L. Breslow, B. D. Goldstein, L. W. Green, et al. (Eds.), *Encyclopedia of public health,* Vol. 2 (pp. 519–26). New York: Macmillan Reference USA, Gale Group.

948. Last, J., & McGinnis, J. M. (2003). The determinants of health. In F. D. Scutchfield & C. W. Keck (Eds.), *Principles of public health practice* (pp. 45–58). 2nd ed. Clifton Park, NY: Delmar Learning.

949. Laverack, G., & Wallerstein, N. (2001). Measuring community empowerment: A fresh look at organizational domains. *Health Promotion International, 16,* 179–85.

950. Lawrence, J. M., Watkins, M. L., Ershoff, D., et al. (2003). Design and evaluation of interventions promoting periconceptional multivitamin use. *American Journal of Preventive Medicine, 25,* 17–24.

951. Lawvere, S., Mahoney, M. C., Englert, J. J., et al. (2003). Nurse practitioners' knowledge, practice and attitudes about tobacco cessation and lung cancer screening. *Journal of the American Academy of Nurse Practitioners, 15,* 376–81.

952. *Lazovich, D. A., Parker, D. L., Brosseau, L. M., Milton, T., & Dugan, S. (2002). Effectiveness of a worksite intervention to reduce occupational exposure: The Minnesota Wood Dust Study. *American Journal of Public Health, 92,* 1498–1505.

953. Lechner, L., & De Vries, H. (1995). Participation in an employee fitness program: Determinants of high adherence, low adherence, and dropout. *Journal of Occupational and Environmental Medicine, 37,* 429–36.

954. Lee, M. C. (2000). Knowledge, barriers, and motivators related to cervical cancer screening among Korean-American women: A focus group approach. *Cancer Nursing, 23,* 168–75.

955. *Lee, M., Lee, F., & Stewart, S. (1996). Pathways to early breast and cervical detection for Chinese American women. *Health Education and Behavior, 23* (Suppl.), S76–S88.

956. Lee, V. P. (2001). Public health data acquisition. In L. F. Novick & G. P. Mays (Eds.), *Public health administration: Principles for population-based management* (pp. 171–201). Gaithersburg, MD: Aspen Publishers.

957. *Lefebvre, C. R., Doner, C. L., Johnston, C., et al. (1995). Use of database marketing and consumer-based health communication in message design: An example from the Office of Cancer Communications' "5 a Day for Better Health" Program. In E. Maibach & R. L. Parrott (Eds.), *Designing health messages: Approaches from communication theory and public health practice* (pp. 217–46). Thousand Oaks, CA: Sage.

958. Lefebvre, C. R., & Flora, J. A. (1988). Social marketing and public health intervention. *Health Education Quarterly, 15,* 299–315.

959. Lefebvre, R. C., Peterson, G. S., McGraw, S. A., et al. (1986). Community intervention to lower blood cholesterol: The "Know Your Cholesterol" campaign in Pawtucket, Rhode Island. *Health Education Quarterly, 13,* 117–29.

960. *Lehoux, P., Potvin, L., & Proulx, M. (1999). Linking users' views with utilization processes in the evaluation of interactive software. *The Canadian Journal of Program Evaluation, 14,* 117–40.

961. *Lehoux, P., Proulx, M., Potvin, L., & Green, L. (1997). An evaluation in Montreal of interactive software to support decisions in planning screening mammography programs [abstract]. *Annual Meeting of International Society of Technology Assessment in Health Care, 13,* 94.

962. *Lelong, N., Kaminski, M., Chwalow, J., Bean, K., & Subtil, D. (1995). Attitudes and behavior of pregnant women and health professionals towards alcohol and tobacco consumption. *Patient Education and Counseling, 25,* 39–49.

963. Leo, R. (1996). Research note. Managing workplace stress: A Canadian study among resource managers. *Work and Stress, 10,* 183–91.

964. *Leppik, I. E. (1990). How to get patients with epilepsy to take their medication: The problem of noncompliance. *Postgraduate Medicine, 88,* 253–56.

965. *Levin, S., Martin, M. W., McKenzie, T. L., & DeLouise, A. C. (2002). Assessment of a pilot video's effect on physical activity and heart health for young children. *Family and Community Health, 25,* 10–17.

966. *Levine, D. M., Fedder, D. O., Green, L. W., et al. (National High Blood Pressure Education Program Working Group on Health Education in High Blood Pressure Control). (1987). *The physician's guide: Improving adherence among hypertensive patients.* Bethesda, MD: National Heart, Lung, and Blood Institute, National Institutes of Health.

967. *Levine, D. M., & Green, L. W. (1981). Cardiovascular risk reduction: An interdisciplinary approach to research training. *International Journal of Health Education, 24,* 20–25.

968. *Levine, D. M., Green, L. W., Deeds, S. G., et al. (1979). Health education for hypertensive patients. *Journal of the American Medical Association, 241,* 1700–3.

969. *Levine, D. M., Green, L. W., Russell, R. P., Morisky, D., Chwalow, A. J., & Benson, P. (1979). Compliance in hypertension management: What the physician can do. *Practical Cardiology, 5,* 151–60.

970. *Levine, D. M., Morisky, D. E., Bone, L. R., Lewis, C., Ward, W. B., & Green, L. W. (1982). Data-based planning for educational interventions through hypertension control programs for urban and rural populations in Maryland. *Public Health Reports, 97,* 107–12.

971. Levine, S., White, P., & Scotch, N. (1963). Community interorganizational problems in providing medical care and social services. *American Journal of Public Health, 53*, 1183–95.

972. Levit, K. R., Freeland, M. S., & Waldo, D. R. (1989). Health spending and ability to pay: Business, individuals, and government. *Health Care Financing Review, 10*(2), 1–11.

973. Leviton, L. C., & Valdiserri, R. O. (1990). Evaluating AIDS prevention: Outcome, implementation, and mediating variables. *Evaluation and Program Planning, 13*, 55–66.

974. Levy, D. T., & Friend, K. B. (2003). The effects of clean indoor air laws: What do we know and what do we need to know? *Health Education Research, 18*, 592–609.

975. Levy, S. R., Baldyga, W., & Jurkowski, J. M. (2003). Developing community health promotion interventions: Selecting partners and fostering collaboration. *Health Promotion Practice, 4*, 314–22.

976. Lewis, B., Mann, J. I., & Mancini, M. (1986). Reducing the risks of coronary heart disease in individuals and in the population. *Lancet, 14*, 956–59.

977. *Li, V. C., Coates, T. J., Spielberg, L. A., et al. (1984). Smoking cessation with young women in public family planning clinics: The impact of physician messages and waiting room media. *Preventive Medicine, 13*, 477–89.

978. *Lian, W. M., Gan, L., Pin, C. H., Wee, S., & Ye, H. C. (1999). Determinants of leisure-time physical activity in an elderly population in Singapore. *American Journal of Public Health, 89*, 1578–80.

979. *Liburd, L. C., & Bowie, J. V. (1989). Intentional teenage pregnancy: A community diagnosis and action plan. *Health Education, 20*, 33–38.

980. *Light, L., & Contento, I. R. (1989). Changing the course: A school nutrition and cancer education program by the American Cancer Society and the National Cancer Institute. *Journal of School Health, 59*, 205–9.

981. Ling, P. M., & Glantz, S. A. (2002). Using tobacco-industry marketing research to design more effective tobacco-control campaigns. *Journal of the American Medical Association, 287*, 2983–89.

982. Linnan, L. A., Emmons, K. M., Klar, N., et al. (2002). Challenges to improving the impact of worksite cancer prevention programs: Comparing reach, enrollment, and attrition using active versus passive recruitment strategies. *Annals of Behavioral Medicine, 24*, 157–66.

983. Linnan, L. A., Sorensen, G., Colditz, G., Klar, D. N., & Emmons, K. M. (2001). Using theory to understand the multiple determinants of low participation in worksite health promotion programs. *Health Education Behavior, 28*, 591–607.

984. Linstone, H. A., & Turoff, M. (1975). *The Delphi Method: Techniques and applications.* Reading, MA: Addison-Wesley.

985. *Lipnickey, S. C. (1986). Application of the PRECEDE Model to a school-based program of drug, alcohol and tobacco education. [microform] ERIC database ED281126 Government Publications / Microforms Div. 12pp. Paper presented at the Annual Meeting of the American Public Health Association (114th, Las Vegas, NV, Sept. 28–Oct. 2, 1986).

986. Lipscomb, H. J., Dement, J. M., & Li, L. (2003). Health care utilization of carpenters with substance abuse-related diagnoses. *American Journal of Industrial Medicine, 43*, 120–31.

987. Litaker, D., Mion, L., Planavsky, L., et al. (2003). Physician–nurse practitioner teams in chronic disease management: The impact on costs, clinical effectiveness, and patients' perception of care. *Journal of Interprofessional Care, 17*, 223–37.

988. *Liu, C., & Feekery, C. (2001). Can asthma education improve clinical outcomes? An evaluation of a pediatric asthma education program. *Journal of Asthma, 38*, 269–78.

989. *Livingston, I. L. (1985). Hypertension and health education intervention in the Caribbean: A public health appraisal. *Journal of the National Medical Association, 77*, 273–80.

990. Lochner, K. A., Kawachi, I., Brennan, R. T., & Buka, S. L. (2003). Social capital and neighborhood mortality rates in Chicago. *Social Science & Medicine, 56*, 1797–805.

991. *Lohrmann, D. K., & Fors, S. W. (1986). Can school-based educational programs really be expected to solve the adolescent drug abuse problem? *Journal of Drug Education, 16,* 327–39.

992. *Lomas, J. (1993). Diffusion, dissemination, and implementation: Who should do what? In K. S. Warren & F. Mosteller (Eds.), *Doing more good than harm: The evaluation of health care interventions,* Vol. 703 (pp. 226–37). New York: Annals of the New York Academy of Sciences.

993. *Lomas, J., & Haynes, R. B. (1988). A taxonomy and critical review of tested strategies for the application of clinical practice recommendations: From "official" to "individual" clinical policy. *American Journal of Preventive Medicine, 4* (Suppl.), 77–94.

994. London, L., Benjamin, P., & Bass, D. H. (2002). HIV testing and the Employment Equity Act: Putting an end to the confusion. *South African Medical Journal, 92*(3), 199–201.

995. Lopez-Escobar, E., Llamas, J. P., & McCombs, M. (1998). Agenda setting and community consensus: First and second level effects. *International Journal of Public Opinion Research, 10,* 335–45.

996. Lorence, D. P., & Richards, M. C. (2003). Adoption of regulatory compliance programmes across United States healthcare organizations: A view of institutional disobedience. *Health Services Management Research, 16,* 167–78.

997. Lorig, K. R., & Holman, H. (2003). Self-management education: History, definition, outcomes, and mechanisms. *Annals of Behavioral Medicine, 26,* 1–7.

998. Lorig, K. R., Laurent, D. D., Deyo, R. A., et al. (2002). Can a back pain e-mail discussion group improve health status and lower health care costs? A randomized study. *Archives of Internal Medicine, 162,* 792–96.

999. *Lorig, K. R., & Laurin, J. (1985). Some notions about assumptions underlying health education. *Health Education Quarterly, 12,* 231–43.

1000. Lorig, K. R., Ritter, P. L., Stewart, A. L., et al. (2001). Chronic disease self-management program: 2-year health status and health care utilization outcomes. *Medical Care, 39,* 1217–23.

1001. Lorig, K. R., Stewart, A., Ritter, P., et al. (1996). *Outcome measures for health education and other health care interventions.* Thousand Oaks, CA: Sage.

1002. *Lovato, C. Y., & Green, L. W. (1990). Maintaining employee participation in workplace health promotion programs. *Health Education Quarterly, 17,* 73–88.

1003. Lovato, C. Y., Green, L. W., & Stainbrook, G. (1993). The benefits perceived by industry in supporting health promotion programs in the worksite. In J. P. Opatz (Ed.), *Economic impact of worksite health promotion* (pp. 3–31). Champaign, IL: Human Kinetics Press.

1004. *Lovato, C., Potvin, L., Lehoux, P., et al. (2003). Implementation and use of software designed for program planning: A case study. *Promotion & Education: International Journal of Health Promotion & Education, 10,* 120–26.

1005. Love, M. B., Davoli, G. W., & Thurman, Q. C. (1996). Normative beliefs of health behavior professionals regarding the psychosocial and environmental factors that influence health behavior change related to smoking cessation, regular exercise, and weight loss. *American Journal of Health Promotion, 10,* 371–79.

1006. Loveman, E., Cave, C., Green, C., et al. (2003). The clinical and cost-effectiveness of patient education models for diabetes: A systematic review and economic evaluation. *Health Technology Assessment, 7*(iii), 1–190.

1007. Lowe, J. B., Windsor, R., & Woodby, L. (1997). Smoking relapse prevention methods for pregnant women: A formative evaluation. *American Journal of Health Promtion, 11,* 244–46.

1008. Lowry, R., Kann, L., & Kolbe, L. J. (1996). The effect of socioeconomic status on chronic disease risk behaviors among US adolescents. *Journal of the American Medical Association, 276,* 792–97.

1009. Luepker, R., Perry, C., McKinlay, S., et al. (1996). Outcomes of a field trial to improve children's dietary patterns and physical activity: The child and adolescent trial for cardiovascular health. *Journal of the American Medical Association, 275,* 768–76.

1010. Lutzen, K., Cronqvist, A., Magnusson, A., & Andersson, L. (2003). Moral stress: Synthesis of a concept. *Nursing Ethics, 10,* 312–22.

1011. *Lux, K. M., & Petosa, R. (1994). Preventing HIV infection among juvenile delinquents: Educational diagnosis using the health belief model. *International Quarterly of Community Health Education, 15,* 145–64.

1012. *Macarthur, A., Macarthur, C., & Weeks, S. (1995). Epidural anaesthesia and low back pain after delivery: A prospective cohort study. *British Medical Journal, 311,* 1336–39.

1013. Macaulay, A. C., Commanda, L. E., Freeman, W. L., et al. (1999). Participatory research maximises community and lay involvement. North American Primary Care Research Group. *British Medical Journal, 319,* 774–78.

1014. *Macaulay, A. C., Paradis, G., Potvin, L., et al. (1997). The Kahnawake schools diabetes prevention project: Intervention, evaluation, and baseline results of a diabetes primary prevention program with a native community in Canada. *Preventive Medicine, 26,* 779–90.

1015. *MacDonald, M., & Green, L.W. (1994). Health promotion and adolescent health. In R. Tonkin (Ed.), *Current issues of the adolescent patient* (pp. 227–45). London: Baillier's Clinical Paediatrics.

1016. *MacDonald, M., & Green, L. W. (1994). Health education. In A. Lewy (Ed.), *International encyclopedia of education.* London: Pergamon Press.

1017. *MacDonald, M. A., & Green, L. W. (2001). Reconciling concept and context: The dilemma of implementation in school-based health promotion. *Health Education & Behavior, 28,* 749–68.

1018. MacIntyre, C. R., Goebel, K., Brown, G. V., et al. (2003). A randomised controlled clinical trial of the efficacy of family-based direct observation of anti-tuberculosis treatment in an urban, developed-country setting. *International Journal of Tuberculosis & Lung Disease, 7,* 848–54.

1019. Mackie, J. W., & Oickle, P. (1997). School-based health promotion: The physician as advocate. *Canadian Medical Association Journal, 156,* 1301–5.

1020. MacQueen, K. M., McLellan, E., Metzger, D. S., et al. (2001). What is community? An evidence-based definiition for participatory research. *American Journal of Public Health, 91,* 1929–38.

1021. *Macrina, D., Macrina, N., Horvath, C., Gallaspy, J., & Fine, P. R. (1996). An educational intervention to increase use of the Glasgow Coma Scale by emergency department personnel. *International Journal of Trauma Nursing, 2,* 7–12.

1022. Macrina, D. M., & O'Rourke, T. W. (1986–87). Citizen participation in health planning in the U.S. and the U.K.: Implications for health education strategies. *International Quarterly of Community Health Education, 7,* 225–39.

1023. Maes, S., Spielberger, C. D., Defares, P. B., & Sarason, I. G. (Eds.). (1988). *Topics in health psychology.* New York: Wiley.

1024. *Mahloch, J., Taylor, V., Taplin, S., & Urban, N. (1993). A breast cancer screening educational intervention targeting medical office staff. *Health Education Research, 8,* 567–79.

1025. Maibach, E. W., Rothschild, M. L., & Novelli, W. D. (2002). Social marketing. In K. Glanz, B. K. Rimer, & F. M. Lewis, *Health behavior and health education: Theory, research, and practice* (pp. 437–61). 3rd ed. San Francisco: Jossey-Bass.

1026. *Maiburg, H. J. S., Hiddink, G. J., van't Hof, M. A., Rethans, J. J., & van Ree, J. W. (1999). The NECTAR-Study: Development of nutrition modules for general practice vocational training; determinants of nutrition guidance practices of GP-trainees. *European Journal of Clinical Nutrition, 53* (Suppl. 2), S83–S88.

1027. *Maiman, L. A., Green, L. W., Gibson, G., & MacKenzie, E. J. (1979). Education for self-treatment by adult asthmatics. *Journal of the American Medical Association, 241,* 1919–22.

1028. Makdisi, J. M. (2001). Genetic privacy: New intrusion a new tort? *Creighton Law Review, 34*(4), 965–1026.
1029. *Makrides, L., Veinot, P. L., Richard, J., & Allen, M. J. (1997). Primary care physicians and coronary heart disease prevention: A practice model. *Patient Education & Counseling, 32,* 207–17.
1030. Malo, E., & Leviton, L. C. (1987). Decision points for hospital-based health promotion. *Hospital and Health Services Administration, 32,* 49–61.
1031. *Mamon, J., Green, L. W., Gibson, G., Gurley, H. T., & Levine, D. M. (1987). Using the emergency department as a screening site for high blood pressure control: Development of a methodology to improve hypertension detection and appropriate referral. *Medical Care, 25,* 770–80.
1032. *Mamon, J. A., & Zapka, J. G. (1986). Breast self-examination by young women. I. Characteristics associated with frequency. *American Journal of Preventive Medicine, 2,* 61–69.
1033. Mann, J. (2002). Discrepancies in nutritional recommendations: The need for evidence based nutrition. *Asia Pacific Journal of Clinical Nutrition, 11* (Suppl 3), S510–15.
1034. *Mann, K. V. (1989). Promoting adherence in hypertension: A framework for patient education. *Canadian Journal of Cardiovascular Nursing, 1,* 8–14.
1035. *Mann, K. V. (1994). Educating medical students: Lessons from research in continuing education. *Academic Medicine, 69,* 41–47.
1036. *Mann, K. V., Lindsay, E. A., Putnam, R. W., & Davis, D. A. (1996). Increasing physician involvement in cholesterol-lowering practices. *Journal of Continuing Education in the Health Professions, 16,* 225–40.
1037. *Mann, K. V., & Putnam, R.W. (1989). Physicians' perceptions of their role in cardiovascular risk reduction. *Preventive Medicine, 18,* 45–58.
1038. *Mann, K. V., & Putnam, R. W. (1990). Barriers to prevention: Physician perceptions of ideal versus actual practices in reducing cardiovascular risk. *Canadian Family Physician, 36,* 665–70.
1039. *Mann, K. V., Putman, R. W., Lindsay, E. A., & Davis, D. A. (1990). Cholesterol: Decreasing the risk. An educational program for physicians. *Journal of Continuing Education in the Health Professions, 10,* 211–22.
1040. *Mann, K. V., & Sullivan, P. L. (1987). Effect of task-centered instructional programs on hypertensives' ability to achieve and maintain reduced dietary sodium intake. *Patient Education and Counseling, 10,* 53–72.
1041. *Mann, K. V., Viscount, P. W., Cogdon, A., et al. (1996). Multidisciplinary learning in continuing professional education: The heart health Nova Scotia experience. *Journal of Continuing Education in the Health Professions, 16,* 50–60.
1042. Mann, S., Sripathy, K., Siegler, E. L., et al. (2001). The medical interview: Differences between adult and geriatric outpatients. *Journal of the American Geriatric Society, 49,* 65–71.
1043. Manne, S., Markowitz, A., Winawer, S., et al. (2002). Correlates of colorectal cancer screening compliance and stage of adoption among siblings of individuals with early onset colorectal cancer. *Health Psychology, 21,* 3–15.
1044. Manne, S., Markowitz, A., Winawer, S., et al. (2003). Understanding intention to undergo colonoscopy among intermediate-risk siblings of colorectal cancer patients: A test of a mediational model. *Preventive Medicine, 36,* 71–84.
1045. Manocchia, M., Keller, S., & Ware, J. E. (2001). Sleep problems, health-related quality of life, work functioning and health care utilization among the chronically ill. *Quality of Life Research, 10,* 331–45.
1046. Manoff, R. K. (1985). *Social marketing: New imperative for public health.* New York: Praeger.
1047. *Mantell, J. E., DiVittis, A. T., & Auerbach, M. I. (1997). *Evaluating HIV Prevention Interventions.* New York: Plenum Press (Medical & Health Research Association of New York City and HIV Center for Clinical & Behavioral Studies, New York State Psychiatric Institute, NY; especially pp 199–203).

1048. Marcell, A. V., Halpern-Felsher, B., Coriell, M., & Millstein, S. G. (2002). Physicians' attitudes and beliefs concerning alcohol abuse prevention in adolescents. *American Journal of Preventive Medicine, 22,* 49–55.

1049. Marchand, A., Demers, A., Durand, P., & Simard, M. (2003). The moderating effect of alcohol intake on the relationship between work strains and psychological distress. *Journal of Studies on Alcohol, 64,* 419–27.

1050. Marcus, B. H., Lewis, B. A., King, T. K., et al. (2003). Rationale, design, and baseline data for Commit to Quit II: An evaluation of the efficacy of moderate-intensity physical activity as an aid to smoking cessation in women. *Preventive Medicine, 36,* 479–92.

1051. Marcy, T. W., Thabault, P., Olson, J., et al. (2003). Smoking status identification: Two managed care organizations' experiences with a pilot project to implement identification systems in independent practice associations. *American Journal of Managed Care, 9,* 672–76.

1052. Markland, R. E., & Vincent, M. L. (1990). Improving resource allocation in a teenage sexual risk reduction program. *Socio-Economic Planning Science, 24,* 35–48.

1053. Marks, R., & Allegrante, J. P. (2001). Nonoperative management of osteoarthritis. *Critical Reviews in Physical and Rehabilitative Medicine, 13,* 131–58.

1054. Marks, R., & Allegrante, J. P. (2002). Comorbid disease profiles of adults with end-stage hip osteoarthritis. *Medical Science Monitor, 8*(4), CR305–9.

1055. Marks, R., Allegrante, J. P., Ronald MacKenzie, C., & Lane, J. M. (2003). Hip fractures among the elderly: Causes, consequences and control. *Ageing Research Reviews, 2,* 57–93.

1056. Marlatt, G. A., & Gordon, J. R. (Eds.). (1985). *Relapse prevention: Maintenance strategies in the treatment of addictive behaviors.* New York: Guilford Press.

1057. Marmot, M. (2000). Social determinants of health: From observation to policy. *Medical Journal of Australia, 17,* 541–44.

1058. Marmot, M. G., Rose, G., Shipley, M., & Hamilton, P. J. (1978). Employment grade and coronary heart disease in British civil servants. *Journal of Epidemioliology & Community Health, 32,* 244–49.

1059. Marmot, M., & Wilkenson, R. G. (Eds.). (1999). *Social determinants of health.* New York: Oxford University Press.

1060. *Marsick, V. J. (1987). Designing health education programs. In P. M. Lazes, L. H. Kaplan, & K. A. Gordon (Eds.). *Handbook of health education,* Chap. 1 (pp. 3–30). 2nd ed. Rockville, MD: Aspen.

1061. Martin, C., & Stainbrook, G. L. (1986). An analysis checklist for audiovisuals when used as educational resources. *Health Education, 17*(4), 31–33.

1062. Marx, E., Wooley, S. G., & Northrop, D. (1998). *Health is academic: A guide to coordinated school health programs.* New York: Teachers College Press.

1063. Mason, J. O., & McGinnis, J. M. (1985). The role of school health. *Journal of School Health, 55,* 299.

1064. *Mathews, C., Everett, K., Binedell, J., & Steinberg, M. (1995). Learning to listen: Formative research in the development of AIDS education for secondary school students. *Social Science and Medicine, 41,* 1715–24.

1065. Maurer, T. J., Weiss, E. M., & Barbeite, F. G. (2003). A model of involvement in work-related learning and development activity: The effects of individual, situational, motivational, and age variables. *Journal of Applied Psychology, 88,* 707–24.

1066. Max, W. (2001). The financial impact of smoking on health-related costs: A review of the literature. *American Journal of Health Promotion, 15,* 321–31.

1067. *Maxwell, A. E., Bastani, R., & Warda, U. S. (1998). Mammography utilization and related attitudes among Korean-American women. *Women and Health, 27,* 89–107.

1068. Mays, G. P., Halverson, P. K., & Stevens, R. (2001). The contributions of managed care plans to public health practice: Evidence from the nation's largest local health departments. *Public Health Reports, 116* (Suppl. 1), 50–67.

1069. Mazmanian, D., & Sabatier, P. (1983). *Implementation and public policy* (preface). Glenview, IL: Scott, Foresman.
1070. McAlister, A., Mullen, P. D., Nixon, S. A., et al. (1985). Health promotion among primary care physicians in Texas. *Texas Medicine, 81*, 55–58.
1071. *McAlister, A., Puska, P., Salonen, J. T., et al. (1982). Theory and action for health promotion: Illustrations from the North Karelia Project. *American Journal of Public Health, 72*, 43–50.
1072. McAuley, E., Jerome, G. J., Elavsky, S., Marquez, D. X., & Ramsey, S. N. (2003). Predicting long-term maintenance of physical activity in older adults. *Preventive Medicine, 37*, 110–18.
1073. McCombs, M. E., Shaw, D. L., & Weaver, D. (Eds.). (1997). *Communication and democracy: Exploring the intellectual frontiers of agenda-setting theory*. Mahwah, NJ: Lawrence Erlbaum Associates.
1074. McCormick, L. K., Steckler, A. B., & McLeroy, K. R. (1995). Diffusion of innovations in schools: A study of adoption and implementation of school-based tobacco prevention curricula. *American Journal of Health Promotion, 9*, 210–19.
1075. *McCoy, C. B., Nielsen, B. B., Chitwood, D. D., Zavertnik, J. J., & Khoury, E. L. (1991). Increasing the cancer screening of the medically underserved in South Florida. *Cancer, 67*, 1808–13.
1076. McCunney, R. J. (2002). Genetic testing: Ethical implications in the workplace. *Occupational Medicine, 17*(4), 665–72.
1077. McDermott, M. M., Hahn, E. A., Greenland, P., et al. (2002). Atherosclerotic risk factor reduction in peripheral arterial diseasea: Results of a national physician survey. *Journal of General Internal Medicine, 17*, 895–904.
1078. *McDermott, R. J., & Sarvela, P. D. (1999*). Health education evaluation and measurement: A practitioner's perspective.* 2nd ed. St. Louis: McGraw-Hill Higher Education.
1079. McDowell, I. (2002). Social determinants. In L. Breslow, B. D. Goldstein, L. W. Green, et al. (Eds.), *Encyclopedia of public health*, Vol. 4 (pp. 1122–23). New York: Macmillan Reference USA.
1080. McDowell, I. (2002). Social health. In L. Breslow, B. D. Goldstein, L. W. Green, et al. (Eds.), *Encyclopedia of public health*, Vol. 4 (pp. 1123–24). New York: Macmillan Reference USA.
1081. McGahee, T. W., Kemp, V., & Tingen M. (2000). A theoretical model for smoking prevention studies in preteen children. *Pediatric Nursing, 26*, 135–38, 141.
1082. McGinnis, J. M. (1982). Targeting progress in health. *Public Health Reports, 97*, 295–307.
1083. McGinnis, J. M. (1990). Setting objectives for public health in the 1990s: Experience and prospects. *Annual Review of Public Health, 11*, 231–49.
1084. McGinnis, J. M., Williams-Russo, P., & Knickman, J. R. (2002). The case for more active policy attention to health promotion. *Health Affairs, 21*, 78–93.
1085. *McGovern, P. M., Kochevar, L. K., Vesley, D., & Gershon, R. R. M. (1997). Laboratory professionals' compliance with universal precautions. *Laboratory Medicine, 28*, 725–30.
1086. *McGowan, P., & Green, L. W. (1995). Arthritis self-management in native populations of British Columbia: An application of health promotion and participatory research principles in chronic disease control. *Canadian Journal of Aging, 14*, 201–12.
1087. McIlvain, H. E., Backer, E. L., Crabtree, B. F., & Lacy, N. (2002). Physician attitudes and the use of office-based activities for tobacco control. *Family Medicine, 34*, 114–19.
1088. McIntosh, A., & Shaw, C. F. (2003). Barriers to patient information provision in primary care: Patients'and general practitioners' experiences and expectations of information for low back pain. *Health Expectations, 6*, 19–29.
1089. *McKell, C. J. (1994). *A profile of the New Brunswick Association of Dietitions: Results of the Educational Needs Assessment Survey, 1993*. Fredericton, NB: New Brunswick Health and Community Services and Health Canada.
1090. *McKell, C. J., Chase, C., & Balram, C. (1996). Establishing partnerships to enhance the preventive practices of dietitians. *Journal of the Canadian Dietetic Association, 57*, 12–17.

1091. *McKenzie, T. L., Alcaraz, J. E., & Sallis, J. F. (1994). Assessing children's liking for activity units in an elementary school physical education curriculum. *Journal of Teaching in Physical Education, 13,* 206–15.

1092. McKinlay, J. B. (1975). A case for refocusing upstream: The political economy of illness. In A. J. Enelow & J. B. Henderson (Eds.), *Applying behavioral science to cardiovascular risk* (pp. 7–17). New York: American Heart Association.

1093. McKinney, M. M. (1993). Consortium approaches to the delivery of HIV services under the Ryan White CARE Act. *AIDS and Public Policy Journal, 8,* 115–25.

1094. McKnight, J. L., & Kretzmann, J. P (1997). Mapping community capacity. In M. Minkler (Ed.), *Community organizing and community building for health,* Chap. 10. New Brunswick, NJ: Rutgers University Press.

1095. McLean, W., Gillis, J., & Waller R. (2003). The BC Community Pharmacy Asthma Study: A study of clinical, economic and holistic outcomes influenced by an asthma care protocol provided by specially trained community pharmacists in British Columbia. *Canadian Respiratory Journal, 10,* 195–202.

1096. McLeod, D., Pullon, S., & Cookson, T. (2003). Factors that influence changes in smoking behaviour during pregnancy. *New Zealand Medical Journal, 116,* U418.

1097. McLeroy, K. R., Bibeau, D., Steckler, A., & Glanz, K. (1988). An ecological perspective on health promotion programs. *Health Education Quarterly, 15,* 351–77.

1098. McLeroy, K. R., Green, L. W., Mullen, K., & Foshee, V. (1984). Assessing the effects of health promotion in worksites: A review of the stress program evaluations. *Health Education Quarterly, 11,* 379–401.

1099. McLoughlin, E., & Fennell, J. (2000). The power of survivor advocacy: Making car trunks escapable. *Injury Prevention, 6,* 167–70.

1100. McMillan, D. W., & Chavis, D. M. (1986). Sense of community: A definition and theory. *Journal of Community Psychology, 14,* 6–23.

1101. *McMurry, M. P., Hopkins, P. N., Gould, R., et al. (1991). Family-oriented nutrition intervention for a lipid clinic population. *Journal of the American Dietetic Association, 91,* 57–65.

1102. *McPhee, S. J., Bird, J. A., Ha, N.-T., et al. (1996). Pathways to early cancer detection for Vietnamese women: Suc Khoe La Vang! (Health is gold!). *Health Education Quarterly, 23* (Suppl.), S60–S75.

1103. McQueen, D. V., & Puska, P. (Eds.). (2003). *Global behavioral risk factor surveillance.* New York: Kluwer Academic/Plenum Publishers.

1104. McVicar A. (2003). Workplace stress in nursing: A literature review. *Journal of Advances in Nursing, 44,* 633–42.

1105. *Meagher, D., & Mann, K. V. (1990). The effect of an educational program on knowledge and attitudes about blood pressure by junior high school students: A pilot project. *Canadian Journal of Cardiovascular Nursing, 1*(5): 15–22.

1106. *Melby, C. L. (1985–86). The personal laboratory for health behavior change. *Health Education, 16*(6): 29–31, December 1985–January 1986.

1107. Melnick, A. L. (2001). Geographic information systems for public health. In L. F. Novick & G. P. Mays (Eds.), *Public health administration: Principles for population-based management* (pp. 248–65). Gaithersberg, MD: Aspen Publishers, Inc.

1108. *Mercer, S. L., Goel, V., Levy, I. G., et al. (1997). Prostrate cancer screening in the midst of controversy: Canadian men's knowledge, beliefs, utilization, and future intentions. *Canadian Journal of Public Health, 88,* 327–32.

1109. *Mercer, S. L., Green, L. W., Rosenthal, A. C., et al. (2003). Possible lessons from the tobacco experience for obesity control. *American Journal of Clinical Nutrition, 77*(4), 1073S–82S.

1110. *Meredith, K., O'Reilly, K., & Schulz, S. L. (1989). Education for HIV risk reduction in the hemophilia community: Report of the meeting, Convening a Panel of Expert Consultants, Atlanta, GA, November 28–30.

1111. Mermelstein, R., Hedeker, D., & Wong, S. C. (2003). Extended telephone counseling for smoking cessation: Does content matter? *Journal of Consulting and Clinical Psychology, 71,* 565–74.
1112. *Mesters, I., Meertens, R., Crebolder, H., & Parcel, G. (1993). Development of a health education program for parents of preschool children with asthma. *Health Education Research, 8,* 53–68.
1113. Meszaros, A., Orosz, M., Magyar, P., Mesko, A., & Vincze, Z. (2003). Evaluation of asthma knowledge and quality of life in Hungarian asthmatics. *Allergy, 58,* 624–28.
1114. Metropolitan Life Foundation. (1988). *An evaluation of comprehensive health education in American public schools.* New York: Louis Harris and Associates, for the Metropolitan Life Foundation.
1115. Meyerson, B., Chu, B. C., & Mills, M. V. (2003). State agency policy and program coordination in response to the co-occurrence of HIV, chemical dependency, and mental illness. *Public Health Reports, 118,* 408–14.
1116. *Miaoulis, G., & Bonaguro, J. (1980–81). Marketing strategies in health education. *Journal of Health Care Marketing, 1,* 35–44.
1117. *Michalsen, A., Delclos, G. L., Felknor, S. A., et al. (1997). Compliance with universal precautions among physicians. *Journal of Occupational and Environmental Medicine, 39,* 130–37.
1118. *Michielutte, R., & Beal, P. (1990). Identification of community leadership in the development of public health education programs. *Journal of Community Health, 15,* 59–68.
1119. *Michielutte, R., Cunningham, L. E., Sharp, P. C., Dignan, M. B., & Burnette, V. D. (2001). Effectiveness of a cancer education program for women attending rural public health departments in North Carolina. *Journal of Prevention and Intervention in the Community, 22,* 23–42.
1120. *Michielutte, R., Dignan, M. B., Sharp, P. C., Blinson, K., & Wells, B. (1999). Psychological factors related to cervical screening among Lumbee women. *American Journal of Health Behavior, 23,* 115–27.
1121. *Michielutte, R., Dignan, M. B., Wells, H. B., et al. (1989). Development of a community cancer education program: The Forsyth County, NC, Cervical Cancer Prevention Project. *Public Health Reports, 104,* 542–51.
1122. Midford, R., Munro, G., McBride, N., Snow, P., & Ladzinski, U. (2002). Principles that underpin effective school-based drug education. *Journal of Drug Education, 32,* 363–86.
1123. Midgley, G. (2000). *Systemic intervention: Philosophy, methodology, and practice.* New York: Kluwer Academic/Plenum Publishers.
1124. *Miilunpalo, S., Laitakari, J., & Vuori, I. (1995). Strengths and weaknesses in health counseling in Finnish primary health care. *Patient Education and Counseling, 25,* 317–28.
1125. Milinski, M., Semmann, D., & Krambeck, H. J. (2002). Reputation helps solve the "tragedy of the commons." *Nature, 415,* 424–26.
1126. Milio, N. (1983). *Promoting health through public policy.* Philadelphia: F. A. Davis (reprinted by the Canadian Public Health Association, 1987).
1127. Millar, W. J., & Naegele, B. E. (1987). Time to quit program. *Canadian Journal of Public Health, 78,* 109–14.
1128. *Miller, D. R., Geller, A. C., Wood, M. C., Lew, R. A., & Koh, H. K. (1999). The Falmouth Safe Skin Project: Evaluation of a community program to promote sun protection in youth. *Health Education & Behavior, 26,* 369–84.
1129. Miller, R. L., Bedney, B. J., Guenther-Grey, C., & CITY Project Study Team. (2003). Assessing organizational capacity to deliver HIV prevention services collaboratively: Tales from the field. *Health Education & Behavior, 30,* 582–600.
1130. Miller, T. R., & Spicer, R. S. (1998). How safe are our schools? *American Journal of Public Health, 88,* 413–18.

1131. Mindell, J. (2001). Lessons from tobacco control for advocates of healthy transport. *Journal of Public Health Medicine, 23,* 91–97.
1132. Minkler, M. (1985). Building supportive ties and sense of community among the inner-city elderly: The Tenderloin Senior Outreach Project. *Health Education Quarterly, 12,* 303–14
1133. Minkler, M. (Ed.). (1997). *Community organizing and community building for health.* New Brunswick, NJ: Rutgers University Press.
1134. Minkler, M. (2000) Using participatory action research to build healthy communities. *Public Health Reports, 11,* 191–97.
1135. Minkler, M., & Hancock, T. (2003). Community-driven asset identification and issue selection. In M. Minkler & N. Wallerstein (Eds.), *Community-based participatory research for health* (pp. 135–54). San Francisco: Jossey-Bass.
1136. Minkler, M., & Pies, C. (1997). Ethical issues in community organization and community participation. In M. Minkler (Ed.), *Community organizing and community building for health.* Piscataway, NJ: Rutgers University Press.
1137. Minkler, M., Thompson, M., Bell, J., Rose, K., & Redman, D. (2002). Using community involvement strategies in the fight against infant mortality: Lessons from a multisite study of the national Healthy Start experience. *Health Promotion Practice, 3,* 176–87.
1138. Minkler, M., & Wallerstein, N. B. (2002). Improving health through community organization and community building. In K. Glanz, B. K. Rimer, & F. M. Lewis (Eds.), *Health behavior and health education*: *Theory, research, and practice* (pp. 279–311). 3rd ed. San Francisco: Jossey-Bass.
1139. Minkler, M., & Wallerstein, N. (2003). *Community-based participatory research for health.* San Francisco: Jossey-Bass.
1140. Minnesota Department of Health. (1982). Workplace health promotion survey. Minneapolis: Minnesota Department of Health.
1141. *Mirand, A. L., Beehler, G. P., Kuo, C. L., & Mahoney, M. C. (2002). Physician perceptions of primary prevention: Qualitative base for the conceptual shaping of a practice intervention tool. *BioMed Central Public Health, 2*(1), 16.
1142. *Mirand, A. L., Beehler, G. P., Kuo, C. L., & Mahoney, M. C. (2003). Explaining the de-prioritization of primary prevention: Physicians' perceptions of their role in the delivery of primary care. *BioMed Central Public Health, 3*(1), 15.
1143. Missouri Foundation for Health. (2001). *A report to the Board.* Missouri State Department of Health. Missouri Foundation.
1144. Mittelmark, M. B. (1999). The psychology of social influence and healthy public policy. *Preventive Medicine, 29* (6 Pt. 2), S24–9.
1145. *Modeste, N. N., Abbey, D. E., & Hopp, J. W. (1984–85). Hypertension in a Caribbean population. *International Quarterly of Community Health Education, 5,* 203–11.
1146. Moher, M., Hey, K., & Lancaster, T. (2003). Workplace interventions for smoking cessation. *Cochrane Database of Systematic Reviews* (2), CD003440.
1147. Molnar, B. E., Buka, S. L., Brennan, R. T., Holton, J. K., & Earls, F. (2003). A multilevel study of neighborhoods and parent-to-child physical aggression: Results from the project on human development in Chicago neighborhoods. *Child Maltreatment, 8,* 84–97.
1148. Monsó, E., Campbell, J., Tønnesen, P., G Gustavsson, G., & Morera, J. (2001). Sociodemographic predictors of success in smoking intervention. *Tobacco Control, 10,* 165–69.
1149. Mooney, G. (2002). Priority setting in mental health services. *Applied Health Economics & Health Policy, 1,* 65–74.
1150. Moore, D. E., Jr., & Pennington, F. C. (2003). Practice-based learning and improvement. *Journal of Continuing Education in the Health Professions, 23* (Suppl 1), S73–80.
1151. Morgan, L. S., & Horning, B. G. (1940). The community health education program. *American Journal of Public Health, 30,* 1323–30.
1152. *Morisky, D. E. (1986). Nonadherence to medical recommendations for hypertensive patients: Problems and potential solutions. *Journal of Compliance in Health Care, 1,* 5–20.

1153. *Morisky, D. E., DeMuth, N. M., Field-Fass, M., Green, L. W., & Levine, D. M. (1985). Evaluation of family health education to build social support for long-term control of high blood pressure. *Health Education Quarterly, 12*, 35–50.

1154. Morisky, D. E., Ebin, V. J., Malotte, C. K., Coly, A., & Kominski, G. (2003). Assessment of tuberculosis treatment completion in an ethnically diverse population using two data sources: Implications for treatment interventions. *Evaluation & the Health Professions, 26*, 43–58.

1155. *Morisky, D. E., Levine, D. M., Green, L. W., et al. (1980). The relative impact of health education for low- and high-risk patients with hypertension. *Preventive Medicine, 9*, 550–58.

1156. *Morisky, D. E., Levine, D. M., Green, L. W., et al. (1983). Five-year blood-pressure control and mortality following health education for hypertensive patients. *American Journal of Public Health, 73*, 153–62.

1157. *Morisky, D. E., Levine, D. M., Green, L. W., & Smith, C. (1982). Health education program effects on the management of hypertension in the elderly. *Archives of Internal Medicine, 142*, 1935–38.

1158. *Morisky, D. E., Levine, D. M., Wood, J. C., et al. (1981). Systems approach for the planning, diagnosis, implementation and evaluation of community health education approaches in the control of high blood pressure. *Journal of Operations Research, 50*, 625–34.

1159. *Morisky, D. E., Malotte, C. K., Choi, P., et al. (1990). A patient education program to improve adherence rates with antituberculosis drug regimens. *Health Education Quarterly, 17*, 253–67.

1160. Morisky, D. E., Malotte, C. K., Ebin, V., et al. (2001). Behavioral interventions for the control of tuberculosis among adolescents. *Public Health Reports, 116*, 568–74.

1161. Morisky, D. E., Pena, M., Tiglao, T. V., & Liu, K. Y. (2002). The impact of the work environment on condom use among female bar workers in the Philippines. *Health Education and Behavior, 29*, 461–72.

1162. Morone, J. A. (1990). *The democratic wish: Popular participation and the limits of American government.* New York: Basic Books.

1163. *Morrison, C. (1995). Breast cancer detection behaviors in low income women over forty: Characteristics associated with frequency and proficiency of breast self examination. *Dissertation Abstracts International [A], 55*(10), 3101.

1164. *Morrison, C. (1996). Using PRECEDE to predict breast self-examination in older, lower-income women. *American Journal of Health Behavior, 20*, 3–14.

1165. Morrison, D. M., Golder, S., Keller, T. E., & Gillmore, M. R. (2002). The theory of reasoned action as a model of marijuana use: Tests of implicit assumptions and applicability to high-risk young women. *Psychology and Addictive Behavior, 16*, 212–24.

1166. Moser, R., McCance, K. L., & Smithy, K. R. (1991). Results of a national survey of physicians' knowledge and application of prevention capabilities. *American Journal of Preventive Medicine, 7*, 384–90.

1167. Mosher, J. F. (1990). *Community responsible beverage service programs: An implementation handbook.* Palo Alto, CA: The Health Promotion Resource Center, Stanford Center for Research in Disease Prevention.

1168. Moudon, A. M., & Lee, C. (2003). Walking and bicycling: An evaluation of environmental audit instruments. *American Journal of Health Promotion, 18*, 21–37.

1169. Mowatt, C., Isaly, J., & Thayer, M. (1985). Project Graduation—Maine. *Morbidity and Mortality Weekly Report, 34*, 233–35.

1170. Mucchielli, R. (1970). *Introduction to structural psychology.* New York: Funk & Wagnalls.

1171. Mullen, P. D., Evans, D., Forster, J., et al. (1995). Settings as an important dimension in health education/promotion policy, programs, and research. *Health Education Quarterly, 22*, 329–45.

1172. Mullen, P. D., & Green, L. W. (1985). Meta-analysis points way toward more effective medication teaching. *Promoting Health, 6*(6), 6–8.

1173. *Mullen, P. D., Green, L. W., & Persinger, G. (1985). Clinical trials of patient education for chronic conditions: A comparative meta-analysis of intervention types. *Preventive Medicine, 14*, 753–81.

1174. *Mullen, P. D., Hersey, J., & Iverson, D. C. (1987). Health behavior models compared. *Social Science and Medicine, 24*, 973–81.

1175. Mullen, P. D., & Holcomb, J. D. (1990). Selected predictors of health promotion counseling by three groups of allied health professionals. *American Journal of Preventive Medicine, 6*, 153–60.

1176. Mullen, P. D., Mains, D. A., & Velez, R. (1992). A meta-analysis of controlled trials of cardiac patient education. *Patient Education and Counseling, 19*, 143–62.

1177. Mullen, P. D., Ramirez, G., & Groff, J. Y. (1994). A meta-analysis of randomized trials of prenatal smoking cessation interventions. *American Journal of Obstetrics and Gynecology, 171*, 1328–34.

1178. *Mullen, P. D., Simons-Morton, D. G., Ramirez, G., et al. (1997). A meta-analysis of trials evaluating patient education and counseling for three groups of preventive health behaviors. *Patient Education and Counseling, 32*, 157–73.

1179. *Mummery, W. K., Spence, J. C., & Hudec, J. C. (2000). Understanding physical activity intention in Canadian school children and youth: An application of the theory of planned behavior. *Research Quarterly of Exercise and Sport, 71*, 116–24.

1180. Muntaner, C., Lynch, J., & Smith, G. D. (2001). Social capital, disorganized communities, and the third way: Understanding the retreat from structural inequalities in epidemiology and public health. *International Journal of Health Service, 31*, 213–37.

1181. Murimi, M. (2001). Short-term nutrition intervention increases calcium intake among 45–54 year old women. *Journal of Nutrition for the Elderly, 20*(3), 1–12.

1182. Murray, D. M., Kurth, C. L., Finnegan, J. R., Jr., et al. (1988). Direct mail as a prompt for follow-up care among persons at risk for hypertension. *American Journal of Preventive Medicine, 4*, 331–35.

1183. Musher-Eizenman, D. R., Holub, S. C., & Arnett, M. (2003). Attitude and peer influences on adolescent substance use: The moderating effect of age, sex, and substance. *Journal of Drug Education, 33*, 1–23.

1184. Nader, P. R., Sallis, J. G., Patterson, T. L., et al. (1989). A family approach to cardiovascular risk reduction: Results from the San Diego Family Health Project. *Health Education Quarterly, 16*, 229–44.

1185. Nader, P. R., Sellers, D. E., Johnson, C. C., et al. (1996). The effect of adult participation in a school-based family intervention to improve children's diet and physical activity: The child and adolescent trial for cardiovascular health. *Preventive Medicine, 25*, 455–64.

1186. Nagel, R. W., Hankenhof, B. J., Kimmel, S. R., & Saxe, J. M. (2003). Educating grade school children using a structured bicycle safety program. *Journal of Trauma, 55*, 920–23.

1187. Nansel, T. R., Weaver, N., Donlin, M., et al. (2002). Baby, be safe: The effect of tailored communications for pediatric injury prevention provided in a primary care setting. *Patient Education and Counseling, 46*, 175–90.

1188. National Alliance of State and Territorial AIDS Directors. (2000). *HIV prevention and community planning*. Washington, DC: National Alliance of State and Territorial AIDS Directors. http://www.nastad.org.

1189. National Association of County and City Health Officials. (1995). *1992–1993 national profile of local health departments*. Washington, DC: National Association of County and City Health Officials. Atlanta, GA: Public Health Practice Program Office, Centers for Disease Control and Prevention.

1190. National Association of County and City Health Officials. (1998). *APEXPH '98 interactive software*. Washington, DC: Public Health Practice Program Office of CDC and National Association of County and City Health Officials.

1191. National Association of County and City Health Officials. (2000). *Health departments take action: A compendium of state and local models addressing racial and ethnic disparities in health.* Washington, DC: National Association of County and City Health Officials.

1192. National Center for Health Statistics. (2003). *Health, United States, 2003.* Hyattsville, MD: Centers for Disease Control and Prevention, U.S. Department of Health and Human Services, DHHS Pub No. 2003–1232.

1193. National Civic League. (1999). *The civic index: Measuring your community's civic health.* Denver, CO: National Civic League.

1194. National Civic League and Staff of the St. Louis County Department of Health. (2000). *A guide to a community-oriented approach to core public health functions.* Denver, CO: National Civic League.

1195. National Commission on the Role of the School and the Community in Improving Adolescent Health. (1990). *Code blue: Uniting for healthier youth.* Washington, DC: National Association of State Boards of Education and the American Medical Association.

1196. National Committee for Injury Prevention and Control. (1989). *Injury prevention: Meeting the challenge.* New York: Oxford University Press. Printed as a supplement to the *American Journal of Preventive Medicine, 5*(3).

1197. National Committee on Vital and Health Statistics. (2002). *Shaping a vision of health statistics for the 21st century.* Washington: National Center for Health Statistics, Centers for Disease Control and Prevention, U.S. Department of Health and Human Services.

1198. *Neef, N., Scutchfield, F. D., Elder, J., & Bender, S. J. (1991). Testicular self examination by young men: An analysis of characteristics associated with practice. *Journal of American College Health, 39,* 187–90.

1199. Neiger, B. L., Thackeray, R., Barnes, M. D., & McKenzie, J. F. (2003). Positioning social marketing as a planning process for health education. *American Journal of Health Studies, 18,* 75–80.

1200. Nelson, C. F., Kreuter, M. W., Watkins, N. B., & Saxe, J. M. (1986). A partnership between the community, state, and federal government: Rhetoric or reality. *Hygie* (Paris), 5(3), 27–31.

1201. *Nelson, C. F., Kreuter, M. W., Watkins, N. B., & Stoddard, R. R. (1987). Planned approach to community health: The PATCH Program. In P. A. Nutting (Ed.), *Community-oriented primary care: From principle to practice,* Chap. 47. Washington, DC: Government Printing Office, U.S. Department of Health and Human Services, HRS-A-PE 86–1.

1202. Neufeld, V. R., & Norman, G. R. (Eds.). (1985). *Assessing clinical competence.* New York: Springer.

1203. *Neumark-Sztainer, D., & Story, M. (1996). The use of health behavior theory in nutrition counseling. *Topics in Clinical Nutrition, 11,* 60–73.

1204. *Newman, I. M., & Martin, G. L. (1982). Attitudinal and normative factors associated with adolescent cigarette smoking in Australia and the USA: A methodology to assist health education planning. *Community Health Studies, 6,* 47–56.

1205. *Newman, I. M., Martin, G. L., & Weppner, R. (1982). A conceptual model for developing prevention programs. *International Journal of the Addictions, 17,* 493–504.

1206. *Ngtuyen, T. T., McPhee, S. J., Nguyen, T., Lam, T., & Mock, J. (2002). Predictors of cervical pap smear screening awareness, intervention, and receipt among Vietnamese-American women. *American Journal of Preventive Medicine, 23,* 207–14.

1207. *Nguyen, M. N., Grignon, R., Tremblay, M., & Delisle, L. (1995). Behavioral diagnosis of 30 to 60 year-old men in the Fabreville Heart Health Program. *Journal of Community Health, 20,* 257–69.

1208. Niego, S., & Peterson, J. (2001). The program archive on sexuality, health, and adolescence (PASHA): A study of activity warehousing. In S. Sussman (Ed.), *Handbook of program development for health behavior research and practice* (pp. 210–36). Thousand Oaks, CA: Sage Publications.

1209. Nielson, W. R., Jensen, M. P., & Kerns, R. D. (2003). Initial development and validation of a multidimensional pain readiness to change questionnaire. *The Journal of Pain, 4*, 148–58.
1210. Nies, M. A., Hepworth, J. T., Wallston, K. A., & Kershaw, T. C. (2001). Evaluation of an instrument for assessing behavioral change in sedentary women. *Journal of Nursing Scholarship, 33*, 349–54.
1211. Nies, M. A., & Kershaw, T. C. (2002). Psychosocial and environmental influences on physical activity and health outcomes in sedentary women. *Journal of Nursing Scholarship, 34*, 243–49.
1212. Nix, H. L. (1969). Concepts of community and community leadership, *Sociology and Social Research, 53*, 500–10.
1213. Nix, H. L. (1970). *Identification of leaders and their involvement in the planning process.* Washington, DC: U.S. Public Health Service, Pub. No. 1998.
1214. Nix, H. L., & Seerly, N. R. (1971). Community reconnaissance method: A synthesis of functions. *Journal of Community Development Society, 11* (Fall), 62–69.
1215. Nix, H. L., & Seerly, N. R. (1973). Comparative views and actions of community leaders and nonleaders. *Rural Sociology, 38*, 427–28.
1216. Noble, R. E. (2003). Drug therapy in the elderly. *Metabolism, 52*(10 Suppl 2), 27–30.
1217. Norman, P., Searle, A., Harrad, R., & Vedhara, K. (2003). Predicting adherence to eye patching in children with amblyopia: An application of protection motivation theory. *British Journal of Health Psychology, 8* (Pt. 1), 67–82.
1218. Norris, S. L., & Isham, G. J. (Eds.). (2002). The guide to community preventive services: Reducing the burden of diabetes. *American Journal of Preventive Medicine, 22* (Suppl. 4S), 1–66.
1219. Northridge, M. E., Vallone, D., Merzel, C., et al. (2000). The adolescent years: An academic-community partnership in Harlem comes of age. *Journal of Public Health Management and Practice, 6*, 53–60.
1220. Norton, B. L., McLeroy, K. R., Burdine, J. N., Felix, M. R. J., & Dorsey, A. M. (2002). Community capacity: Concept, theory, and methods. In R. J. DiClementi, R. A. Crosby, & M. C. Kegler (Eds.), *Emerging theories in health promotion practice and research: Strategies for improving public health*, Chap. 8 (pp. 194–227). San Francisco: Jossey-Bass.
1221. Nose, M., Barbui, C., Gray, R., & Tansella, M. (2003). Clinical interventions for treatment non-adherence in psychosis: Meta-analysis. *British Journal of Psychiatry, 183*, 197–206.
1222. *Nozu, Y., Iwai, K., & Watanabe, M. (1995). AIDS-related knowledge, attitudes, beliefs and skills among high school students in Akita: Results from Akita AIDS education for Adolescent Survey (AAAS). Abstract No. 234. *Proceedings.* Makuhari, Japan: XVth World Conference of the International Union for Health Promotion and Education, August.
1223. Nunes, R. (2003). Evidence-based medicine: A new tool for resource allocation? *Medical and Health Care Philosophy, 6*, 297–301.
1224. Nutbeam, D., & Catford, J. (1987). The Welsh heart programme evaluation strategy: Progress, plans and possibilities. *Health Promotion, 2*, 5–18.
1225. Nutbeam, D., Wise, M., Bauman, A., Harris, E., &. Leeder, S. (1993). *Goals and targets for Australia's health in the year 2000 and beyond.* Portland, OR: International Specialized Books Services. Also published by Canberra: Australian Government Publishing Service.
1226. Nutting, P. A. (1990). Community-oriented primary care: A critical area of research for primary care. *Primary care research: An agenda for the 90s.* Washington, DC: U.S. Department of Health and Human Services, Agency for Health Care Policy and Research.
1227. Nyswander, D. (1942). *Solving school health problems.* New York: Oxford University Press.
1228. *O'Brien, R. W., Smith, S. S., Bush, P. J., & Peleg, E. (1990). Obesity, self-esteem, and health locus of control in black youths during transition to adolescence. *American Journal of Health Promotion, 5*, 133–39.

1229. O'Campo, P., Eaton, W. W., & Muntaner, C. (2004). Labor market experience, work organization, gender inequalities and health status: Results from a prospective analysis of U.S. employed women. *Society for Science and Medicine, 58*(3), 585–94.
1230. Ockene, J. K., & Zapka, J. G. (2000). Provider education to promote implementation of clinical practice guidelines. *Chest, 118* (2 Suppl), 33S–39S.
1231. O'Donnell, M. P (Ed.). (2002). *Health promotion in the workplace.* 3rd ed. New York: Wiley.
1232. O'Fallon, L. R., & Dearry, A. (2002). Community-based participatory research as a tool to advance environmental health sciences. *Environmental Health Perspectives, 110* (Suppl. 2), 161–71.
1233. Office of Disease Prevention and Health Promotion. (1993). *Health promotion goes to work: Programs with an impact.* Washington, DC: U.S. Department of Health and Human Services.
1234. Office of the Secretary, DOT. (2001). Procedures for transportation workplace drug and alcohol testing programs; technical amendments. Final rule. *Federal Registry, 66*(154), 41944–55.
1235. Offir, J. T., Fisher, J. D., Williams, S. S., et al. (1993). Reasons for inconsistent AIDS-preventive behaviors among gay men. *Jounral of Sex Research, 30,* 62–69.
1236. Ogden, J. (2003). Some problems with social cognition models: A pragmatic and conceptual analysis. *Health Psychology, 22,* 424–28.
1237. Ogden, J., Bandara, I., Cohen, H., et al. (2001). General practitioners' and patients' models of obesity: Whose problem is it? *Patient Education and Counselling, 44,* 227–33.
1238. *Oh, H., & Kim, Y. (1993). Planning process of health promotion programs for individuals with arthritis (in Korean). *Kanhohak Tamgu, 2,* 79–99, 100–101.
1239. Oldenburg, B., & Parcel, G. S. (2002). Diffusion of innovations. In K. Glanz, B. K. Rimer, & F. M. Lewis (Eds.), *Health behavior and health education: Theory, research, and practice* (pp. 312–34). San Francisco: Jossey-Bass.
1240. Oldroyd, J., Proudfoot, J., Infante, F. A., et al. (2003). Providing healthcare for people with chronic illness: The views of Australian GPs. *Medical Journal of Australia, 179,* 30–33.
1241. Olds, R. S., & Thombs, D. L. (2001). The relationship of adolescent perceptions of peer norms and parent involvement to cigarette and alcohol use. *Journal of School Health, 71,* 223–28.
1242. *Oliver-Vazquez, M., Sanchez-Ayendez, M., Suarez-Perez, E., & Velez-Almodovar, H. (1999). Planning a breast cancer health promotion: Qualitative and quantitative data on Puerto Rican elderly women. *Promotion and Education, 5,* 16–19.
1243. *Oliver-Vazquez, M., Sanchez-Ayendez, M., Suarez-Perez, E., Velez-Almodovar, H., & Arroyo-Calderon, Y. (2002). Breast cancer health promotion model for older Puerto Rican women: Results of a pilot programme. *Health Promotion International, 17,* 3–11.
1244. *O'Loughlin, J., Paradis, G., Kishchuk, N., et al. (1995). Coeur en Santé St-Henri: A heart health promotion programme in Montreal, Canada: Design and methods for evaluation. *Journal of Epidemiology and Community Health, 49,* 495–502.
1245. *Olson, C. M. (1994). Promoting positive nutritional practices during pregnancy and lactation. *American Journal of Clinical Nutrition, 59* (Suppl.), 525S–31S.
1246. O'Malley, A. S., Gonzalez, R. M., Sheppard, V. B., Huerta, E., & Mandelblatt, J. (2003). Primary care cancer control interventions including Latinos: A review. *American Journal of Preventive Medicine, 25,* 264–71.
1247. O'Malley, A. S., & Mandelblatt, J. (2003). Delivery of preventive services for low-income persons over age 50: A comparison of community health clinics to private doctors' offices. *Journal of Community Health, 28,* 185–97.
1248. Oman, R. F., Vesely, S. K., Kegler, M., McLeroy, K., & Aspy, C. B. (2003). A youth development approach to profiling sexual abstinence. *American Journal of Health Behavior, 27,* (Suppl. 1), S80–93.
1249. Oman, R. F., Vesely, S. K., McLeroy, K. R., et al. (2002). Reliability and validity of the youth asset survey (YAS). *Journal of Adolescent Health, 31,* 247–55.

1250. *O'Meara, C. (1993). An evaluation of consumer perspectives of childbirth and parenting education. *Midwifery, 9*, 210–19.
1251. *Opdycke, R. A. C., Ascione, F. J., Shimp, L. A., & Rosen, R. I. (1992). A systematic approach to educating elderly patients about their medications. *Patient Education and Counselling, 19*, 43–60.
1252. Orleans, C. T., & Cummings, K. M. (1999). Population-based tobacco control: Progress and prospects. *American Journal of Health Promotion, 14*, 83–91.
1253. Ory, M. G., Jordan, P. J., & Bazzarre, T. (2002). The behavior change consortium: Setting the stage for a new century of health behavior-change research. *Health Education Research, 17*, 500–11.
1254. Osgood, G. E., Cuci, G. J., & Tannenbaum, P. H. (1961). *The measurement of meaning.* Urbana: University of Illinois Press.
1255. O'Shea E. (2003). Social gradients in years of potential life lost in Ireland. *European Journal of Public Health, 13*, 327–33.
1256. Ostry, A., Marion, S., Green, L. W., et al. (2000). Downsizing and industrial restructuring in related to changes in psychosocial conditions of work in British Columbia sawmills. *Scandanavian Journal of Work and Environmental Health, 26*, 273–78.
1257. *Ostwald, S. K., & Rothenberger, J. (1985). Development of a testicular self-examination program for college men. *Journal of the American College Health, 33*, 234–39.
1258. *Ottoson, J. M. (1995). Use of a conceptual framework to explore multiple influences on the application of learning following a continuing education program. *Canadian Journal of Adult Education, 9*(2), 1–18.
1259. *Ottoson, J. M. (1997). After the applause: Exploring multiple influences on application following adult education programs. *Adult Education Quarterly, 47*, 92–107.
1260. Ottoson, J. M. (1998). The role of contextual variables in the application of community training in substance abuse prevention. *XVI World Conference on Health Promotion and Health Education. San Juan, Puerto Rico, June 21–26, 1998. Abstracts Book* (pp. 26–27). San Juan: Graduate School of Public Health, Medical Sciences Campus, University of Puerto Rico.
1261. *Ottoson J. M., & Green, L. W. (1987). Reconciling concept and context: Theory of implementation. In W. B. Ward & M. H. Becker (Eds.), *Advances in health education and promotion*, Vol. 2 (pp. 353–82). Greenwich, CT: JAI Press.
1262. *Ottoson, J. M., & Green, L. W. (2001). Public health education and health promotion. In L. F. Novick & G. P. Mays (Eds.), *Public health administration: Principles for population-based management* (pp. 300–23). Gaithersburg, MD: Aspen.
1263. Ottoson, J. M., & Patterson, I. (2000). Contextual influences on learning application in practice. An extended role for process evaluation. *Evaluation and the Health Professions, 23*, 194–211.
1264. Ottoson, J. M., & Wilson, D. H. (2003). Did they use it? Beyond the collection of surveillance information. In D. V. McQueen & P. Puska (Eds.), *Global behavioral risk factor surveillance* (pp. 119–32). New York: Kluwer Academic/Plenum Publishers.
1265. Ounpuu, S., Kreuger, P., Vermeulen, M., & Chambers, L. (2000). Using the U.S. behavior[al] risk factor surveillance system's health related quality of life survey tool in a Canadian city. *Canadian Journal of Public Health, 91*, 67–72.
1266. *Oxman, A. D., Thomson, M. A., Davis, D. A., & Haynes, R. B. (1995). No magic bullets: A systematic review of 102 trials of interventions to improve professional practice. *Canadian Medical Association Journal, 153*, 1423–31.
1267. Ozminkowski, R. J., Mark, T. L., Goetzel, R. Z., Blank, D., Walsh, J. M., & Cangianelli, L. (2003). Relationships between urinalysis testing for substance use, medical expenditures, and the occurrence of injuries at a large manufacturing firm. *American Journal of Drug and Alcohol Abuse, 29*(1), 151–67.
1268. *Padilla, G. V., & Bulcavage, L. M. (1991). Theories used in patient/ health education. *Seminars in Oncology Nursing, 7*, 87–96.

1269. Paehlke, R. C. (1989). *Environmentalism and the future of progressive politics.* New Haven: Yale University Press.
1270. Painter, P. (2003). Exercise for patients with chronic disease: Physician responsibility. *Current Sports Medicine Reports, 2,* 173–80.
1271. *Painter, S. B. (2002). *Community health education and promotion manual.* 2nd ed. New York, Aspen. www.aspenpublishers.com.
1272. *Palti, H., Knishkowy, B., Epstein, Y., et al. (1997). Reported health concerns of Israeli high school students—differences by age and sex. *Israel Journal of Medical Sciences, 33,* 123–28.
1273. *Paluck, E. C. M. (1998). *Pharmacist-client communication: A study of quality and client satisfaction.* Unpublished doctoral dissertation, University of British Columbia, Vancouver, Canada.
1274. *Paluck, E. C., Green, L. W., Frankish, C. J., Fielding, D. W., & Haverkamp, B. (2003). Assessment of communication barriers in community pharmacies. *Evaluation and the Health Professions, 26,* 380–403.
1275. Panter-Brick, C., & Worthman, C. M. (Eds.). (1999). *Hormones, health, and behavior: A socio-ecological and lifespan perspective.* Cambridge: Cambridge University Press.
1276. *Paradis, G., O'Loughlin, J., Elliott, M., et al. (1995). Coeur en Santé St-Henri: A heart health promotion programme in a low income, low education neighbourhood in Montreal, Canada: Theoretical model and early field experience. *Journal of Epidemiology and Community Health, 49,* 503–12.
1277. *Parcel, G. S. (1984). Theoretical models for application in school health education research. *Journal of School Health, 54,* 39–49.
1278. Parcel, G. S., & Baranowski, T. (1981). Social learning theory and health education. *Health Education, 12*(3), 14–18.
1279. *Parcel, G. S., Eriksen, M. P., Lovato, C. Y., et al. (1989). The diffusion of school-based tobacco-use prevention programs: Project description and baseline data. *Health Education Research, 4,* 111–24.
1280. *Parcel, G. S., Green, L. W., & Bettes, B. (1989). School-based programs to prevent or reduce obesity. In N. A. Krasnagor, G. D. Grave, and N. Kretchmer (Eds.), *Childhood obesity: A biobehavioral perspective,* (pp. 143–57). Caldwell, NJ: Telford Press.
1281. *Parcel, G. S., Kelder, S. H., & Basen-Engquist, K. (2000). The school as a setting for health promotion. In B. D. Poland, L. W. Green, & I. Rootman (Eds.), *Settings for health promotion: Linking theory and practice* (pp. 86–120). Thousand Oaks, CA: Sage.
1282. *Parcel, G. S., O'Hara-Tompkins, N. M., Harrist, R. B., et al. (1995). Diffusion of an effective tobacco prevention program: Part II—Evaluation of the adoption phase. *Health Education Research, 10,* 297–307.
1283. *Parcel, G. S., Ross, J. G., Lavin, A. T., et al. (1991). Enhancing implementation of the teenage health teaching modules. *Journal of School Health, 61,* 35–38.
1284. *Parcel, G. S., Simons-Morton, B. G., Brink, S. G., et al. (1987). *Smoking control among women: A CDC community intervention handbook.* Atlanta: Centers for Disease Control.
1285. Parcel, G. S., Simons-Morton, B. G., & Kolbe, L. J. (1988). Health promotion: Integrating organizational change and student learning strategies. *Health Education Quarterly, 15,* 435–50.
1286. *Parcel, G. S., Simons-Morton, B. G., O'Hara, N. M., et al. (1989). School promotion of healthful diet and physical activity: Impact on learning outcomes and self-reported behavior. *Health Education Quarterly, 16,* 181–99.
1287. *Parcel, G. S., Swank, P. R., Mariotto, M. J., et al. (1994). Self-management of cystic-fibrosis: A structural model for educational and behavioral variables. *Social Science and Medicine, 38,* 1307–15.
1288. *Parkinson, R. S. & Associates (Eds.). (1982). *Managing health promotion in the workplace: Guidelines for implementation and evaluation.* Palo Alto: Mayfield.

1289. Parnes, B., Main, D. S., Holcomb, S., & Pace, W. (2002). Tobacco cessation counseling among underserved patients: A report from CaReNet. *Journal of Family Practice, 51,* 65–69.

1290. Parra-Medina, D., Taylor, D., Valois, R. F., et al. (2003). The Program Plan Index: An evaluation tool for assessing the quality of adolescent pregnancy prevention program plans. *Health Promotion Practice, 4,* 375–84.

1291. Parsons, T. (1964). The superego and the theory of social systems. In R. L. Coser (Ed.), *The family: Its structure and functions* (pp. 433–49). New York: St. Martin's Press.

1292. Partin, M. R., & Slater, J. S. (2003). Promoting repeat mammography use: Insights from a systematic needs assessment. *Health Education and Behavior, 30,* 97–112.

1293. *Parvanta, C. F., Gottert, P., Anthony, R., & Parlato, M. (1997). Nutrition promotion in Mali: Highlights of a rural integrated nutrition communication program (1989–1995). *Journal of Nutrition Education, 29,* 274–80.

1294. *Pasick, R. J., D'Onofrio, C. N., & Otero-Sabogal, R. (1996). Similarities and differences across cultures: Questions to inform a third generation for health promotion research. *Health Education Quarterly, 23* (Suppl.), S142–61.

1295. *Paskett, E. D., Tatum, C. M., D'Agostino, R., Jr., et al. (1999). Community-based interventions to improve breast and cervical cancer screening: Results of the Forsyth County Cancer Screening (FoCaS) Project. *Cancer Epidemiology Biomarkers and Prevention, 8,* 453–59.

1296. Pateman, B., Grunbaum, J. A., & Kann L. (1999). Voices from the field A qualitative analysis of classroom, school, district, and state health education policies and programs. *Journal of School Health, 69,* 258–63.

1297. Pateman, B., Irvin, L. H., Nakasato, S., et al.. (2000). Got health? The Hawaii partnership for standards-based school health education. *Journal of School Health, 70,* 311–17.

1298. Patton, C. (1985). *Sex and germs: The politics of AIDS.* Boston: South End Press.

1299. Patton, R. D., & Cissell, W. B. (Eds.). (1989). *Community organization: Traditional principles and modern application.* Johnson City, TN: Latchpins Press.

1300. Pechacek, T. F., Fox, B. H., Murray, D. M., & Luepker, R. V. (1984). Review of techniques for measurement of smoking behaviors. In J. Matarazzo, S. M. Weiss, J. A. Herd, et al. (Eds.), *Behavioral health: A handbook of health enhancement and disease prevention.* New York: Wiley.

1301. Pechacek, T. F., Starr, G. B., Judd, B. T., et al. (1999). *Best practices for comprehensive tobacco control programs, August 1999.* Atlanta, GA: U.S. Department of Health and Human Services, Centers for Disease Control and Prevention, National Center for Chronic Disease Prevention and Health Promotion, Office on Smoking and Health.

1302. Pelletier, K. R. (2001). A review and analysis of the clinical- and cost-effectiveness studies of comprehensive health promotion and disease management programs at the worksite: 1998–2000 update. *American Journal of Health Promotion, 16,* 107–16.

1303. Pelletier, K. R., & Lutz, R. (1988). Healthy people—healthy business: A critical review of stress management programs in the workplace. *American Journal of Health Promotion, 2*(3), 5–12.

1304. Pellmar, T. C., Brandt, E. N., Jr., & Baird, M. A. (2002). Health and behavior: The interplay of biological, behavioral, and social influences: summary of an Institute of Medicine report. *American Journal of Health Promotion, 16,* 206–19.

1305. Perry, C. (2000). Commentary: School as a setting for health promotion. In B. D. Poland, L. W. Green, & I. Rootman (Eds.), *Settings for health promotion: Linking theory to practice.* Thousand Oaks, CA: Sage.

1306. Perry, C. L., Luepker, R. V., Murray, D. M., et al. (1988). Parent involvement with children's health promotion: The Minnesota home team. *American Journal of Public Health, 78,* 1156–60.

1307. Pertchuck, M. (2001). *Smoke in their eyes: Lessons in movement leadership from the tobacco wars.* Nashville, TN: Vanderbilt University Press.

1308. Pertschuk, M., & Erikson, A. (1987). *Smoke fighting: A smoking control movement building guide.* New York: American Cancer Society.

1309. Peterson, A. M., Takiya, L., & Finley, R. (2003). Meta-analysis of trials of interventions to improve medication adherence. *American Journal of Health System Pharmacies, 60,* 657–65.

1310. Petosa, R. L., Suminski, R., & Hortz, B. (2003). Predicting vigorous physical activity using social cognitive theory. *American Journal of Health Behavior, 27,* 301–10.

1311. *Pichora-Fuller, M. K. (1997). Assistive listening devices in accessibility programs for the elderly: A health promotion approach. In R. Lubinski & J. Higginbothan (Eds.), *Communication technologies for the elderly* (pp.161–202). San Diego: Singular Press.

1312. Pickering, T., Clemow, L., Davidson, K., & Gerin, W. (2003). Behavioral cardiology—has its time finally arrived? *Mt Sinai Journal of Medicine, 70,* 101–12.

1313. Pickles T. (2004). What's a man to do? Treatment options for localized prostate cancer. *Canadian Family Physician, 50,* 65–72.

1314. Pierce, J. P., Macaskill, P., & Hill, D. (1990). Long-term effectiveness of mass media led anti-smoking campaigns in Australia. *American Journal of Public Health, 80,* 565–69.

1315. Pietinen, P., Nissinen, A., Vartiainen, E., et al. (1992). Dietary changes in the North Karelia Project (1972–1982). *Preventive Medicine, 17,* 183–93.

1316. Plante, T. G., & Schwartz, G. E. (1990). Defensive and repressive coping styles: Self-presentation, leisure activities, and assessment. *Journal of Research in Personality, 24,* 173–90.

1317. Plough, A., & Olafson, F. (1994). Implementing the Boston healthy start initiative: A case study of community empowerment and public health. *Health Education Quarterly, 21,* 221–34.

1318. Plowden, K. O., & Miller, J. L. (2000). Motivators of health seeking behavior in urban African-American men: An exploration of triggers and barriers. *Journal of the National Black Nurses Association, 11,* 15–20.

1319. Poland, B. D. (2000). Social capital, social cohesion, community capacity, and community empowerment: Variations on a theme? In B. D. Poland, L. W. Green, & I. Rootman (Eds.), *Settings in health promotion: Linking theory and practice* (pp. 301–7). Thousand Oaks, CA: Sage.

1320. Poland, B. D., Green, L. W., & Rootman, I. (Eds.). (2000). *Settings in health promotion: Linking theory and practice.* Thousand Oaks, CA: Sage.

1321. Pollack, M. B., & Middleton, K. (1994). *School health instruction.* 3rd ed. St. Louis: Mosby.

1322. Pollak, K. I., McBride, C. M., Curry, S. J., et al. (2001). Women's perceived and partners' reported support for smoking cessation during pregnancy. *Annals of Behavioral Medicine, 23,* 208–14.

1323. Pomerleau, C. S., Zucker, A. N., Namenek Brouwer, R. J., et al. (2001). Race differences in weight concerns among women smokers: Results from two independent samples. *Addictive Behavior, 26,* 651–63.

1324. Poss, J. E. (2001). Developing a new model for cross-cultural research: Synthesizing the Health Belief Model and the Theory of Reasoned Action. *Advances in Nursing Science, 23,* 1–15.

1325. Potter, M. A., Ley, C. E., Fertman, C. I., Eggleston, M. M., & Duman, S. (2003). Evaluating workforce development: Perspectives, processes, and lessons learned. *Journal of Public Health Management and Practice, 9,* 489–95.

1326. *Potvin, L., Paradis, G., Laurier, D., Masson, P., Pelletier, J., & Lessard, R. (1992). Le cadre d'intervention du projet Québécois de démonstration en Santé du Cœur. *Hygie: Revue Internationale d'Education pour la Santé, 11,* 17–22.

1327. Powell, H., & Gibson, P. G. (2003). Options for self-management education for adults with asthma. *Cochrane Database of Systematic Reviews, 1,* CD004107.

1328. Powell, K. E., Mercy, J. A., Crosby, A. E., et al. (1999) *Public health models of violence and violence prevention. Encyclopaedia of Violence, Peace and Conflict,* Vol 3. Washington, DC: Academic Press.

1329. President's Council on Physical Fitness and Sports Medicine, U.S. Department of Health and Human Services. Online at http://www.fitness.gov/american_att.PDF, accessed September 28, 2003.

1330. Preston, M. A., Baranowski, T., & Higginbotham, J. C. (1988–89). Orchestrating the points of community intervention. *International Quarterly of Community Health Education, 9,* 11–34.

1331. Price, J., Kake, J. A., & Kucharewski, R. (2002). Assessing assets in racially diverse, inner-city youths: Psychometric properties of the Search Institute Asset Questionnaire. *Family and Community Health, 25,* 1–9.

1332. Prochaska, J. M., Prochaska, J. O., & Levesque, D. A. (2001). A transtheoretical approach to changing organizations. *Administration and Policy in Mental Health, 28,* 247–61.

1333. Prochaska, J. O. (1979). *Systems of psychotherapy: A transtheoretical analysis.* Pacific Grove, CA: Brooks-Cole.

1334. Prochaska, J. O. (2001). Treating entire populations for behavior risks for cancer. *Cancer Journal, 7,* 360–68.

1335. Prochaska, J. O., & DiClemente, C. (1983). Stages and processes of self-change in smoking: Towards an integrative model of change. *Journal of Consulting and Clinical Psychology, 5,* 390–95.

1336. Prochaska, J. O., Redding, C. A., & Evers, K. E. (2002). The transtheoretical model and stages of change. In K. Glanz, B. K. Rimer, & F. M. Lewis, *Health behavior and health education: Theory, research, and practice* (pp. 99–120). 3rd ed. San Francisco: Jossey-Bass.

1337. Prochaska, J. O., Velicer, W. F., Fava, J. L., Rossi, J. S., & Tsoh, J. Y. (2001). Evaluating a population-based recruitment approach and a stage-based expert system intervention for smoking cessation. *Addictive Behavior, 26,* 583–602.

1338. Prohaska, T. R., & Lorig, K. (2001). What do we know about what works? The role of theory in patient education. In K. Lorig, *Patient education: A practical approach* (pp. 21–55). 3rd ed. Thousand Oaks CA: Sage.

1339. Proper, K. I., Van Der Beek, A. J., Hildebrandt, V. H., Twisk, J. W., & Van Mechelen, W. (2003). Short term effect of feedback on fitness and health measurements on self reported appraisal of the stage of change. *British Journal of Sports Medicine, 37,* 529–34.

1340. *Proulx, M., Potvin, L., Lehoux, P., Gariépy, E., & Tremblay, M. (1999). L'action structurante de l'utilisation d'un modèle pour la planification de programmes en promotion de la santé (Structuring action from the use of a model for planning programs in health promotion). *Canadian Journal of Public Health, 90,* 23–26.

1341. *Pucci, L. G., & Haglund, B. (1994). "Naturally Smoke Free": A support program for facilitating worksite smoking control policy implementation in Sweden. *Health Promotion International, 9,* 177–87.

1342. *Pujet, J-C., Nejjari, C., Tessier, J-F., Sapene, M., Pasquet, S., & Racineux, J-L . (1997). Diagnostic and education in asthma: A description of the results of a survey by questionnaire. *Revue Des Maladies Respiratoires, 14,* 209–17.

1343. Puntenney, D. (2000). *A guide to building sustainable organizations from the inside out: An organizational capacity building toolbox from the Chicago Foundation for Women.* Chicago: Institute for Policy Research, Northwestern University and Chicago Foundation for Women.

1344. Puska, P. (1992). The North Karelia Project: Nearly 20 years of successful prevention of CVD in Finland. *Hygie: International Journal of Health Education, 11,* 33–35.

1345. Puska, P. (2000a). Do we learn our lessons from the population-based interventions? (Editorial). *Journal of Epidemiology and Community Health, 54,* 562–63.

1346. Puska, P. (2002b). Nutrition and global prevention of non-communicable diseases. *Asia Pacific Journal of Clinical Nutrition, 11* (Suppl. 9), S755–58.

1347. Puska, P., McAlister, A., Pekkola, J., & Koskela, K. (1981). Television in health promotion: Evaluation of a national programme in Finland. *International Journal of Health Education, 24,* 2–14.

1348. Puska, P., Nissinen, A., Tuomilehto, J., et al. (1985). The community-based strategy to prevent coronary heart disease: Conclusions from the ten years of the North Karelia Project. *Annual Review of Public, 6*, 147–93.

1349. Puska, P., & Uutela, A. (2000). Community intervention in cardiovascular health promotion: North Karelia, 1972–1999. In N. Schneiderman, M. A. Speers, J. M. Silva, H. Tomes, J. H. Gentry (Eds.), *Integrating behavioral and social sciences with public health* (pp. 73–96). Baltimore, American Psychological Association: United Book Press, Inc.

1350. Puska, P., Vartiainen, E., Tuomilehto, J., et al. (1998). Changes in premature deaths in Finland: Successful long-term prevention of cardiovascular diseases. *WHO Bulletin, 76*, 416–25.

1351. Putnam, R. D. (2000). *Bowling alone: The collapse and revival of American community.* New York: Simon & Schuster.

1352. Raeburn, J. M., & Rootman, I. (1998). *People centred health promotion.* Chichester, New York, Brisbane, Singapore, Toronto: John Wiley & Sons.

1353. Rafael, A. R. (2000). Watson's philosophy, science, and theory of human caring as a conceptual framework for guiding community health nursing practice. *ANS Advances in Nursing Science, 23*, 34–49.

1354. *Rainey, C. J., Mayo, R. M., Haley-Zitlin, V., Kemper, K. A., & Cason, K. L. (2000). Nutritional beliefs, attitudes and practices of elderly, rural, southern women. *Journal of Nutrition for the Elderly, 20*(2), 3–27.

1355. *Rainey, C. J., & Cason, K. L. (2001). Nutrition interventions for low-income, elderly women. *American Journal of Health Behavior, 25*, 45–51.

1356. Raj, A., & Silverman, J. G. (2002). Intimate partner violence against South Asian women in greater Boston. *Journal of the American Medical Women's Association, 57*, 111–14.

1357. *Ramey, S. L., Shelley, M. C., Welk, G. J., & Franke, W. D. (2004). Cardiovascular disease risk reduction efforts among law enforcement officers: An application of the PRECEDE-PROCEED planning model. *Evidence-Based Preventive Medicine, 1*(1), in press.

1358. *Ramirez, A. G., & McAlister, A. L. (1989). Mass media campaign: *A Su Salud. Preventive Medicine, 17*, 608–21.

1359. Ramsey, L. T., & Brownson, R. C. (Eds.). (2002). Increasing physical activity: Recommendations from the Task Force on Community Preventive Services, reviews of evidence, and expert commentary. *American Journal of Preventive Medicine, 22* (Suppl. 4S), 67–108.

1360. *Ransdell, L. B. (2001). Using the PRECEDE-PROCEED Model to increase productivity in health education faculty. *International Electronic Journal of Health Education, 4*(1), 276–82.

1361. Ratner, P., Green, L. W., Frankish, C. J., Chomik, T., & Larson, C. (1997). Setting the stage for health impact assessment. *Journal of Public Health Policy, 18*, 67–79.

1362. Rawl, S. M., Menon, U., & Champion, V. (2002). Colorectal cancer screening: An overview of current trends. *Nursing Clinics of North America, 37*, 225–45.

1363. *Reed, D. B. (1996). Focus groups identify desirable features of nutrition programs for low-income mothers of preschool children. *Journal of the American Dietetic Association, 96*, 501–3.

1364. *Reed, D. B., Meeks, P. M., Nguyen, L., Cross, E. W., & Garrison, M. E. B. (1998). Assessment of nutrition education needs related to increasing dietary calcium intake in low income Vietnamese mothers using focus group discussions. *Journal of Nutrition Education, 30*, 155–63.

1365. Rehse, B., & Pukrop, R. (2003). Effects of psychosocial interventions on quality of life in adult cancer patients: Meta analysis of 37 published controlled outcome studies. *Patient Education and Counselling, 50*, 179–86.

1366. *Reichelt, P. A. (1995). Musculoskeletal injury: Ergonomics and physical fitness in firefighters. *Occupational Medicine: State of the Art Reviews, 10*, 735–47.

1367. *Reid, D., Harris, J., Jacob, M., Davis, A. M., & Randell, J. (1983). Smoking education in the United Kingdom with special reference to England, Wales, and Northern Ireland. In

W. F. Forbes, R. C. Frecker, & D. Nostbakken (Eds.) *Proceedings of the Fifth World Conference on smoking and health, Winnipeg, Canada*, Vol. 1 (pp. 355–60). Ottawa, Ontario, Canada: Canadian Council on Smoking and Health.

1368. Rein, M., & Rabinovitz, F. (1977). Implementation: A theoretical perspective. Cambridge, MA: Joint Center for Urban Studies of MIT and Harvard University, Working Paper no. 43.

1369. Remington, P. L., & Goodman, R. A. (1998). Chronic disease surveillance. In R. C. Brownson, P. L. Remington, & J. R. Davis (Eds.), *Chronic disease epidemiology and control* (pp. 55–76). 2nd ed. Washington, DC: American Public Health Association.

1370. *Renaud, L., & Mannoni, C. (1997). Etude sur la participation des parents dans les activites scolaires ou parascolaires [Study of parental participation in curricular and extracurricular activities]. *Canadian Journal of Public Health, 88*, 184–90.

1371. *Renger, R., Steinfelt, V., & Lazarus, S. (2002). Assessing the effectiveness of a community-based media campaign targeting physical inactivity. *Family and Community Health, 25*, 18–30.

1372. *Renger, R., & Titcomb, A. (2002). A three-step approach to teaching logic models. *American Journal of Evaluation, 23*, 493–503.

1373. *Report of the Presidential Commission on the Human Immunodeficiency Virus Epidemic.* (1988). Washington, DC: The White House, June 24.

1374. Resnicow, K., Braithwaite, R. L., Dilorio, C., & Glanz, K. (2002). Applying theory to culturally diverse and unique populations. In K. Glanz, B. K. Rimer, & F. M. Lewis (Eds.), *Health behavior and health education: Theory, research, and practice* (pp. 485–509). 3rd ed. San Francisco: Jossey-Bass.

1375. *Resnicow, K., Cohn, L., Reinhardt, J., Cross, D., Futterman, R., Kirschner, E., Wynder, E. L., & Allegrante, J. P. (1992). A three-year evaluation of the Know Your Body program in inner-city schoolchildren. *Health Education Quarterly, 19*, 463–80.

1376. Resnicow, K., Robinson, T., & Frank, E. (1996). Advances and future directions for school-based health promotion research: Commentary on the CATCH intervention trial. *Preventive Medicine, 25*, 378–83.

1377. Ribisl, K. M., Lee, R. E., Henriksen, L., & Haladjian, H. H. (2003). A content analysis of websites promoting smoking culture and lifestyle. *Health Education and Behavior, 30*, 64–78.

1378. *Rice, M., & Green, L. W. (1992). Prevention and education. In D. Kronstadt (Ed.), *Pregnancy and exposure to alcohol and other drug use*, Chap. 7. Washington, DC: The CDM Group, for the Office of Substance Abuse Prevention, U.S. Department of Health and Human Services.

1379. *Richard, L., Gauvin, L., Potvin, L., Denis, J. L., & Kishchuk, N. (2002). Making youth tobacco control programs more ecological: Organizational and professional profiles. *American Journal of Health Promotion, 16*(5), 267–79.

1380. Ricketts, T. (2001). *Community capacity for health: How can we measure it?* (technical report). Research Triangle Park, NC: Research Triangle Institute.

1381. Ridley, M. (1999). *Genome: The autobiography of a species in 23 chapters.* New York: Harper Collins.

1382. Riedel, B. W., Robinson, L. A., Klesges, R. C., & McLain-Allen, B. (2002). What motivates adolescent smokers to make a quit attempt? *Drug and Alcohol Dependence, 68*, 167–74.

1383. Riedel, J. E., Lynch, W., Baase, C., Hymel, P., & Peterson, K. W. (2001). The effect of disease prevention and health promotion on workplace productivity: A literature review. *American Journal of Health Promotion, 15*, 167–91.

1384. Riemsma, R. P., Kirwan, J. R., Taal, E., & Rasker, J. J. (2003). Patient education for adults with rheumatoid arthritis. *Cochrane Database of Systematic Reviews, 2*, CD003688.

1385. Rigby, K. (2003). Consequences of bullying in schools. *Canadian Journal of Psychiatry, 48*, 583–90.

1386. *Rimer, B. K. (1993). Improving the use of cancer screening in older women. *Cancer, 72* (Suppl.), 1084–87.

1387. *Rimer, B. K. (1995). Audience and messages for breast and cervical cancer screenings. *Wellness Perspectives: Research, Theory and Practice, 11*(2), 13–39.
1388. Rimer, B. K. (2002). Perspectives on intrapersonal theories health behavior. In K. Glanz, B. K. Rimer, & F. M. Lewis (Eds.), *Health behavior and health education: Theory, research, and practice* (pp. 144–59). 3rd ed. San Francisco: Jossey-Bass.
1389. *Rimer, B. K., Davis, S. W., Engstrom, P. F., et al. (1988). Some reasons for compliance and noncompliance in a health maintenance organization breast cancer screening program. *Journal of Compliance in Health Care, 3*, 103–14.
1390. *Rimer, B. K., Jones, W., Wilson, C., Bennett, D., & Engstrom, P. (1983). Planning a cancer control program for older citizens. *Gerontologist, 23*, 384–89.
1391. *Rimer, B., Keintz, M. K., & Fleisher, L. (1986). Process and impact of a health communications program. *Health Education Research, 1*, 29–36.
1392. *Rimer, B. K., Keintz, M. K., Kessler, H. B., Engstrom, P. F., & Rosan, J. R. (1989). Why women resist screening mammography: Patient-related barriers. *Radiology, 172*, 243–46.
1393. Rimmer, J. H., Silverman, K., Braunschweig, C., Quinn, L., & Liu, Y. (2002). Feasibility of a health promotion intervention for a group of predominantly African American women with type 2 diabetes. *The Diabetes Educator, 28*, 571–80.
1394. Risser, L. W., Hoffman, H. M., Bellah, G. G., & Green, L. W. (1985). A cost-benefit analysis of preparticipation sports examinations of adolescent athletes. *Journal of School Health, 55*, 270–73.
1395. Rittel, H. J., & Webber, M. M. (1973). Dilemmas in a general theory of planning. *Policy Sciences, 4*, 155–69.
1396. *Rivo, M. L., Gray, K., Whitaker, M., et al. (1991). Implementing PATCH in public housing communities: The District of Columbia experience. *Journal of Health Education, 23*,148–52.
1397. Rizak, S., Cunliffe, D., Sinclair, M., et al. (2003). Drinking water quality management: A holistic approach. *Water Science and Technology, 47*, 31–36.
1398. Robb, K. A., Miles, A., & Wardle, J. (2004). Subjective and objective risk of colorectal cancer (UK). *Cancer Causes and Control, 15*, 21–25.
1399. Roberts, B. J., Mico, P. R., & Clark, E. W. (1963). An experimental study of two approaches to communication. *American Journal of Public Health, 53*, 1361–81.
1400. Robinson, T. N. (2002). Screening. In L. Breslow, B. Goldstein, L. W. Green, C. W. Keck, J. M. Last, & M. McGinnis (Eds.), *Encyclopedia of public health*, Vol. 3 (pp. 1081–83). New York: Macmillan Reference USA.
1401. Rodgers, G. B. (2002). Income and inequality as determinants of mortality: An international cross-section analysis. *International Journal of Epidemiology, 31*, 533–38.
1402. Rogers, E. M. (1995). *Diffusion of innovations.* 4th ed. New York: Free Press.
1403. Rogers, E. S. (1960). *Human ecology and health: An introduction for administrators.* New York: Macmillan Co.
1404. Rogers, R. W. (1975). A protection motivation theory of fear appeals and attitude change. *Journal of Psychology, 91*, 93–114.
1405. Rokeach, M. (1970). *Beliefs, attitudes and values.* San Francisco: Jossey-Bass.
1406. Romm, R. J., Fletcher, S. W., & Hulka, B. S. (1981). The periodic health examination: Comparison of recommendations and internists' performance. *Southern Medical Journal, 74*, 265–71.
1407. Roos, N. P. (1975). Evaluating health programs: Where do we find the data. *Journal of Community Health, 1*, 39–51.
1408. *Rootman, I. (1988). Canada's health promotion survey. In I. Rootman, R. Warren, T. Stephens, & L. Peters (Eds.), *Canada's health promotion survey: Technical report.* Ottawa: Minister of Supply and Services.
1409. Rootman, I. (1997). Continuous quality improvement in health promotion: Some preliminary thoughts from Canada. *Promotion and Education, 4*(2): 23–25.

1410. Rosal, M. C., Ebbeling, C. B., Lofgren, I., Ockene, J. K., Ockene, I. S., & Hebert, J. R. (2001). Facilitating dietary change: The patient-centered counseling model. *Journal of the American Dietetic Association, 101,* 332–38, 341.
1411. Rose, G. (1992). *A strategy of preventive medicine.* Oxford: Oxford University Press.
1412. Rosen, G. (1958, 1993). *A history of public health.* New York: originally copyright by MD Publications; expanded edition copyright by Johns Hopkins University Press.
1413. Rosenblatt, D., & Kabasakalian, L. (1966). Evaluation of venereal disease information campaign for adolescents. *American Journal of Public Health, 56,* 1104–13.
1414. Rosenstock, I. M. (1974). The historical origins of the Health Belief Model. *Health Education Monographs, 2,* 354–95.
1415. Rosenstock, I. M., Derryberry, M., & Carriger, B. (1959). Why people fail to seek poliomyelitis vaccination. *Public Health Reports, 74,* 98–103.
1416. Rosenstock, I. M., Strecher, V., & Becker, M. H. (1988). Social learning theory and the health belief model. *Health Education Quarterly, 15,* 175–83.
1417. Rosner D. (2000). When does a worker's death become murder? *American Journal of Public Health, 90,* 535–40.
1418. *Ross, H. S., & Mico, P. R. (1980). *Theory and practice in health education.* Palo Alto, CA: Mayfield.
1419. Ross, M., & Lappin, B. W. (1967). *Community organization: Theory, principles, and practice.* New York: Harper & Row.
1420. *Ross, M. W., & Simon Rosser, B. R. (1989). Education and AIDS risks: A review. *Health Education Research, 4*(3), 273–84.
1421. Rossi, P. H., Lipsey, M. W., & Freeman, H. E. (2003). *Evaluation: A systematic approach.* 7th ed. Thousand Oaks, CA: Sage.
1422. *Roter, D. L. (1977). Patient participation in the patient-provider interaction: The effects of patient question-asking on the quality of interaction, satisfaction and compliance. *Health Education Monographs, 5,* 281–315.
1423. Roter, D. L. (2003). Observations on methodological and measurement challenges in the assessment of communication during medical exchanges. *Patient Education & Counseling, 50,* 17–21.
1424. Roter, D. L., Hall, J. A., & Aoki, Y. (2002). Physician gender effects in medical communication: A meta-analytic review. *Journal of the American Medical Association, 288,* 756–64.
1425. Roter, D. L., Stewart, M., Putnam, S. M., et al. (1997). Communication patterns of primary care physicians. *Journal of the American Medical Association, 277,* 350–56.
1426. Rothman, J., & Brown, E. R. (1989). Indicators of societal action to promote social health. In S. B. Kar (Ed.), *Health promotion indicators and actions* (pp. 202–20). New York: Springer Publishing Co.
1427. Roussos, S., & Fawcett, S. (2000). A review of collaborative partnerships as a strategy for improving community health. *Annual Review of Public Health, 21,* 369–402.
1428. *Rubinson, L., & Baillie, L. (1981). Planning school based sexuality programs using the PRECEDE Model. *Journal of School Health, 51,* 282–87.
1429. Ruchlin, H. S., Elkin, E. B., & Allegrante, J. P. (2001). The economic impact of a multifactorial intervention to improve postoperative rehabilitation of hip fracture patients. *Arthritis and Rheumatism, 45,* 446–52.
1430. Rudd, R. E., Comings, J. P., & Hyde, J. N. (2003). Leave no one behind: Improving health and risk communication through attention to literacy. *Journal of Health Communications, 8* (Suppl. 1), 104–15.
1431. Rundall T. G., & Phillips, K. A. (1990). Informing and educating the electorate about AIDS. *Medical Care Review, 47,* 3–13.
1432. Russell, E. M., & Iljonforeman, E. L. (1985). Self-care in illness: A review. *Family Practice, 2,* 108–21.

1433. Ryan, A. A. (1998). Medication compliance and older people: A review of the literature. *International Journal of Nursing Studies, 36,* 153–62.

1434. Ryan, B. (1948). A study in technological diffusion. *Rural Sociology, 13,* 273–85.

1435. Ryan, B., & Gross, N. C. (1943). The diffusion of hybrid seed corn in two Iowa communities. *Rural Sociology, 8,* 273–85.

1436. Saelens, B. E., Sallis, J. F., Black, J. B., & Chen, D. (2003). Neighborhood-based differences in physical activity: An environment scale evaluation. *American Journal of Public Health, 93,* 1552–58.

1437. Saelens, B. E., Sallis, J. F., Nader, P. R., et al. (2002). Home environmental influences on children's television watching from early to middle childhood. *Journal of Developmental and Behavioral Pediatrics, 23,* 127–32.

1438. *Salazar, M. K. (1985). Dealing with hypertension: Using theory to promote behavioral change. *AAOHN Journal, 43,* 313–18.

1439. Salk, J. (1973). *The survival of the wisest.* New York: Harper & Row.

1440. Sallis, J. F., Haskell, W. L., Fortmann, S. P., et al. (1986). Predictors of adoption and maintenance of physical activity in a community sample. *Preventive Medicine, 15,* 331–41.

1441. Sallis, J. F., Hovell, M. F., Hoffstetter, C. R., et al. (1990). Distance between homes and exercise facilities related to frequency of exercise among San Diego residents. *Public Health Reports, 105,* 179–85.

1442. Salovey, P., Schneider, T. R., & Apanovitch, A. M. (1999). Persuasion for the purpose of cancer risk reduction: A discussion. *Journal of the National Cancer Institute Monographs, 25,* 119–22.

1443. Saltz, R. (1987). The role of bars and restaurants in preventing alcohol-impaired driving: An evaluation of server intervention. *Evaluation and Health Professions, 10,* 5–27.

1444. Sampson, R. J., Raudenbush, S. W., & Earls, F. (1997). Neighborhoods and violent crime: A multilevel study of collective efficacy. *Science, 277,* 918–24.

1445. *Samuels, S. E. (1990). Project LEAN: A national campaign to reduce dietary fat consumption. *American Journal of Health Promotion, 4,* 435–40.

1446. Samuels, S. E., Green, L. W., & Tarlov, A. R. (1989). Project LEAN. *American Journal of Public Health, 79,* 350.

1447. Sanchez, V. (2000). Reflections of community coalition staff: Research directions from practice. *Health Promotion Practice, 1,* 320–22.

1448. Sandbaek, A., & Kragstrup, J. (1999). Randomized controlled trial of the effect of medical audit on AIDS prevention in general practice. *Family Practice, 16,* 510–14.

1449. Sanders, I. T. (1950). *Preparing a community profile: The methodology of a social reconnaissance.* Lexington, KY: Kentucky Community Series No. 7, Bureau of Community Services, University of Kentucky.

1450. *Sanders-Phillips, K. (1991). A model for health promotion in ethnic minority families. *Wellness Lecture Series.* University of California President's Office, Oakland, CA, Oct. 28.

1451. *Sanders-Phillips, K. (1996). Correlates of health promotion behaviors in low-income black women and Latinas. *American Journal of Preventive Medicine, 12,* 450–58.

1452. Sarkin, J. A., Johnson, S. S., Prochaska, J. O., & Prochaska, J. M. (2001). Applying the transtheoretical model to regular moderate exercise in an overweight population: Validation of a stages of change measure. *Preventive Medicine, 33,* 462–69.

1453. Satariano, W. A., Haight, T. J., & Tager, I. B. (2002). Living arrangements and participation in leisure-time physical activities in an older population. *Journal of Aging and Health, 14,* 427–51.

1454. *Satia-About, A. J., Patterson, R. E., Kristal, A. R., et al. (2002). Psychosocial predictors of diet and acculturation in Chinese American and Chinese Canadian women. *Ethnicity and Health, 7,* 21–39.

1455. Sauter, S. L., & NORA Organization of Work Team Members. (2002). *The changing organization of work and the safety and health of working people: Knowledge gaps and research directions.* Atlanta, GA: U.S. Department of Health and Human Services, Centers for Disease Control and Prevention, National Institute for Occupational Safety and Health.

1456. *Sayegh, J., & Green, L. W. (1976). Family planning education: Program design, training component and cost-effectiveness of a post-partum program in Beirut. *International Journal of Health Education, 19* (suppl.), 1–20.

1457. *Sayegh, J., & Mosley, W. H. (1976). The effectiveness of family planning education on acceptance of contraception by postpartum mothers. *Johns Hopkins Medical Journal, 139* (Dec. suppl.), 31–37.

1458. *Schaalma, H. P., Kok, G ., Bosker, R. J., et al. (1996). Planned development and evaluation of AIDS/STD education for secondary school students in the Netherlands: Short-term effects. *Health Education Quarterly, 23*, 469–87.

1459. Schauffler, H., McMenamin, S., Cubanski, J.,J., & Hanely, H. S. (2001). Differences in the kinds of problems consumers report in staff/group health maintenance organizations, independent practice association/network health maintenance organizations, and preferred provider organizations in California. *Medical Care, 39*, 15–25.

1460. Schechter, J., Green, L. W., Olsen, L., Kruse, K., & Cargo, M. (1997). Application of Karasek's demand/control model a Canadian occupational setting including shift workers during a period of reorganization and downsizing. *American Journal of Health Promotion, 11*, 394–99.

1461. Scheid, T. L. (2003). Managed care and the rationalization of mental health services. *Journal of Health and Social Behavior, 44*, 142–61.

1462. Schellstede, W. P., & Ciszewski, R. L. (1984). Social marketing of contraceptives in Bangladesh. *Studies in Family Planning, 15*(1), 30–39.

1463. Shiffman, S., Mason, K. M., & Henningfield, J. E. (1998). Tobacco dependence treatments: Review and prospectus. *Annual Review of Public Health, 19*, 335–58.

1464. Schill, A. L. (2000). Genetic information in the workplace: Implications for occupational health surveillance. *AAOHN Journal, 48*(2), 80–91.

1465. Schiller, P., Steckler, A., Dawson, L., & Patton, F. (1987). *Participatory planning in community health education: A guide based on the McDowell County, West Virginia experience.* Oakland, CA: Third Party Publishing.

1466. Schoenberg, N. E., Amey, C. H., Stoller, E. P., & Muldoon, S. B. (2003). Lay referral patterns involved in cardiac treatment decision making among middle-aged and older adults. *Gerontologist, 43*, 493–502.

1467. Scholes, D., McBride, C. M., Grothaus, L., et al. (2003). A tailored minimal self-help intervention to promote condom use in young women: Results from a randomized trial. *AIDS, 17*, 1547–56.

1468. Schooler, C., Sundar, S. S., & Flora, J. (1996). Effects of the Stanford five-city project media advocacy program. *Health Education Quarterly, 23*, 346–64.

1469. Schorr, L. B. (1997). *Common purpose: Strengthening families and neighborhoods to rebuild America.* New York: Anchor Books, Doubleday.

1470. Schott, F. W. (1985). WELCOM: The Wellness Council of the Midlands. In *A decade of survival: Past, present, future. Proceedings of the 20th annual meeting.* Washington, DC: Society of Prospective Medicine.

1471. Schroeder, S. A. (2002). Conflicting dispatches from the tobacco wars. *New England Journal of Medicine, 347*, 1106–09.

1472. Schulte, P. A., Okun, A., Stephenson, C. M., et al. (2003). Information dissemination and use: Critical components in occupational safety and health. *American Journal of Industrial Medicine, 44*, 515–31.

1473. Schultz, A. J., Parker, E. A., Israel, B. A., Becker, A. B., Maciak, B. J., & Hollis, R. (1998). Conducting a participatory community-based survey for a community health intervention in Detroit's East Side. *Journal of Public Health Management and Practice, 4*, 10–24.

1474. Schultz, J. A., Fawcett, S. B., Francisco, V. T., & Berkowitz, B. (2003). Using information systems to build capacity: A public health improvement toolbox. In P. O'Carroll, W. A. Yasnoff, et al. (Eds.), *Public health informatics and information systems: A contributed work* (pp. 644–60). Gaithersburg, MD: Aspen.

1475. Schumacher, C. (2000). *The impact of the 1997 tobacco tax rate increase in Alaska: An update.* Juneau: Alaska Department of Revenue and Alaska Department of Health.

1476. Schumann, A., Estabrooks, P. A., Nigg, C. R., & Hill, J. (2003). Validation of the stages of change with mild, moderate, and strenuous physical activity behavior, intentions, and self-efficacy. *International Journal of Sports Medicine, 24,* 363–65.

1477. *Schumann, D. A., & Mosley, W. H. (1994). The household production of health: Introduction. *Social Science and Medicine, 38,* 201–4.

1478. Schuster, M. A., Eastman, K. L., Fielding, J. E., et al. (2001). Promoting adolescent health: Worksite-based interventions with parents of adolescents. *Journal of Public Health Management and Practice, 7,* 41–52.

1479. *Schuurman, J., & de Haes, W. (1980). Sexually transmitted diseases: Health education by telephone. *International Journal of Health Education, 23,* 94–106.

1480. Schwab, M., & Syme. (1997). On paradigms, community participation, and the future of public health. *American Journal of Public Health, 87,* 2049–50.

1481. Schwartz, J. L. (1987). *Review and evaluation of smoking cessation methods: The United States and Canada, 1978–85.* Washington, DC: Department of Health and Human Services, National Institutes of Health, NIH 87–2940.

1482. Scriven, M. (1998). Minimalist theory: The least theory that practice requires. *American Journal of Evaluation, 19,* 57–70.

1483. Secker, J., & Membrey, H. (2003). Promoting mental health through employment and developing healthy workplaces: The potential of natural supports at work. *Health Education Research, 18,* 207–15.

1484. *Secker-Walker, R. H., Flynn, B. S., & Solomon, P. M. (1996). Helping women quit smoking: Baseline observations for a community health education project. *American Journal of Preventive Medicine, 12,* 367–77.

1485. *Secker-Walker, R. H., Solomon, L. J., Flynn, B. S., Skelly, J. M., & Mead, P. B. (1998). Smoking relapse prevention during pregnancy: A trial of coordinated advice from physicians and individual counseling. *American Journal of Preventive Medicine, 15,* 25–31.

1486. *Secker-Walker, R. H., Worden, J. K., Holland, R. R., Flynn, B. S., & Detsky, A. S. (1997). A mass media program to prevent smoking among adolescents: Costs and cost effectiveness. *Tobacco Control, 6,* 207–12.

1487. *Seiden, T. M., & Blonna, R. (1983). A profile of volunteers at the VD National Hotline. Spring '83 *Hotliner* (p. 6). Palo Alto, CA: American Social Health Association, VD National Hotline.

1488. Senge, P. (1994). *The fifth discipline fieldbook: Strategies and tools for building a learning organization.* New York: Doubleday.

1489. Senserrick, T. M. (2003). Graduation from a zero to .05 bac restriction in an Australian graduated licensing system: A difficult transition for young drivers? *Annual Proceedings of the Association of Advanced Automotive Medicine, 47,* 215–31.

1490. Sepúlveda, J. (1998). Origin, direction and destination of the health transition in Mexico and Latin America. International Development Research Centre (IDRC), Canada, July 23. http://www.idrc.ca/index_e.html.

1491. *Shamian, J., & Edgar, L. (1987). Nurses as agents for change in teaching breast self-examination. *Public Health Nursing, 4,* 29–34.

1492. *Sharp, P. C., Dignan, M. B., Blinson, K., et al. (1998). Working with lay health educators in a rural cancer-prevention program. *American Journal of Health Behavior, 22,* 18–27.

1493. *Sharpe, P. A., Greany, M. L., Lee, P. R., & Royce, S. W. (2000). Assets-oriented community assessment. *Public Health Reports, 113,* 205–11.

1494. Shaw, G. B. (1930). *The apple cart: A political extravaganza.* London: Constable and Co.
1495. Shea, S., & Basch, C. E. (1990). A review of five major community-based cardiovascular disease prevention programs. Part I: Rationale, design, and theoretical framework. *American Journal of Health Promotion, 4,* 203–13.
1496. Shea, S., Basch, C. E., Lantiua, R., et al. (1992). The Washington Heights-Inwood Health Heart Program: A third generation cardiovascular disease prevention program in a disadvantaged urban setting. *Preventive Medicine, 21,* 203–17.
1497. Shediac-Rizkallah, M. C., & Bone, L. R. (1998). Planning for the sustainability of community-based health programs: Conceptual frameworks and future directions for research, practice and policy. *Health Education Research, 13,* 87–108.
1498. Shepard, P., Northridge, M. E., Prakash, S., & Stover, G. (2002). Preface: Advancing environmental justice through community-based participatory research. *Environmental Health Perspectives, 110* (Suppl. 2), 139–40.
1499. Shephard, R. J. (2002). Whistler 2001: A Health Canada/CDC conference on communicating physical activity and health messages: Science into practice. *American Journal of Preventive Medicine, 23,* 221–25.
1500. Shepherd, A. L., Smart, L., & Marley, J. (2003). Developing an innovative approach to tackling men's health issues. *Professional Nurse, 19,* 234–37.
1501. Sheridan, S., Pignone, M., & Donahue, K. (2003). Screening for high blood pressure: A review of the evidence for the U.S. Preventive Services Task Force. *American Journal of Preventive Medicine, 25,* 151–58.
1502. Shiffman, S., Mason, K. M., & Henningfield, J. E. (1998). Tobacco dependence treatments: Review and prospectus, *Annual Review of Public Health, 19,* 335–58.
1503. Shimkin, D. (1986–87). Improving rural health: The lessons of Mississippi and Tanzania. *International Quarterly of Community Health Education, 7,* 149–65.
1504. *Shine, M. S., Silva, M. C., & Weed, F. S. (1983). Integrating health education into baccalaureate nursing education. *Journal of Nursing Education, 22,* 22–27.
1505. Shor, I., & Freire, P. (1987). *A pedagogy for liberation.* Boston: Bergin and Garvey Publishers.
1506. Shoveller, J., & Green, L.W. (2002). Decentralization and public health. In L. Breslow, B. D. Goldstein, L. W. Green, C. W. Keck, J. Last, & M. McGinnis (Eds.), *Encyclopedia of public health.* New York: Macmillan Reference USA.
1507. Shoveller, J. A., & Langille, D. B. (1993). Cooperation and collaboration between a public health unit and midsized private industry in health promotion programming: The Polymer Heart Health Program experience. *Canadian Journal of Public Health, 84,* 170–73.
1508. Shoveller, J. A., Lovato, C. Y., Peters, L., & Rivers, J. K. (2000). Canadian National Survey on sun exposure and protective behaviours: Outdoor workers. *Canadian Journal of Public Health, 91,* 34–55.
1509. Shults, R. A., Elder, R. W., Sleet, D. A., et al. (2001). Reviews of evidence regarding interventions to reduce alcohol-impaired driving. *American Journal of Preventive Medicine, 21,* (4 suppl.), 66–88. [Medline]
1510. Shults, R. A., Sleet, D. A., Elder, R. W., Ryan, G. W., & Sehgal, M. (2002). Association between state level drinking and driving countermeasures and self reported alcohol impaired driving. *Injury Prevention, 8,* 106–10.
1511. Siela, D. (2003). Use of self-efficacy and dyspnea perceptions to predict functional performance in people with COPD. *Rehabilation Nursing, 28,* 197–204.
1512. *Silverfine, E., Brieger, W., & Churchill, R. E. (1990). *Community-based initiatives to eradicate Guinea worm: A manual for Peace Corps Volunteers.* Washington, DC: U.S. Peace Corps and Agency for International Development.
1513. *Simons-Morton, B. G., Brink, S. G., Parcel, G. S., et al. (1991). *Preventing alcohol-related health problems among adolescents and young adults: A CDC intervention handbook.* Atlanta, GA: Centers for Disease Control.

1514. *Simons-Morton, B. G., Brink, S. G., Simons-Morton, D. G., et al. (1989). An ecological approach to the prevention of injuries due to drinking and driving. *Health Education Quarterly, 16,* 397–411.

1515. Simons-Morton, B. G., Greene W. H., & Gottlieb, N. H. (1995). *Introduction to health education and health promotion.* 2nd ed. Prospect Heights, IL: Waveland Press, Inc.

1516. *Simons-Morton, B. G., Parcel, G. S., & O'Hara, N. M. (1988). Implementing organizational changes to promote healthful diet and physical activity at school. *Health Education Quarterly, 15,* 115–30.

1517. *Simons-Morton, D. G., Parcel, G. S., Brink, S. G., et al. (1988). *Promoting physical activity among adults: A CDC community intervention handbook.* Atlanta, GA: Centers for Disease Control.

1518. Simons-Morton, D. G., Simons-Morton, B. G., Parcel, G. S., & Bunker, J. G. (1988). Influencing personal and environmental conditions for community health: A multilevel intervention model. *Family and Community Health, 11,* 25–35.

1519. *Simpson, G. W., & Pruitt, B. E. (1989). The development of health promotion teams as related to wellness programs in Texas schools. *Health Education, 20,* 26–28.

1520. Singer, B. H., & Ryff, C. D. (Eds.). (2001). *New horizons in health: An integrative approach.* Washington, DC: National Academy Press.

1521. *Sjostrom, M., Karlsson, A. B., Kaati, G., Yngve, A., Green, L. W., & Bygren, L. O. (1999). A four week residential program for primary health care patients to control obesity and related heart risk factors: Effective application of principles of learning and lifestyle change. *European Journal of Clinical Nutrition, 53* (suppl. 2), S72–77.

1522. Skender, M. L., Goodrick, G. K., Del Junco, D. J., et al. (1996). Comparison of 2–year weight loss trends in behavioral treatments of obesity: Diet, exercise, and combination interventions. *Journal of the American Dietetic Association, 96,* 342–46.

1523. *Skinner, C. S., & Kreuter, M. W. (1997). Using theories in planning interactive computer programs. In R. L. Street, Jr., W. R. Gold, & T. Manning (Eds.), *Health promotion and interactive technology: Theoretical applications and future directions,* Chap. 3 (pp. 39–65). Mahwah, NJ and London: Lawrence Erlbaum.

1524. *Sleet, D. A. (1987). Health education approaches to motor vehicle injury prevention. *Public Health Reports, 102,* 606–8.

1525. Sloan, R. P., Gruman, J. C., & Allegrante, J. P. (1987). *Investing in employee health: A guide to effective health promotion in the workplace.* San Francisco: Jossey-Bass.

1526. *Sloane, B. C., & Zimmer, C. H. (1992). Health education and health promotion on campus. In H. M. Wallace, K. Patrick & G. S. Parcel (Eds.), *Principles and practices of student health:* Vol. 3, *College Health* (pp. 540–57). Oakland, CA: Third Party Press.

1527. Slovic, P. (1999). Trust, emotion, sex, politics, and science: Surveying the risk-assessment battlefield. *Risk Analysis, 19,* 689–701.

1528. Slovic, P. (2001). The risk game. *Journal of Hazardous Materials, 86,* 17–24.

1529. Smedley, B. D., & Syme, L. S. (2000). *Promoting health: Intervention strategies from social and behavioral research.* Washington, DC: National Academy Press.

1530. *Smith, D. E., & Alpers, M. P. (1984). *Cigarette smoking in Papua New Guinea.* Papua New Guinea Institute of Medical Research Monograph No. 7, Papua New Guinea Institute of Medical Research, Dec., 83 pp.

1531. Smith, H. (1988). *The power game, how Washington works.* New York: Random House.

1532. *Smith, J. A., & Scammon, D. L. (1987). A market segment analysis of adult physical activity: Exercise beliefs, attitudes, intentions and behaviors. *Advances in Nonprofit Marketing,* Vol. 2. Greenwich, CT: JAI Press.

1533. Smith, N., Baugh Littlejohns, L., & Thompson, D. (2001). Shaking out the cobwebs: Insights into community capacity and its relation to health outcomes. *Community Development Journal, 36,* 30–41.

1534. *Smith, P. H., Danis, M., & Helmick, L. (1998). Changing the health care response to battered women: A health education approach. *Family & Community Health, 20*, 1–18.

1535. Smith, T. (1973). Policy roles: An analysis of policy formulators and policy implementors.

1536. *Solomon, D. H., Hashimoto, H., Daltroy, L., & Liang, M. H. (1998). Techniques to improve physicians' use of diagnostic tests. *Journal of the American Medical Association, 280*, 2020–27.

1537. Solomon, M. Z., & DeJong, W. (1986). Recent sexually transmitted disease prevention efforts and their implications for AIDS health education. *Health Education Quarterly, 13*, 301–16.

1538. Soobader, M. J., & LeClere, F. B. (1999). Aggregation and the measurement of income inequality: Effects on morbidity. *Social Science and Medicine, 48*, 733–44.

1539. Sorensen, G., Emmons, K., Hunt, M. K., et al. (2003). Model for incorporating social context in health behavior interventions: Applications for cancer prevention for working-class, multiethnic populations. *Preventative Medicine, 37*(3), 188–97.

1540. Sorensen, G., Glasgow, R. E., Corbett, K., & Topor, M. (1992). Compliance with worksite non-smoking policies: Baseline results from the COMMIT study of worksites. *American Journal of Health Promotion, 7*, 103–9.

1541. Sorensen, G., Stoddard, A. M., LaMontagne, A. D., et al. (2002). A comprehensive worksite cancer prevention intervention: Behavior change results from a randomized controlled trial (United States). *Cancer Causes and Control, 13*(6), 493–502.

1542. Sorensen, G., Stoddard, A., Peterson, K., et al. (1999). Increasing fruit and vegetable consumption through worksites and families in the Treatwell 5-a-Day Study. *American Journal of Public Health, 89*, 54–60.

1543. Soto Mas, F. G., Kane, W. M., Going, S., et al. (2000). *Camine con Nosotros*: Connecting theory and practice for promoting physical activity among Hispanic women. *Health Promotion Practice, 1*, 178–87.

1544. Sowell, R. L. (2003). HIV/AIDS: Mainstream or forgotten? *Journal of the Association of Nurses and AIDS Care, 14*, 16–17.

1545. Speller, V., Evans, D., & Head, M. J. (1997). Developing quality assurance standards for health promotion practice in the UK. *Health Promotion International, 12*, 215–24.

1546. *Spillman, D. A., Harvey, P. W. J., Gillespie, A. M., & Heywood, P. F. (1994). Developing needs assessment for adolescent nutrition education. *Australian Journal of Nutrition and Dietetics, 51*, 9–13.

1547. Spretnak, C., & Capra, F. (1984). *Green politics.* New York: E. P. Dutton.

1548. *Squyres, W. (Ed.). (1980). *Patient education: An inquiry into the state of the art.* New York: Springer.

1549. Stachenko, S. (1996). The Canadian Heart Health Initiative: Dissemination perspectives. *Canadian Journal of Public Health, 87* (Suppl. 2), S57–S59.

1550. *Stanken B. A. (2000). Promoting helmet use among children. *Journal of Community Health Nursing, 17*, 85–92.

1551. Starfield, B., & Budetti, P. (1985). Child health risk factors. *Health Services Research, 19* (6, Pt. II), 817–86.

1552. Staunton, C. E., Hubsmith, D., & Kallins, W. (2003). Promoting safe walking and biking to school: The Marin County success story. *American Journal of Public Health, 93*, 1431–34.

1553. Stead, M., Hastings, G., & Eadie, D. (2002). The challenge of evaluating complex interventions: A framework for evaluating media advocacy. *Health Education Research, 17*, 351–64.

1554. Stebbins, K. R. (2001). Going like gangbusters: Transnational tobacco companies "making a killing" in South America. *Medical Anthropology Quarterly, 15*, 147–70.

1555. Steckler, A., Dawson, L. Goodman, R. M., & Epstein, N. (1987). Policy advocacy: Three emerging roles for health education. In W. B. Ward (Ed.), *Advances in health education and promotion*, Vol. 2 (pp. 5–27). Greenwich, CT: JAI Press.

1556. Steckler, A., Goodman, R. M., & Kegler, M. C. (2002). Mobilizing organizations for health enhancement. In K. Glanz, B. K. Rimer, & F. M. Lewis (Eds.), *Health behavior and health education: Theory, research, and practice* (pp. 335–60). 3rd ed. San Francisco: Jossey-Bass.

1557. *Steckler, A., Orville, K., Eng, E., & Dawson, L. (1992). Summary of a formative evaluation of PATCH. *Journal of Health Education, 23*, 174–48.

1558. Stephenson, M. T. (2003). Mass media strategies targeting high sensation seekers: What works and why. *American Journal of Health Behavior, 27* (Suppl. 3), S233–38.

1559. Stephenson, M. T., Morgan, S. E., Lorch, E. P., et al. (2002). Predictors of exposure from an antimarijuana media campaign: Outcome research assessing sensation seeking targeting. *Health Communication, 14*, 23–43.

1560. Steptoe, A., Feldman, P. J., Kunz, S., et al. (2002). Stress responsivity and socioeconomic status: A mechanism for increased cardiovascular disease risk? *European Heart Journal, 23*, 1757–63.

1561. *Stevenson, M., Iredell, H., Howat, P., Cross, D., & Hall, M. (1999). Measuring community/environmental interventions: The Child Pedestrian Injury Prevention Project. *Injury Prevention, 5*, 26–30.

1562. *Stevenson, M., Jones, S., Cross, D., Howat, P., & Hall, M. (1996). The child pedestrian injury prevention project. *Health Promotion Journal of Australia, 6*, 32–36.

1563. Steuart, G. W. (1965). Health, behavior and planned change: An approach to the professional preparation of the health education specialist. *Health Education Monographs, 1* (No. 20), 3–26.

1564. Stewart, A. L., & Napoles-Springer, A. M. (2003). Advancing health disparities research: Can we afford to ignore measurement issues? *Medical Care, 41*, 1207–20.

1565. Stiell, I., Nichol, G., Wells, G., et al. (2003). Health-related quality of life is better for cardiac arrest survivors who received citizen cardiopulmonary resuscitation. *Circulation, 108*, 1939–44.

1566. Stillman, F. A., Cronin, K. A., Evans, W. G., & Ulasevich, A. (2001). Can media advocacy influence newspaper coverage of tobacco: Measuring the effectiveness of the American stop smoking intervention study's (ASSIST) media advocacy strategies. *Tobacco Control, 10*, 137–44.

1567. *Stivers, C. (1994). Drug prevention in Zuni, New Mexico: Creation of a teen center as an alternative to alcohol and drug use. *Journal of Community Health, 19*, 343–59.

1568. Stokols, D. (2000). Social ecology and behavioral medicine: Implications for training, practice, and policy. *Behavioral Medicine, 26*, 121–30.

1569. Stokols, D., Allen, J., & Bellingham, R. L. (1996). The social ecology of health promotion: Implications for research and practice. *American Journal of Health Promotion, 10*, 247–51.

1570. Stokols, D., Grzywacz, J. G., McMahan, S., & Phillips, K. (2003). Increasing the health promotive capacity of human environments. *American Journal of Health Promotion, 18*, 4–13.

1571. Stone, E. J., Osganian, S. K., McKinlay, S. M., et al. (1996). Operational design and quality control in the CATCH multicenter Trial. *Preventive Medicine, 25*, 384–99.

1572. Stone, E. J., Perry, C. L., & Luepker, R. V. (1989). Synthesis of cardiovascular behavioral research for youth health promotion. *Health Education Quarterly, 16*, 155–69.

1573. Strecher, V. J., DeVellis, B. M., Becker, M. H., & Rosenstock, I. M. (1986). The role of self-efficacy in achieving health behavior change. *Health Education Quarterly, 13*, 73–92.

1574. Strecher, V., Wang, C., Derry, H., Wildenhaus, K., Wildenhaus, K., & Johnson, C. (2002). Tailored interventions for multiple risk behaviors. *Health Education Research, 17*, 619–26.

1575. *Street, R. L., Jr., Gold, W. R., & Manning T. (1997). *Health promotion and interactive technology: Theoretical applications and future directions* (pp. 54–65). Mahwah NJ & London: Lawrence Erlbaum Associates, esp.

1576. Struthers, R., Hodge, F. S., De Cora, L., & Geishirt-Cantrell, B. (2003). The experience of native peer facilitators in the campaign against type 2 diabetes. *Journal of Rural Health, 19*, 174–80.

1577. Stuart, G. L., Moore, T. M., Ramsey, S. E., & Kahler, C. W. (2003). Relationship aggression and substance use among women court-referred to domestic violence intervention programs. *Addictive Behavior, 28*, 1603–10.

1578. Studlar, D. T. (2002). *Tobacco control: Comparative politics in the United States and Canada.* New York: Broadview.

1579. Suchman, E. A. (1967). *Evaluative research: Principles and practice in public service and social action programs.* New York: Russell Sage Foundation.

1580. *Sullivan, T., Allegrante, J. P., Peterson, M. G., Kovar, P. A., & MacKenzie, C. R. (1998). One-year followup of patients with osteoarthritis of the knee who participated in a program of supervised fitness walking and supportive patient education. *Arthritis Care & Research, 11*, 228–33.

1581. Sultz, H. A., & Young, K. M. (2004). *Health care USA: Understanding its organization and delivery.* 4th ed. Sudbury, MA: Jones & Bartlett Publishers.

1582. *Sun, W. Y., & Ling, T. (1997). Smoking behavior among adolescents in the city, suburbs, and rural areas of Shanghai. *American Journal of Health Promotion, 11*, 331–36.

1583. *Sun, W. Y., & Shun, J. (1995). Smoking behavior amongst different socioeconomic groups in the workplace in the People's Republic of China. *Health Promotion International, 10*, 261–66.

1584. Sussman, S. (Ed.). (2001). *Handbook of program development for health behavior research and practice* (pp. 158–203). Thousand Oaks, CA: Sage.

1585. Sussman, S., Dent, C. W., & Stacy, A. W. (2002). Project Towards No Drug Abuse: A review of the findings and future directions. *American Journal of Health Behavior, 26*, 354–65.

1586. Sussman, S., & Sussman, A. N. (2001). Praxis in health behavior program development. In S. Sussman (Ed.), *Handbook of program development for health behavior research and practice* (pp. 79–97). Thousand Oaks: Sage.

1587. *Sutherland, M., Pittman-Sisco, C., Lacher, T., & Watkins, N. (1987). The application of a health education planning model to a school based risk reduction model. *Health Education, 18*(3), 47–51.

1588. *Swannell, R., Steele, J., Harvey, P., et al. (1992). PATCH in Australia: Elements of a successful implementation. *Journal of Health Education, 23*, 171–73.

1589. *Sword, W. (1999). A socio-ecological approach to understanding barriers to prenatal care for women of low income. *Journal of Advanced Nursing, 29*, 1170–77.

1590. Syme, L. W. (1986). Strategies for health promotion. *Preventive Medicine, 15*, 492–507.

1591. Syme, S. L. (1987). Coronary artery disease: A sociocultural perspective. *Circulation, 76* (1 Pt. 2), I112–16.

1592. Syrjala, A. M., Niskanen, M. C., & Knuuttila, M. L. (2002). The theory of reasoned action in describing tooth brushing, dental caries and diabetes adherence among diabetic patients. *Journal of Clinical Periodontology, 29*, 427–32.

1593. *Taggart, V. S., Bush, P. J., Zuckerman, A. E., & Theiss, P. K. (1990). A process evaluation of the District of Columbia "Know Your Body" Project. *Journal of School Health, 60*, 60–66.

1594. *Taggart, V. S., Zuckerman, A. E., Sly, R. M., et al. (1991). You can control asthma: Evaluation of an asthma education program for hospitalized inner-city children. *Patient Education and Counseling, 17*, 35–47.

1595. *Tamblyn, R., & Battista, R. (1993). Changing clinical practice: Which interventions work? *Journal of Continuing Education in the Health Professions, 13*, 273–88.

1596. *Tamez, E. G., & Vacalis, T. D. (1989). Health beliefs, the significant other and compliance with therapeutic regimens among adult Mexican American diabetics. *Health Education, 20*(6), 24–31.

1597. *Taplin, S. H., Taylor, V., Montano, D., Chinn, R., & Urban, N. (1994). Specialty differences and the ordering of screening mammography by primary care physicians. *Journal of the American Board of Family Practice, 7*, 375–86.

1598. Task Force on Community Preventive Services. (2000). Introducing the *Guide to Community Preventive Services:* Methods, first recommendations and expert commentary. *American Journal of Preventive Medicine, 18* (Suppl. 1S), 1–142.

1599. Taylor, J. C., Sterkel, B., Utley, M., et al. (2001). Opinions and experiences in general practice on osteoporosis prevention, diagnosis and management. *Osteoporosis International, 12,* 844–48.

1600. *Taylor, M., Coovadia, H. M., Kvalsvig, J. D., Jinabhai, C. C., & Reddy, P. (1999). Helminth control as an entry point for health-promoting schools in KwaZulu-Natal. *South African Medical Journal, 89,* 273–79.

1601. Taylor, S. G., Geden, E., Isaramalai, S., & Wongvatunyu, S. (2000). Orem's self-care deficit nursing theory: its philosophic foundation and the state of the science. *Nursing Science Quarterly, 13,* 104–110.

1602. *Taylor, S. M., Elliott, S., & Riley, B. (1998). Heart health promotion: Predisposition, capacity and implementation in Ontario public health units, 1994–96. *Canadian Journal of Public Health, 89,* 410–14.

1603. *Taylor, S. M., Elliott, S., Robinson, K., & Taylor, S. (1998). Community-based heart health promotion: Perceptions of facilitators and barriers. *Canadian Journal of Public Health, 89,* 406–9.

1604. Taylor, V., Lessler, D., Mertens, K., et al. (2003). Colorectal cancer screening among African Americans: The importance of physician recommendation. *Journal of the National Medical Association, 95,* 806–12.

1605. *Taylor, V. M., Taplin, S. H., Urban, N., Mahloch, J., & Majer, K. A. (1994). Medical community involvement in a breast cancer screening promotional project. *Public Health Reports, 109,* 491–99.

1606. Tempkin, K., & Rohe, W. (1998). Social capital and neighborhood stability: An empirical investigation. *Housing Policy Debate, 9*(1), 61–88.

1607. *Terry, P. B., Wang, V. L., Flynn, B. S., et al. (1981). A continuing medical education program in chronic obstructive pulmonary diseases: Design and outcome. *American Review of Respiratory Disease, 123,* 42–46.

1608. Teutsch, S. M., & Churchill, R. E. (2000). *Principles and practice of public health surveillance.* 2nd ed. Oxford, New York: Oxford University Press.

1609. *Thamer, M., Ray, N. F., Henderson, S. C., et al. (1998). Influence of the NIH Consensus Conference on *Helicobacter Pylori* on physician prescribing among a Medicaid population. *Medical Care, 36,* 646–60.

1610. Thomas, S. B. (2001). The color line: Race matters in the elimination of health disparities. *American Journal of Public Health, 91,* 1046–48.

1611. Thombs, D. L., Olds, R. S., & Ray-Tomasek, J. (2001). Adolescent perceptions of college student drinking. *American Journal of Health Behavior, 25,* 492–501.

1612. Thompson, M., Minkler, M., Allen, Z., Bell, J. D., Bell, J., Blackwell, A. G., et al. (2000). *Community involvement in the federal Healthy Start Program.* Oakland, CA: PolicyLink.

1613. *Thompson, R. S. (1996). What have HMOs learned about clinical prevention services? An examination of the experience at Group Health Cooperative of Puget Sound. *The Milbank Quarterly, 74,* 469–509.

1614. *Thompson, R. S. (1997). Systems approaches and the delivery of health services (Editorial). *Journal of the American Medical Association, 277,* 670–71.

1615. *Thompson, R. S., Rivara, F. P., Thompson, D. C., et al. (2000). Identification and management of domestic violence: A randomized trial. *American Journal of Preventive Medicine, 19,* 253–62.

1616. *Thompson, R. S., Taplin, S., Carter, A. P., et al. (1988). A risk based breast cancer screening program. *HMO Practice, 2,* 177–91.

1617. *Thompson, R. S., Taplin, S. H., McAfee, T. A., Mandelson, M. T., & Smith, A. E. (1995). Primary and secondary prevention services in clinical practice: Twenty years' experience in development, implementation, and evaluation. *Journal of the American Medical Association, 273,* 1130–35.

1618. Thoresen, C. E., & Kirmil-Gray, K. (1983). Self-management psychology and the treatment of childhood asthma. *Journal of Allergy and Clinical Immunology, 72* (Suppl. Nov.), 596–606.

1619. Thornton, M. A. (1979). Preventive dentistry in the Veterans Administration. *Dental Hygiene, 53,* 121–24.

1620. *Tillgren, P., Haglund, B. J. A., Ainetdin, T., et al. (1995). Effects of different intervention strategies in the implementation of a nationwide tobacco "Quit and Win" contest in Sweden. *Tobacco Control, 4,* 344–50.

1621. *Timmerick, T. C. (1995). *Planning, program development, and evaluation: A handbook for health promotion, aging, and health services.* Sudbury, MA: Jones and Bartlett Publishers.

1622. Timmerick, T. C. (1997). *Health services cyclopedic dictionary.* 3rd ed. Sudbury, MA: Jones and Bartlett Publishers.

1623. *Timmerick, T. C. (1998). *An introduction to epidemiology.* 2nd ed. Boston: Jones & Bartlett.

1624. Tirrell, B., & Hart, L. (1980). The relationship of health beliefs and knowledge to exercise compliance in patients after coronary bypass. *Heart and Lung, 9,* 487–93.

1625. Tones, K., & Tilford, S. (1994). *Health education: Effectiveness, efficiency and equity,* 2nd ed. London: Chapman & Hall.

1626. Torsheim, T., Aaroe, L. E., & Wold, B. (2001). Sense of coherence and school-related stress as predictors of subjective health complaints in early adolescence: Interactive, indirect or direct relationships? *Social Science and Medicine, 53,* 603–14.

1627. Treno, A. J., & Lee, J. P. (2002). Approaching alcohol problems through local environmental interventions. *Alcohol Research and Health, 26,* 35–40.

1628. Trice, H. M., & Beyer, J. M. (1984). Work-related outcomes of the constructive-confrontation strategy in a job-based alcoholism program. *Journal of Studies on Alcohol, 45,* 393–404.

1629. *Tremblay M. S., & Willms, J. D. (2000). Secular trends in the body mass index of Canadian children. *Canadian Medical Association Journal, 163,* 1429–33. Erratum in: *CMAJ, 164,* 970.

1630. Tripp, M. K., Herrmann, N. B., Parcel, G. S., Chamberlain, R. M., & Gritz, E. R. (2000). Sun protection is fun! A skin cancer prevention program for preschools. *Journal of School Health, 70,* 395–401.

1631. Trost, S. G., Pate, R. R., Dowda, M., Ward, D. S., Felton, G., & Saunders R. (2002). Psychosocial correlates of physical activity in white and African-American girls. *Journal of Adolescent Health, 31,* 226–33.

1632. Trotter, C. L., & Edmunds, W. J. (2002). Modelling cost effectiveness of meningococcal serogroup C conjugate vaccination campaign in England and Wales. *British Medical Journal, 324,* 809.

1633. Truchot, D., Maure, G., & Patte, S. (2003). Do attributions change over time when the actor's behavior is hedonically relevant to the perceiver? *Journal of Social Psychology, 143,* 202–8.

1634. *Turner, L. W., Sutherland, M., Harris, G. J., & Barber, M. (1995). Cardiovascular health promotion in North Florida African-American churches. *Health Values: The Journal of Health Behavior, Education & Promotion, 19*(2), 3–9.

1635. Turnidge, J. (2001). Responsible prescribing for upper respiratory tract infections. *Drugs, 61,* 2065–77.

1636. *Ugarte, C. A., Duarte, P., & Wilson, K. M. (1992). PATCH as a model for development of a Hispanic health needs assessment: The El Paso experience. *Journal of Health Education, 23,* 171–56.

1637. U.S. Department of Education, National Center for Education Statistics. (2002). *Statistics of state school systems; Statistics of public elementary and secondary schools; Projections of educational statistics to 2012.* Washington, DC: U.S. Department of Education.

1638. U.S. Department of Health, Education and Welfare. (1979). *Healthy people: Surgeon General's report on health promotion and disease prevention.* Washington, DC: Public Health Service, DHEW-PHS-79-55071.

1639. *U.S. Department of Health and Human Services. (1981). *Promoting health in special populations.* Washington, DC: Office of Disease Prevention and Health Promotion; reprinted (1987), *Journal of Public Health Policy, 8,* 369–423.

1640. *U.S. Department of Health and Human Services. (1988). *CDC and minority communities stopping the spread of HIV infection and AIDS.* Atlanta, GA: Office of the Deputy Director (AIDS), Centers for Disease Control, Public Health Service.

1641. U.S. Department of Health and Human Services. (1991). *Healthy people 2000.* Washington, DC: Office of the Assistant Secretary for Health, Public Health Service. (Also published as *Healthy people 2000: National health promotion and disease prevention objectives, full report, with commentary* (Boston: Jones and Bartlett Publishers, 1992).

1642. U.S. Department of Health and Human Services. (1996). *Healthy people 2000: Midcourse review and 1995 revisions.* Sudbury, MA: Jones and Bartlett Publishers.

1643. U.S. Department of Health and Human Services. (2001). *Healthy people in healthy communities.* Washington, DC: U.S. Government Printing Office.

1644. U.S. Department of Health and Human Services. (2001). *Healthy people 2010.* Washington, DC: Office of the Assistant Secretary for Health, Public Health Service. (www.health.gov/healthypeople)

1645. *U.S. Department of Health and Human Services. (2001). *Healthy people 2010 toolkit: A field guide to health planning.* Washington, DC: The Public Health Foundation. (http://www.health.gov/healthypeople/state/toolkit)

1646. *U.S. Department of Health and Human Services. (1996, Updated 2003). *Planned approach to community health: Guide for the local coordinator.* Atlanta, GA: U.S. Department of Health and Human Services, Centers for Disease Control and Prevention, National Center for Chronic Disease Prevention and Health Promotion. (http://www.cdc.gov/nccdphp/patch/index.htm accessed Nov 26, 2003).

1647. U.S. Preventive Services Task Force. (1989). *Guide to clinical preventive services: An assessment of the effectiveness of 169 interventions.* Baltimore: William & Wilkens.

1648. U.S. Preventive Services Task Force. (1996). *Guide to clinical preventive services.* 2nd ed. Baltimore: Williams & Wilkins.

1649. Urberg, K. A., Luo, Q., Pilgrim, C., & Degirmencioglu, S. M. (2003). A two-stage model of peer influence in adolescent substance use: Individual and relationship-specific differences in susceptibility to influence. *Addictive Behavior, 28,* 1243–56.

1650. Valente, T. W., Hoffman, B. R., Ritt-Olson, A., Lichtman, K., & Johnson, C. A. (2003). Effects of a social-network method for group assignment strategies on peer-led tobacco prevention programs in schools. *American Journal of Public Health, 93,* 1837–43.

1651. Vanden Eng, J., Marcus, R., Hadler, J. L., et al. (2003). Consumer attitudes and use of antibiotics. *Emerging Infectious Diseases, 9,* 1128–35.

1652. van der Pligt, J. (1998). Perceived risk and vulnerability as predictors of precautionary behavior. *British Journal of Health Psychology, 3,* 1–14.

1653. Van Meter, D., & Van Horn, C. (1975). The policy implementation process: A conceptual framework. *Administration and Society, 6,* 445–88.

1654. *van Veenendal, H., Grinspun, D. R., & Adriaanse, H. P. (1996). Educational needs of stroke survivors and their family members, as perceived by themselves and by health professionals. *Patient Education and Counseling, 28,* 265–76.

1655. VanderVoort, D. J., Ragland, D. R., & Syme, S. L. (2001). Anger expression and hypertension in transit workers. *Ethnicity and Disease, 11,* 80–89.

1656. *Vancouver Foundation. (1999). *The social reconnaissance project: Discovering philanthropic leadership opportunities.* Vancouver, BC: Vancouver Foundation.

1657. Vartiainen, E., Paavola, M., McAlister, A., & Puska, P. (1998). Fifteen-year follow-up of smoking prevention effects in the North Karelia Youth Project. *American Journal of Public Health, 88,* 8105.

1658. Vartiainen, E., & Puska, P. (1987). The North Karelia Youth Project 1978–80: Effects of two years of educational intervention on cardiovascular risk factors and health behavior in adolescence. In B. Hetzel & G. S. Berenson (Eds.), *Cardiovascular risk factors in childhood: Epidemiology and prevention* (pp. 183–202). Dublin: Elsevier.

1659. Vartiainen, E., Jousilahti, P., Alfthan, G., Sundvall, J., Pietinen, P., & Puska, P. (2000). Cardiovascular risk factor changes in Finland, 1972–1997. *International Journal of Epidemiology, 29,* 49–56.

1660. Vartiainen, E., Puska, P., Jousilahti, P., Korhonen, H. J., Toumilehto, J., & Nissinen, A. (1994). Twenty-year trends in coronary risk factors in North Karelia and in other areas of Finland. *International Journal of Epidemiology, 23,* 495–504.

1661. Vass, M., & Walsh-Allis, G. A. (1990). Employee dependents: The future focus of worksite health promotion programs and the potential role of the allied health professional. *Journal of Allied Health, 19,* 39–48.

1662. *Vasse, R. M., Nijhuis, F. J. N., Kok, G., & Kroodsma, A. T. (1997a). Effectiveness of a worksite alcohol program. In R. Vasse (Ed.), *The development, implementation and evaluation of two worksite health programs aimed at preventing alcohol problems* (pp. 43–58). Maastricht: Maastricht University.

1663. *Vasse, R. M., Nijhuis, F. J. N., Kok, G., & Kroodsma, A. T. (1997b). Process evaluation of two worksite alcohol programs. In R. Vasse (Ed.), *The development, implementation and evaluation of two worksite health programs aimed at preventing alcohol problems* (pp. 71–88). Maastricht: Maastricht University.

1664. *Vertinsky, P. A., & Mangham, C. (1991). *Making it fit: Matching substance-abuse prevention strategies*. Victoria, BC: Alcohol and Drug Programs, Ministry of Health, British Columbia.

1665. *Vickery, D. M., H. Kalmer, D. Lowry, et al. (1983). Effect of a self-care education program on medical visits. *Journal of the American Medical Association, 250,* 2952–56.

1666. Villani, S. (2001). Impact of media on children and adolescents: A 10–year review of the research. *Journal of the American Academy of Child and Adolescent Psychiatry, 40,* 392–401.

1667. *Villas, P., Mottinger, S. G., & Cardenas, M. (1996). PRECEDE model utilization in differentiating users and nonusers of alcohol. *Journal of Wellness Perspectives, 12,* 113–22.

1668. *Vincent, M. L., Clearie, A. F., & Schluchter, M. D. (1987). Reducing adolescent pregnancy through school and community based education. *Journal of the American Medical Association, 257,* 3382–86.

1669. Vojtecky, M. A. (1986). Commentary: A unified approach to health promotion and health protection. *Journal of Community Health, 11,* 219–21.

1670. Wakefield, M., Flay, B., Nichter, M., & Giovino, G. (2003). Role of the media in influencing trajectories of youth smoking. *Addiction, 98* (Suppl. 1), 79–103.

1671. Wallace, L. S. (2002). Osteoporosis prevention in college women: Application of the expanded Health Belief Model. *American Journal of Health Behavior, 26,* 163–72.

1672. Wallack, L. M. (1997). Media advocacy: Promoting health through mass communication. In K. Glanz, F. M. Lewis, & B. K. Rimer (Eds.), *Health behavior and health education: Theory, research, and practice,* Chap. 16. 2nd ed. San Francisco: Jossey-Bass.

1673. Wallack, L., Dorfman, L., Jernigan, D., & Themba, M. (1993). *Media advocacy and public health: Power for prevention.* Newbury Park, CA: Sage.

1674. Wallack, L., Woodruff, K., Dorfman, L., & Diaz, I. (1999). *News for a change: An advocate's guide to working with the media.* Thousand Oaks, CA: Sage.

1675. *Wallenius, S. H. (1995). Self-initiated modification of hypertension treatment in response to perceived problems. *The Annals of Pharmacotherapy, 29,* 1213–17.

1676. Wallerstein, N., & Duran, B. M. (2003). The theoretical and historical roots of CBPR. In M. Minkler & N. Wallerstein (Eds.), *Community-based participatory research and health.* San Francisco: Jossey-Bass.

1677. Wallerstein, N., Duran, B. M., Aguilar, J., et al. (2003). Jemez Pueblo: Built and social-cultural environments and health within a rural American Indian community in the Southwest. *American Journal of Public Health, 93,* 1517–18.

1678. Walley, T. (2002). Lifestyle medicines and the elderly. *Drugs and Aging, 19,* 163–68.
1679. Walsh, J. F., Devellis, B. M., & Devellis, R. F. (1997). Date and acquaintance rape. Development and validation of a set of scales. *Violence Against Women, 3,* 46–58.
1680. *Walsh, J. M., & McPhee, S. J. (1992). A systems model of clinical preventive care: An analysis of factors influencing patient and physician. *Health Education Quarterly, 19,* 157–75.
1681. Walsh, J. M., & McPhee, S. J.. (2002). Prevention in the year 2002: Some news, some issues. *Primary Care, 29,* 727–49.
1682. *Walsh, J. F., Devellis, B. M., & Devellis, R. F. (1997). Date and acquaintance rape. Development and validation of a set of scales. *Violence Against Women, 3,* 46–58.
1683. *Walter, H. J., & Connelly, P. A. (1985). Screening for risk factors as a component of a chronic disease prevention program for youth. *Journal of School Health, 55,* 183–88.
1684. *Walter, H. J., Hofman, A., Barrett, L.T., et al. (1987). Primary prevention of cardiovascular disease among children: One-year results of a randomized intervention study. In B.Hetzel & G. S. Berenson (Eds.), *Cardiovascular risk factors in childhood: Epidemiology and prevention* (pp. 161–81). Rotterdam: Elsevier Science.
1685. *Walter, H. J., Hofman, A., Connelly, P. A., Barrett, L. T., & Kost, K. L. (1985). Primary prevention of chronic disease in childhood: Changes in risk factors after one year of intervention. *American Journal of Epidemiology, 122,* 772–81.
1686. *Walter, H. J., Hofman, A., Connelly, P. A., Barrett, L. T., & Kost, K. L. (1986). Coronary heart disease prevention in childhood: One-year results of a randomized intervention study. *American Journal of Preventive Medicine, 2,* 239–45.
1687. *Walter, H. J., & Vaughan, R. D. (1993). AIDS risk reduction among a multiethnic sample of urban high-school students. *Journal of the American Medical Association, 270,* 725–30.
1688. *Walter, H. J., & Wynder, E. L. (1989). The development, implementation, evaluation, and future directions of a chronic disease prevention program for children: The "Know Your Body" studies. *Preventive Medicine, 18,* 59–71.
1689. *Wandersman A. (2003). Community science: bridging the gap between science and practice with community-centered models. *American Journal of Community Psychology, 31,* 227–42.
1690. Wandersman, A., Imm, P., Chinman, M., & Kafterian, S. (2000). Getting to outcomes: A results-based approach to accountability. *Evaluation and Program Planning, 23,* 389–95.
1691. Wandersman, A., & Florin, P. (2000). Citizen participation and community organizations. In J. Rappaport & E. Seidman (Eds.), *Handbook of community psychology* (pp. 247–72). New York: Academic/Plenum.
1692. Wang, C. C. (2003). Using photovoice as a participatory assessment and issue selection tool. In M. Minkler & N. Wallerstein (Eds.), *Community-based participatory research for health* (pp. 179–96). San Francisco: Jossey-Bass.
1693. Wang, C. C., Cash, J. L., & Powers, L. S. (2000). Who knows the streets as well as the homeless? Promoting personal and community action through photovoice. *Health Promotion Practice, 1,* 81–89.
1694. Wang, L. Y., Crossett, L. S., Lowry, R., et al.. (2001). Cost-effectiveness of a school-based tobacco-use prevention program. *Archives of Pediatric Adolescent Medicine, 155,* 1043–50.
1695. Wang, S. C., Tsai, C. C., Huang, S. T., & Hong, Y. J. (2003). Betel nut chewing and related factors in adolescent students in Taiwan. *Public Health, 117,* 339–45.
1696. *Wang, V. L., Ephross, P., & Green, L. W. (1975). The point of diminishing returns in nutrition education through home visits by aides: An evaluation of EFNEP. *Health Education Monographs 3,* 70–88. Also in J. Zapka (Ed.), *The SOPHE heritage collection of health education monographs,* Vol. 3 (pp. 155–73). Oakland, CA: Third Party Publishing Co.
1697. *Wang, V. L., Terry, P., Flynn, B. S., et al. (1979). Multiple indicators of continuing medical education priorities for chronic lung diseases in Appalachia. *Journal of Medical Education, 54,* 803–11.

1698. *Ward, W. B., Levine, D. M., Morisky, D., et al. (1982). Controlling high blood pressure in inner city Baltimore through community health education. In R. W. Carlaw (Ed.), *Perspectives on community health education: A series of case studies. Vol 1: United States* (pp. 73–79). Oakland, CA: Third Party Publishing Co.

1699. Ware, B. G. (1985). Occupational health education: A nontraditional role for a health educator. In H. P. Cleary, J. M. Kichen, & P. G. Ensor (Eds.), *Advancing health through education: A case study approach* (pp. 319–23). Palo Alto, CA: Mayfield.

1700. Ware, J. E., & Kosinski, M. (2001). Interpreting SF-36 summary health measures: A response. *Quality of Life Research, 10*, 405–13; discussion 415–20.

1701. Warner, E. A., Walker, R. M., & Friedmann, P. D. (2003). Should informed consent be required for laboratory testing for drugs of abuse in medical settings? *American Journal of Medicine, 115*, 54–58.

1702. Warner, K. E. (1987). Selling health promotion to corporate America: Uses and abuses of the economic argument. *Health Education Quarterly, 14*, 39–55.

1703. Warner, K. E. (1998). Smoking out the incentives for tobacco control in managed care settings. *Tobbaco Control, 7* (Suppl.), S50–54.

1704. Warner, K. E. (2003). The costs of benefits: Smoking cessation and health care expenditures. *American Journal of Health Promotion, 18*, 123–24, ii.

1705. Warner, K. E., Hodgson, T. A., & Carroll, C. E. (1999). Medical costs of smoking in the United States: Estimates, their validity, and their implications. *Tobacco Control, 8*, 290–300.

1706. Warner, K. E., & Murt, H. A. (1983). Premature deaths avoided by the antismoking campaign. *American Journal of Public Health, 73*, 672–77.

1707. Warner, K. E., Smith, R. J., Smith, D. G., & Fries, B. E. (1996). Health and economic implications of a work-site smoking-cessation program: A simulation analysis. *Journal of Occupational and Environmental Medicine, 38*, 981–92.

1708. Warner, K. E., Wickizer, T. M., Wolfe, R. A., Schildroth, J. E., & Samuelson, M. H. (1987). Economic implications of workplace health promotion programs: Review of the literature. *Journal of Occupational Medicine, 30*, 106–12.

1709. Watson, M. R., Horowitz, A. M., Garcia, I., & Canto, M. T. (2001). A community participatory oral health promotion program in an inner-city Latino community. *Journal of Public Health Dentistry, 61*, 34–41.

1710. Watts, B. G., Vernon, S. W., Myers, R. E., & Tilley, B. C. (2003). Intention to be screened over time for colorectal cancer in male automotive workers. *Cancer and Epidemiologic Biomarkers and Prevention, 12*, 339–49.

1711. Wdowik, M. J., Kendall, P. A., Harris, M. A., & Keim, K. S. (2000). Development and evaluation of an intervention program: Control on campus. *Diabetes Educator, 26*, 95–104.

1712. *Wechsler, H., Basch, C. E., Zybert, P., & Shea, S. (1998). Promoting the selection of low-fat milk in elementary school cafeterias in an inner-city Latino community: Evaluation of an intervention. *American Journal of Public Health, 88*, 427–33.

1713. Wedekind, C., & Milinski, M. (2000). Cooperation through image scoring in humans. *Science, 288*, 850–52.

1714. Weinberg, M., Mazzuca, S. A., Cohen, S. J., & McDonald, C. J. (1982). Physicians' ratings of information sources about their preventive medicine decisions. *Preventive Medicine, 11*, 717–23.

1715. *Weinberger, M., Saunders, A. F., Bearon, L. B., et al. (1992). Physician-related barriers to breast cancer screening in older women. *The Journals of Gerontology, 47* (special issue), 111–17.

1716. Weiss, C. H. (1972). *Evaluation research: Methods of assessing program effectiveness*. Englewood Cliffs, NJ: Prentice-Hall.

1717. Weiss, C. H. (1973). Between the cup and the lip. *Evaluation, 1*(2), 54.

1718. *Weiss, J. R., Wallerstein, N., & MacLean, T. (1995). Organizational development of a university-based interdisciplinary health promotion project. *American Journal of Health Promotion, 10,* 37–48.

1719. Weist, M. D., Goldstein, J., Evans, S. W., et al. (2003). Funding a full continuum of mental health promotion and intervention programs in the schools. *Journal of Adolescent Health, 32* (6 Suppl), 70–78.

1720. Welk, G. J. (1999). The Youth Physical Activity Promotion Model: A conceptual bridge between theory and practice. *Quest, 51,* 5–23.

1721. Wells, B. L., DePue, J. D., Lasater, T. M., & Carleton, R. A. (1988). A report on church site weight control. *Health Education Research, 3,* 305–16.

1722. Werden, P. (1974) Health education for Indian students. *Journal of School Health, 44,* 319–23.

1723. West, R., McEwen, A., Bolling, K., & Owen, L. (2001). Smoking cessation and smoking patterns in the general population: A 1-year follow-up. *Addiction, 96,* 891–902.

1724. Westmaas, J. L., Wild, T. C., & Ferrence, R. (2002). Effects of gender in social control of smoking cessation. *Health Psychology, 21,* 368–76.

1725. Whaley, A. L., & Geller, P. A. (2003). Ethnic/racial differences in psychiatric disorders: A test of four hypotheses. *Ethnicity & Disease, 13,* 499–512.

1726. Whaley, A. L., & Winfield, E. B. (2003). Correlates of African American college students' condom use to prevent pregnancy, STDs, or both outcomes. *Journal of the National Medical Association, 95,* 702–9.

1727. Wharf Higgins, J. (2002). Participation in community health planning. In L. Breslow, et al., *Encyclopedia of public health,* Vol. 5 (pp. 890–91). New York: Macmillan Reference USA.

1728. Wharf Higgins, J., & Green, L. W. (1994). The APHA criteria for development of health promotion programs applied to four healthy community projects in British Columbia. *Health Promotion International, 9,* 311–20.

1729. Wharf Higgins, J., Vertinsky, P., Cutt, J., & Green, L. W. (1999). Using social marketing as a theoretical framework to understand citizen participation in health promotion. *Social Marketing Quarterly, 5,* 42–55.

1730. Whittemore, R., Bak, P. S., Melkus, G. D., & Grey, M. (2003). Promoting lifestyle change in the prevention and management of type 2 diabetes. *Journal of the American Academy of Nurse Practitioners, 15,* 341–49.

1731. Wholey, J. S., Hatry, H. P., & Newcomer, K. E. (1994). *Handbook of practical program evaluation.* San Francisco: Jossey-Bass.

1732. *Whyte, N., & Berland, A. (1993). *The role of hospital nurses in health promotion: A collaborative survey of British Columbia hospital nurses.* Vancouver: Registered Nurses Assn. of British Columbia and Vancouver General Hosp., Pub. 28. [See summary: Health promotion in acute care settings: Redefining a nursing tradition. *Nursing in British Columbia,* March–April, 1994, pp. 21–22.]

1733. *Wickizer, T. M., Wagner, E., & Perrin, E. B. (1998). Implementation of the Henry J. Kaiser Family Foundation's Community Health Promotion Grant Program: A process evaluation. *Milbank Quarterly, 76,* 121–53.

1734. *Wiggers, J. H., & Sanson-Fisher, R. (1994). General practitioners as agents of health risk behaviour change: Opportunities for behavioural science in patient smoking cessation. *Behaviour Change, 11,* 167–76.

1735. Wiggers, L. C., Smets, E. M., de Haes, J. C., Peters, R. J., & Legemate, D. A. (2003). Smoking cessation interventions in cardiovascular patients. *European Journal of Vascular and Endovascular Surgery, 26,* 467–75.

1736. Wilber, K. (1998). Marriage of sense and soul: Integrating science and religion. New York: Random House.

1737. Wilcox, P. (2003). An ecological approach to understanding youth smoking trajectories: Problems and prospects. *Addiction, 98* (Suppl. 1), 57–77. [quotation from p. 57]

1738. Wilkinson, R. G. (1996). *Unhealthy societies: The afflictions of inequality.* London: Routledge.
1739. Wilkinson, R. G., & Marmot, M. (Eds.). (1998). *Social determinants of health: The solid facts.* Geneva: World Health Organization.
1740. Williams, D. R., & Collins, D. (2001). Racial residential segregation: A fundamental cause of racial disparities in health. *Public Health Reports, 116,* 404–16.
1741. Williams, J. M., Chinnis, A. C., & Gutman, D. (2000). Health promotion practices of emergency physicians. *American Journal of Emergency Medicine, 18,* 17–21.
1742. *Williams, P. L., Innis, S. M., Vogel, A. M. P., & Stephen, L. J. (1999). Factors influencing infant feeding practices of mothers in Vancouver. *Canadian Journal of Public Health, 90,* 114–19.
1743. Williams, R. L. (2002). Getting the community into community-oriented primary care. Abstract #49078, American Public Health Association 104th conference, Philadelphia, PA, Nov. 13, online at http://apha.confex.com/apha/130am/techprogram/paper_49078.htm.
1744. *Williams, R. M. (1990). Rx: Social reconnaissance. *Foundation News, 31*(4), 24–29.
1745. Williams, T., & Jones, H. (1993). School health education in the European Community. *Journal of School Health, 63,* 133–35.
1746. *Williamson, N. B., Burton, M. J., Brown, W. B., et al. (1988). Changes in mastitis management practices associated with client education and the effects of adopting recommended mastitis control procedures on herd production. *Preventive Veterinary Medicine, 5,* 213–23.
1747. *Wilson, R. W., & Iverson, D. C. (1982). Federal data bases for health education research. *Health Education, 13*(3), 30–34.
1748. Wilson T. (2001). A bi-state, metropolitan, school-based immunization campaign: Lessons from the Kansas City experience. *Journal of Pediatric Health Care, 15,* 173–78.
1749. Wilson, W. J. (1987). *The truly disadvantaged: The inner city, the underclass, and public policy.* Chicago: The University of Chicago Press.
1750. *Windsor, R. A. (1984). Planning and evaluation of public health education programs in rural settings: Theory into practice. In H. P. Cleary, J. M. Kichen, & P. G. Ensor (Eds.), *Advancing health through education: A case study approach* (pp. 273–84). Palo Alto, CA: Mayfield.
1751. *Windsor, R. A. (1986). An application of the PRECEDE Model for planning and evaluating education methods for pregnant smokers. *Hygie: International Journal of Health Education, 5*(3), 38–43.
1752. Windsor, R. A.. (2000). Counselling smokers in Medicaid maternity care: The SCRIPT project. *Tobacco Control, 9* (Suppl 1), I62.
1753. Windsor R. (2003). Smoking cessation or reduction in pregnancy treatment methods: a meta-evaluation of the impact of dissemination. *American Journal of Medical Science, 326,* 216–22. Review.
1754. Windsor, R. A., Baranowski, T., Clark, N., & Cutter, G. (2004). *Evaluation of health promotion, health education, and disease prevention programs.* 3rd ed. New York: McGraw-Hill.
1755. Windsor, R. A., Cutter, G., Morris, J., Reese, Y., Adams, B., & Bartlett, E. (1985). Effectiveness of self-help smoking cessation interventions for pregnant women in public health maternity clinics: A randomized trial. *American Journal of Public Health, 75,* 1389–92.
1756. Windsor, R. A., Green, L. W., & Roseman, J. M. (1980). Health promotion and maintenance for patients with chronic obstructive pulmonary disease: A review. *Journal of Chronic Disease, 33,* 5–12.
1757. *Windsor, R., Lowe, J., Perkins, L., et al. (1993). Health education methods for pregnant smokers: Behavioral impact and cost-benefit. *American Journal of Public Health, 83,* 201–6.
1758. Windsor, R. A., & Orleans, C. T. (1986). Guidelines and methodological standards for smoking cessation intervention research among pregnant women: Improving the science and art. *Health Education Quarterly, 13*(2), 131–61

1759. *Winett, R. A., Altman, D. G., & King, A. C. (1990). Conceptual and strategic foundations for effective media campaigns for preventing the spread of HIV infection. *Evaluation and Program Planning, 13,* 91–104.

1760. Winnail, S. D., Geiger, B. F., & Nagy, S. (2002). Why don't parents participate in school health education? *American Journal of Health Education, 33,* 10–14.

1761. *Wismer, B. A., Moskowitz, J. M., Chen, A. M., et al. (1998). Rates and independent correlates of pap smear testing among Korean-American women. *American Journal of Public Health, 88,* 656–60.

1762. *Wismer, B. A., Moskowitz, J. M., Min, K., et al. (2001). Interim assessment of a community intervention to improve breast and cervical cancer screening among Korean American Women. *Journal of Public Health Management Practice, 7,* 61–70.

1763. Wojtowicz, G. G. (1990). A secondary analysis of the school health education evaluation data base. *Journal of School Health, 60,* 56–95.

1764. Wolff, T. (2001). Community coalition building: Contemporary practice and research. *American Journal of Community Psychology, 29,* 165–72.

1765. *Wong, M. L., Chan, K. W. R., & Koh, D. (1998). A sustainable behavioral intervention to increase condom use and reduce gonorrhea among sex workers in Singapore: 2-year follow-up. *Preventive Medicine, 27,* 891–900.

1766. *Wong, M. L., Chan, R., Koh, D., Wong, C. M. (1994–95). Theory and action for effective condom promotion: Illustrations from a behavior intervention project for sex workers in Singapore. *International Quarterly of Community Health Education, 15,* 405–21.

1767. *Wong, M. L., Chan, R., & Wee, S. (2000). Sex workers' perspectives on condom use for oral sex with clients: A qualitative study. *Health Education and Behavior, 27,* 502–16.

1768. Wong, R. (2002). The current status of drug testing in the U.S. workforce. *American Clinical Laboratories, 21*(3), 14–17.

1769. *Wong, T. Y., & Seet, B. (1998). A behavioral analysis of eye protection use by soldiers. *Military Medicine, 162,* 744–48.

1770. Woolley, T., Buettner, P. G., & Lowe, J. (2002). Sun-related behaviors of outdoor working men with a history of non-melanoma skin cancer. *Journal of Occupational and Environmental Medicine, 44,* 847–54.

1771. *Worden, J. K., Flynn, B. S., Geller, B. M., et al. (1988). Development of a smoking prevention mass-media program using diagnostic and formative research. *Preventive Medicine, 17,* 531–58.

1772. *Worden, J. K., Flynn, B. S., Solomon, L. J., Secker-Walker, R. H., Badger, G. J., & Carpenter, J. H. (1996). Using mass media to prevent cigarette smoking among adolescent girls. *Health Education Quarterly, 23,* 453–68.

1773. *Worden, J. K., Soloman, L. J., Flynn, B. S., et al. (1990). A community-wide program in breast self-examination training and maintenance. *Preventive Medicine, 19,* 254–69.

1774. World Health Organization. (1983). *Expert committee on new approaches to health education in primary health care* (Tech. Rep. Series 690). Geneva: World Health Organization.

1775. World Health Organization. (1986). *Targets for health for all.* Copenhagen: WHO Regional Office for Europe.

1776. World Health Organization. (1997). *Promoting health through schools: Report of a WHO expert committee on comprehensive school health education and promotion* (pp.1–93). Geneva: WHO Technical Report Services.

1777. World Health Organization. (2001). *International classification of functioning, disability and health.* Geneva: World Health Organization.

1778. World Health Organization. (2002). *The world health report 2002: Reducing risks, promoting healthy life.* Geneva: World Health Organization.

1779. World Health Organization and United Nations Children's Fund. (1986). *Helping a billion children learn about health: Report of the WHO/UNICEF international consultation on health education for school-age hildren, 1985.* Geneva: World Health Organization.

1780. *Wortel, E., deGeus, G. H., Kok, G., & van Woerkum, C. (1994). Injury control in pre-school children: A review of parental safety measures and the behavioural determinants. *Health Education Research, 9,* 201–13.

1781. *Wortel, E., de Vries, H., & de Geus, G. H. (1995). Lessons learned from a community campaign on child safety in The Netherlands. *Family and Community Health, 18,* 60–77.

1782. *Wouters, N., Stadlander, M., Andriaanse, H., Knottnerus, A., De Witte, L., & Kok, G. J. (1986). The use of a health education planning model to design and implement health education interventions concerning AIDS. *AIDS-Forschung (AIFO), 1,* 615–19.

1783. Wright, R. J., & Fischer, E. B. (2003). Putting asthma into context: Community influences on risk, behavior and interventions. In I. Kawachi & L. F. Berkman (Eds.), *Neighborhoods and health* (pp. 222–62). New York: Oxford University Press.

1784. Wright, S. M., & Carrese, J. A. (2003). Serving as a physician role model for a diverse population of medical learners. *Academic Medicine, 78,* 623–28.

1785. *Wu, E. (2000). *Managing health claims effectively.* Singapore: Gerling Global Re.

1786. Wu, J. L., Wang, L. H., Rauyajin, O., et al. (2002). Contraceptive use behavior among never married young women who are seeking pregnancy termination in Beijing. *Chinese Medical Journal-Peking, 115,* 851–55.

1787. Xin-Zhi, W., Zhao-guang, H., & Dan-yang, C. (1987). Smoking prevalence in Chinese aged 15 and above. *Chinese Medical Journal, 100,* 686–92.

1788. Yarzebski, J., Bujor, C. F., Goldberg, R. J., et al. (2002). A community-wide survey of physician practices and attitudes toward cholesterol management in patients with recent acute myocardial infarction. *Archives of Internal Medicine, 162,* 797–804.

1789. Yen, I., & Syme, S. L. (1999). The social environment and health: A discussion of the epidemiologic literature. *Annual Review of Public Health, 20,* 287–308.

1790. Yen, L., McDonald, T., Hirschland, D., & Edington, D. W. (2003). Association between wellness score from a health risk appraisal and prospective medical claims costs. *Journal of Occupational Environmental Medicine, 45,* 1049–57.

1791. *Yeo, M. (1998). *Drug-related illness in older women: Perceptions of factors affecting nonsteroidal anti-inflammatory drug self-management practices.* Unpublished doctoral dissertation, University of Calgary, Alberta.

1792. Yingling, L., & Trocino, L. (1997). Strategies to integrate patient and family education into patient care redesign. *AACN Clinical Issues, 8,* 246–52.

1793. Young, T. L., & Ireson, C. (2003). Effectiveness of school-based telehealth care in urban and rural elementary schools. *Pediatrics, 112,* 1088–94.

1794. *Younoszai, T. M., Lohrmann, D. K., Seefeldt, C. A., & Greene, R. (1999). Trends from 1987 to 1991 in alcohol, tobacco, and other drug (ATOD) use among adolescents exposed to a school district-wide prevention program. *Journal of Drug Education, 29,* 77–94.

1795. Yukl, G. (1994). *Leadership in organizations.* 3rd ed. Englewood Cliffs, NJ: Prentice Hall.

1796. *Zapka, J. G., & Averill, B. W. (1979). Self care for colds: A cost-effective alternative to upper respiratory infection management. *American Journal of Public Health, 69,* 814–16.

1797. *Zapka, J. G., Costanza, M. E., Harris, D. R., et al. (1993). Impact of a breast cancer screening community intervention. *Preventive Medicine, 22,* 34–53.

1798. *Zapka, J. G., & Dorfman, S. (1982). Consumer participation: Case study of the college health setting. *Journal of American College Health, 30,* 197–203.

1799. *Zapka, J. G., Harris, D. R., Hosmer, D., et al. (1993). Effect of a community health center intervention on breast cancer screening among Hispanic American women. *Health Services Research, 28,* 223–35.

1800. *Zapka, J. G., Hosmer, D., Costanza, M. E., Harris, D. R., & Stoddard, A. (1992). Changes in mammography use: Economic, need, and service factors. *American Journal of Public Health, 82,* 1345–51.

1801. *Zapka, J. G., & Mamon, J. A. (1982). Integration of theory, practitioner standards, literature findings and baseline data: A case study in planning breast self-examination education. *Health Education Quarterly, 9,* 330–56.

1802. *Zapka, J. G., & Mamon, J. A. (1986). Breast self-examination in young women. II. Characteristics associated with proficiency. *American Journal of Preventive Medicine, 2,* 70–78.

1803. *Zapka, J. G., Stoddard, A., Barth, R., & Greene, H. L. (1989). Breast cancer screening utilization by Latina community health center clients. *Health Education Research, 4,* 461–68.

1804. *Zapka, J. G., Stoddard, A. M., Costanza, M. E., & Greene, H. L. (1989). Breast cancer screening by mammography: Utilization and associated factors. *American Journal of Public Health, 79,* 1499–1502.

1805. Zaric, G. S., & Brandeau, M. L. (2001). Optimal investment in a portfolio of HIV prevention programs. *Medical Decision Making, 21,* 391–408.

1806. *Zhang, D. &. Qiu, Z. (1993). School-based tobacco-use prevention: People's Republic of China, May 1989–January 1990. *Morbidity and Mortality Weekly Report, 42*(19), 370–77.

1807. Ziff, M. A., Conrad, P., & Lachman, M. E. (1995). The relative effects of perceived personal control and responsibility on health and health-related behaviors in young and middle-aged adults. *Health Education Quarterly, 22,* 127–42.

1808. Zimmerman, M. A. (2000). Empowerment theory: Psychological, organizational and community levels of analysis. In J. Rapporporet & E. Seidman (Eds.), *Handbook of community psychology* (pp. 43–63). New York: Academic/Plenum.

1809. *Zimmerman, R. K., Nowalk, M. P.; Bardella, I. J.; et al. (2004). Physician and practice factors related to influenza vaccination among the elderly. *American Journal of Preventive Medicine, 26,* 1–10.

1810. *Zuckerman, A. E., Olevsky-Peleg, E., Bush, P. J., et al. (1989). Cardiovascular risk factors among black schoolchildren: Comparisons among four Know Your Body Studies. *Preventive Medicine, 18,* 113–32.

1811. *Zuckerman, M. J., Guerra, L. G., Drossman, D. A., Foland, J. A., & Gregory, G. G. (1996). Health-care-seeking behaviors related to bowel complaints: Hispanics versus non-Hispanic whites. *Digestive Diseases and Sciences, 41,* 77–82.

1812. *Zuilhof, W., & Maas Van der, P. (1998). HIV prevention for clients of male sex workers: An experiment in planned action. *International Conference on AIDS, 12,* 918 (abstract no. 29/43367).

1813. Zuvekas, S. H., & Taliaferro, G. S. (2003). Pathways to access: Health insurance, the health care delivery system, and racial/ethnic disparities, 1996–99. *Health Affairs (Millwood), 22,* 139–53.

索引

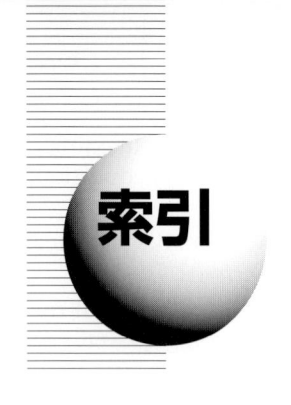

欧文

CDC（米国疾病予防センター）
　　——，遺伝学研究　125-127
　　——，根拠に基づいた実践　201
　　——，肥満研究　84
Civic Index　58
Ferrans and Powers QOL Index　37
Health for All（すべての人に健康を）　245
Henry J Kaiser 家族財団　59-61
MAPP（Mobilizing for Action Through Planning and Partnerships）　87
MATCH（Multilevel Approach to Community Health）　205-207
PATCH（Participatory Approach to Community Health）　55, 182, 211-212
Precede-Proceed モデル
　　——，アセスメントのステップ　48-50
　　——，遺伝要因　15
　　——，因果関係理論　208
　　——，運営・政策アセスメント　17-19
　　——，疫学アセスメント　13-16
　　——，介入調整　17-19
　　——，規模に応じた柔軟性　20
　　——，教育／エコロジカル・アプローチ　16-17
　　——，形成的評価　10
　　——，根拠に基づいたプロセスと評価可能なフレームワーク　20-21
　　——，参加　21-23
　　——，諸段階　8-10
　　——，諸段階に共通する課題　48-49
　　——，総括的評価　10
　　——，頭字語の説明　10
　　——，評価のまとめ　144-148
　　——，ベスト・プラクティス　24-25
　　——，ヘルス・ビリーフ・モデル　163-166
　　——，予防の3段階　9
　　——のプロセス　10-19
　　——のホールマーク　19-26
　　——の歴史　8
QOL　8, 36-40, 87

あ

アクション理論　207-210
アセスメント
　　——，QOL　32-40
　　——，運営アセスメント　17-19
　　——，影響　255
　　——，カバー率　255
　　——，教育／エコロジカル・アセスメント　16-17
　　——，教育アセスメント　164
　　——，効果　256
　　——，効率　257
　　——，コスト　256-257
　　——，資源　227-236
　　——，収入　259
　　——，純益　259
　　——，状況分析　11-12
　　——，政策アセスメント　17-19
　　——，対象範囲　255
　　——，トレーニング　240
　　——，必要数　254
　　——，便益　257-258
　　——，有効性　255-256
アセッツ・マッピング　58-59
アルコール消費　173-174

い

意識化（concientación）　40
一般集団の保健プログラム
　　——，概要　1-2
　　——，保健制度　1
　　——，領域設定型アプローチ　2
遺伝要因
　　——，概要　15
　　——，行動アセスメント　123-127
　　——，肥満　126
因果関係理論の定義　207-208

う

運営・政策アセスメント　17-19
運営アセスメントの定義　202

え

影響評価　147
疫学アセスメント
　　——，エコロジカルな相関関係　117
　　——，概要　13-16
　　——，健康目的　104-106
　　——，行動要因　15
　　——，根拠　84-85
　　——，サーベイランス　99-100
　　——，参加型研究　90-91
　　——，相補関係　89-90
　　——，調整率　96-97
　　——，比較アプローチ　100-103
　　——，分布の概念　93
　　——，保護要因　119-121
　　——，問題の定義　94
　　——，優先度設定　103-104
　　——，リスクファクター　108-112
　　——，率　94-96
　　——の事例　115-117
疫学の定義　92-94
エコロジーの定義　2
エンパワメント教育　248

お

オーダーメイド　224
　　——の定義　203
オタワ憲章　35, 168
オペラント条件付け理論　168

か

街頭インタビュー　65
介入（策）
　　——，イノベーション　221-223
　　——，変わりやすさ　132-134
　　——，形成的評価　212-225
　　——，情報源　211
　　——，定義　199
　　——，ベスト・エクスペリアンス　215-218
　　——，ベスト・プラクティス　214-215
　　——，ベスト・プロセス　218-221
　　——，マッピング　207-210
　　——のプーリング　210-212
　　——のマッチング　205-207
介入特異性の原則の定義　202
価値観
　　——，QOL　36-40
　　——，手段としての健康の価値　34-36
活動の制限の定義　88
変わりやすさ　187-188
環境アセスメント
　　——，概要　136-139
　　——，変わりやすさ　140-142
　　——，環境目的　142-144

――，環境要因　139-142
ガントチャート　228-229

き

企画プロセス
　――，社会アセスメント　67-75
　――，状況分析　67-75
　――，焦点　67-68
　――，信頼感　69
　――，データソースのトライアンギュレーション　68
　――，テーマの特定　67
機能障害（impairment）　88
強化要因
　――，概要　176-179
　――，社会強化　178
　――，定義　16, 152, 176
教育／エコロジカル・アセスメント
　――，裏づけとなる理論　153-156
　――，概要　16-17, 151-152
　――，学習目的と資源獲得目的　188-190
　――，価値観　165-166
　――，強化要因　176-179
　――，恐怖感　165
　――，行動と環境に影響を及ぼす要因　152-158
　――，行動の決定要因　179-188
　――，自覚・知識　160-163
　――，実現要因　171-176
　――，実行能力の形成サイクル　159-160
　――，準備要因　158-171
　――，態度　166-167
　――，汎理論的モデル　170-171
　――，保健医療環境　172-173
教育アセスメント　164
教育の視点
　――，実現要因　16-17
　――，概要　16-17

け

形成的評価　10, 199, 212
健康に直接関連のあるQOL　38, 39
健康の決定要因
　――，アクション理論のマッピング　207-210
　――，因果関係理論のマッピング　207-210
　――，マッチングのエコロジカル・レベル　205-207
　――，介入策の組み合わせ　212-225

――，介入策のプーリング　210-212
――，健康の社会的決定要因　33, 34
――，定義　92-93
――，プログラム要素のプレテスト　225-226
――，ベスト・エクスペリアンス　215-218
――，ベスト・プラクティス　214-215
――，ベスト・プロセス　218-221
――，問題発見理論　208-209
――，に合わせたプログラム要素　204-226
健康の社会的決定要因
　――，概要　33-34
　――，健康との相補性　33
　――，定義　2

こ

交換理論　246
公的機関の機能　49
行動アセスメント
　――，遺伝　123-127
　――，変わりやすさ　132-134
　――，行動の3つのレベル　121-123
　――，行動目的　134-136
　――，行動リスク　121, 127-130
　――，ランク付け　132-134
行動の決定要因　179-188
行動要因　15
行動リスクファクター　122, 127-131
行動リスクファクター・サーベイランス・システム（BRFSS）　38, 39
合理的行為理論　169
国際生活機能分類（ICF）　87-89
コミュニティ・オーガニゼーションの定義　244-245
コミュニティの定義　31
根拠に基づいたベスト・プラクティスの定義　201
根拠の定義　201

さ

サーベイ　65-66
サーベイランス　111-112
参加
　――，Precede-Proceedモデル　21-23
　――，エコロジカルな視点　31

――，完全な住民参加　51-53
――，教育の視点　31
――，持続可能性　46-53
――，社会アセスメント　43-46
――，地域社会を基盤としたアプローチ　22-23
――，データ解釈　67
参加の制約　88

し

自己効力感　168-169
実現要因
　――，変わりやすさ　187-188
　――，緊急性　186
　――，実行能力の形成サイクル　159-160
　――，スキル　175-176
　――，存在率　186
　――，定義　152
　――，必要性　186-187
実現可能性　225-226
実行能力形成のサイクル　159-160
質のアセスメント　240
質の保証　240
死亡率　94-97
社会踏査法　59-63
社会アセスメント
　――，QOL　36-40
　――，アセッツ・マッピング　58-59, 101
　――，街頭インタビュー　65
　――，概要　11-12
　――，企画プロセス　67-75
　――，根拠　31-36
　――，サーベイ　65-66
　――，参加　40-46
　――，実行能力のアセスメント　56-58
　――，社会踏査法　59-63
　――，住民参加を引き出すこと　67
　――，手段としての価値をもつ健康　34-36
　――，戦略　53-67
　――，地域社会への適用　61-63
　――，デルファイ法　64
　――，ニーズ　43-46
　――，ノミナルグループ・プロセス　63-64
　――，フォーカスグループ　64-65
　――，目的　40
社会強化　178
準備要因
　――，概要　152-153

359

——，学習目的 188-190
——，価値観 165-166
——，現在もっているスキル 171
——，行動意図 169-170
——，自覚と知識 160-163
——，自己効力感 168-169
——，実行能力の形成サイクル 159-160
——，信念 163-165
——，態度 166-167
——，定義 152
——，動機 161
——，汎理論的モデル 170-171
主観的ニーズ 43-44
出生指標 95
障害の分類 87-88
状況分析
——，概要 11-12
——，鍵となる問い 57
——，企画プロセス 67-75
——，緊急性のアセスメント 54-56
——，戦略 53-67
——，比較アプローチ 100
人口寄与リスク(PAR) 113-115
人事 229-230, 233-234, 237-238
信念 163-165

す
スキル 175
ステークホルダー 21-23

せ
性格要因 158
政策の定義 202
政治アセスメント 45-46, 243-249
青年タバコサーベイ(YTS) 100, 112
青年リスク行動サーベイランス・システム(YRBSS) 100, 112
世界保健機関(WHO)
——，ICF 87-89
——，住民参加 51
——，青年タバコ・サーベイ 112
喘息 91, 103, 156-157, 162

そ
早期採用者 187-188
相互決定主義 153, 168
相対リスク 109-111
ソーシャルキャピタル
——，組織間協力 34
——，地域保健への影響 57-58

——，定義 34, 57
組織化の定義 202
卒業プロジェクト 174
存在率 15
損失生存可能年数(YPLL) 94

た行
対抗的アプローチ 247
態度 166-167
タバコと喫煙
——，PAR 113-115
——，がん 111
——，冠動脈性心疾患 110
——，行動に影響を及ぼす要因 154
——，青年タバコ・サーベイ 100, 112
——，タバコ・コントロール・プログラム 7, 122-123, 217
——，ピア・プレッシャー 154, 171
地域社会の機能 46-49
力の教育アプローチ 247
力の均衡アプローチ 246-247
調整
——，介入策 17-19
——，介入プーリング 210-212
——，介入マッチング 205-207
——，介入マッピング 207-210
——，概要 204-205
——，形成的評価 212-225
——，プロセス評価 225-226
データソースのトライアンギュレーション 68
デルファイ法 64
伝染性疾患
——，サーベイランス 99
——，予防接種 24
動機 161-162
トライアンギュレーション 68

な行
西ナイル熱 74
年齢調整率 96-98
ノースカレリア心血管系疾患予防プロジェクト 6, 54-55
ノミナル・グループ・プロセス 63-64

は・ひ
汎理論的モデル 170-171
被害者たたき 123, 180, 181
肥満 22, 96, 116, 125-127

ふ
フォーカスグループ 64-65
複合性と包括性の原則の定義 203
プレテスト 225-226
プログラム，運営，政策デザイン
——，インプット・アウトプット算出 252-259
——，運営アセスメント 227-240
——，概要 197-199
——，資源のニーズアセスメント 227-236
——，実施 236-240
——，政策アセスメントと実行責任 240-249
——，政治力 243-249
——，組織のミッション，政策，規制 241-243
——，調整 204-226
——，用語 199-203
プログラムの定義 1, 199
プログラム形成のための6ステップモデル 213
プログラム実施の定義 202
プロセス評価 227
文化的侵入 41-42
文化的統合 41-42
文化の定義 177

へ
ベスト・エクスペリアンス 215-218
ベスト・プラクティス
——，Precede-Proceedモデル 25-26
——，ガイドライン 214-215
——，介入策の選択 215
——，概要 7-8
——，固執 224-225
——，選択 56
——，定義 199-200
——，ベスト・プラクティス・マニュアル 217
ベスト・プロセスの定義 200, 218-221
ヘルス・ビリーフ・モデル 156, 163-166
ヘルスプロテクションの定義 9, 202

ほ
防護動機理論 165
保健プログラムの定義 1
保護要因 119-121

ボディ・マス・インデックス(BMI)　84
本当のニーズ　43-45

ま行

マッピング　207-210
メディエーター　213-214
モデレーター　213-214
問題発見理論の定義　208-209

や行

有病率　95, 97-99
容認基準　145

ら行

罹患率　95, 97
リスクコンディションの定義　109
リスク比　110

リスクファクター
　——，PAR　113-115
　——，行動リスクファクター　122
　——，サーベイランス　111-112
　——，死因　127
　——，相対リスク　109-111
　——，定義　109
領域設定型アプローチの概要　2